Carl-Auer

Systemische Therapie und Beratung

In den Büchern der Reihe zur systemischen Therapie und Beratung präsentiert der Carl-Auer Verlag grundlegende Texte, die seit seiner Gründung einen zentralen Stellenwert im Verlag einnehmen. Im breiten Spektrum dieser Reihe finden sich Bücher über neuere Entwicklungen der systemischen Arbeit mit Einzelnen, Paaren, Familien und Kindern ebenso wie Klassiker der Familien- und Paartherapie aus dem In- und Ausland, umfassende Lehr- und Handbücher ebenso wie aktuelle Forschungsergebnisse. Mit den roten Bänden steht eine Bibliothek des systemischen Wissens der letzten Jahrzehnte zur Verfügung, die theoretische Reflexion mit praktischer Relevanz verbindet und als Basis für zukünftige nachhaltige Entwicklungen unverzichtbar ist. Nahezu alle bedeutenden Autoren aus dem Feld der systemischen Therapie und Beratung sind hier vertreten, nicht zu vergessen viele Pioniere der familientherapeutischen Bewegung. Neue Akzente werden von jungen und kreativen Autoren gesetzt. Wer systemische Therapie und Beratung in ihrer Vielfalt und ihren transdisziplinären und multiprofessionellen Zusammenhängen verstehen will, kommt um diese Reihe nicht herum.

Tom Levold
Herausgeber der Reihe *Systemische Therapie und Beratung*

Zu diesem Buch gibt es Zusatzmaterial online unter
www.carl-auer.de/machbar/handbuch_der_multifamilientherapie

Eia Asen · Michael Scholz (Hrsg.)

Handbuch der Multifamilientherapie

Mit einem Geleitwort von Björn Enno Hermans

2017

Reihengestaltung: Uwe Göbel
Umschlag: Heinrich Eiermann
Umschlagfoto: © 2017 robinsonthomas/Photocase
Satz: Verlagsservice Hegele, Heiligkreuzsteinach
Printed in Germany
Druck und Bindung: Kösel, Krugzell

FSC www.fsc.org MIX Papier aus verantwortungsvollen Quellen FSC® C013736

ClimatePartner° klimaneutral
Druck | ID 12027-1707-1003

Erste Auflage, 2017
ISBN 978-3-8497-0192-5 (Printausgabe)
ISBN 978-3-8497-8097-5 (ePUB)
ISBN 978-3-8497-8079-1 (PDF)

Bibliografische Information der Deutschen Nationalbibliothek:
Die Deutsche Nationalbibliothek verzeichnet diese Publikation in der Deutschen Nationalbibliografie; detaillierte bibliografische Daten sind im Internet über http://dnb.d-nb.de abrufbar.

Informationen zu unserem gesamten Programm, unseren Autoren und zum Verlag finden Sie unter: **www.carl-auer.de**.

Wenn Sie Interesse an unseren monatlichen Nachrichten aus der Vangerowstraße haben, abonnieren Sie den Newsletter unter http://www.carl-auer.de/newsletter.

Carl-Auer Verlag GmbH
Vangerowstraße 14 • 69115 Heidelberg
Tel. +49 6221 6438-0 • Fax +49 6221 6438-22
info@carl-auer.de

Inhalt

Geleitwort

Björn Enno Hermans

Die Reise zum Marlborough Modell heißt ein Abschnitt dieses Buches. Tatsächlich waren »Reise« und »Reiseführer« auch meine ersten Assoziationen bei der Lektüre. Dieser vor Ihnen liegende Reiseführer beschreibt äußerst umfassend und detailreich den aktuellen Stand der Multifamilienarbeit. Besonders freut mich, dass deutlich wird, wie sehr sich die Reisemöglichkeiten ständig erweitern und vielfältiger werden.

Als ich selbst im Jahr 2006 zum ersten Mal in die Welt der Multifamilientherapie eintauchte, waren die Wege zu MFT-Reisezielen oft weit und unzugänglich. Nur relativ wenige Reisende schienen sich ebenfalls dorthin auf den Weg gemacht zu haben.

Michael Scholz hat bei der Jahrestagung der Deutschen Gesellschaft für Systemische Therapie, Beratung und Familientherapie (DGSF) 2012 in Freiburg auf einer Deutschlandkarte dargestellt, an welchen Orten Multifamilientherapie praktiziert wird. Etwa 80 farbige Punkte symbolisierten damals ihre Verbreitung in Klinik und Jugendhilfe. Heute wären es weit über 200. Warum sich Multifamilientherapie zu Recht so verbreitet hat, wird in diesem Buch deutlich. Wir werden mitgenommen auf eine Reise auf die drei Kontinente »klinischer Kontext«, »Jugendhilfe« und »Schule«. Wie immer auf Reisen fällt unterwegs das Fremde schneller auf als das Vertraute. Wer sich etwas umschaut, wird aber bald auch Gemeinsamkeiten auf allen drei Kontinenten entdecken.

Neugierig habe ich meine Lektüre auf dem klinischen Kontinent begonnen. Neben den interessanten Beschreibungen der eher klassischen Länder »Tagesklinik« und »Eltern-Kind-Station« hat mich erstaunt, welche Länder ich bisher noch nicht bereist hatte: Neu waren für mich die MFT-Arbeit im somatisch-klinischen Kontext und auch mit erwachsenen Indexpatienten. Das Kidstime-Konzept und die Arbeit mit Kriegsveteranen kannte ich bislang nur von kurzen Tagungsausflügen; hier im Buch werden diese Landstriche ausführlicher beschrieben.

Konsequent heißt das letzte Land des Kontinents »Kinder aus der Klemme«: Multifamilientherapie mit hochstrittigen Eltern. Da uns diese Zielgruppe sicher genauso häufig im klinischen Kontext wie auch in der Jugendhilfe begegnet, geht die Reise durch dieses Transitland direkt weiter auf den benachbarten Kontinent.

Auch hier wollte ich zunächst die mir noch unvertrauten Länder kennenlernen und landete so bei der mentalisierungsinspirierten Arbeit mit gewalttätigen Familien. Eine echte Erweiterung der klassischen MFT-Idee! Auch die kleine, sehr spezifische Region der Arbeit mit einer Jugendszene ist einen Abstecher wert. Und die Küstenlandschaft, in der es um die spielerische Arbeit mit jungen KITA-Kindern und ihren Eltern geht, macht gleich gute Laune. Mir fällt auf, dass dieser Kontinent »Jugendhilfe« hier im Reiseführer kleiner wirkt als der klinische Kontinent. Von der Praxis in Deutschland habe ich einen anderen Eindruck. Es wäre also schön, wenn die Jugendhilfe zukünftig noch mehr Lust bekäme, ihre tollen Reisemöglichkeiten im Rahmen der Multifamilientherapie zu beschreiben.

Der letzte Kontinent heißt Schule. Auf den ersten Blick wirken die Länder und Reiseziele den vorherigen sehr ähnlich. Je länger aber die Reise, desto mehr konzeptionelle Unterschiede fallen auf. Auch der soziale Kontext spielt eine Rolle. So unterscheidet sich die Arbeit z. B. zwischen Land und Stadt erheblich.

Will man wissen, ob sich die Reise lohnt, orientiert man sich häufig an Testberichten und Bewertungsportalen. Auf unserer MFT-Reise entsprechen die Testberichte wissenschaftlichen Untersuchungen und die Bewertungsportale Forschungsdatenbanken. Ein Kapitel zum aktuellen Forschungsstand stellt die vorhandenen guten Ergebnisse dar und ermuntert gleichzeitig zu mehr Forschungsaktivitäten in diesem Feld.

Schließlich müssen Reisen auch bezahlt werden. Finanzierungsmöglichkeiten finden in diesem Buch angemessen und bewundernswert praxisnah Erwähnung. Hinweise bis auf die Ebene einzelner Abrechnungsziffern sind für Praktiker ein großer Gewinn.

Ein guter Reiseführer bietet natürlich neben der Beschreibung von Orten und Sehenswürdigkeiten auch etwas zur Landesgeschichte: Neben geschichtlichen Informationen ist es den beiden Herausgebern hier gelungen, vor allem aktuelle konzeptionelle Weiterentwicklungen wie die Erweiterung des Fünfschrittemodells oder die Nutzung des Mentalisierungsmodells in der Multifamilientherapie gut verständlich und direkt nutzbar zur Verfügung zu stellen.

Am Ende der Lektüre war ich angefüllt von Informationen, Ideen und Inspirationen und fühlte mich sehr darin bestätigt, die Multifamilientherapie zu einem so wichtigen Bestandteil meiner Arbeit gemacht zu haben. Ich hatte Lust, mich sofort weiter auf den Weg zu machen, Dinge weiter zu denken, auszuprobieren oder in die Weiterbildung zu integrieren.

Ich bin froh, dass sich die Multifamilientherapie in Deutschland so dynamisch entwickelt, und freue mich über den Beitrag, den die DGSF-Fachgruppe Multifamilientherapie dazu gemeinsam mit der Bundesarbeitsgemeinschaft MFT leistet. Mein großer Dank und meine Anerkennung gilt allen 47 Autorinnen und Autoren dieses tollen Buches und in ganz besonderer Weise den beiden Herausgebern und Pionieren der Multifamilientherapie, Eia Asen und Michael Scholz. Großartig, was mit diesem Buch gelungen ist! Ganz im Sinne eines Geleitwortes wünsche ich dem Buch und allem, was daraus erwächst, »gutes Geleit« und, wie man bei mir zu Hause im Ruhrgebiet sagt: »Glück auf«!

Dr. Björn Enno Hermans,
Essen, im Juli 2017

Vorwort

Peter Laqueur, Geburtshelfer oder Urgroßvater der Multifamilientherapie (MFT), wäre sicherlich stolz gewesen, hätte er miterleben können, wie sich die MFT-Bewegung in den letzten Jahren weiterentwickelt hat, mit immer neuen Anwendungsbereichen und in den unterschiedlichsten Arbeitskontexten. Seit dem Erscheinen der 2. und 3. Auflage unseres Buches *Praxis der Multifamilientherapie* (Asen u. Scholz 2012, 2015) hat sich MFT – oder auch Multifamilienarbeit (MFA), wie sie oft genannt wird – in Deutschland und der deutschsprachigen Schweiz in den Bereichen der Jugendhilfe, Schule sowie Kinder- und Jugendpsychiatrie sehr verbreitet. Kollegen aus den verschiedensten Arbeitskontexten haben vielfältige und faszinierende Anwendungen entwickelt, teilweise in ganz neuen Gebieten. Wir bedanken uns bei allen Mitautoren dieses Handbuches für ihre Beiträge, die zahlreichen innovativen Ideen und Konzepte, wie auch die neuen kreativen MFT-Übungen und -Aktivitäten, die in vielen Kapiteln enthalten sind.

Wir haben darauf verzichtet, ein spezielles Kapitel über und mit neuen Übungen in dieses Buch zu integrieren, da es schon eine Reihe neuer Publikationen gibt, die solche beschreiben; auf diese wird in den jeweiligen Kapiteln hingewiesen. Sie ergänzen die Übungen und Aktivitäten, die in *Praxis der Multifamilientherapie* schon reichhaltig beschrieben sind. Da das vorliegende *Handbuch der Multifamilientherapie* als ein komplementäres Werk zu verstehen ist, das im Bedarfsfall zusammen mit der *Praxis* gelesen werden kann, werden viele der Basiskonzepte und Techniken in diesem Handbuch nicht wiederholt. Im Allgemeinen Teil 1 haben wir allerdings einige der sich in der Entwicklung befindlichen neuen Konzepte und Techniken dargestellt.

In der Pionierphase schwelgten wir anfangs sehr euphorisch über das Potenzial der MFT, und wir ermutigten viele Kollegen und Einrichtungen, einfach schnell und konkret mit der Multifamilienarbeit zu beginnen. Allerdings sind wir über die Jahre nüchterner geworden und glauben heute, nach vielen auch teilweise negativen Erfahrungen, dass es für eine solide Arbeit *nicht* ausreicht, MFT allein auf der Grundlage der Lektüre von Büchern auszuüben. Dieses Handbuch kann keine MFT-Ausbildung ersetzen, weshalb wir immer eine MFT-Grundausbildung und gegebenenfalls auch eine weitere, speziellere Ausbildung empfehlen. Obendrein sollten MFT-Fachkräfte regelmäßige Intervisionen und Supervisionen arrangieren, um ihre Arbeit kritisch und professionell zu begleiten.

Die formale MFT-Ausbildung begann in Deutschland Mitte der 1990er Jahre und verbreitete sich bis 2007 nur lokal. Durch das dann ständig zunehmende Interesse in der Kinder- und Jugendpsychiatrie sowie in der Jugendhilfe stieg die Nachfrage für spezifische Trainings allmählich an. Nach Gründung der MFT-Fachgruppe in der Deutschen Gesellschaft für Systemische Therapie, Beratung und Familientherapie (DGSF) im Jahre 2013 wurden Weiterbildungsrichtlinien erarbeitet, die inhaltliche und formale Mindestanforderungen und Qualitätsstandards festlegen und definieren, unter welchen Bedingungen der Weiterbildungsgang eines Instituts anerkannt und ein offizielles Zertifikat beim Abschluss einer entsprechenden Weiterbildung vergeben werden kann. Eine vorliegende Ausbildung zum systemischen Therapeuten[1] und eine anschließende MFT-Ausbildung berechtigen jetzt zum Tragen der Qualifikation »zertifizierter MFT-Therapeut (DGSF)«.

Nun gibt es ja viele andere Bezeichnungen für Menschen, die MFT praktizieren, ob sie nun zertifiziert sind oder nicht: Sie werden wahlweise als »MFT-Coachs«, »MFT-Arbeiter«, »MFT-Berater«, »MFT-Fachkraft« oder manchmal auch einfach als »Therapeuten« beschrieben. Wie man sich nennen darf oder kann, hängt von den jeweiligen Arbeitskontexten ab. Wir haben das bei den verschiedenen Kapitelautoren respektiert und für dieses Buch keinen vereinheitlichten Begriff benutzt. Weiterhin haben wir es den Autoren überlassen, wie sie die Nutznießer der MFT-Arbeit beschreiben, also die Familien und ihre individuellen Mitglieder: »Klienten«, »Patienten«, »Gruppenteilnehmer« – auch das ist kontextabhängig. Was die Familien und ihre Mitglieder betrifft, so haben wir bei allen Fallgeschichten ihre Namen und andere identifizierende Merkmale geändert und/oder anonymisiert.

Durch die Verbreitung der MFT in diversen fachlichen Bereichen ist es inzwischen notwendig geworden, die Gräben und Missverständnisse, zum Teil auch die Voreingenommenheit, vor allem zwischen Kinder- und Jugendpsychiatrie einerseits und Jugendhilfe andererseits, zu überwinden. Die Zeit ist reif, dass disziplinübergreifend – also inter- und multidisziplinär – in allen Bereichen zusammengearbeitet wird, durch gegenseitige Ergänzung und Bereicherung und zum Wohle von Familien, die sich oft in großer Not befinden. Wie wir anstreben, dass sich Familien miteinander sinnvoll vernetzen, so unterstützen wir auch alle Initiativen, die zu einer Vernetzung der MFT-Fachkräfte führen.

Allerdings hat die Forschung mit der rasanten Entwicklung nicht Schritt gehalten. Das vorliegende Buch möchte auch dazu anregen, sich diesem wichtigen Bereich künftig intensiver zu widmen, um die wissenschaftliche Anerkennung der MFT zu fördern, damit sich eine angemessene Finanzierung in allen Anwendungsbereichen solide begründen lässt und um die Verbreitung der MFT mit wissenschaftlichen Erkenntnissen zu untermauern.

Eia Asen und Michael Scholz
London/Dresden, im Februar 2017

1 Zur besseren Lesbarkeit wird auf Wunsch des Verlags in diesem Buch darauf verzichtet, jeweils die weibliche und die männliche Form (hier: Therapeutinnen und Therapeuten) anzuführen. Gemeint sind jeweils beide Geschlechter, unabhängig davon, ob die männliche oder die weibliche Form benutzt wird.

1 Allgemeiner Teil

Einführende Bemerkungen

In diesem Teil des Buches werden die Entwicklung der Multifamilientherapie (MFT) wie auch prinzipielle Techniken und Haltungen der MFT-Fachkräfte dargestellt, die für die praktische Umsetzung dieses Behandlungskonzepts erforderlich sind. Das vorgestellte Londoner »Marlborough-Modells« hat wenig Platz für formale Psychoedukation, wohlgemeinte Belehrungen und Ratschläge von Profis. Stattdessen soll Familien geholfen werden, selbst Lösungen für ihre Beziehungsproblematiken zu finden und auszuprobieren – unter Einbeziehung der gesamten Gruppe.

In Kapitel 1.1 wird die *Entwicklung des Marlborough-Modells der MFT* mit Kindern und ihren Familien dargestellt. Dabei werden die verschiedenen Quellen beschrieben, aus denen diese Arbeit vor nun fast 4 Jahrzehnten in London entsprang. Sie liegen vor allem in der Antipsychiatrie, der psychodynamischen Gruppentherapie und der systemischen Einzelfamilientherapie. Wie diese Quellen sich zu einem Strom entwickelten, der jetzt durch viele Länder und Kontinente fließt, wird detailliert dargestellt.

Wie Kapitel 1.2 verdeutlicht, beinhaltet Multifamilientherapie einen massiven *Paradigmenwechsel in der Therapeutenrolle* weg von der traditionellen therapeutischen Helferposition und hin zu der Haltung, Familien nicht zu entmündigen, sondern dazu zu befähigen, anderen und sich selbst zu helfen. Bei Familien mit minderjährigen Kindern bedeutet das eine spezifische und oft nicht leichte Übergabe der Verantwortung: Nicht die Helfer haben während der MFT Verantwortung für die Kinder und ihr Wohlbefinden, sondern die Eltern. Rituale können das sichtbar und erlebbar machen.

Eine der Basistechniken bei der Multifamilienarbeit ist das *Fünfschrittemodell*, auf das Kapitel 1.3 eingeht. Es hilft MFT-Fachkräften, Ratschläge strikt zu vermeiden und den Familien zu helfen, selbstständig eigene Lösungen zu finden. Die beschriebenen drei zusätzlichen Schritte dienen dazu, die erbrachten Leistungen der Familienmitglieder angemessen zu würdigen, die Reflexion der Betroffenen anzuregen und zum Transfer in Alltagssituationen zu befähigen (Kapitel 1.3.1).

Eine andere Basistechnik, ja vielleicht sogar eine Grundhaltung, ist das sog. *Mentalisieren*, das im letzten Jahrzehnt zunehmend an Popularität und Relevanz für verschiedene Psychotherapien gewonnen hat (Kapitel 1.4). Ein Hauptziel der *mentalisierungsbasierten Therapie* (MBT) besteht darin, intrafamiliäre Bindungen zu stärken. Der Gruppenkontext hilft dabei, das auch im Austausch mit anderen

Familien zu üben, was oft leichter fällt als mit den eigenen Familienmitgliedern. In Abschn. 1.4.12 und 1.4.13 wird auf die Besonderheiten des Mentalisierens in einem Gruppensetting eingegangen, in dem sowohl Eltern als auch Kinder unterschiedlicher Altersgruppen zu berücksichtigen sind.

1.1 Entwicklung der Multifamilientherapie

Eia Asen

1.1.1 Die Reise zum Marlborough-Modell

Dieses Kapitel hat nicht den Anspruch, die MFT-Entwicklung seit den 1940er Jahren umfassend zu beschreiben, dies ist anderswo besser nachzulesen (Cook-Darzens 2007, Asen u. Scholz 2012). Es beschränkt sich bewusst auf die entscheidenden Einflüsse der Multifamilienarbeit mit Kindern und Jugendlichen und deren Familien. Dieser Ansatz wurde bekannt als *Marlborough-Modell* (Asen et al. 2001) – er entstand Anfang der 1980er Jahre in London und hat von dort aus langsam und allmählich verschiedene Länder des europäischen Kontinents, einschließlich Deutschland, »erobert«. Das war keineswegs ein Kreuzzug oder gar eine bequeme Reise. Hier soll aufgezeigt werden, wie das alles über viele Jahre an Momentum gewann.

Es ist schwer zu sagen, wann genau diese Reise begann. Es war jedenfalls irgendwann Mitte der 1970er Jahre in London, wo damals die »Antipsychiatrie« (Cooper 1971) voll im Schwung war und sogar im britischen nationalen Gesundheitsdienst (National Health Service, NHS) kleine Nischen fand. R. D. Laing (1994), bei dem ich ein Jahr lang (1976) in Supervision war, wie auch seine Mitstreiter und Kollegen David Cooper und Aaron Esterson (Laing a. Cooper 1964), waren damals unsere Helden. Erving Goffmans Kritik der »Asyle« (Goffman 1993) und Thomas Szaszs Attacke auf das medizinische Modell sowie seine totalen Zweifel an der Existenz von »Geisteskrankheiten« (Szasz 1974, dt. 2013) waren weitere wichtige Einflüsse. Sie überzeugten uns damals, dass es für psychiatrische Diagnosen keine objektiven klinischen Kriterien gab und gibt und dass psychische »Krankheiten« verstehbare Versuche sind, unter unerträglichen Familienbedingungen und kapitalistischen Ausbeutungsverhältnissen zu überleben. Psychiater und Psychotherapeuten konnten so nur »Techniker der Repression und Wiederanpassung« sein. Psychiatrische Patienten wurden als »Opfer« des Systems gesehen und vielleicht sogar als die eigentlichen »Normalen« in unserer Gesellschaft (Basaglia 1973), sie waren die »identifizierten« Symptomträger eines korrupten Sozialsystems. Was diese »Antipsychiater«, aus heutiger Sicht, verband, war ihre Kritik an der Medizinalisierung von abweichendem Verhalten: »Störendem« Verhalten wurden innerpsychische Gründe zugesprochen, angeblich diagnostizierbar, obschon sie doch oft »eigentlich« soziale oder politische Probleme darstellten. Franco Basaglias radikale Ideen und therapeutische Praktiken, in Nordostitalien entwickelt, schienen sehr einleuchtend, doch schwer übertragbar zu sein. So sahen wir uns nach implementierbaren therapeutischen Modellen um, die unserem sozialpolitischen Verständnis nahelagen und dennoch im National Health Service akzeptabel sein konnten. Dabei stießen wir auf das Modell der »therapeutischen Gemeinschaft«, man könnte es auch als »Multipatiententherapie« bezeichnen, das stark von Prinzipien der klassischen Gruppentherapie beeinflusst war (Foulkes 1964), mit Wirkfaktoren wie gegenseitiger Unterstützung, konstruktiver Kritik, Modelllernen und gemeinsamem Erfahrungsaustausch (Yalom 2010).

Begriff und Konzept der »therapeutischen Gemeinschaft« wurden von Tom Main (1981) und Maxwell Jones (1976) geprägt. Sie hielten die bisherigen Konzepte psychiatrischer Krankenhäuser für unzureichend und forderten (Main 1981): »Die Institution selbst muss therapeutisch werden.« Sie wollten vor allem das therapeutische Potenzial der Patienten bestätigt und gefördert sehen und ihnen ermöglichen, für sich selbst und füreinander therapeutische Funktionen zu übernehmen. Jones (1976) postulierte als Grundlage gemeinschaftstherapeutischer Arbeit solle freie Kommunikation zwischen allen Beteiligten entstehen und bestehen, mit Informationsfluss von unten nach oben wie auch umgekehrt, also die Aufhebung traditioneller Berufshierarchien und stattdessen die gleichberechtigte Mitbeteiligung der Patienten. Transparente und regelmäßige Reflexion aller Prozesse in der Gemeinschaft, mit *allen* Beteiligten, galt als wichtiges therapeutisches Prinzip und als Grundlage des sozialen Lernens. Da sich die therapeutische Gemeinschaft als »offenes System« verstand, im stetigen Austausch mit der Umwelt, sollten auch Angehörige in den therapeutischen Prozess einbezogen werden.

Die »Zeitgenossen« Antipsychiatrie und therapeutische Gemeinschaft waren typische Produkte der liberalen 1960er und 1970er Jahre, in denen Innovation und Experimentierfreudigkeit nicht nur geduldet, sondern sogar erwünscht waren, vor allem im National Health Service. So gelang es Alan Cooklin, einem Kinder- und Jugendpsychiater, der 1975 klinischer Direktor des Londoner »Marlborough Day Hospitals« wurde, die zu dem Zeitpunkt doch recht unerprobte systemische Familientherapie als Hauptbehandlungsmodell einzuführen. Die Klinik wurde schnell umgetauft in »Marlborough Family Service«, eben ein »Familiendienst«, ein Name, der bei vielen Zuweisenden Kopfschütteln auslöste. Es gab dann auch viel Kritik, vor allem von arrivierten Kinder- und Jugendpsychiatern, die »unsere« Klinik speziell und Familientherapie generell schlichthin für unseriös erklärten. Mehr Unterstützung fanden wir bei Jugendämtern und auch einigen Schulen, die beklagten, die traditionellen Kinder- und Jugendpsychiatrischen Einrichtungen hätten schwer emotional oder verhaltensgestörten Kindern und Schülern sowie deren »Multiproblemfamilien« wenig anzubieten. So konzentrierten wir uns vor allem auf schwer misshandelte oder vernachlässigte Kinder und deren Familien sowie auf Schüler, die in keine Regelschule zu passen schienen. Allerdings mussten wir erst einmal diverse Erfahrungen sammeln, um ein neues Konzept zu entwerfen.

1.1.2 Die frühe systemische Szene

Systemische Familientherapie war in den 1970er Jahren in Großbritannien noch in einem relativ frühen Entwicklungsstadium. Zwar kamen die Stars der »Szene« zu regelmäßigen Workshops und Show-Konferenzen nach London und in unsere klinische Einrichtung – z. B. Minuchin, Whitaker, Selvini Palazzoli, Boscolo, Cecchin, Watzlawick, de Shazer und andere – aber diesen kurzen »Highs« folgten dann oft lange »Lows«, wenn es darum ging, die innovativen therapeutischen Manöver und Techniken in den klinischen Alltag zu übersetzen.

Hilfe kam dann in Person von Salvador Minuchin, einem der vielen »Urväter« der Familientherapiebewegung, der 1979 und 1981 jeweils für viele Monate an unserer Klinik zusammen mit uns arbeitete und uns inspirierte. Die bahnbrechende Arbeit seines Teams mit Unterschichtfamilien und Slumbewohnern (Minuchin et al. 1967) schien besonders relevant, da es sich um Multiproblemfamilien handelte, sehr ähnlich denen, die auch unser Hauptklientel darstellten. Diese Familien schienen strukturschwach, wenn nicht gar »chaotisch« zu sein in Bezug auf ihre Grenzziehungen, Hierarchien, Entscheidungsprozesse, mit einem charakteristischen »Bindungs-Ausstoßung-Zyklus« (Schweitzer 1997), also Beziehungsmustern, die zwischen intensivem Bindungsverhalten (Verstrickung, übermäßige Kontrolle) und starken Ausstoßdynamiken (Desinteresse, mangelnde Kontrolle, Vernachlässigung) schwanken. Minuchins normatives Modell beschäftigte sich mit Beziehungsstrukturen und versuchte die Komplexität von Systemen möglichst realistisch abzubilden und sie dadurch steuerbar und planbar zu machen (Schwing u. Fryszer 2009). Minuchins struktureller Ansatz erforderte eine detaillierte Analyse des »Systems Familie«, um dessen Funktionsweise und »dysfunktionale« Interaktionen und Kommunikationen auszumachen und die dadurch entstandenen Symptomatiken zu beseitigen (Minuchin, Colapinto a. Minuchin 2000).

Ein anderer wichtiger Einfluss auf das »Marlborough-Modell« war die Arbeit von Ross Speck, einem kanadischen Psychiater. Er interessierte sich für das soziale Netzwerk von Familien, einschließlich deren Freunden und Nachbarn. Es ging ihm und seinen Mitarbeitern um den Aufbau und das Nutzen sozialer Beziehungen. Sie entwickelten einen Ansatz, um die Ressourcen sozialer Netze miteinander zu verknüpfen, und nannten ihn »Netzwerktherapie« (Speck a. Attneave 1972). An den Netzwerktreffen, die in akuten Krisensituationen ad hoc stattfinden, manchmal innerhalb von 24–48 Stunden, nehmen bis zu 40 Personen teil, um ihre Ideen und Energien zusammenzubringen. Sie sollen das soziale System der Familie mobilisieren, um mit der Krise fertig zu werden und weiteren möglichen Krisen vorzubeugen. Die Teilnehmer werden in Absprache mit den Therapeuten von der Familie bestimmt. Netzwerktherapie ist kurz und intensiv, mit dem Ziel, ein aktives Unterstützungssystem aufzubauen, das der Familie helfen kann, lange nachdem die Therapeuten nicht mehr involviert sind. Die Therapeuten sind also eine Art Katalysator, der etwas in Gang bringt, aber dann die weiteren Aktionen und »Reaktionen« sich selbst überlässt. Netzwerke sollen flexibel sein und die verschiedensten Aufgaben wahrnehmen – einschließlich praktischer Hilfestellungen, z. B. ein Drop-in-Babysitting-Dienst, Arbeitsberatung, Unterstützung bei Transportproblemen sowie Rat und Tat, wie man einen rebellierenden Jugendlichen kurz bei Freunden oder Bekannten unterbringen kann.

In den 1980 und 1990er Jahren wirkten viele neue Ideen und Einflüsse auf uns ein. Vor allem die jahrzehntelange Zusammenarbeit mit L. Boscolo und G. Cecchin half unseren bis dahin doch sehr normativ ausgerichteten strukturellen Ansatz zu modernisieren. Diese Mailänder Kollegen schienen jedes normative Vorgehen total abzulehnen. Ihr therapeutisches Ziel bestand meist darin, den (»dysfunktionalen«) Gleichgewichtszustand des Systems zu verstören – dabei handelt es sich nicht nur um die Kernfamilie, sondern auch um das erweiterte System, einschließlich des Helfernetzwerks (Selvini Palazzoli et al. 1983). Dieser Ansatz war ergebnisneutral: Darin gab es keine Expertenvision von dem, was »besser« für Familien sein mochte. Stattdessen sollte es dem System selbst überlassen werden herauszufinden, wie ein neues Gleichgewicht, ein neuer Modus Vivendi für die Familie, aussehen sollte. Das erforderte den Glauben an die »Weisheit« des Systems und an dessen Ressourcen sowie ein Wegbewegen vom »Besserwissen« der Experten und Spezialisten.

1.1.3 Spielen, spielen und spielen

Das Interesse an der Kinderperspektive war in der klassischen systemischen Familientherapie in den ersten Jahrzehnten oft nicht zentral. Kinderfreundliche Vorgehensweisen haben sich nur langsam durchgesetzt. Langsam wurde die Erfahrung gemacht, dass primär diskursorientierte therapeutische Verfahren bei Kindern meist nicht gut ankamen: Aktion, Rollenspiel, Malen, Spielen schienen und scheinen oft die von Kindern bevorzugten Kommunikationsformen zu sein. Kinder offenbaren und erleben ihre Ideen und Gefühle kreativ im Spiel, denn im Spiel ist (fast) alles möglich und erlaubt. Wir lernen in unserer Entwicklung vom Säuglingsalter an die Welt vor allem durch spielerisches Explorieren kennen, z. B. durch unsere Sinne, durch taktiles »Begreifen«, Beriechen, Abschmecken und Zuhören. Alles, was Kleinkinder sehen und hören, was sie fühlen und in Händen halten können, wird schnell zum Spiel. Bei Zweijährigen hat sich die Imagination so weit entwickelt, dass wir »Als-ob-Spielfertigkeiten« einsetzen können: Wir »tun so, als ob« ein Bauklotz eine wirkliche Person ist oder eine Puppe sprechen kann – unsere Fantasie kennt keine Grenzen. Nicht viel später wollen wir *mit* anderen Kindern spielen, und in Rollenspielen sind wir kurz jemand anderes. Spätestens im Kindergarten werden wir auf Spielregeln aufmerksam gemacht; diese müssen eingehalten werden. Sie zu brechen oder gar zu schummeln kann sich schnell rächen. So erlernen wir durch

Spielen die Regeln des sozialen Zusammenlebens. Friedrich Schiller sagte (in seinen »Briefen über die ästhetische Erziehung des Menschen« 1795): »Der Mensch … ist nur da ganz Mensch, wo er spielt.« Im Spiel entwickeln sich Fähigkeiten, die später zum Überleben benötigt werden: Wer nicht spielt, lernt weder die eigenen Grenzen kennen noch die anderer Menschen. Im Spiel können wir Situationen so verändern, dass Neues und bislang Unvorstellbares entsteht, und Lösungen für scheinbar nicht mehr lösbare Probleme können entdeckt werden. Oft soll angeblich im Erwachsenenalter der »bittere Ernst des Lebens« beginnen, die Spielfreude wird verdrängt, oder man hat sie sogar »verspielt«.

In der Multifamilientherapie wird das Potenzial des Spielens bewusst genutzt, in vielen Übungen und Aktivitäten, die in den letzten Jahrzehnten entwickelt wurden. Hier werden Eltern dazu angeregt, mit ihren Kindern etwas Gemeinsames zu tun, und so werden Interaktions- und Kommunikationsmuster sichtbar und über das Spiel veränderbar, mit und durch das Einbeziehen anderer Familien.

Es ist im Nachhinein schwer zu bestimmen, aus welchen verschiedenen Richtungen das Feld signifikant beeinflusst wurde. Kinderpsychotherapeuten wie Winnicott (1971) waren kreative Vertreter spielerischer Verfahren und inspirierten viele von uns. Techniken aus der Welt des Psychodramas (Moreno 1923, 1974; Yablonsky 1981) boten sich an, diese im Gruppenkontext auszuprobieren. Die Zusammenarbeit mit Kunst- und Ergotherapeuten, z. B. dem Dresdener Dietmar Selig (Selig et al. 2002; Schemmel, Selig u. Janschek-Schlesinger 2008), trug viel dazu bei, innovative MFT-Übungen zu entwerfen und zu verfeinern. Andere Impulse kamen durch »spielfreudige« Kollegen (z. B. Ariel, Carel a. Tyano 1985; Gammer 2007; Retzlaff 2008).

1.1.4 Fazit

Systemisches Arbeiten kann als eine Handlungsperspektive verstanden werden, die Orientierung für Hypothesenbildung und Interventionsplanung gewährt (Schwing u. Fryszer 2009). Diese Perspektive erlaubt uns eine Vielzahl verschiedener Techniken und Methoden, die auf diversen theoretischen Annahmen und Modellen beruhen, schulenübergreifend und in Kombination zu nutzen. MFT ist ein gutes Beispiel dafür, dass psychodynamische, verhaltenstherapeutische und psychodramatische Ansätze im Rahmen von systemischer Arbeit effektiv miteinander kombiniert werden können. Parallel zur Entwicklung der systemischen Einzelfamilientherapie haben in den letzten beiden Jahrzehnten weitere neue Einflüsse die MFT mitgeprägt, etwa narrative (White u. Epstein 2013) und lösungsfokussierte Konzepte und Techniken (de Shazer 1989) einerseits oder vom Konstruktivismus (von Glaserfeld 1998) und sozialem Konstruktionismus (Anderson u. Goolishian 1992) inspirierte Ideen und Praktiken andererseits. So hat sich das ehemalige »Marlborough-Modell« über die Jahrzehnte sehr gewandelt, und es gibt – Gott sei Dank! – die verschiedensten Anwendungen und Variationen: in der Tat so viele, dass es nicht mehr angebracht ist, von einem »Marlborough-Modell« zu sprechen. Man könnte vielleicht treffend ausrufen: »Das ›Marlborough‹ ist tot. Lang lebe die MFT in ihrer Vielfalt!«

1.2 Paradigmenwechsel in der Therapeutenrolle

Michael Scholz

Die Mehrzahl der MFT-Projekte entsteht in Settings wie Jugendämtern, Schulen oder Kliniken, die oft ein traditionelles Rollenverständnis von »Helfern« haben. Dazu gehört, dass bei der therapeutischen Arbeit mit Kindern und Jugendlichen die elterliche Verantwortung für das Kind an das Personal delegiert wird. Sozialarbeiter, Ärzte, Psychiater, Psychologen, Lehrer, Krankenschwestern, Pfleger, Erzieher und Therapeuten werden zu zeitweiligen Ersatzeltern – vor allem wenn das Kind stationär oder tagesklinisch aufgenommen, in ein Kinderheim oder therapeutisches Wohnheim geschickt wird.

Personal mit einer jahrelang erfolgreich praktizierten, fürsorglich-betreuenden Haltung empfindet es als besonders schwierig, die Eltern zu unterstützen, ohne dabei ungewollt oder unbewusst und in guter Absicht mit den Eltern um das Kind zu konkurrieren. Diese zutiefst menschliche, aktiv helfende, altruistisch karitative oder mütterliche/väterliche Haltung ist oft eine entscheidende Motivation, einen solchen Helferberuf zu ergreifen. Sie ist auch eine grundlegende Voraussetzung, ihn erfolgreich auszuüben. Dabei werden Betreuer zu annehmenden, liebevollen, aber auch angemessen Grenzen setzenden Elternsurrogaten, was sie trotz der anstrengenden Arbeit durch diese Grundhaltung letztlich mit tief gehender Genugtuung erfüllt. Manche Einrichtungen nutzen den Umgang von Mitarbeitern mit dem Kind sogar gezielt als Modell für die Eltern, die direkt dazu eingeladen werden, vom Personal zu lernen, »bessere Eltern« zu werden.

Der systemische Ansatz verlangt allerdings, diese traditionelle Haltung aufzugeben. Nicht die Betreuer und Therapeuten sollen die »besseren Eltern« sein, sondern sie sollen die tatsächlichen Eltern dabei unterstützen, ihre Verantwortung unbedingt wahrzunehmen, trotz ihrer augenscheinlichen Scheuklappen, Eigenheiten oder gar »Verrücktheiten« im Umgang mit ihren Kindern und mit sich selbst. Eltern allerdings erwarten oder wünschen sich sogar oft – verstärkt durch die heutige allgemeine Konsumhaltung –, vom Personal zu Beginn der Therapie und in Krisensituationen einen solchen Service oder wenigstens einen guten Rat zu erhalten, nicht selten mit verführerischen Sprüchen wie: »Sie sind doch die Fachleute.« Den Eltern die Verantwortung für ihr Kind abzunehmen bedeutet aber, mit ihnen potenziell zu konkurrieren und sie als Eltern zu entwerten, auch wenn es Therapeuten manchmal in den Fingern juckt, dem »armen Kind« etwas Gutes zu tun und es damit bewusst oder unbewusst vor seinen »unfähigen Eltern« zu schützen.

Der *Paradigmenwechsel weg von einer kindzentrierten und hin zu einer familienzentrierten Betreuung* kann auch dadurch erschwert werden, dass die zeitweilige Abgabe ihrer Sorgen an Betreuer und Therapeuten für manche Eltern zunächst eine Entlastung ist. Die Erwartungen der Eltern, die sich zu Beginn der Behandlung ihres Kindes Unterstützung durch das Personal versprechen und hoffen, dass ihr schwieriges Kind ihnen doch wenigstens vorübergehend abgenommen wird oder man ihnen mithilfe einer »Super-Nanny« zeigen könnte, wie man es anders und besser machen könnte, laufen dem familienzentrierten Modell entgegen.

In der systemischen Familienarbeit bleibt die Verantwortung von Anfang an bei den Eltern, obschon der Therapeut voll verantwortlich für die Therapie der Familie ist. Bei der Multifamilientherapie ist diese Grundsatzhaltung noch viel expliziter, denn hier sollen sich Familien gegenseitig helfen, wenn nicht sogar »therapieren«. So ist es für traditionell kindzentriert arbeitende Fachkräfte über lange Strecken oft nicht leicht, die Verantwortung für das Kind den Eltern während der MFT ganz zu übertragen. MFT-Therapeuten sollten sich deshalb stets fragen:

- Was kann der Familie übertragen werden?
- Was kann die Gruppe selbst regeln oder organisieren?
- Was sollten wir als Therapeuten tun, damit die Eltern die Verantwortung für ihr Kind übernehmen und/oder die Gruppe aktiv und selbstständig arbeiten kann?
- Wann behindern wir durch unsere Aktivität und Fürsorge und unsere gewohnte Haltung diesen wichtigen Prozess?

1.2.1 Therapeutenpositionen

Eine der Hauptaufgaben der Therapeuten ist es, die Familien und die Teilnehmer insgesamt miteinander ins Gespräch zu bringen, sodass sie eine gemeinsame Sprache finden. Dazu dient eine Technik, die eine wesentliche Grundlage der MFT-Arbeit ist, um inter- und intrafamiliäre Verbindungen herzustellen, das *Verbinden*. Wie ein chemischer Katalysator bringen die Therapeuten Prozesse zwischen Familien in Gang, Interaktionen, die sonst nicht zustande kommen würden. Der Therapeut verweilt nicht nur bei einer Familie, sondern ist und bleibt in Bewegung und nimmt sich, sobald interfamiliäre Verbindungen geschaffen sind, sofort zurück, um die sich entwickelnden Interaktionen nicht zu stören. Mit nonverbalen Gesten, wie z. B. bewusstem Wegschauen, oder mit einem Platzwechsel signalisiert der Therapeut, dass er sich aus dem heraushält, was zwischen zwei Familien vor sich geht. Deshalb fixiert der Therapeut nicht eine bestimmte Person oder Familie, sondern seine Augen wandern (wie bei einem Scanner) zwischen den Teilnehmern der Großgruppe hin und her. Auf diese Weise demonstriert er zugleich sein Interesse am Gesamtgeschehen und begibt sich in eine Art *Metaposition*, die es ihm erlaubt, aus der Distanz zu beobachten, was sich in und zwischen den Familien ereignet. Eine solche Distanz hat den Effekt, dass die Gruppe selbst aktiviert wird und, mehr und mehr auf sich selbst gestellt, losgelöst vom Therapeuten arbeitet. Dieser kann in dieser Position in Ruhe schwierige Interaktionen beobachten oder identifizieren, dann über mögliche Interventionen reflektieren und, falls nötig, gezielt eingreifen. Das unentwegte »Wandern« der Augen kann auch körperlich unterstützt werden. So kann der Therapeut zwischen den Familien »wandern«, sich einer Familie und einem bestimmten Mitglied nähern, um Feedback bezüglich einer Beobachtung zu geben.

Wie unsere Erfahrung zeigt, verwickeln einzelne Familien oder deren Mitglieder oft den Therapeuten in ein Gespräch, statt sich mit anderen Teilnehmern auszutauschen. Der Therapeut nimmt dieses »Angebot« nicht an, sondern ermutigt die Betroffenen, direkt miteinander zu kommunizieren: z. B.: »*Frau Schmidt, sagen Sie bitte das Gleiche Ihrer Tochter noch mal, aber direkt.*« Dabei hilft es, wenn der Therapeut ohne Stuhl arbeitet, also stehend oder auch kniend. Auf diese Weise macht er klar, dass er nur kurz »da« sein wird und es nicht zu einer »Sitzung« kommt. So *wechselt* die Therapeutenposition *zwischen Nähe und Distanz*. Häufig ist die Arbeit ohne Stuhl, wenn der Therapeut seine sitzende, ihn bindende Position verlässt und sich im Raum bewegt, viel effektiver als wenn er am Stuhl »kleben bleibt«. Aufzustehen, um sich zu bewegen, um zwischen den Familien zu wandern, sie zu umkreisen, sich zu einer Familie zu setzen oder vor einen Teilnehmer zu hocken oder sich kurzzeitig vor jemanden zu knien kann die Distanz vermindern und das übliche Gefälle vom Therapeuten zu den Teilnehmern verändern. Das schafft auf unkonventionelle Weise einen anderen Kontext, in dem ein kurzes, sehr persönliches Einzelgespräch im Beisein der Gruppe möglich ist. Diese *Beweglichkeit* ist unverzichtbar für MFT-Therapeuten. Der Therapeut kann damit innerhalb, aber auch schnell außerhalb der Interaktion sein. Er *demonstriert wechselnd Distanz und Nähe*, ähnlich wie bei einem bewegten Tanz. Manchmal kann er sogar den Raum verlassen und somit den Familien die Botschaft geben, dass sie »ihr eigenes Ding drehen« können. Allerdings ist dies nur bei hinreichender Gruppenkohäsion möglich und wenn er und seine Kollegen fest an die Eigenressourcen der Familien glauben und ihre Präsenz nicht immer für notwendig für das Gelingen einer Gruppe halten.

MFT beinhaltet viel Bewegung und erstrebt die Schaffung multipler Kontexte und Sichtweisen. Um das zu erreichen, sind Therapeuten anfangs sehr aktiv – mit dem Ziel, die Familien zur Eigenaktivität zu bewegen. Während zu Beginn der MFT »hands on« (»Hand anlegen«, aktiv sein) wichtig ist, sollten Therapeuten mit der Zeit den Mut haben, die »Hände-weg-Position« einzunehmen (»hands off«). Zu Beginn der Arbeit mit einer Gruppe sind die Therapeuten die »Macher«: Ihre Aufgabe besteht darin, Kontext und Atmosphäre für das gemeinsame Arbeiten zu schaffen.

Die Flexibilität der Therapeuten wird somit sichtbar im wechselnden Aktivitätsniveau, im Umgang mit Distanz und Nähe, im Aktivieren, Anwärmen, Fokussieren und im Sich-Zurückziehen, um der Gruppe die Verantwortung zu übergeben.

MFT-Therapeuten sollten nicht nur mit Augen und Körper beweglich sein, sondern auch in ihren konzeptuellen Positionen. Anfangs ist der Therapeut meist sehr zentral und aktiv lenkend. Er ist der »Kontextmacher«. Ziel ist, alle Teilnehmer, alle Familien so schnell wie möglich anzuwärmen, zu verbinden, zum Austausch anzuregen, damit sie zu gemeinsamer Arbeit kommen. Das kann nur in einer gegenseitig akzeptierenden, wohlwollenden Weise geschehen, in der die Familien bereit sind, sich zu öffnen, ohne dass in ihnen Widerstand und Abwehr aufkommen. Dies erfordert von den Therapeuten anfangs ein qualifiziertes Vorgehen, wobei sie stets alle Teilnehmer im Auge behalten sollten. Alle Teilnehmer müssen sich angesprochen und mitgenommen fühlen. Außenseiter und zurückhaltende Menschen müssen ebenso involviert werden wie dominierende »Alphas« behutsam zu bremsen sind. Das ist keine leichte Aufgabe und erfordert von den Therapeuten ein sehr aktiv strukturierendes, immer wieder anwärmend-anregendes Vorgehen, gepaart mit Umsicht, Flexibilität und Feinfühligkeit.

1.2.2 Das Zusammenspiel der Therapeuten

Die Vorbereitung der Therapieeinheiten im Vorfeld der MFT-Sitzungen ist entscheidend für ein reibungsloses Kooperieren der Gruppe. Beide Therapeuten planen gemeinsam die Sitzung, bereiten die Interventionen vor und spielen mögliche Schwierigkeiten oder kritische Situationen zusammen gedanklich durch. Sie haben sich entweder über die Verteilung der Rollen abgestimmt oder sich bewusst für eine offene und themengenerierende Gesprächsführung entschieden. Die Therapeuten sehen sich als *Partner in gegenseitiger Ergänzung* und nur in speziellen, abgestimmten Situationen, vielleicht auch nach vorheriger Absprache, als Duo aus einem Hauptakteur und einem Assistenten. Sie wechseln sich in ihren Aktivitäten ab, übernehmen voneinander fließend den Staffelstab in der Gesprächsführung, sind aber beide immer präsent und aufmerksam gegenüber der Gruppe, den einzelnen Familien und den einzelnen Personen. Sie sitzen nicht, etwa aus Unsicherheit, nebeneinander, als »geballte Kraft«. Stattdessen sitzen sie sich gegenüber, immer weit voneinander entfernt, um sich gegenseitig sehen und gegebenenfalls durch Blickkontakt Signale und Hinweise geben zu können. Die Familien empfinden die Verteilung der Therapeuten im Raum als angenehm und wenig »bedrohlich«. Die Therapeuten versuchen, sich so zu verhalten, so miteinander zu reden und sich so abzustimmen, wie es Eltern untereinander und im Umgang mit ihren Kindern tun könnten. Sie verstehen sich als *gleichberechtigte Partner, die miteinander wohlwollend und loyal, aber auch transparent und kritisch umgehen.*

Das Therapeutenteam kann in seinem Zusammenspiel verschiedene »Besetzungen« übernehmen: Während etwa einer die Rolle des »guten, verständnisvollen und empathischen Therapeuten« übernimmt, kann sich der andere die Rolle des

»querulatorischen Querdenkers« leisten, kritische, provokante oder unbequeme Denkpositionen zu äußern. Trotz einer grundsätzlichen gegenseitigen Loyalität ist es möglich, dass Therapeuten sich über ein Thema uneinig sind, ebenso wie Eltern sich nicht immer einig sind im Umgang mit ihrem Kind. Die Therapeuten sind sich allerdings »einig in ihrer Uneinigkeit«, d. h., sie gehen transparent mit ihren unterschiedlichen Positionen um, diskutieren vor der Gruppe und mit deren Unterstützung und finden zu einem ausgehandelten Kompromiss. Dieses Zusammenspiel mitzuerleben ist auch für die Kinder und Jugendlichen in der Gruppe hilfreich. Sie können so andere Konfliktlösungsstrategien kennenlernen als die, die derzeit in ihrer eigenen Familie überwiegen. Sie erleben sich eingebunden in die Diskussionen, ohne damit überfordert zu werden.

Der momentan nicht aktive Therapeut verfolgt sehr genau diesen werdenden Prozess und beobachtet alle Gruppenmitglieder und seinen agierenden Kollegen. Keinesfalls sollte er zu passiv und zu zurückhaltend sein, sondern seinen Kollegen unterstützen, ergänzen, aber auch bremsen und, falls nötig, angemessen korrigieren statt ihm zuzusehen, wie er sich verzettelt und den Faden verliert. Das Prinzip »vier Augen sehen mehr als zwei« gilt besonders in der MFT, wenn man mit 15 bis 25 Menschen unterschiedlichen Alters arbeitet. Ein gutes Zusammenspiel, das Grenzen und Funktionen zwischen beiden verwischen lässt, ist hilfreich für die gesamte Gruppe und kann nicht nur die schwere Anfangsarbeit zu einem befriedigenden Vergnügen für beide Therapeuten machen. Die damit entstehende positive Atmosphäre begünstigt die Offenheit und regt ein gesundes Neugierverhalten an, beides Voraussetzungen für die Entwicklung einer guten Gruppenkohäsion.

Ist dieser wichtige erste Schritt gelungen, sollte die Verantwortung zunehmend und wo immer möglich der Gruppe übertragen werden. Das geschieht unter anderem, indem sich die Therapeuten zurückziehen und eine beobachtende, »kreisende« Haltung einnehmen. Das zeitweilige vollständige Sich-Zurückziehen beider Therapeuten, indem sie den Raum verlassen, wenn die Gruppe beginnt, selbstständig zu arbeiten, ist ein Signal für das Vertrauen, dass sie als Gruppe wirklich eigenverantwortlich arbeiten können. Mit diesem durch das Verhalten der Therapeuten initiierten Prozess wird das Prinzip der Eigenverantwortung des Einzelnen, der Eltern, der Familie, der Gruppe entscheidend unterstützt.

Im Therapeutenteam kommt es immer wieder vor, dass einer diese Grundregel zeitweilig aus dem Auge verliert, vor allem, wenn er aktiv und strukturierend tätig ist. Hier ist es Aufgabe des nicht agierenden, beobachtenden Kollegen zu bremsen. Das könnte folgendermaßen geschehen:

- Variante 1: Einleitung eines offenen kurzen Austauschs zwischen den Therapeuten vor der Gruppe auf der Metaebene: *»Stopp! Kann ich mal kurz unterbrechen?* (An den agierenden Therapeuten gewandt:) *Ich glaube, du bist jetzt zu aktiv. Denkst du nicht auch, dass die Familie oder die Gruppe das selbst übernehmen kann?«*

- Variante 2 mit ähnlichem Beginn, fortgeführt unter Einbeziehung der Gruppe: *»Was meinen die anderen? Sollen wir als Therapeuten das übernehmen oder Familie X selbst? Was würde der Familie mehr helfen? Was meinen Sie, Frau Y?«*

1.2.3 Die therapeutische Beziehung

Die therapeutische Beziehung hat in allen Psychotherapien den größten Anteil an der Wirkung (Grawe 1994, 1998): 30 % gehen auf das Konto unbeeinflussbarer Wirkungsfaktoren wie z. B. die Genetik, 30 % trägt die psychotherapeutische Methode bei; die therapeutische Beziehung wirkt dagegen mit einem Anteil von 40 % – und zwar unabhängig von der Methode. Bei einer von hoher Kompetenz der Therapeuten getragenen MFT mit einer tragfähigen therapeutischen Beziehung ergibt sich eine Wirkfaktorensumme von 70 %.

Eine therapeutische Beziehung ist eigentlich immer die Beziehung zwischen dem Therapeuten und dem Einzelnen. In Gruppenkontexten könnte es zunächst den Anschein haben, als würde die therapeutische Beziehung in der MFT weniger berücksichtigt werden. Schon der Grundsatz »Eltern sind für ihre Kinder voll verantwortlich« könnte missverstanden werden. Wenn die Verantwortung den Eltern übergeben wird, haben die Therapeuten dennoch stets das Kindeswohl im Auge. Auch Kernschlagwörter wie »Therapeuten als Kopiloten« oder »Therapeuten auf dem Rücksitz« könnten ebenfalls missverstanden werden – als bräuchten Therapeuten keine Beziehung zu den Gruppenteilnehmern. Um aber im Verlauf des therapeutischen Prozesses den Familien mehr Verantwortung zu übergeben, damit die Therapeuten sich wirklich »auf den Rücksitz begeben können«, braucht es ein Gespür für den richtigen Zeitpunkt und die passende Situation. Außerdem setzt dies eine gegenseitige Vertrautheit und Sicherheit voraus, also eine tragfähige therapeutische Beziehung, für deren Gelingen hauptsächlich die Therapeuten verantwortlich sind.

Wie entwickelt man nun die therapeutische Beziehung? Schon die vorbereitenden motivierenden Gespräche sollen Vertrauen aufbauen. Dabei sind nicht nur die Worte, sondern auch die nonverbale Kommunikation wichtig, etwa Tonfall, Körperhaltung, Mimik, Gestik und Blickkontakt. Potenzielle MFT-Teilnehmer haben leicht nachvollziehbare Ängste, etwa dass sie ihre familiäre »Schmutzwäsche« in aller Öffentlichkeit waschen sollen oder dass sie missverstanden oder kritisiert werden. Auf diese Befürchtungen einzugehen erfordert eine nicht wertende Akzeptanz, Feingefühl, Sensibilität sowie Sicherheit, damit die Familie sich gut angenommen fühlt und schließlich doch an der MFT teilnimmt. Zu Beginn einer neuen Gruppe spüren die meisten Teilnehmer noch einmal intensive Unsicherheit und Angst, und auch diese Empfindungen sind normal. Es ist die Aufgabe der Therapeuten, den Teilnehmern die Angst zu nehmen oder sie zumindest zu mindern und gleichzeitig die Familien behutsam zu verbinden. Dazu gehört eine freundliche Begrüßung. Die Therapeuten stellen sich als Erste vor, ohne lange Erklärungen und Reden. Sie müssen den Ablauf der Gruppe hinreichend strukturieren, denn Struktur bindet Angst. Wird die Gruppe zwar freundlich, aber wenig strukturierend laufen gelassen, kann ebenfalls Angst und Unsicherheit aufkommen. Eine zu große Freundlichkeit der Therapeuten wird oft als Ausdruck ihrer eigenen Unsicherheit empfunden.

Jeder Gruppenteilnehmer, ob jung oder alt, wird persönlich angesprochen und behutsam in die Runde einbezogen. Sprechen Teilnehmer gleich zu Beginn gravierende eigene Probleme an und gehen Therapeuten sofort darauf ein, kann das ebenfalls Angst hervorrufen und dazu führen, dass Familien nicht wiederkommen. Bei augenscheinlich dringenden Problemen, die sich nicht verschieben lassen, kann ein Therapeut außerhalb der Gruppe einzeln mit dem Betroffenen sprechen. Man kann auch zunächst eine hinreichende Gruppenkohäsion schaffen, um das Problem mit der gesamten Gruppe zu bearbeiten. Die Gründe dafür sollten der Gruppe auf jeden Fall erklärt werden.

Sehr unsichere Teilnehmer brauchen besondere Aufmerksamkeit. Sie werden behutsam ins Gespräch einbezogen. Ein Therapeut kann sich auch zeitweilig neben sie setzen, denn Nähe kann Angst binden. Bei gehemmten, unsicheren Teilnehmern ist es günstig, dem Betroffenen gegenüber in der Pause persönlich eine kleine Wertschätzung zu äußern und dies nicht in der Gruppe »an die große Glocke zu hängen«.

1.2.4 Verantwortungsübergabe in der MFT

Die Übernahme der Verantwortung der Eltern für ihr Kind ist eines der wichtigsten Prinzipien der MFT. Das ist den Eltern in Familientageskliniken oder auf Familienstationen leichter zu vermitteln, weil die Eltern dann ohnehin rund um die Uhr bei ihrem Kind sind. Die Situation ist weitaus komplizierter, wenn MFT stundenweise in bestehende tagesklinische oder stationäre Behandlungskonzepte integriert ist. Hier können die Eltern für ihre Kinder nur während der MFT verantwortlich sein. Im stationären Bereich sind die Mitarbeiter, ob in der Kinderpsychiatrie oder der Jugendhilfe, 24 Stunden pro Tag für die betreuten Kinder und Jugendlichen verantwortlich. In der Regel haben Kinder zu den Mitarbeitern eine gute Beziehung, die durch das Bezugsschwesternsystem in der Kinderpsychiatrie noch enger sein kann und therapeutisch auch erwünscht ist. Während der MFT haben die Kinder zudem noch einen »Heimvorteil«: Es ist *ihre* Station und *ihre* Tagesklinik. So kommt es, dass Eltern vor allem in den ersten Gruppen unsicher sind und »fremdeln«. Manche Kinder setzen sich deshalb zu Beginn einer Gruppe nicht zu ihren Eltern, sondern zu ihren »Ersatzmüttern«. Das können Eltern als kränkend empfinden, wodurch sie noch unsicherer werden, aber auch die »Ersatzmütter« fühlen sich dabei nicht wohl. Wenn diese sensiblen Übergänge nicht geregelt sind, wissen Mitarbeiter nicht, ob das Kind bei ihnen sitzen bleiben kann oder zu den Eltern gehen sollte. Um diese schwierige Situation klar zu strukturieren, hat sich das *Ritual der Verantwortungsübergabe* bewährt. Die Mitarbeiter übergeben die Verantwortung, die sie bisher für die Kinder hatten, an die Eltern.

Eine Möglichkeit ist, jede Mutter und jeden Vater direkt anzusprechen: »*Frau Müller, ich war bis jetzt für Ihren Max verantwortlich. Ich übergebe jetzt die Verantwortung an Sie.*« Mutter und Kind werden gebeten aufzustehen, sich die Hände zu geben, sich anzusehen und Folgendes zu sagen. Mutter: »*Max, ich bin jetzt für dich verantwortlich.*« Max: »*Mama, du bist jetzt für mich verantwortlich.*« Falls der Vater anwesend ist, sollte er ebenfalls seinem Kind sagen, dass er auch verantwortlich ist. Die Mitteilung muss klar und deutlich formuliert sein, also nicht in der Form: »*Ich übergebe jetzt die Verantwortung an Sie*« oder »*Nehmen Sie die Verantwortung an?*« Gerade Letzteres kann schnell missverstanden werden. Es gibt immer wieder Eltern, die dann nicht für ihr Kind verantwortlich sein wollen und aus verschiedensten Gründen möchten, dass die Mitarbeiter weiter für ihr Kind zuständig sind.

In den ersten MFT-Gruppen sollte diese Übergabe mit *jedem* Kind durchgeführt werden. Am Ende der Gruppenstunde übergibt der Elternteil die Verantwortung an die Mitarbeiterin: »*Max, jetzt ist wieder Frau Schneider für dich verantwortlich.*« Die Mitarbeiterin antwortet: »*Max, jetzt sind wir wieder für dich verantwortlich.*« Dieses Ritual schleift sich in kurzer Zeit ein und wird dann so selbstverständlich, dass alle zugleich angesprochen werden können: »*Liebe Kinder, bis jetzt waren wir für euch verantwortlich. Jetzt sind eure Eltern für euch wieder verantwortlich.*« Eltern und Kinder nehmen sich in der Regel gleich an den Händen, was die Bindung auffrischt. Wird diese kurze, aber wichtige Prozedur vergessen, fordert nicht selten ein Kind sie für sich ein: »*Mama, du bist heute noch nicht verantwortlich für mich, bitte sag, dass du es jetzt bist.*«

Eine andere Variante, die Verantwortungsübergabe besonders für jüngere Kinder transparent und sichtbar zu machen, ist folgende: Die Therapeuten verwenden ein Säckchen mit bunten Glasmurmeln, woraus sich die Eltern zu Beginn als Symbol für die Verantwortung eine Murmel nehmen und aufbewahren. Die Kinder können sich ebenfalls eine Murmel aussuchen und den Eltern übergeben. Am Ende werden alle Murmeln wieder in das Säckchen gelegt, das ein Mitarbeiter dann an sich nimmt.

Offenbar brauchen Kinder ein solches Ritual, das auch der Bindung guttut. Den Eltern und dem Personal wird damit der Rollenwechsel klar und unkompliziert vermittelt. Falls ein Elternteil sich in der Pause nicht um sein Kind kümmert, kann ein Mitarbeiter ihn freundlich erinnern: »*Herr Schmidt, denken Sie noch an ihre Verantwortung?*« Die Verantwortungsübergabe für Jugendliche ist ebenfalls notwendig, sollte aber moderater und sachlicher gestaltet werden.

Es ist allerdings selbstverständlich, dass die Mitarbeiter schon aus rechtlichen Gründen immer die Verantwortung tragen und in akuten Risikosituationen sofort handeln müssen, wenn Eltern nicht dazu in der Lage sind oder gerade ihr Kind nicht im Auge haben, auch wenn ihnen formal die Verantwortung übergeben wurde.

1.3 Das »erweiterte Fünfschrittemodell«

Michael Scholz

Eine systemische Basistechnik, die seit Jahren zum Standard in der Arbeit mit Familien gehört, ist das *Fünfschrittemodell* (Asen 1997). Es wird angewendet, wenn das Verhalten von Eltern in einer Situation dem Kind gegenüber nicht angemessen oder erfolglos ist oder wenn Eltern ein auffälliges Verhalten ihres Kindes nicht wahrnehmen oder nicht darauf reagieren und einfach so tolerieren. Das Modell vermeidet die seitens der Eltern von den Therapeuten erwarteten und erhofften Ratschläge; stattdessen wird Eltern Schritt für Schritt geholfen, selbst ihre eigenen, für sie und das Kind angemessenen Lösungen im Umgang miteinander zu finden. Das stärkt das elterliche Selbstvertrauen (»ich kann doch etwas«) und erhöht ihre Selbstwirksamkeit. Damit ist das Fünfschrittemodell ein geeignetes Instrument, um den Paradigmenwechsel zu realisieren und so eine der wichtigsten Grundlagen der MFT praktisch umzusetzen: die Eigenverantwortung der Eltern für ihr Kind.

Das Fünfschrittemodell ist *handlungsbezogen* und hat *nicht* die interaktive, emotional differenzierende Ebene des Mentalisierens, nämlich das Hineinfühlen in einen anderen und in unsere eigenen emotionalen Reaktionen (Kapitel 1.4). Stattdessen fokussiert es auf eine konkret beobachtbare problematische Situation mit dem Ziel, dass Eltern selbst eine »Intervention« (er)finden. Diese mag nicht die gleiche sein, zu der Therapeuten geraten hätten, aber sie ist maßgeschneidert zunächst für eine spezifische Situation und deshalb passender für die Eltern und ihr Kind.

Das Fünfschrittemodell kann sowohl in der Einzelarbeit als auch in der MFT-Gruppe verwendet werden, eben in Situationen, in der Eltern von Helfern Ratschläge erwarten. Es ist wichtig, dass alle Teammitglieder das Fünfschrittemodell anwenden, um eine kohärente Umgangsweise zu schaffen.

Die fünf wichtigsten Schritte sind:

1) **B**eobachtung
2) **B**eobachtungsvergleich
3) **B**ewertungsvergleich
4) **W**unsch nach Veränderung
5) **A**ktion – der erste Schritt

oder mnemonisch kurz: **B–B–B–W–A**.

Schritt 1: Beobachtung

Die MFT-Fachkraft beginnt damit, dem Elternteil oder dem Kind seine Beobachtung einer auffälligen Interaktion und Kommunikation mitzuteilen. Hierbei ist eine neutrale, wertfreie Beschreibung, kongruent mit Mimik, Gestik und Tonfall, eine wichtige Voraussetzung. Sonst spüren Eltern sehr schnell, was Therapeuten für »richtig« halten, womit ihre selbstständige Entscheidung beeinflusst werden kann. Dieser 1. Schritt, das Mitteilen unserer Beobachtung, könnte so formuliert werden:

»Ich sehe/beobachte/bemerke, dass …

- … Sie wollen, dass Hans seine Schuhe anzieht, er das aber nicht macht.«
- … du, Hans, dich entschlossen hast, genau das Gegenteil von dem zu machen, was deine Mutter will.«
- … Sie beide [die Eltern] miteinander sprechen wollen, aber Peter immer dazwischenfunkt.«

Schritt 2: Beobachtungsvergleich

Nun werden die Wahrnehmungen der MFT-Fachkraft mit denen der Eltern oder Kinder verglichen: »Sehen Sie das auch so, oder liege ich da total falsch?«

Schon in der Formulierung wird vermittelt, dass die MFT-Fachkraft ihre Beobachtung infrage stellen kann, um es z. B. einer Mutter zu erleichtern, deren eigene Beobachtung mit der der MFT-Fachkraft zu vergleichen. Die Fachkraft muss sich vergewissern, dass Ihre Wahrnehmung von der Mutter ähnlich gesehen wird. Ist das nicht der Fall und versteht die Mutter nicht, wovon die MFT-Fachkraft überhaupt spricht, dann empfiehlt es sich, nicht auf weitere Diskussionen einzugehen, sondern einzulenken: »Das habe ich wohl falsch gesehen/verstanden.«

Schritt 3: Bewertungsvergleich

Dieser »Schritt« umfasst zwei Stufen:

1) Übereinstimmung
2) Keine Übereinstimmung

Stufe 1: Übereinstimmung

Falls es eine Übereinstimmung gibt, kann der 3. Schritt, die Frage nach der Bewertung, folgen: »Wollen Sie, dass es so ist? Ist Ihnen das recht oder nicht?«

Dies erlaubt der Mutter, mit »Ja« oder »Nein« zu antworten, und die MFT-Fachkraft kann dann die Antworten im Detail explorieren. In dem Fall, dass die Antwort »Nein« lautet, die Mutter also nicht will, dass ihr Kind weiterhin schreit, kann die MFT-Fachkraft Folgendes sagen:

»Sie sagen also, dass Sie nicht wollen, dass Hans laut schreit.« (Mutter nickt.) Hier nun stimmt die Mutter mit dem, was der Therapeut als »auffällig« empfand oder »diagnostizierte«, überein, und sie bestätigt, dass dieses Verhalten auch von ihr nicht erwünscht ist. Die MFT-Fachkraft und Mutter können also zusammenarbeiten, weil beide ein ähnliches Ziel zu haben scheinen.

Stufe 2: Keine Übereinstimmung

Allerdings kann es sein, dass das Problem nicht so von den Eltern gesehen, sondern verneint oder bagatellisiert wird. Hier empfiehlt es sich, *nicht* in eine symmetrische Eskalation einzusteigen, sondern gezielte Fragen über Vor- und Nachteile des »Problems« zu stellen. Es gibt verschiedene Möglichkeiten – *Varianten* – wie man damit umgehen kann.

- *1. Variante:* MFT-Fachkraft: »Sie sagen, dass es Ihnen egal ist, ob Hans laut schreit oder nicht – und augenscheinlich schreit er auch den ganzen Tag im Kindergarten. Was wären Ihrer Meinung nach die Vor- und Nachteile, wenn er einfach für die nächsten paar Stunden so weiterschreien würde? Was, glauben Sie, würde im Kindergarten passieren? Was wären die besten und was die schlimmsten Folgen?«
  Auf diese Weise werden Familienmitglieder angehalten, über das Pro und Kontra von Verhaltensweisen nachzudenken, und sie haben so die Möglichkeit, über ihre anfängliche Meinung zu reflektieren und sie dann beizubehalten, zu modifizieren oder zu ändern.
- *2. Variante:* Bei aggressiven Verhalten von Kindern, wenn das Kind z. B. dauernd an der Kleidung der Mutter zieht oder sie boxt, antworten einige Eltern: »Wenn er das mit mir macht, da habe ich mich dran gewöhnt. Er muss sich doch irgendwo ausleben können. Hauptsache, er lässt das in der Schule.« Hier empfiehlt es sich, der Mutter Brücken zu bauen, damit *sie* ihm durch klare Grenzsetzungen Verhaltensregeln vermitteln kann.
  MFT-Fachkraft: »Frau Müller, Sie haben ja eine gute Beziehung zu Ihrem Jungen und wie ich Sie verstanden habe, möchten Sie ja vermeiden, dass er in der Schule ständig getadelt wird. Könnten Sie sich vorstellen, dass, wenn Sie ihm vermitteln, er so etwas mit Ihnen nicht machen darf, es ihm dann auch leichter fallen würde, diese Regel in der Schule zu akzeptieren? Was meinen Sie dazu? Wollen Sie es vielleicht einmal probieren. Glauben Sie nicht, dass er die Probleme in der Schule besser in Griff kriegen wird, wenn er das von Ihnen lernt? Zwar nicht von heute auf morgen, aber auf lange Sicht könnte es dazu führen, dass er sich auch in der Schule angepasster verhält.«
- *3. Variante:* Der Mutter eine professionelle Entwicklungsprognose anbieten, wenn diese annimmt, das Verhalten werde sich von allein geben oder könne zumindest nicht schlechter werden:
  MFT-Fachkraft: »Frau Müller, jetzt ist Ihr Junge sieben, aber er wird älter, und nach meiner Erfahrung wird das in der Pubertät mit 10, 11, 12, 13 Jahren immer schlimmer werden. Er wird dann immer auffälliger in seinem Verhalten und noch später, in der Lehre oder vielleicht im Gymnasium, wird er massive Schwierigkeiten haben. Wie wird dann sein Verhältnis zu Mädchen werden? Meine Großmutter hat immer gesagt: ›Wehret den Anfängen.‹«

Schritt 4: Veränderungswunsch

Der 4. Schritt lädt Eltern (und Kinder) explizit dazu ein, ihre speziellen Änderungsvorstellungen zu äußern.

MFT-Fachkraft: »Wenn es nicht so weitergehen soll, wie würden Sie es denn gern haben?« In dem oben zitierten Fallbeispiel könnte die Mutter antworten: »Dass er aufhört zu schreien.«

Schritt 5: Aktion

Nach der Einladung an die Eltern, sich über die eigenen Vorstellungen oder Visionen zu äußern, folgt der 5. Schritt.

MFT-Fachkraft: »Was müssten Sie wohl jetzt tun oder sagen, damit er sich verhält, wie Sie es haben wollen?« Nicht selten reagieren Eltern auf diese Fragen eher zögernd und zurückhaltend, oder sie haben selbst keine Vorstellungen. Diesen scheinbaren Denk- und Handlungsblockaden kann man mit verschiedenen Techniken – *Varianten* – begegnen.

1. Variante: »Blumenstrauß«

Die MFT-Fachkraft kann, um die Eltern, in dem obigen Fall die Mutter, anzuregen, ihr einen »Blumenstrauß« mit einer Vielzahl von Lösungen anbieten, z. B. Strafen, Versprechungen, übertriebenen, überzogenen Ideen. Das soll die Mutter dazu animieren, selbst Ideen zu finden oder sich für einen Vorschlag entscheiden, der sich dann in eine Aktion umwandeln lassen kann:

MFT-Fachkraft: »Frau Müller, vielleicht bieten Sie ihm an, dass er heute ganz lange Fernsehen darf, wenn er das macht, was Sie wollen. Oder Sie könnten ihm 5 Euro versprechen oder dass er vielleicht morgen nicht in die Schule muss oder dass er ein neues Fahrrad kriegt oder ein großes Eis oder dass Sie ihm sein Lieblingsessen kochen oder dass er am Wochenende Hausarrest kriegt oder sein Taschengeld gesperrt wird oder dass er nächste Woche nicht Fußball spielen darf oder sonst irgendwas … Oder fällt Ihnen vielleicht noch etwas anderes oder Besseres ein?«

In diesem Blumenstrauß, der ruhig ein bisschen übertrieben sein darf, werden ein oder zwei angemessene Lösungen eingestreut, im gleichen Tonfall, ohne sie damit hervorzuheben. Auf welche »Blume« die Wahl fällt, ist dann auf diese Weise allein den Eltern bzw. dem Elternteil überlassen.

2. Variante: »Parallele Geschichtchen«

Hier bringt die MFT-Fachkraft ihre klinische Erfahrung ins Spiel, indem sie davon berichtet, wie andere Eltern in ähnlichen Situationen vorgegangen sind: »Frau Müller, ich hab da mal eine Familie betreut, da hatte die Mutter in einer ähnlichen Situation folgende Idee …« Die MFT-Fachkraft animiert dann die Mutter: »Was hindert Sie daran, das jetzt zu tun? Was wäre der erste Schritt, genau dahin zu kommen, wo

Sie hinwollen?« Die »Geschichtchen« anderer Eltern und deren Lösungsstrategien fungieren als eine Art Katalysator, mit dem Ziel, Denken und Handeln in Gang zu bringen.

3. Variante: »Gruppenideen«

In der Gruppe können über zirkuläres Fragen Meinungen und Ideen anderer Teilnehmer eingeholt werden, vor allem auch die der Kinder, um Eltern andere Sichtweisen und potenzielle Lösungen anzubieten. Ein Beispiel: MFT-FACHKRAFT: »Angenommen, Sie hier in der Gruppe wären in so einer Situation, woran würden Sie / würdet Ihr denken und was würden Sie / würdet Ihr tun? Wie würde das Kind wohl reagieren? Und wenn die Reaktion so ausfällt, wie sollte die Mutter in diesem Fall damit umgehen?«

1.3.1 Das erweiterte Fünfschrittemodell: »fünf plus drei«

Das oben beschriebene Fünfschrittemodell lässt sich mit dem Trio *Wertschätzung, Reflexion und Transformation* inhaltlich und strukturell erweitern. Dies soll helfen, das Erlebte zu vertiefen und den Transfer zum Alltag vorzubereiten und zu erleichtern.

Wertschätzung

Wenn Eltern, vor allem in Anfangsstadien der MFT, entgegen ihrer Erwartung, von MFT-Fachkräften Ratschläge und Tipps zu bekommen, selbstständig passende Lösungen gefunden haben und wenn ihr Kind das tut, was sie von ihm erwarten, ist das nicht selbstverständlich. Eltern sind dann selbst aktiv geworden und haben entsprechend dem Paradigmenwechsel *selbst* die Verantwortung übernommen. Das kann ihr Selbstvertrauen stärken und ist der Beginn einer besseren Selbstwirksamkeit.

Die Änderung ihrer Erwartungshaltung und der Erfolg der Eltern sollten deshalb gewürdigt und damit emotional verankert werden, sie brauchen Anerkennung und Wertschätzung:

MFT-FACHKRAFT: »Frau Müller, ich staune. Ich hätte vor 5 Minuten nicht gedacht, dass Sie eine solch erfolgreiche Lösung allein finden könnten. Das haben Sie wirklich gut gemacht. Ich freue mich sehr, ich gratuliere Ihnen.«

Nicht selten reagieren Eltern dann folgendermaßen: »Ich bin selbst überrascht. Wenn das auch zu Hause so ginge.« Äußern Eltern sich so, könnte man ihnen antworten, dass darauf später noch eingegangen wird. Wir glauben, dass es wichtig ist, dass sich nach der Wertschätzung zunächst die Reflexion anschließen sollte. Dazu wird die Gruppe befragt. MFT-FACHKRAFT: »Wer hätte von Ihnen anfangs gedacht, dass Frau Müller das schafft? Wie finden Sie das, dass Frau Müller das geschafft hat? Sagen Sie das Frau Müller bitte selbst.«

Reflexion

Der nächste »Schritt« dient dazu, die *intrafamiliären* Reflexionen anzukurbeln: Zu diesem Zweck fokussiert sich die MFT-Fachkraft – in Anwesenheit anderer Familien – spezifisch auf die beobachtete und mit dem Fünfschrittemodell bearbeitete Interaktion in einer Familie. In dem oben zitierten Beispiel wird also jetzt das Kind beteiligt und eine Interaktion zwischen Mutter und Kind initiiert, um beide emotional zu verbinden. MFT-FACHKRAFT: »Max, du hast jetzt das gemacht, was deine Mutter gesagt hat; du sitzt jetzt auf dem Stuhl neben ihr. Warum hast du das jetzt eigentlich gemacht?« MAX: »Weil sie nicht geschrien und nicht geschlagen hat, und dann ist sie zu mir gekommen.« MFT-FACHKRAFT: »Max, sag das doch deiner Mutter bitte selbst.« MAX (sieht die Mutter an): »Mama, du hast nicht geschimpft und mir nicht wehgetan.« Wenn die direkte Interaktion zwischen Mutter und Kind angeregt wird, wird das Gesagte emotionaler empfunden und verbindet mehr. MFT-FACHKRAFT: »Frau Müller, was meinen Sie dazu, wie finden Sie das, was Max gerade gesagt hat? Sagen Sie ihm das bitte selbst.«

Transformation

Das erst einmal in der Einzel- oder Gruppenarbeit Erreichte ist nicht ohne Weiteres unter Alltagsbedingungen wiederholbar. Der »Transfer nach Hause« ist oft schwer, zumal Kinder eine bewundernswerte Expertise haben, ihren »Heimvorteil« auszunutzen. Deshalb sollten Transformationsüberlegungen fester Bestandteil eines jeden therapeutischen Prozesses sein.

1. Variante

MFT-FACHKRAFT: »Max, wie wird das Zuhause sein? Geht das da auch so leicht, oder bestimmst du wieder, was du machen willst?« »Frau Müller, was meinen Sie, wird das Zuhause auch so einfach gehen, oder ist das etwas ganz anderes?«

Wenn die Mutter antwortet, »Da wird Max wieder versuchen zu machen, was er will«, kann die MFT-Fachkraft fragen: »Max, was müsste deine Mutter tun, dass es Zuhause auch so klappt wie hier?«

MAX: »Sie soll nicht schreien und mir nicht wehtun, aber sie muss mir richtig sagen, was ich machen soll.«

MFT-FACHKRAFT: »Max, sag das deiner Mutter selbst.«

2. Variante

Die Spannung kann spielerisch angeheizt werden, um den Ehrgeiz der Mutter zu wecken und auch auf eventuelle Misserfolge vorzubereiten:

MFT-FACHKRAFT: »Wer wird Zuhause gewinnen, du oder deine Mutter?«

MAX: »Ich!«

MFT-Fachkraft: »Frau Müller, haben Sie das gehört? Zu Hause bestimmt wieder Max. Ich bin gespannt, wer da gewinnt. Wir sehen uns wieder in der nächsten Woche.«

3. Variante

Falls die Zeit nicht drängt und weiteres Interesse vorliegt, könnten häusliche Bedingungen auch genauer angesprochen werden, um die Strategie zu adaptieren und um eventuell den ersten Schritt in die gewünschte Richtung realistisch zu gestalten.

In der Gruppe müssen die MFT-Fachkräfte unentwegt abwägen, ob das Thema für andere Eltern ebenfalls ansteht, ob die Gruppe noch genügend aufmerksam ist und das Interesse der Eltern und der Kinder ausreicht, um weiterzuarbeiten. Solche Überlegungen können auf der Metaebene vor der Gruppe zwischen den MFT-Fachkräften angesprochen werden, um dann die Gruppe in die Diskussion und Entscheidungsfindung einzubinden. Die weitere Bearbeitung kann auch zu einem späteren Zeitpunkt erfolgen.

1.3.2 Resümee

Das Fünfschrittemodell hilft im »Hier und Jetzt« auf akute intrafamiliäre Dynamiken einzugehen und sie »live« zu bearbeiten. Wenn diese Intervention in der Gruppe geschieht, verfolgen die anderen Familien das Geschehen sehr genau und können aufgefordert werden, ihre eigenen Vorstellungen einzubringen. Das geschieht durch gezielte Fragen (»zirkuläres Verbinden«), die Familien miteinander ins Gespräch bringen sollen. Erfahrungen zeigen, dass ratsuchende oder unsichere Familien sich anfangs an die MFT-Fachkräfte und nicht an die anderen Familien wenden. Sie sehen (oder konstruieren) die MFT-Fachkräfte als »Experten« und erleben sich selbst miteinander als hilflos. Erteilt man unsicheren und hilflosen Eltern Ratschläge, so verstärkt das oft nur die elterliche Inkompetenz und Unsicherheit. Ratschläge werden von MFT-Fachkräften als »Experten« zwar erwartet, und wir geben sie vielleicht auch manchmal gern, denn das entspricht unserer Kompetenz als professionellen Helfern und stärkt unser Ansehen und unseren Glauben an uns selbst. Es schmeichelt vielleicht sogar ein wenig unserem Narzissmus. Wollen wir die Eltern aber zum eigenen Handeln und Nachdenken bewegen, kommt schnell Widerstand auf, und sie sagen: »Wie soll *ich* das wissen, *Sie* sind doch der Experte!« – oder die Betroffenen suchen sich einen »besseren« Ratgeber.

MFT-Fachkraft: »Frau Müller, Sie möchten gern von mir einen guten Rat haben. Aber meinen Sie nicht, es wäre vielleicht besser für Sie und Ihren Jungen, Sie würden selbst versuchen, eine Lösung zu finden, die für Sie im Umgang mit ihrem Kind die richtige ist? Ich möchte Ihnen lieber dabei helfen, dass Sie Ihre Lösung finden.«

Das Fünfschrittemodell schützt MFT-Fachkräfte, sich nicht wie gewohnt als Experten zu geben und Ratschläge zu erteilen. So führt es Eltern schrittweise und behutsam dazu, aus ihrer Passivität und Hilflosigkeit herauszufinden, eigene

Lösungen zu entwickeln und in selbstständiges Handeln umzusetzen. Statt Fragen direkt zu beantworten, sollten MFT-Fachkräfte immer erst versuchen, das Expertentum bei den Familien zu finden und damit deren Ressourcen zu wecken und anzuregen. In der Gruppe werden Teilnehmer (Eltern wie Kinder) einbezogen, z. B. einem Vater Vorschläge zu unterbreiten, unter denen er dann selbst auswählt, was er versuchen will. Auch die Wertschätzung sollte dann auf jeden Fall über Rückmeldungen aus der Gruppe erfolgen.

Das Fünfschrittemodell ist nicht nur in der MFT-Gruppe und in der Einzeltherapie hilfreich, sondern kann auch anderen Mitarbeitern helfen, den Wünschen der Eltern nach Ratschlägen mit einer sehr effektiven Alternative zu begegnen. Es besteht die Gefahr, dass Eltern sich an Mitarbeiter wenden, die weiterhin glauben, mit wohlgemeinten Ratschlägen helfen zu können, wenn die MFT in kindzentrierten Settings wie Stationen, Tageskliniken, Wochen- und Tagesgruppen integriert ist. Für Pflegepersonal, Erzieher, Sozialarbeiter und Therapeuten, die nicht multifamilientherapeutisch arbeiten, ist eine spezifische MFT-Weiterbildung nicht erforderlich. Empfehlenswert ist jedoch ein praktisches Training des »Fünfschrittemodells plus drei«.

1.4 Das Mentalisierungsmodell und seine praktische Umsetzung in der Multifamilientherapie

Eia Asen

Wir *mentalisieren*, wenn wir versuchen, die innere psychische Verfassung bei uns selbst und bei anderen Menschen sowie ihre Wechselwirkungen differenzierend und angemessen wahrzunehmen. Wir können *explizit mentalisieren*, indem wir bewusst mentale Zustände – Gefühle, Absichten, Bedürfnisse, Einstellungen, Bewertungen, Motive, Fantasien und Gedanken – in Worte zu fassen versuchen. Aber oft machen wir das ganz automatisch und »vorbewusst«, und dann mentalisieren wir *implizit*, indem wir das Verhalten von uns und von anderen interpretieren. Das gelingt uns manchmal besser und manchmal weniger; dies ist kaum verwunderlich, denn Gefühlslagen kann man höchstens annäherungsweise erfassen – und das gilt nicht nur bei anderen, sondern auch bei sich selbst. Fehlinterpretationen können zu Missverständnissen führen und diese wiederum zu impulsiven und konfusen Interaktionen, bei denen wir die anderen nicht so sehen, wie sie sind – und sie uns auch nicht!

Beim Mentalisieren geht es um die aufmerksame Beachtung und Reflexion des eigenen psychischen Zustands und der psychischen Verfassung anderer Menschen. Ziel der »mentalisierungsbasierten« oder »mentalisierungsstützenden« oder »mentalisierungsfördernden Therapie« – diese drei Begriffe werden zur Zeit auswechselbar benutzt – ist, das Mentalisieren anzuregen und zu optimieren. Das etwas unglückliche Wort »Mentalisierung« klingt allerdings so, als ob man von einem Ergebnis oder gar einem Produkt spricht. Das Verb »mentalisieren« hingegen ist sicher zutreffender, da es sich um einen aktiven, intersubjektiven Prozess handelt.

Die Begriffe Mentalisation, Mentalisierung und Mentalisieren wurden erstmals von französischen Psychoanalytikern vor nun schon fast 3 Jahrzehnten in die psychotherapeutische Welt eingeführt (Marty 1991), allerdings mit anderen Bedeutungen als die von Peter Fonagys Team in London erarbeiteten (Fonagy et al. 1991). Hier enthält der Begriff Mentalisieren zugleich sowohl eine selbstreflexive wie auch eine interpersonelle Komponente, die es ermöglicht, die dahinterstehenden Konzepte auch für Gruppenkontexte aller Art – einschließlich MFT –, soziale Netzwerke und Organisationen einzusetzen (Schultz-Venrath 2013, S. 81).

Holmes hat fünf verschiedene *Ebenen des Mentalisierens* klar dargestellt (2012, S. 12):

- *Selbst-Mentalisieren:* sich der eigenen Gefühle bewusst sein;
- *andere Mentalisieren:* sich der Gefühle anderer bewusst sein;
- *Selbst-mit-anderen-Mentalisieren:* sich bewusst sein, was man selbst gegenüber anderen fühlen könnte;
- *Andere-mit-Selbst-Mentalisieren:* sich bewusst sein, was andere in Bezug auf mich fühlen könnten
- *Selbst-und-andere-Mentalisieren:* sich die Interaktionen zwischen sich selbst und anderen »neutral« – aus einer Metaperspektive – bewusst machen.

1.4.1 Mentalisierungsdimensionen und balanciertes Mentalisieren

Es lassen sich vier Dimensionen des Mentalisierens beschreiben, die polar gegenübergestellt sind (Fonagy et al. 2015):

- Eine dieser Dimensionen ist schon angesprochen worden, das *implizite und explizite* (automatische und kontrollierte) Mentalisieren.
- Eine weitere Dimension ist die Fokussierung auf *interne* im Gegensatz zu *externen* Vorgängen, auf was sich geistig und seelisch im Inneren – sozusagen in den Köpfen und Bäuchen – abspielt und was sich äußerlich zeigt. Ist man vor allem auf das Lesen von Mimik und Körpersprache ausgerichtet, besteht die Gefahr, interne mentale Zustände zu vernachlässigen.
- Bei der dritten Dimension handelt es sich um den Unterschied zwischen *selbstorientiertem* und *fremdorientiertem* Mentalisieren. Einigen Menschen fällt es leichter, die geistig-seelischen Zustände anderer zu mentalisieren und weniger das eigene Erleben reflektierend-nachdenkend zu erfassen.
- Die vierte Dimension des Mentalisierens besteht aus den Polen *kognitiv* und *affektiv*: An einem Pol dieses Spektrums haben wir das exklusive Fokussieren auf rationales Verstehen und Logik; und am anderen Ende dieses Spektrums steht die übermäßige Präokkupation mit Affekten.

Es ist optimal, wenn Menschen sich flexibel zwischen diesen Polen bewegen können: Dann können sie manchmal automatisch und schnell *implizit* mentalisieren, wenn alles gut läuft, und auf *explizites* Mentalisieren umschalten, wenn mehr Aufmerksamkeit verlangt ist. Flexibel mentalisierende Menschen vermögen den Brennpunkt zeitweilig auf *innere* Prozesse (Bedürfnisse, Wünsche, Vorstellungen) zu richten, aber auch auf *externe* Aspekte (Handlungen, Gesichtsausdrücke, Körpersprache) fokussieren; sie können ihre eigenen Gefühle *selbstorientiert* beleuchten und ein anderes Mal *fremdorientiert* die von anderen Menschen. Sie haben sowohl ein gutes *kognitives* wie *emotionales* Verständnis mentaler Prozesse.

Sind Menschen allerdings jeweils auf einen Pol fixiert, ist ihre Mentalisierungsfähigkeit eingeschränkt. Therapeutische Interventionen versuchen Menschen und Familien zu helfen, sich flexibel zwischen beiden Polen dieser vier Dimensionen zu bewegen und auch das »Zwischenland« anzusprechen. Es geht darum, ein Gleichgewicht herzustellen, und in der MFT sieht das folgendermaßen aus: Geht es zu kognitiv in der Gruppe zu, dann bringen die Therapeuten den emotionalen Fokus ins Gespräch; wird nur impliziert mentalisiert, dann kommen spezifische Techniken (siehe die mentalisierungsstützenden Fragen unten) zum Einsatz, um explizites Mentalisieren zu fördern; ist der Fokus zu sehr extern, dann versuchen die Therapeuten, Interesse an internen mentalen Prozessen zu stimulieren; und wenn Gruppenmitglieder zu sehr auf andere fixiert sind, dann nutzt man Interventionen, die sich mit dem Selbst beschäftigen. Zwanghaftes Konzentrieren auf explizites Mentalisieren kann zu einer rigiden Formel werden und zum Pseudomentalisieren – oder Schwafeln – einladen.

Es gibt beträchtliche individuelle Unterschiede und Fluktuationen, wie mentalisierungsfähig wir sind – d. h. wie leicht uns das Mentalisieren fällt, wie schnell wir es wiedergewinnen können, wenn es verloren gegangen ist, und wie rigide und unflexibel unser Mentalisieren werden kann. Wenn wir emotional sehr erregt sind, scheint unser Frontalhirn, in dem ein wichtiger Teil unseres Mentalisierens abläuft, wie ein Computer abzuschalten. Wir können dann, wie man so schön sagt, »den Wald nicht mehr vor lauter Bäumen sehen«. Das hat spezifische therapeutische Konsequenzen, auch in der MFT. Sind z. B. einige Gruppenteilnehmer emotional zu sehr erregt, macht es wenig Sinn, sie aufzufordern, sich und andere zu mentalisieren. Das geht einfach nicht in der Hitze des Gefechts, sondern erst wenn die Gruppenmitglieder emotional »heruntergefahren« sind. Während ein gewisser Grad von Erregung therapeutisch wichtig ist, um neue Prozesse anzukurbeln, beeinträchtigt zu viel Erregung temporär die Mentalisierungsfähigkeit. Einer der Gründe, warum audiovisuelles Aufzeichnen von Multifamiliengruppenarbeit so hilfreich sein kann, ist, dass dies späteres Videofeedback im Gruppenkontext ermöglicht, wenn die eigene Erregung verraucht ist und effektives Mentalisieren wieder einsetzen kann.

1.4.2 Mentalisieren und Bindung – die inneren Arbeitsmodelle

Mentalisieren erlernt man zuerst in frühen Bindungsbeziehungen. Allerdings wird in diesem Zusammenhang »Bindung« nicht nur als ein biologisches Verhaltenssystem konzeptualisiert, sondern auch als der Kontext für ein sich entwickelndes internes Repräsentationssystem. In diesem erfährt man, was »selbst« und was »andere« sind, und experimentiert mit den ersten sozialen Beziehungen. In frühen Bindungsbeziehungen lernt man auch die eigenen Affekte zu regulieren. Das Bindungsbedürfnis ist biologisch determiniert, es ist für unsere geistig-seelische Entwicklung unerlässlich. Vom Säuglingsalter an verinnerlichen wir durch wiederholt erfahrene typische Interaktionsmuster und Erfahrungen mit unseren Bezugspersonen zunehmend unsere Erwartungen über zukünftiges Verhalten und Interaktionen und integrieren sie in ein Gesamtbild, das prägend dafür ist, wie wir interagieren und kommunizieren. Diese sog. *inneren Arbeitsmodelle* werden zum Prototyp für die Bildung späterer Beziehungen und formen die emotionalen und sozialen Regulationsprozesse.

Wenn das von Anfang an gelingt, dann ist eine früh erworbene Bindungssicherheit ein Schutzfaktor, eine Art »Impfung«, gegen psychische Erkrankungen; sie stärkt unsere Resilienz. Bindungsstörungen hingegen können die Fähigkeit, Beziehungen zu entwickeln, erheblich untergraben. Ist z. B. ein inneres Arbeitsmodell so orientiert, dass man von der primären Bindungsperson (z. B. der Mutter) automatisch Ablehnung erwartet, dann kann sich das innere Arbeitsmodell einer »unzureichenden« und »nicht liebenswerten« Person entwickeln. Das wiederum organisiert, wie und ob man später Beziehungen mit anderen Menschen aufbauen, aufrechterhalten und vertiefen kann.

1.4.3 Das Spiegeln mentaler Zustände von Säuglingen

Wie schon angedeutet, erlernt man das Mentalisieren in und durch die frühesten Interaktionen mit den Eltern und anderen wichtigen Beziehungspersonen. Eltern versuchen meist zu ergründen, was in ihren Kleinstkindern wohl vorgehen mag, und das hat oft den experimentellen Charakter von Versuch und Irrtum. Wenn Eltern Säuglingen mentale Zustände zutrauen – und das ist wahrlich nicht immer der Fall –, dann reagieren sie oft nichtwissend und fragend auf die häufig schwer entzifferbaren Kommunikationen ihres Kindes. Das kann zu einer Sequenz von Fragen führen wie z. B.: »*Hast du Hunger? Bist du verärgert? Brauchst du eine neue Windel? Musst du ein Bäuerchen machen? Hast du mich nicht lieb?*« Diese scheinbar rhetorischen Fragen sind wichtig bei der Entwicklung der Interaktionen und Kommunikationen zwischen Eltern und Kind. Die meisten Eltern reagieren spontan auf die vielfältigen Emotionen ihrer Kleinstkinder, und damit werden diese von den Eltern automatisch »markiert gespiegelt«. Das heißt, dass sie die Kinder verändert abbilden, indem sie deren erahnte Gefühle abmildern oder sie verstärken oder ihnen einen anderen Affekt beimischen.

So erfährt der Säugling, dass die primäre Bezugsperson auf *seine* Emotionen reagiert, dass *seine* mentalen Zustände gespiegelt werden und es sich nicht um die persönlichen Gefühlsausdrücke der Mutter oder des Vaters handelt. Durch diese Spiegelungen – und durch die Aufmerksamkeit, die ihm die Beziehungsperson widmet – entdeckt sich das Kind selbst. In Anlehnung an Descartes' Diktum »*Ich denke, also bin ich*« (Cogito, ergo sum), ließe sich das aus der Säuglingsperspektive auch so formulieren: »*Ich bin, weil du mich be-denkst und mich repräsentierst.*«

Wenn die primäre Bezugsperson, und das ist meistens die Mutter oder der Vater, allerdings nicht in der Lage ist, die mentalen Zustände des Säuglings kongruent und kontinuierlich zu erfassen und zu spiegeln – sei es, weil die elterlichen Bedürfnisse Priorität haben oder negative Zuschreibungen in den Vordergrund treten oder die Eltern vom Affekt des Kindes überwältigt werden –, dann kann es zu einer Bindungsentwicklungsstörung kommen. Postnatal depressive Mütter oder Väter sind beispielsweise oft nicht in der Lage, den Affekt ihres Kleinstkindes markiert und mehr oder weniger akkurat zu spiegeln. Eine fehlende Spiegelung erlaubt nicht den Aufbau einer »Gedächtnisspur« (Kirsch, Brockmann u. Taubner 2016). Wir sprechen hier auch von einer »sekundären Repräsentanz«, in deren Abwesenheit die Entwicklung eines verlässlichen inneren Arbeitsmodells und somit auch die Affektregulation folgenschwer gestört werden können.

1.4.4 Epistemische Wachsamkeit und epistemisches Vertrauen

Verlässliche innere Arbeitsmodelle werden dann am besten entwickelt, wenn wir unseren wichtigen Bindungs- oder Bezugspersonen vertrauen können. Das innovative Konzept des *epistemischen Vertrauens* (Sperber et al. 2010, Fonagy a. Alison 2014) beschreibt das basale Vertrauen in eine Bezugsperson, von der man »sicher« und ohne Zweifel lernen kann und deren Kommunikationen man trauen kann. »Epistemisch« ist ein aus der Erkenntnisphilosophie entliehener Begriff, der das *Wissen um den Wahrheitsgrad des Wissens* beschreibt. Wollen Kinder z. B. von ihren Schullehrern etwas Neues lernen, dann prüfen sie generell die Informationen und Kommunikationen auf ihren Wahrheitsgrad, bevor sie diese in ihre Erfahrungen und ihr Wissen integrieren, vor allem wenn sie den Lehrer nicht gut kennen oder ihm (noch) nicht trauen. Diese vorsichtige Einstellung, die man auch *epistemische Wachsamkeit* nennen könnte, hilft uns, die Welt kritisch anzuschauen und uns nicht (zu) leicht täuschen zu lassen. Diese Haltung bewahrt uns davor, uns falsches Wissen anzueignen und dieses unbedacht weiterzugeben. Müssten wir allerdings jedes Mal, wenn wir vor einer neuen Situation stehen oder etwas Neues lernen wollen, *epistemisch wachsam* damit umgehen, wäre das sehr anstrengend. Stattdessen schenken wir wichtigen Bezugspersonen nach und nach Vertrauen – Eltern und Freunden, bestimmten Erzieherinnen, Lehrern etc. Oft übernehmen wir dann »automatisch« deren Wissen und Weisheit(en), eben weil wir ihnen vertrauen. Sichere Bindungsbeziehungen fördern epistemisches Vertrauen, aber zunächst müssen wir unsere *epistemische Wachsamkeit* überwinden, um vertrauend aufnahmefähig für psychosozial relevante Kommunikationen und Informationen zu sein. Das geschieht durch positive Erlebnisse: Der *lernende* Mensch entwickelt Vertrauen zu *lehrenden* Bezugspersonen. Dieser Prozess findet nicht nur im Säuglingsalter statt, sondern lebenslang. Allerdings sind diejenigen besser dran, die früh in ihren Leben auf Vertrauen basierende Arbeitsmodelle von primären Bezugspersonen erworben haben. Diese »frühe Bindungsimpfung« ist ein lebenslanger Schutz und macht es leichter, die Arbeitsmodelle in späteren Beziehungen anzuwenden und nachzuahmen.

Aber es ist nie zu spät, epistemisches Vertrauen zu entwickeln, deshalb arbeiten Psychotherapeuten mit Menschen jedes Alters! Der Aufbau von epistemischem Vertrauen in der Therapie, die Bildung einer »therapeutischen Bindung« ist relevant bei allen Formen der Psychotherapie und ein wesentlicher Baustein für erfolgreiche Arbeit. Es ist eine klinische Erfahrung, dass Eltern und Kinder erst einmal »gesehen« werden und sich verstanden fühlen wollen, bevor sie in der Therapie etwas »lernen« oder sich ändern können.

Wie der markierte, spiegelnde Ausdruck einer verständnisvollen Mutter, die sich in ihr Kleinkind hineinzuversetzen versucht und so neue Kommunikations- und Bindungskanäle bahnt, so signalisiert die wohlwollend neugierige Haltung der Therapeuten, dass sie durch die Augen der verschiedenen Familien- und Gruppenmitglieder deren Welt sehen wollen. Das kann einen kognitiven und damit affektregulierenden Zugang zu den eigenen Emotionen ermöglichen, aber gleichzeitig auch durch den Prozess des imitierenden Lernens interaktiv eingesetzt werden: Eltern und Kinder lernen so, dass andere aus inneren Beweggründen handeln, ihre eigenen Perspektiven haben und diese auch mitteilen können. Bekommt das Individuum – egal ob es sich um ein Kind oder einen Erwachsenen handelt – spezielle Aufmerksamkeit und wird als eigenständig handelnd wahrgenommen, dann fördert das die Haltung des epistemischen Vertrauens.

1.4.5 Ziele und Techniken der mentalisierungsorientierten Arbeit

Das Hauptaugenmerk bei dieser Arbeit richtet sich auf die Verhaltens- und Beziehungsmuster zwischen den Familienmitgliedern. Diese lassen sich nur nachhaltig verändern, wenn auf die Gedanken und Gefühle der einzelnen und auf die Beziehungen zwischen den Familienmitgliedern differenziert eingegangen wird. So anerkennen mentalisierungsorientierte Therapeuten unterschiedliche Sichtweisen, konnotieren sie positiv und überprüfen wiederholt und ausdrücklich, dass sie richtig verstanden haben, was jeder einzelne meint, denkt und fühlt. Sie zeigen, dass sie nicht wirklich wissen können, was ein Familienmitglied fühlt, ohne dass sie eine Frage stellen, die das herausfinden soll. Mentalisierungsfokussierte Interventionen bewegen sich von Fragen, die der Orientierung dienen, hin zu der Schaffung eines einvernehmlichen, jedem verständlichen Sprachgebrauchs, der es ermöglicht, über mentale Zustände und vor allem über Affekte zu sprechen (Asen u. Fonagy 2015).

Sobald etwas unklar ist, bitten mentalisierungsorientierte Therapeuten um Klärung und Reflexion, mithilfe der Sequenz:

Unterbrechen – Wiederholen – Erkunden – Reflektieren.

Das bringt mit sich, Diskussionen vorübergehend zu unterbrechen, um mitzudenken, zu überprüfen, was gerade im »Hier und Jetzt« passiert – oder passiert ist –, Gefühle und Meinungen zu erkunden und dann über diese nachzudenken. Wenn nichtmentalisierende Prozesse ablaufen, wird »zurückgespult« und überprüft, an welcher Stelle Mentalisieren verhindert wurde oder wann es verloren ging. Therapeuten sind überzeugt, dass viele Familienprobleme verringert oder aufgelöst werden können, wenn die Fähigkeit der Familienmitglieder, über den mentalen Zustand eines jeden Einzelnen nachzudenken, gefördert und von Hindernissen befreit wird.

Mentalisierungsförderung ist allerdings nicht ein Therapieziel in sich selbst, sondern ein Weg, Beziehungsschwierigkeiten zu verstehen und mit ihnen besser umgehen zu können sowie Affekte effektiver zu regulieren. Auf diesem Weg sollen epistemisches Misstrauen abgebaut und Selbstkohärenz und epistemisches Vertrauen gestärkt werden. Es scheint, dass die Förderung des Mentalisierens ein zentraler Wirkfaktor in *allen* Psychotherapien ist. Zudem ist es erlernbar. Allerdings gibt es kein »perfektes« Mentalisieren, da absolute Gewissheit einfach nicht in das Mentalisierungskonzept passt. So versuchen Therapeuten, Mentalisieren zu identifizieren, das »gut genug« ist – also mentalisierende Stärken –, diese hervorzuheben, zu fördern und stützen. Es geht um die Suche nach neuem Verstehen, nach anderen Perspektiven, nach gegenseitigem Respekt, Mitgefühl, Rücksicht und vor allem darum, dass man sich verstanden fühlt. So handelt es sich eben nicht um einen einfachen, schnell erreichbaren Zustand, sondern um eine lange, vielleicht nie endende Reise mit immer wieder neuen Zielen. Mentalisieren kann immer nur ein Versuch sein, die eigene und die Welt anderer besser zu verstehen, aber es ist nie »perfekt«, denn Irrtümer und Missverständnisse gehören zu zwischenmenschlichen Begegnungen, aus denen wir viel über uns und andere lernen können.

1.4.6 Die mentalisierende Therapeutenhaltung

Mentalisierungsorientierte systemische Therapeuten verstehen sich generell bei ihrer Arbeit als »wohlwollend neugierig« (Cecchin 1987), mit genuinem und empathischem Interesse am anderen. Sie sind bei ihrer Arbeit nicht verurteilend oder beurteilend; sie sind sich ihrer Vorurteile bewusst und versuchen diese nicht in ihre therapeutische Arbeit einfließen zu lassen. Sie sind demütig in Bezug auf ihre eigene Expertise und nehmen eine sokratisch geprägte, »nichtwissende« Position ein, die immer auch Zweifel am Wahrheitsgrad der eigenen Perzeptionen, Perspektiven und Meinungen zulässt. Die Therapeuten nehmen sich bewusst Zeit, die unterschiedlichen Perspektiven eines jeden Familienmitglieds, ob jung oder alt, zu identifizieren, zu benennen, zu akzeptieren und explizit zu legitimieren. Sie demonstrieren, dass sie selbst ihre eigenen Sichtweisen durch besseres Verstehen ändern können. Sie vermeiden, verstehen zu müssen, was nicht verstehbar erscheint, und versuchen durch reflektierende Fragen Verständnis zu finden und zu erlangen. Die Therapeuten bitten Gruppenmitglieder aktiv um detaillierte Beschreibungen ihrer mentalen Zustände, sie fragen nach dem »Was« und vermeiden »Warum-Fragen«. Sie interpretieren und deuten *nicht*, was hinter den Kommunikationen von Familienmitgliedern stehen könnte, selbst wenn es sehr verlockend sein mag. Sie fokussieren ausdrücklich auf sich ändernde und potenziell veränderbare mentale Zustände. Sie intervenieren spezifisch, wenn sie Mentalisierungsschwierigkeiten antreffen und blockieren nichtmentalisierende Interaktionen und Kommunikationen. Sie versuchen unentwegt, effektives Mentalisieren zu stimulieren.

Bei ihren Interventionen können sich mentalisierende Therapeuten an einem Schema orientieren, das im Wesen systemisch ist. Dieses lässt sich mithilfe einer musikalischen Metapher, dem »systemischem Quartett«, bestehend aus vier »Sätzen« oder sequenziellen Interventionsdimensionen, beschreiben:

- Die erste Aufgabe für Therapeuten – der 1. Satz, ein »Allegro« – besteht im Identifizieren und Benennen bestehender »problematischer« Beziehungs- und Kommunikationsmuster, die durch mangelndes Mentalisieren charakterisiert sind.
- Es folgt der 2. Satz, ein »Scherzo«, das zum Experimentieren einlädt mit neuen und hoffentlich nichtproblematischen Interaktionen und Kommunikationen, die das Mentalisieren ankurbeln. Das geschieht häufig mithilfe der vielen Spiele und Aktivitäten, die in der Multifamilienarbeit traditionell gang und gäbe sind.
- Der 3. Satz, ein nachdenkliches »Andante«, besteht im Reflektieren über das, was geschah. Hier wird explizit mentalisiert – oft mithilfe der Mentalisierungsschleife (Kapitel 1.4.7).
- Die nächste therapeutische Aufgabe – der 4. Satz, das »Finale« – besteht darin, die Transformation einzuleiten: Wie können Familien das, was sie im therapeutischen Setting gelernt oder erfahren haben, in die tägliche Realität übersetzen? Es geht darum, wie man zu Hause, in der Schule oder bei der Arbeit das in der Therapie gewonnene Momentum bewahren und die gemachten Erfahrungen umsetzen kann.

Kurz und bündig lässt sich dieser Prozess so zusammenfassen:

1) identifizieren
2) experimentieren
3) reflektieren
4) transformieren

Mentalisierungsorientierte Multifamilienfachkräfte arbeiten bevorzugt »live im Hier und Jetzt«. Sie beobachten und benennen inter- und intrafamiliäre Prozesse. Sie suchen bewusst nach Beispielen potenziell problematischer Interaktionen oder schaffen diese »live« mithilfe gezielter Multifamilienaktivitäten mit Übungen und Spielen. Sobald sich solche Probleme zeigen, stoppen sie und sind wohlwollend neugierig auf das, was im Detail bei jedem Gruppenmitglied abläuft. Sie fokussieren darauf, wie Teilnehmer das erleben und sehen und hoffen, andere mit ihrer Neugier anzustecken. Sie tun das, indem sie jeden Teilnehmer ansprechen, oft zirkulär verbinden und über die mentalen Zustände des Selbst und von anderen spekulieren. Dabei versuchen sie regelmäßig die »Familienpulse«, das mentale Befinden der verschiedenen Familien- und Gruppenmitglieder, zu fühlen. Die Mentalisierungsschleife ist ein »Instrument«, das bei dieser Aufgabe helfen kann.

1.4.7 Die Mentalisierungsschleife

Das Modell der Mentalisierungsschleife (Asen u. Fonagy 2014) weist mehrere Elemente des »Fünfschrittemodells« (Asen 2006) auf. Es kann in der Praxis helfen, den therapeutischen Fokus auf das Mentalisieren auszurichten. Die Mentalisierungsschleife ist eine Art Routenkarte, an der sich Therapeuten orientieren können, und erleichtert die Strukturierung von Interventionen. Wir sprechen von einer »Schleife« im Sinne einer Rückkopplungsschleife (»feedback loop«): Die verschiedenen Stadien des Prozesses sind miteinander verwoben. Es handelt sich um einen rekursiven Prozess des reflektierenden Vor- und Rückblickens und Überprüfens.

Wie beim »Fünfschrittemodell« beginnt die Mentalisierungsschleife mit dem vorsichtigen Bemerken und Benennen von im Hier und Jetzt beobachteten intra- oder interfamiliären Interaktionen der Teilnehmer (Abb. 1). Die Therapeuten beschreiben diese gezielt, indem sie bewusst nur eine spezifische Interaktionssequenz »herauspicken«, z. B.:

- »Ich merke gerade, dass Sie beide sehr laut miteinander diskutieren und Anna ihr Gesicht der Wand zukehrt.«

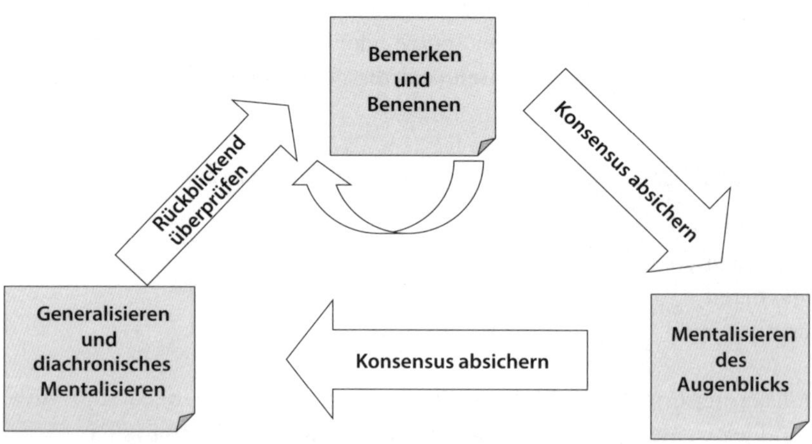

Abb. 1: Mentalisierungsschleife

- »Ich habe den Eindruck, dass die Mütter in dieser Gruppe über Schamgefühle nachdenken wollen, die Männer davon aber augenscheinlich nichts wissen wollen.«
- »Es kommt mir so vor, als ob einige hier glauben, dass man über Konflikte in der Familie nicht vor allen anderen sprechen sollte.«

Die sofortige Absicherung des Konsens über diese Beobachtung (»Ist das noch jemandem aufgefallen – oder liege ich da falsch?«) ist wichtig, um klarzustellen, ob sie bei anderen Gruppenmitgliedern auf Resonanz stößt. Das ist auch eine Einladung an alle, ihre eigenen Beobachtungen einzubringen. In einer Multifamiliengruppe mit vielen Teilnehmern ist es noch viel schwieriger, einen Konsens zu finden, als in einer traditionellen familientherapeutischen Sitzung. Allerdings ist es nicht das Ziel der mentalisierungsorientierten Arbeit, einen Konsens zu schaffen, sondern mentale Zustände bei sich selbst und anderen besser lesen und verstehen zu können. Falls Teilnehmer erklären, keine Ahnung zu haben, wovon die Therapeuten sprechen, dann sollte so ein Feedback diese veranlassen, über das Zutreffen ihrer Beobachtungen nachzudenken oder in Betracht zu ziehen, dass das Bemerken und Benennen zu diesem Zeitpunkt für einige unzutreffend oder vielleicht angsterzeugend sein mag.

THERAPEUT: *»Ich scheine da ja total danebenzuliegen. Was mag wohl in mir vorgegangen sein, dass ich das so anders erlebt habe? Wer kann mir da helfen?«*

1.4.8 Konkrete Anregung zum expliziten Mentalisieren

Die oben beschriebenen Techniken lassen sich gezielt in der MFT einsetzen. Bei dieser Arbeit verstehen sich die Therapeuten als Katalysatoren, die Mentalisieren anregen, sodass es dann zu Inter(re)aktionen führt, weil Gruppenmitglieder von diesem Ansatz »angesteckt« werden. Im Folgenden sind spezifische mentalisierungsstimulierende Interventionen beschrieben, in konkreter und direkter Sprache, wie sich die Therapeuten an eine oder mehrere Personen wenden können. Sie können wahlweise die fünf verschiedenen Ebenen des Mentalisierens (Holmes 2012, S. 12) ansprechen: Selbst-Mentalisieren, andere Mentalisieren, Selbst-mit-anderen-Mentalisieren, Andere-mit-selbst-Mentalisieren und Selbst-und-andere-Mentalisieren.

»Was glauben Sie, worum es gerade geht? Was mag wohl in Anna vorgehen? Welche Gefühle könnten sie veranlassen, sich so zu verhalten? Und was für einen Einfluss hat das auf andere hier? Was geht in Ihnen selbst vor, wenn Sie so etwas miterleben? Waren Sie auch schon einmal in so einer Situation?«

»Wir wollen Sie mal fragen, alle Männer hier, was mag wohl in den Müttern vorgehen, wenn Sie hören, dass man über Scham nicht vor allen sprechen soll? Wenn man Denkblasen über den Köpfen der Mütter sehen könnte, was stünde in denen? Und wenn Sie nun die Mütter wären, wie sähe es dann da oben bei Ihnen aus?«

»Da scheint totale Funkstille bei allen Familien hier zu sein, wenn es darum geht herauszufinden, wie es zu Konflikten kommt. Was könnten die Bedenken der Teilnehmer hier sein, dass sie nicht über Konflikte in ihrer Familie sprechen wollen oder können?«

»Was halten Sie davon bzw. was machen Sie daraus, was hier gerade vorgefallen ist? Und was glauben Sie, denkt Frau Schmidt über sie, z. B. was Sie dabei fühlen?«

»Was fällt Ihnen dazu ein? Und was haben Sie bei dieser Situation gedacht und gefühlt?«

»Warum glauben Sie, dass die Reaktion der Kinder total anders war als die der Eltern?«

»Was mag wohl der Vater gedacht haben, als er plötzlich wütend/abweisend/ängstlich wurde? Was könnten seine Motive sein?«

»Was, glauben Sie, hätte das Kind jetzt von Ihnen erwartet – oder vielleicht sogar benötigt?«

»Was, denken Sie, hat Herr Mayer gedacht, was im Kopf (oder anderswo) seiner Frau wohl vorging? Wer kann ihm da helfen?«

»Und wenn es so wäre, was hätte das an Gefühlen oder Bedürfnissen in Frau Mayer ausgelöst?«

»Wie können Kinder mit augenscheinlich verstehbarem Verhalten von ihren Eltern umgehen?«

»Wie können Kinder beurteilen, was akzeptables und ›normales‹ elterliches Verhalten ist – und was nicht?«

»Wie entwickeln sich solche Beurteilungen?«

»Wessen Verantwortung ist es, mit dem Kind zu sprechen und dessen Perspektive zu verstehen?«

Diese Beispiele enthalten typische Aufforderungen, im Augenblick zu verweilen, frei nach Goethes Faust: »Werd ich zum Augenblicke sagen: Verweile doch! Du bist so schön!« Die Therapeuten verlangsamen bewusst das Tempo und fokussieren auf mentale Zustände, laden jedoch nicht wie beim Fünfschrittemodell dazu ein, sofort zum »Veränderungswunsch« weiterzugehen. Den Moment zu mentalisieren, z. B. Annas sichtbaren Erregungszustand oder die Lähmung der Gruppenteilnehmer über intrafamiliäre Konflikte anzusprechen, heißt, sich auf das zu konzentrieren, was im Hier und Jetzt erlebt wird. Es geht allerdings nicht nur darum, sich in andere hineinzuversetzen, sondern auch seine eigenen Gedanken und Gefühle zu untersuchen. Die Aufgabe der Therapeuten ist, den Fokus auf mentalen Zuständen zu behalten, sozusagen »am Ball« zu bleiben. Oft müssen sie dann erneut oder vielleicht sogar verändert beobachten, bemerken und benennen und wiederholt den Konsensus absichern. Es ist dieses unentwegte Rück- und Vorspulen, weshalb wir von einer Schleife, einer Rückkopplungsschleife, sprechen.

Beispiel: »Ich bemerke, dass jeder aus der Familie Schmidt den Kopf schüttelte, als ich sagte, dass die Familien hier einfach nicht über ihre Konflikte sprechen können oder wollen. Haben andere hier das auch bemerkt? Was mag wohl in den verschiedenen

Köpfen der Familie Schmidt jetzt gerade vorgehen? Wer will hier mal spekulieren? Und jetzt merke ich, dass alle wie gelähmt sind … habe ich vielleicht etwas gesagt, was total danebenliegt? Kann mir hier jemand helfen? Was, glauben Sie, geht in mir vor? Was für Gefühle und Bedürfnisse könnte ich wohl jetzt haben?«

1.4.9 Umgang mit verschiedenen Meinungen

In Multifamiliengruppen ist es nicht selten der Fall und natürlich auch erwünscht, dass Teilnehmer die verschiedensten Meinungen haben. Die MFT-Fachkräfte können diese dann benennen, z. B.:

»Sie hier glauben also, dass Anna nichts fühlt und einfach total abschaltet. Aber die da drüben glauben, dass es ihr peinlich ist. Und dann gibt es noch ein paar Stimmen, die meinen, dass man über so etwas nicht vor allen sprechen sollte. Mich interessiert, was wohl die Gründe für die verschiedenen Ideen sein mögen. Wer hier will denn mal den anderen erklären, wo seine Ideen herkommen?«

Diese Aufforderung zum Brainstorming soll die Gruppenmitglieder ermutigen, ihre Vorstellungen und Gefühle in Worte zu fassen. MFT-Fachkräfte moderieren Gespräche *zwischen* den Teilnehmern, statt sich nur auf die Sprecher zu konzentrieren:

»Haben Sie das gehört? Wer fühlt sich ebenfalls so? Und wem ist das total unverständlich und noch nie so gegangen? Wie würden andere hier damit umgehen? Können Sie das gemeinsam besprechen.«

Beim Mentalisieren des Augenblicks ist es zunächst wieder die Aufgabe der MFT-Fachkräfte, aus dem Verhalten, den Interaktionen oder dem Ausagieren Tempo herauszunehmen, um ein spezifisches Interesse an den Gefühlen eines jeden Beteiligten zu wecken.

1.4.10 Generalisieren und Transformation in reale Lebenssituationen

Zu einem bestimmten Zeitpunkt können die MFT-Fachkräfte den Gruppenmitgliedern dabei helfen, zu generalisieren – also wegzugehen von einer Interaktion, die das Mentalisieren stimuliert hat, hin zu allgemeineren Beobachtungen und Gedanken darüber, wie sich ähnliche Interaktionsmuster oft zu Hause entwickeln und wie man die ausgelösten Gefühle und Bedürfnisse in Worte fassen kann: »Wir haben hier so ein bisschen erlebt, wie schwierig es sein kann, über Konflikte zu sprechen. Wer kennt das von zu Hause?«

Es ist ein Versuch, das, was im Hier und Jetzt der Gruppe geschah, in reale Lebenssituationen »weiterzuschleifen«, zu transformieren, um damit eben tatsächliche Probleme anzusprechen. Anders als beim erweiterten Fünfschrittemodell geht es hier nicht um selbst erarbeitete und in der MFT gespielte Lösungsversuche oder um das Ausarbeiten von alternativen Strategien und deren Transformation in die Realität, sondern weiterhin darum, auf Gefühlszustände zu fokussieren und darauf, wie diese sich im Verhalten manifestieren.

1.4.11 Diachronisches Mentalisieren in drei Zeiten

Mentalisieren kann in drei verschiedenen Zeitdimensionen angesprochen werden: *retrospektiv, im Hier und Jetzt* und *prospektiv,* also in einer hypothetischen Zukunft. MFT-Fachkräfte können zeitversetzt, »diachronisch«, arbeiten:

> »Die Familie Schulze hat ein tolles Beispiel geliefert, wie bei ihr der letzte Streit abgelaufen ist, vor einer Woche. Wer hier kann sich vorstellen, wie es dabei der Mutter ergangen ist? Und wer kann sich in die Haut des Vaters versetzen? Und wie war das für ihre Kinder?«

Hier werden die Gruppenmitglieder angeregt, jedes Familienmitglied retrospektiv zu mentalisieren. Bei jedem Beitrag können die Therapeuten fragen:

> »Und wie wäre es Ihnen selbst dabei ergangen? Und wem hätten Sie etwas sagen wollen, und was?«

Bei solchen Gruppengesprächen werden oft vergangene Konflikte präsent. Das gibt den MFT-Fachkräfte die Möglichkeit, den Augenblick zu mentalisieren:

> »Ich bemerke, dass die Schulze-Eltern ihre Kinder in diesem Moment umarmen. Was mag bloß bei jedem von ihnen vorgehen?«

Hier wird der gegenwärtige Moment »eingeschleift«. Es wäre auch möglich, prospektives Mentalisieren anzuregen:

> »Angenommen, dass es wieder mal zum Streit im Hause Schulze kommt, z. B. nächste Woche, was glauben Sie, liebe Gruppe, wären die Bedürfnisse der Kinder? Und was könnte die Eltern daran hindern, diesen nachzukommen?«

Diese Zukunftsschleife komplettiert das »diachronische« Mentalisieren. Am Ende einer Gruppe können die MFT-Fachkräfte *rückblickend prüfend* klären, was jeder denkt und fühlt, und die Gruppe dazu anhalten, sich darüber auszutauschen, was man empfunden hat und ob sich irgendwelche Folgerungen daraus ziehen lassen.

1.4.11.1 Fünfschrittemodell und Mentalisierungsschleife

Bei der Multifamilienarbeit versuchen wir eine Balance zwischen dem Einsatz der Mentalisierungsschleife und des Fünfschrittemodells herzustellen. Bei Letzterem ist es ja ein Ziel, Veränderungswünsche und daraus resultierende Aktionen in den Brennpunkt zu stellen. Die Mentalisierungsschleife ist jedoch ein reflexives Instrument, wohingegen das Fünfschrittemodell mehr aktionsorientiert ist. Beide Instrumente sind für jede therapeutische Arbeit wichtig und häufig Voraussetzung, um nachhaltige Aktionen zu fördern.

Schritte haben eine andere Dynamik als Schleifen: Schritte im Modell sind dadurch charakterisiert, dass sie eine lineare Progression, die Eigenaktivität der Eltern und die Interaktion mit ihrem Kind, initiieren. Schleifen hingegen sind miteinander verwoben und fördern so reflexive Prozesse mit emotionalem Tiefgang, eine wesentliche Voraussetzung, um Beziehungen nachhaltig zu verändern.

Die Multifamilienarbeit eignet sich besonders gut dazu, effektives Mentalisieren zu üben und zu erleben. Wir laden Familien ein, andere Familien zu be(ob)achten und über deren mentalen Zustände explizit zu spekulieren. Es ist oft leichter, an anderen etwas Neues zu erproben und zu üben als bei sich selbst. In der Multifamilienarbeit können Familien und ihre Mitglieder sich mit ihren Interaktionen und Kommunikationen in anderen Familien gespiegelt sehen. Das ist wahrscheinlicher, wenn Familien ähnliche Problematiken haben, und dies ist einer der Gründe dafür, Familien mit »verwandten« Störungen zusammenzubringen.

Wenn sich Familien kennengelernt haben und eine ausreichende Gruppenkohäsion aufgebaut ist, ist es ihnen zunehmend möglich, zu hören, dass und wie andere Familien ihre eigenen mentalen Zustände kommentieren, und reflektierend zu erfahren, wie andere Familien und deren Mitglieder sie erleben. Das kann ihnen neue Perspektiven von sich selbst eröffnen. Die Multifamilienarbeit ermöglicht Familien, Bindungsverhalten bei anderen Familien aus einer »sicheren« Distanz zu beobachten sowie Unterschiede und Ähnlichkeiten zum eigenen Verhalten zu registrieren. Es ist ein sichereres und weniger angstauslösendes Erleben, als sich sofort auf die eigenen familiären Bindungsproblematiken zu fokussieren, die meist mit einem hohen Erregungsgrad einhergehen und deshalb das Mentalisieren blockieren können. Interfamiliäre »Adoptionsverfahren« erlauben Kindern und Eltern, bei einer »fremden« Familie zu hospitieren und dann ihre Erfahrungen und Bindungserlebnisse in ihrer eigenen Familie zu mentalisieren. Bindungsthematiken lassen sich danach auch im Gruppenkontext diskutieren. Vergleiche mit anderen Familien eröffnen neue Perspektiven.

Voraussetzung für diese effektive Arbeit mit dem entscheidenden Tiefgang ist jedoch, dass sich die Familien nähergekommen sind, miteinander warm geworden sind. Das bedeutet, dass eine hinreichende *Gruppenkohäsion* entstanden ist und die MFT-Fachkräfte zu den Gruppenteilnehmern eine belastbare therapeutische Beziehung aufgebaut haben. Falls das noch nicht gelungen ist oder noch nicht integrierte neue Familien teilnehmen oder zu früh in der Anwärmphase damit begonnen wird, kann dieses Vorgehen Angst und zu deren Verdrängung Abwehr provozieren mit verheerenden Folgen, die bis zum Abbruch der Therapie führen können.

1.4.12 Mentalisieren mit Kindern

Multifamilienaktivitäten und -übungen sind ein idealer Kontext, auf spielerische Weise Themen mit Eltern und Kindern gemeinsam zu bearbeiten, die ohne das Vehikel »Spiel« sonst schwer diskutierbar oder gar tabu wären. Neben der relativen Leichtigkeit, in den Übungsspielen gemeinsam etwas miteinander zu tun, eröffnet gerade der »Als-ob-Modus« des Spiels Eltern und Kindern neue Sicht- und Erlebensweisen. Bei den vielfältigen Aktivitäten besteht eine hohe Wahrscheinlichkeit, dass sich typische problematische Familieninteraktionen und -beziehungen spontan und natürlich darstellen oder entwickeln. Diese Wahrscheinlichkeit ist viel größer als in den traditionellen (einzel)familientherapeutischen Gesprächen. Damit Kinder ebenfalls Interesse am Mentalisieren entwickeln, statt sich zu langweilen, wenn MFT-Fachkräfte den Eltern – oder auch den Kindern – eine lange Reihe mentalisierungsstimulierender Fragen stellen, mentalisieren die Therapeuten zunächst die psychische Befindlichkeit der Kinder – und vor allem deren Bedürfnisse.

Das kann auf spielerische Weise geschehen, z. B. wenn die Eltern mithilfe eines Stethoskops den Kopf ihres Kindes »abhören« nach den Gefühlen, Gedanken und Bedürfnissen. Die Kinder können dann den Eltern mitteilen, ob sie das nun richtig »gehört« haben, und dann auch über die bislang unerkannten Gefühle und Bedürfnisse sprechen. Ein anderes »Spiel« ist das gemeinsame Bauen eines »Papiskops« oder »Mamiskops«, das dazu dient, die Welt durch die Augen der Eltern zu »sehen«. Wenn sich Kinder dieses gebastelte Instrument aufsetzen, werden sie ermutigt, sich selbst und andere eben durch die Elternperspektive zu sehen. Das kann das Betrachten von Videosequenzen sein oder »live« bei bestimmten Interaktionen geschehen. Letztere werden momentan mit einer imaginären Pausentaste gestoppt. Die Kinder sollen sich das Geschehen dann mithilfe des Mami- oder Papiskops einmal kurz retrospektiv anschauen und darüber reden, was wohl die Eltern empfinden. Kinder haben auch Spaß am Anschauen von »Selfies«. Das können ihre eigenen sein oder die ihrer Eltern und anderer Gruppenmitglieder. Auch hier werden sie ermutigt, über die Gefühle, Gedanken und Bedürfnisse einer jeden porträtierten Person zu spekulieren.

1.4.13 Mentalisierungsstimulierende Übungen und Aktivitäten

Viele der in »Praxis der Multifamilientherapie« (Asen u. Scholz 2015) beschriebenen MFT-Übungen können (auch) effektives Mentalisieren stimulieren.

MFT-Übung: »Gehirnscanning«

Diese Übung lässt sich z. B. bei Problemen in schulischen Kontexten gut einsetzen, wenn es um Mobbing geht. Alle Teilnehmer erhalten einen »Gehirnschnitt« auf Papier. Sie sollen sich die Gedanken, Bedürfnisse und Gefühle des Mobbingopfers vorstellen und sie darin eintragen (vgl. Abb. 2 in Abschn. 2.6.3 sowie Abschn. 2.11.5 u. 3.5.3). In einer zweiten Runde tun sie dasselbe für den Täter (»Mobber«) – und vergleichen dann die Gehirnschnitte.

In der Folge werden weitere Übungen vorgestellt, die manchen Lesern schon bekannt sein mögen. Ihre Anwendung hier hat das spezifische Ziel, explizit die Mentalisierungsfähigkeit von Eltern und Kindern zu fördern.

MFT-Übung: »Drei Wahrheiten und eine Lüge«

Ablauf: Jeder Teilnehmer schreibt vier Fakten über sich auf einen Zettel. Drei dieser Fakten sind wahr, und eine ist erfunden, also unwahr. Als Fakten können z. B. Eigenschaften, Fähigkeiten, Hobbys oder Lieblingsspeisen genannt werden. Nachdem alle Teilnehmer ihre Zettel in ca. 2 Minuten beschriftet haben, werden diese an der Kleidung befestigt. Alle gehen nun im Raum herum und lesen die Zettel der anderen, um herauszufinden, welcher Fakt erfunden ist. Jeder soll jedem begegnen. (Kinder, die noch nicht schreiben können, lassen sich von den MFT-Fachkräften helfen oder stellen ihre Wahrheiten und die Lüge zeichnerisch dar.)

Materialien: Klebezettel und Stifte.

Auswertungsfokus: Wie gut kennt man sich und seine eigenen Kinder? Wie gut kann man andere Menschen einschätzen? Wie kann man am Gesicht erkennen, wann jemand die Wahrheit sagt und wann nicht?

MFT-Übung: »Missglückte Verabredung«

Ablauf: Es werden Untergruppen mit je 6–8 Teilnehmern gebildet, und jede wird angeleitet, sich folgendes Szenario vorzustellen: Ein Kind hat mit einem gleichaltrigen Freund eine Verabredung zu einer festen Zeit an einem bestimmten Ort getroffen, z. B. 16.00 Uhr am Spielplatz; allerdings kommt der Freund aus unerfindlichen Gründen nicht zur Verabredung, und sein Handy scheint nicht zu funktionieren. Dieses Szenario wird nun als Rollenspiel illustriert, und die Teilnehmer in den Untergruppen werden gebeten, sich vorzustellen, welche Gedanken und Gefühle das Kind wohl denkt und fühlt – 5 Minuten nach dem verabredeten Zeitpunkt, 20 Minuten danach, am Abend und am nächsten Morgen. In einer Weiterentwicklung dieser Übung kann man dann den Freund erscheinen lassen – mit einer halben Stunde Verspätung. Die Aufgabenstellung für die Untergruppen ist nun, sich in die Lage des zu spät kommenden Freundes hineinzuversetzen. Was geht wohl gedanklich und emotional in ihm vor?

Materialien: Keine benötigt, eventuell Requisiten für das Rollenspiel.

Auswertungsfokus: Hineindenken und Hineinfühlen in beide Beteiligte und dann an eigenes Erleben anknüpfen. Themen wie Wiedergutmachung und Entschuldigungen in eine Gruppendiskussion einbringen.

MFT-Übung: »In die Schuhe eines anderen schlüpfen«

Ablauf: Die Metapher »in die Schuhe eines anderen schlüpfen« wird vorgestellt und die Gruppe angehalten, darüber zu diskutieren, was dieses Bild für jeden bedeutet. Jede Familie erhält nun mehrere Blätter Papier und wird gebeten, dass jedes Familienmitglied die Umrisse seiner Schuhe auf ein Blatt Papier zeichnet, wobei sich die Familienmitglieder gegenseitig helfen. Dann setzen sich die Mitglieder jeder Familie in einen kleinen Kreis und sprechen miteinander über die letzte Krise, eine bestimmte Streitsituation oder ein aktuelles Missverständnis. Diese Diskussion wird auf etwa 5 Minuten beschränkt. Dann stehen alle Familienmitglieder auf, gehen innerhalb des Familienkreises nach links und stellen sich in die Schuhumrisse auf das Blatt des jeweiligen Nachbarn. (Wenn es sich nur um zwei Familienmitglieder handelt, tauschen beide einfach die Plätze.) Alle werden nun gebeten, die Diskussion weiterzuführen, allerdings aus der Perspektive desjenigen, auf dessen Schuhumrissen sie nun stehen. Dieser Wechsel kann wiederholt werden, bis jedes Familienmitglied jede Position einmal eingenommen hat. Es ist zudem möglich, die Schuhumrisse abwesender Familienmitglieder (z. B. abwesender Väter, Großeltern oder Geschwister) zu zeichnen, um deren Perspektive ebenfalls einnehmen zu können.

Materialien: DIN-A3-Blätter und Stifte.

Auswertungsfokus: Was war das Erstaunlichste beim Perspektivenwechsel? Sieht man sich selbst anders, wenn man in die Schuhe eines Familienmitgliedes schlüpft? Wie kann man diese Übung zu Hause durchführen?

MFT-Übung: »Sehen und gesehen werden«

Ablauf: Diese Übung besteht aus drei Runden. Alle Teilnehmer erhalten dazu mehrere Klebezettel.

- In der 1. Runde wird jeder Teilnehmer gebeten, fünf Adjektive aufzuschreiben, die beschreiben, wie die anderen Teilnehmer der Gruppe ihn seiner Meinung nach sehen. Nun laufen die Teilnehmer mit diesen Zetteln umher und besprechen in kurzen Zweiergesprächen, ob sie die Sichtweisen der anderen richtig erfasst haben.
- In der 2. Runde schreibt jeder Teilnehmer auf einen neuen Zettel fünf Eigenschaften, mit denen eine ihm nahestehende Person ihn seiner Meinung nach beschreiben würde. Auch diese Zettel werden gegenseitig vorgestellt, und alle sind eingeladen, darüber zu spekulieren, weshalb die vermuteten Einschätzungen der Gruppe unter Umständen mit den vermuteten Einschätzungen der nahestehenden Person nicht übereinstimmen.
- In der 3. Runde sollen die Teilnehmer auf einen neuen Zettel fünf Eigenschaften schreiben, die beschreiben, wie sie am liebsten von anderen gesehen werden wollen.

Materialien: Klebezettel und Stifte.

Auswertungsfokus: Wie kommt es, dass man von verschiedenen Menschen so unterschiedlich gesehen wird? Wer kennt mich am besten? Wie gut kennt man sich selbst? Was muss man tun, um von Personen, die einem wichtig sind, so gesehen zu werden, wie man gerne gesehen werden möchte. Was wären dazu die ersten Schritte?

1.4.14 Mentalisieren und systemische Praxis

Die Mentalisierungstheorie und -praxis ist ein auf vielen Säulen ruhendes Brückenkonzept, das sich mit anderen Psychotherapieansätzen überschneidet und verbinden lässt, seien sie klientenzentriert, kognitiv, dialektisch behavioral, achtsamkeitsbasiert oder systemisch (Kirsch, Brockmann u. Taubner 2016). So kann auch die systemische Arbeit durch Mentalisierungskonzepte und -interventionen bereichert werden. Aber von einer mentalisierungsbasierten Therapie mit Familien zu sprechen, noch dazu versehen mit dem Markenzeichen »MBT-F«, als wäre es eine neue Form von Familientherapie, ist problematisch. Vielleicht lässt sich die mentalisierungsinspirierte oder -orientierte Haltung und die sich daraus ergebenden Techniken als Ergänzung oder »Zutat« der schon existierenden familiensystemischen Ansätze ansehen. Familienarbeit – die direkte »Live-Arbeit« mit wichtigen Bindungspersonen, sei es im Einzel- oder Multifamilienkontext – ist ein perfektes Setting und ein natürlicher Kontext für die Förderung des Mentalisierens. Das Multifamiliensetting bietet obendrein weitere Möglichkeiten, das Mentalisieren zu üben – mit und an anderen Familien.

1.4.15 Praktische Tipps für Therapeuten

- Verweile im Augenblick, sodass sich möglichst viele Gruppenteilnehmer allmählich auf mentale Zustände einstimmen können, auf eigene und die anderer Anwesender.
- Zeige dein genuines Interesse, Stress bzw. Erregung verstehen zu wollen.
- Exploriere Ideen, Bedürfnisse und Emotionen im Beziehungskontext und verliere dich nicht in intrapsychischen Welten.
- Zeige die Perspektiven nicht anwesender Familienmitglieder auf.
- Lobe jedes Gruppenmitglied für effektives Mentalisieren.
- Verlagere den Fokus von nichtmentalisierenden Narrativen hin zu mentalisierenden Diskursen.
- Mentalisiere dich selbst, und untersuche unentwegt, wie deine eigenen Befindlichkeiten sich auf andere auswirken – und umgekehrt.

2 Multifamilientherapie im klinischen Kontext

Einführende Bemerkungen

In der kinder- und jugendpsychiatrischen Versorgung wie auch in pädiatrischen Einrichtungen sowie psychiatrischen und psychotherapeutischen Institutionen für Erwachsene gibt es zunehmend MFT-Angebote, sowohl tagesklinisch als auch ambulant. In diesem Teil des Buches werden verschiedene Projekte vorgestellt, aus ganz unterschiedlichen Arbeitskontexten und zu den verschiedensten Problemkreisen, Störungen und Erkrankungen.

Die Kapitel 2.1 bis 2.4 befassen sich mit der Integration der MFT in bewährte kinderpsychiatrische und pädiatrische Konzepte, in stationären und tagesklinischen Settings.

Die folgenden drei Beiträge (Kapitel 2.5 bis 2.7) stellen MFT-Arbeit mit Teilnehmern mit spezifischen Problematiken vor: Kinder und Jugendliche mit autistischen Störungen, Diabetes oder Transidentitätsthematik.

Drei weitere Beiträge (Kapitel 2.8 bis 2.10) beschäftigen sich mit Essstörungen bei Kindern, Jugendlichen und Erwachsenen.

Die letzten vier Beiträge (Kapitel 2.11 bis 2.14) fokussieren auf die Arbeit mit belasteten Eltern: bei postpartalen Depressionen oder Psychosen, posttraumatischen Belastungsstörungen (PTBS) und hochstrittigen Trennungssituationen.

2.1 Familienorientierte tagesklinische kinder- und jugendpsychiatrische Behandlung

Ulrike Röttger

2.1.1 Behandlungsrahmen

In diesem Kapitel wird die MFT-Arbeit mit Vorschulkindern, Grundschulkindern und älteren Kindern im Rahmen einer tagesklinischen Behandlung vorgestellt. Die familienorientierte tagesklinische kinder- und jugendpsychiatrische Behandlung in Magdeburg orientiert sich in ihrem Aufbau an den Prinzipien der stationären systemischen Kinder- und Jugendpsychiatrie. Bei diesen Grundsätzen steht das aktuelle Bezugssystem des Kindes im Zentrum der therapeutischen Bemühungen (Rotthaus 1990). Durch die enge Zusammenarbeit mit den Eltern bzw. den Bezugssystemen ist es möglich, das Bedingungsgefüge von Interaktionsstörungen zu beobachten und zu verstehen, aber auch familiäre Ressourcen zu erkennen und für den Therapieprozess zu nutzen (Fürstenau 2001). In dem unter systemischen Gesichtspunkten gestalteten Behandlungsrahmen der Tagesklinik entsteht im Prozess der Behandlung bestehender Probleme eine Gemeinschaftsleistung zwischen den Familien und den multiprofessionellen Behandlungsteams (Schweitzer u. Nicolai 2010). Die sorgfältige Klärung der Anliegen und Erwartungen aller Beteiligten im Vorfeld der Therapie dient als wertvolle Grundlage für die Formulierung gemeinsamer und greifbarer Ziele im Aufnahmegespräch. Zuvor absolvieren die Kinder und Jugendlichen einen tagesklinischen Probetag, an dem sie die therapeutischen Abläufe, das Team und die Perspektiven der Mitpatienten kennenlernen können. Diese lebendigen Eindrücke der Kinder und Jugendlichen sichern zum einen die Entscheidung hinsichtlich einer tagesklinischen Behandlung und nehmen zum anderen positiven Einfluss auf die Therapiemotivation. Durch diese sehr gezielte Vorbereitung und die familienorientierten Behandlungsbausteine während der Therapiezeit (Familien- und Elterngespräche, Multifamilientherapie) wird ein hohes Maß an Transparenz für die Familien hergestellt und die Wichtigkeit der Beteiligung der Eltern an der Behandlung betont. Die Eltern bleiben in der Verantwortung, sodass ein gemeinsamer Therapieprozess stattfinden kann.

2.1.2 Perspektivenvielfalt und Selbstverständnis

Die in einem gemeinsamen Prozess der Behandlungsteams der Tagesklinik entwickelten Anwendungsformen der MFT bilden mittlerweile ein zentrales Erlebnisfeld, in dem die Familien die Teamarbeit in der Tagesklinik erfahren und die Teammitarbeiter die Familien besser kennenlernen. Aus der daraus entstehenden Perspektivenvielfalt wird die Reflexionsfähigkeit in Bezug auf das eigene Verhalten und das Verhalten anderer Personen gefördert. Ein teilnehmender Vater beschrieb das mit seinen eigenen Worten folgendermaßen:[2]

> »Und wenn man dann ein bisschen genauer aufgepasst hat, konnte man schnell sehen, wo dann ... das Problem zwischen den Eltern und der Kindbeziehung lag. Man wird dann auch irgendwie gespiegelt. So, wie soll ich das beschreiben ...? Man sieht sich dann teilweise wirklich selber. Gespiegelt.«

Aus diesem besseren Verstehen des eigenen und des Verhaltens der anderen folgen eine gezieltere Verhaltenssteuerung und eine Erweiterung der Problemlösefähigkeit innerhalb der Familie. Für die Mitglieder des Behandlungsteams führt diese Art der gemeinsamen Reflexion mit den Familien zu einem veränderten Verständnis der familiären Kontexte der Kinder und Jugendlichen. Hinsichtlich des Selbstverständnisses der eigenen »Helferrolle« ist dies mit der Erkenntnis verbunden, nicht *für* die Familie etwas zu tun, sondern *mit* ihr an Veränderungen zu arbeiten. Der Respekt für die Familien und ihre Probleme nimmt zu, und es findet eine Begegnung auf Augenhöhe statt, was zu einer deutlichen Verbesserung der Zusammenarbeit führt.

Die Einnahme unterschiedlicher Perspektiven bei der MFT fördert somit bei allen Beteiligten die von Peter Fonagy beschriebene »Mentalisierung« – die Fähigkeit sich und andere durch einfühlendes Reflektieren besser zu verstehen. Dies hat eine Verbesserung der Interaktionsfähigkeit zur Folge (Asen u. Fonagy 2014; Fonagy et al. 2015).

2.1.3 Entwicklungsorientierte Konzeptentstehung

Die Besonderheit der neu etablierten Form der MFT besteht im Unterschied zu den bisherigen Formen darin, dass nicht störungsorientiert gearbeitet wird, sondern orientiert an den Entwicklungsthemen des jeweiligen Familienzyklus (Cierpka 1996). So haben Familien mit Kleinkindern andere Bedürfnisse und Aufgaben zu bewältigen als Familien mit Jugendlichen. Das Verständnis für die entwicklungspsychologischen Besonderheiten der jeweiligen Altersstufe der Kinder bildet dabei die Grundlage, auf der die einzelnen Teams ihre für dieses Alter passende Form der MFT entwickelt haben. Die Störungen der Kinder und Jugendlichen sind als Entwicklungshindernis immer wieder ein Thema, im Vordergrund stehen aber die Interaktionsförderung und die Funktionalität des familiären Zusammenlebens. Dabei kommen viele erlebnisorientierte Methoden der Kinder- und Jugendpsychiatrie zum Einsatz wie Spieltherapie, Ergotherapie, Musiktherapie, Erlebnispädagogik, Physiotherapie etc. Ziel ist dabei, eine wertschätzende Therapieatmosphäre zu schaffen, in der gemeinsam »gespielt«, gesprochen und voneinander gelernt werden kann. Eine Mutter sagte über die Atmosphäre in der MFT: »Wir mussten alle lachen,

2 Die angeführten Zitate stammen aus Interviews teilnehmender Mütter, Väter und Kinder im Rahmen unserer qualitativen Evaluation der Multifamilientherapie.

und es wurde immer lockerer – also wie eine große Familie.« Ähnlich den »heilenden Kräften im kindlichen Spiel« (Zulliger 1952) sind die gemeinsamen Spiele und Aktivitäten in der MFT eine heilende Erfahrung. Dadurch können Konflikte der Familien relativ angstfrei dargestellt und mit der Entwicklung eigener Kreativität bearbeitet werden. »Mama, wann ist endlich wieder Mehrfamilienspaß?«, fragte der 12-jährige Justin seine Mutter.

2.1.3.1 Kreative Teamarbeit und Rollenverteilung

Wie in der tagesklinischen Behandlung wird auch in der MFT im Team gearbeitet. Die Leitung der Familiengruppen übernehmen dabei nicht nur die Therapeuten, sondern in Teilen auch Mitarbeiter des Pflege- und Erziehungsdienstes (PED) oder Fachtherapeuten. Die Vorbereitung und Gestaltung der MFT ist so zu einem Gebiet der kreativen Teamarbeit geworden, bei dem sich alle Berufsgruppen einbringen und – was sonst im klinischen Alltag selten möglich ist – auch in ihren unterschiedlichen Professionen direkt miteinander arbeiten. Vergleichbar einem »Treibhauseffekt« (Asen u. Scholz 2015) hat dies dazu geführt, dass sich Wertschätzung und Kooperation innerhalb der Teams entwickelt haben und die Teams mit viel Spaß immer neue Ideen und Übungen kreieren. Die fallführenden Therapeuten sind auch in der MFT für die Familien zuständig, die sie behandeln. So können Themen aus der MFT auch in andere Settings der tagesklinischen Behandlung (Einzeltherapie/Einzelfamilientherapie) übertragen und vertiefend behandelt werden, was sich für die tagesklinische Behandlung insgesamt als hilfreich und bereichernd erwiesen hat. Die MFT ist so, trotz der in großen Kliniken üblichen Personalfluktuation und der Schwierigkeit, dass die Behandlungszeiten an den MFT-Tagen erweitert werden mussten, ein stabiler Behandlungsbaustein geworden, der von allen Mitarbeitern unterstützt wird. Bei einem Wechsel einzelner Teammitglieder trägt das Team die entwickelte Form, und neue Mitarbeiter werden eingearbeitet.

Einstieg in die MFT, Zeitablauf und Aufgabenverteilung

Alle Formen der MFT haben ein gemeinsames Grundgerüst bzw. Ablaufschema. Tabelle 1 stellt es mit Angabe der für die einzelnen Schritte verantwortlichen Personen vor. Die Teams legen in einer Vorbesprechung fest, welche Themenschwerpunkte mit den Familien bearbeitet werden. Sie ergeben sich aus der Gruppendynamik und den aktuellen Themen der jeweiligen Behandlungsgruppe. Da in halboffenen Gruppen gearbeitet wird, ist es sehr bedeutsam, ob Familien neu in die Gruppe einsteigen bzw. sich von der Gruppe verabschieden. Um solche Übergangsprozesse zu erleichtern, sorgen ritualisierte Maßnahmen für mehr Sicherheit in diesen Situationen.

»Ach du meine Güte!«, »sehr angespannt und stressig«, »ein Kraftakt«, so lauten einige Kommentare von Eltern zu ihrer ersten MFT-Sitzung. Da gerade der Einstieg in eine laufende MFT-Gruppe mit vielen Ängsten und Stress der Eltern verbunden

Aktion	Verantwortung
Moderation der Vorstellungsrunde	Therapeut & Kotherapeut
Ankommen und Kennenlernen: Aktion/Spiel	Fachtherapeut & PED-Mitarbeiter*
Hauptthema: Gruppenaktivität erklären	Fachtherapeut & Therapeut
Beobachtung und Begleitung der Gruppenaktivität	alle Teammitglieder (Familien werden zugeordnet)
Pause	Eltern sind für ihre Kinder verantwortlich
Reflexion innerhalb des Teams: Vorbereitung der Abschlussrunde	alle Teammitglieder in der Pause
Moderation der Reflexionsrunde	Therapeut & Kotherapeut andere Teammitglieder
Abschlussrituale: Schatzkistenrunde & Runde des letzten Wortes	Therapeut & Kotherapeut andere Teammitglieder
*PED = Pflege- und Erziehungsdienst (Berufsgruppenbezeichnung)	

Tab. 1: Grundgerüst und Ablauf einer Multifamilientherapiesitzung

ist, wird den Neuankömmlingen eine erfahrene Familie als Patenfamilie und Ansprechpartner an die Seite gestellt. Zudem wird in der Vorstellungsrunde besonders darauf geachtet, mit welchen Gedanken und Befürchtungen die erfahreneren Familien ihre erste MFT-Sitzung erlebt haben und was ihnen geholfen hat, diese Hürde zu meistern. So wird die herausfordernde Situation des Einstiegs gewürdigt und möglichen Unsicherheiten oder einer skeptischen Haltung wichtige Beachtung geschenkt. Die erfahreneren Familien sind in diesem Moment gewissermaßen der Schlüssel dazu, hoffnungsvolle und lösungsorientierte Aussichten zu schaffen.

Für jede MFT wird ein genaues Zeitablaufschema mit den jeweiligen Zuständigkeiten entwickelt (Tabelle 1). Jedes Teammitglied übernimmt die Verantwortung für bestimmte Familien und beobachtet sie in ihren Interaktionen mit der Absicht, eine gelingende Kooperation zu unterstützen und zu begleiten. Prinzipiell kennen die Familien ihre Therapeuten und die Paten ihrer Kinder (Mitglieder des Pflege- und Erziehungsdienstes) besonders gut, aber im Laufe der MFT kann sich auch ein vertrauteres Verhältnis zu anderen Teammitgliedern (z. B. Fachtherapeuten) entwickeln. Bei der Auswahl der Betreuer und Begleiter einer Familie sind die Vertrautheit und das Kennen der Familie entscheidend. »Die haben 'ne ganz tolle Art und Weise dabei gehabt, uns zu helfen, dem Ziel entgegenzugehen. Also die haben uns richtig auf dem Weg begleitet, sag ich mal«, kommentierte eine Mutter.

Abschluss und Verabschiedung aus der MFT

Für den speziellen Ordnungsübergang der Verabschiedung von Familien aus der MFT-Gruppe wird wie für die Begrüßung besondere Zeit eingeplant. Die anderen Familien und das Team anerkennen und wertschätzen dabei die Erfolge und Fortschritte der Familie. Diese kann sich von den anderen Familien verabschieden und wegweisende persönliche Erfahrungen aus der MFT reflektieren. Jede MFT-Sitzung endet mit einem positiven Abschlussritual, in dem die wertschätzende Kommunikation innerhalb der Familie und das Rückmelden angenehmer Erfahrungen deutlicher in den Vordergrund rücken. Genau das ist am Anfang eine herausfordernde Aufgabe für die Familien, sodass es hilfreich und nützlich ist, Gedanken und Ideen in Ruhe zu notieren, um sie dann dem jeweiligen Familienmitglied vorzulesen. Die Kinder und Jugendlichen sammeln diese verbalen Schätze und bewahren sie von MFT zu MFT in kleinen Schatzkisten auf. Ziel ist dabei, den Fokus wieder intensiver auf gelungene Interaktionen und Erlebnisse zu richten, um eine Basis für Veränderungen in den festgefahrenen Kommunikations- und Handlungsmustern zu schaffen. Zusätzlich zu diesem Abschlussritual hat sich zum Beenden einer Sitzung für alle, auch für die Teammitglieder, die »Runde des letzten Wortes« etabliert: Jeder verabschiedet sich mit nur einem Wort, das momentane Gedanken, Eindrücke oder Empfindungen am besten widerspiegelt. Dies bleibt unkommentiert und fasst in einem sehr prägnanten Reflexionsprozess die Stimmung der Gruppe zusammen.

2.1.3.2 Dokumentation, Evaluation und Forschung

Alle Sitzungen werden dokumentiert und nachbesprochen. In den Visiten und Fallbesprechungen sind die Beobachtungen und Entwicklungen in der Multifamilientherapie fester Bestandteil der Diagnostik und des Therapieprozesses. Regelmäßig erfolgen Intervisionen im Gesamtteam der Tagesklinik, bei denen die einzelnen Teams ihre Formen der MFT vorstellen und mit den Teams der anderen Gruppen reflektieren und diskutieren. Jährlich finden Ausbildungen und Supervisionen durch das MFT-Institut in Dresden zur Qualitätssicherung, Reflexion und Weiterentwicklung dieser Behandlungsform statt.

Seit 2010 werden die familienorientierten Behandlungsansätze der MFT und die Eltern-Kind-Behandlung von der Klinik für Psychiatrie, Psychotherapie und Psychosomatische Medizin des Kindes- und Jugendalters der Otto-von-Guericke-Universität Magdeburg im Rahmen der klinischen Forschung auf ihre klinische Wirksamkeit untersucht. In Zusammenarbeit mit dem Institut für Psychologie der Universität sind zwei parallel laufende Evaluationsprojekte entstanden, die regelmäßig mit aktuellen Ergebnissen auf den Kongressen der deutschen Gesellschaft für Kinder- und Jugendpsychiatrie vorgestellt werden. Datenerhebung und aktuelle Ergebnisse zum Behandlungsbaustein der MFT werden in Teil E am Ende dieses Buches vorgestellt.

2.1.4 MFT mit Vorschulkindern

Die Behandlungsgruppe der Tagesklinik besteht aus acht Kindern im Vorschulalter. MFT findet wöchentlich mit bis zu acht Familien und im Gegensatz zu anderen MFT-Gruppen vormittags von 8:30–12 Uhr statt. Eltern-Kind-Yoga als spezielle körperorientierte Form des Bindungsangebots für Eltern und Kinder wechselt sich mit der hier dargestellten klassischen Form der gemeinsam gestalteten Aktivität ab. Im Anschluss an die Aktion erfolgt bei beiden Formen des MFT-Angebots die Reflexion nur mit den Eltern. Es wird also sowohl mit Eltern und Kindern zusammen als auch mit den Eltern allein in der Gruppe gearbeitet. Dabei hilft vor allem die Gruppenaktivität mit anderen Familien dabei, sich durch Interaktion zu verändern. Das Erleben von Gemeinschaft und Unterstützung ermutigt dazu, eigene Schwierigkeiten mit geweckten Ehrgeiz anzugehen und zielstrebig zu verfolgen. Den angestrebten Therapieerfolg durch die MFT formulierten befragte Mütter von Kindern in dieser Altersgruppe so: »zu Hause ankommen« – also den Alltag mit den Kindern selbstsicher gestalten können (von der Lippe et al. 2016).

Im Zusammenleben mit Vorschul- bzw. Kleinkindern steht von der Geburt bis zur Einschulung das Kind im Zentrum der elterlichen Aufmerksamkeit. Die Eltern sind stark mit den Aufgaben der Ernährung, Versorgung und Erziehung beschäftigt. Der Beginn der eigenen Elternschaft verändert die Beziehung zum Partner und zur eigenen Herkunftsfamilie. Es findet also sowohl auf der Ebene der Eltern als auch auf der Ebene des Kindes eine Vielzahl von Entwicklungen statt. Der Anteil psychischer Störungen im Alter von 1,5–5 Jahren ist mit 14–25 % aller Kinder (Egger a. Angold 2006) sehr hoch, was sich vor allem durch die erhöhte Vulnerabilität in dieser Lebensphase erklärt (Papousek, Schieche u. Wurmser 2004). Die klinisch-empirische Säuglingsforschung mit dem Bild des kompetenten Säuglings (Dornes 1993) hat zu neuen Perspektiven bezüglich der Störungsbilder und der Behandlung im Säuglings- und Kleinkindalter geführt. Nach diesen Erkenntnissen sind die Fähigkeiten der Eltern, die Beziehung resonant und altersadäquat zu gestalten und damit eine gute Bindung herzustellen, wesentlich für die Entwicklung einer stabilen psychischen Struktur der Kinder. Die frühzeitige Behandlung von Störungsbildern in diesem Alter kann somit nachhaltig den Prozess der Persönlichkeitsentwicklung der Kinder fördern (Cierpka u. Windaus 2007).

Häufige kinderpsychiatrische Störungsbilder im Kleinkind- und Vorschulalter sind die Regulations- und die Bindungsstörungen, bei denen, wie der Name jeweils bereits deutlich zeigt, sowohl die Eltern und andere Bezugspersonen als auch die Kinder in der Regulation der Beziehung gravierende Schwierigkeiten haben. Wenn Eltern in diesem Entwicklungsabschnitt die Beziehung zu ihrem Kind nicht befriedigend regulieren können, ist das mit hohem elterlichen Stress verbunden. Dieser Stress beeinflusst die Fähigkeit, die psychischen Zustände des Kindes adäquat zu erfassen und dem Kind dadurch Sicherheit zu geben. Kinder und Eltern sind somit oft in einem Kreislauf der sich gegenseitig verstärkenden negativen Interaktionen gefangen. Durch Beruhigung, Unterstützung und Reflexion in der Therapie wird mit den Eltern daran gearbeitet, dass sie ihre eigenen Gefühle in Bezug auf das Kind besser regulieren lernen und diese von denen des Kindes trennen. Dabei geht es oft darum, die jeweilige psychische Entwicklungsstufe des Kindes richtig einzuordnen. Bei der Reflexion mit den Bezugspersonen werden deswegen viele entwicklungspsychologische Grundlagen vermittelt. Mit zunehmender Sicherheit und dem erweiterten Wissen um die jeweilige Entwicklungsstufe der Kinder gelingt es Eltern immer häufiger, die Gefühlszustände ihrer Kinder zu erfassen und zu deuten. Der Fokus der MFT mit Vorschulkindern liegt also zum einen auf einer positiven Affektabstimmung und der Erfassung des Gefühlszustands des Kindes, verbunden mit der dazu passenden Markierung durch die Bezugsperson (Köhler 2004), und zum anderen auf dem Erlernen eines altersentsprechenden Umgangs mit dem Kind. MFT mit Vorschulkindern hat das Ziel, die Bindung zwischen Eltern und Kindern positiv zu verstärken und die Grenzregulation innerhalb der Beziehung sicher zu gestalten.

MFT-Übung: »Der Hut, der auf meinen Kopf passt«

Einsatzmöglichkeit: Familiengruppen mit Kindern ab 3 Jahren.

Ablauf: Mit einem gemeinsamen Lied und Singspiel wird das Thema der Übung eingeführt. Danach fertigen die Eltern mit ihren Kindern einen passenden Hut aus Zeitungspapier und verzieren ihn gemeinsam. Im Anschluss findet eine »Modenschau« statt, bei denen sich die Kinder mit dem Hut stolz präsentieren und die Eltern Fotos von den Kindern machen.

Ziel: Gemeinsam singen, spielen und etwas herstellen. Der Spaß von kleinen Kindern, sich zu verkleiden, wird in dieser Übung aufgegriffen. Die Rolle der Eltern während der Aktivität besteht dabei sowohl in anleitender Führung der Kinder bei der Hutanfertigung als auch im partnerschaftlichen Miteinander bei der Verzierung. Bei der Hutmodenschau geht es um die geteilte Freude an dem gemeinsam hergestellten Hut.

Einstimmung: Gemeinsames Singen, z. B. »Mein Hut, der hat drei Ecken«. Nachdem alle den Text und die Melodie beherrschen, erfolgt die Ausführung als bewegtes Singspiel. Nach Art eines Lückentextliedes wird mit jeder Strophe ein weiteres Schlüsselwort ausgelassen und nur noch gestisch dargestellt:

- *mein* – mit dem Zeigefinger auf sich selbst zeigen
- *Hut* – sich an den Kopf oder die imaginäre Hutkrempe fassen
- *drei* – drei Finger ausstrecken
- *Ecken* – den Ellenbogen mit der Hand berühren
- *nicht* – Kopfschütteln

Materialien: Pro Hut drei Bögen Zeitungspapier, Kreppband, Tacker, Dekorationsmaterial (Bänder, Federn, buntes Papier).

Erklärung der Gruppenaktivität: »Liebe Kinder, liebe Eltern, heute wird ein ›passgenauer‹ Hut für die Kinder hergestellt. Die Eltern sind die »Hutmacher«. Sie fertigen den Hut an, die Dekoration des Hutes machen dann Kinder und Eltern zusammen. Am Anfang ist das Kind das Modell und muss dazu ganz ruhig sitzen bleiben, bis die Mama und/oder der Papa den Hut angefertigt hat. Dazu setzen sich die Kinder auf einen Hocker, und die Eltern beginnen, indem sie die Zeitungsbögen auf den Kopf des Kindes legen. Die Bögen werden am Kopf des Kindes angelegt und mit Kreppband befestigt. Die Zeitungsbögen werden dann nach oben gerollt, zu einer Hutkrempe geformt und mit dem Tacker befestigt. Ist der Hut stabil, wird er abgenommen und zusammen mit dem Kind mit den Dekorationsmaterialien gestaltet. Im Anschluss veranstalten wir eine Hutmodenschau, bei der die Kinder ihre Hüte präsentieren.«

Auswertungsfokus: Wie war die Abstimmung untereinander, und worüber erfolgte sie? Wie hat sich das Kind auf die Aufgabe eingelassen? Was hat in den Familien gut funktioniert? Warum? Was hat Sicherheit vermittelt?

Kritische Therapiesituationen:

- Kinder haben unter den Zeitungsbögen Angst bekommen: → Die Eltern ermutigen, den Kindern genau zu erklären, warum sie keine Angst haben müssen und es wichtig ist, still zu sitzen.
- Eltern setzen sich selbst sehr unter Druck und werden ungeduldig mit den Kindern: → Durch die Erklärung, dass es nicht um Leistung geht, sondern darum, etwas Schönes gemeinsam zu erleben, die Eltern zu entlasten versuchen und den Fokus auf das gemeinsame Erleben zu richten.

2.1.5 MFT mit Grundschulkindern

Die Behandlungsgruppe besteht aus acht Kindern im Grundschulalter (6–11 Jahre). Die MFT findet wöchentlich nachmittags von 15–18 Uhr mit acht Familien statt. Oft kommen Familien nach Abschluss der tagesklinischen Behandlung ambulant weiter zur Gruppe. Dann nehmen mehr als acht Familien an der Gruppe teil.

Bei Familien mit Grundschulkindern ist die sichere Einübung der Elternrolle und die Entwicklung gemeinsamer Erziehungshaltungen das bestimmende Thema. Die zunehmende Selbstständigkeit der Kinder bedarf altersgerechter Förderung mit entsprechenden Entwicklungsaufgaben, welche die Autonomie der Kinder fördern und fordern. Die Differenzierung der Eltern- und Paarfunktion gewinnt in diesem familiären Entwicklungsabschnitt wieder mehr Bedeutung. Besonders in der Elternrolle ist ein hohes Maß an Abstimmung zwischen Mutter und Vater erforderlich, was aber auch, je nach Gelingen dieses Kommunikationsprozesses, entsprechende Auswirkungen auf die Paardynamik hat. Die Entwicklung und Festigung der eigenen Familienkultur mit den zugehörigen Ritualen und Werten ist ein zentrales Entwicklungsziel dieses Familienzyklus.

Häufige kinderpsychiatrische Diagnosen von Kindern im Grundschulalter sind Störungen der Sauberkeitsentwicklung, wie Einnässen, unterschiedliche Formen von Aufmerksamkeitsstörungen (AD[H]S) und Störungen des Sozialverhaltens oder der Emotionen.

Grundschulkinder können sich aufgrund ihrer schulischen Erfahrungswerte schon über etwas längere Zeiträume konzentrieren und in der Gruppe arbeiten. In dieser Altersspanne wird deswegen mit Kindern und Eltern bis zu 90 Minuten konzentriert in der Gruppe gearbeitet. Die Reflexionsrunden nach der 20-minütigen Pause finden meistens nur mit den Eltern statt. Um die Kinder dennoch zum Teil der Reflexion mit den Eltern zu machen, liegen DIN-A4-Fotos der Kinder auf den Stühlen neben den Eltern. Die Kinder führen zur gleichen Zeit eine Abschlussreflexion des Tages durch.

MFT-Übung: »Familienglas«

Einsatzmöglichkeiten: Familien mit Kindern ab 7 Jahren.

Ablauf: Jede Familie erhält zur ersten MFT-Sitzung ein Einmachglas (0,5 Liter Fassungsvermögen), das bis zum Ende der Therapie behalten und kontinuierlich von den Kindern bei jeder MFT befüllt wird. Vor jeder Gruppenübung der MFT legen Eltern und Kindern Ziele fest, die unabhängig von der jeweiligen Übung im Miteinander erreicht werden sollen. *Beispiele:* Mutter – klare Anweisungen geben. Dustin – gut mitmachen. Vater – meine Frau unterstützen. Ein Teammitglied schreibt alle Ziele für die Gruppe sichtbar am Flipchart auf. Falls es Schwierigkeiten bei den Zielen gibt, hilft die Gruppe (andere Eltern, Kinder und Team). Nach der Gruppenaktivität und vor der gemeinsamen Pause wird das Familienglas gefüllt. Dazu wird Dekorationssand in unterschiedlichen Farben zur Verfügung gestellt, den die Kinder nach gemeinsamer Ermittlung der Füllmenge in Löffeln in das Glas geben. Je besser die Ziele erreicht wurden, gemessen auf einer Skala von 1 bis 10, desto mehr Sand kann ins »Familienglas« gelöffelt werden. Durch den bunten Dekorationssand entstehen so unterschiedliche farbige Schichten im Glas, die mit jeder MFT-Sitzung mehr werden und die Fortschritte visualisieren. Die Kinder entscheiden mit ihrer Familie, ob sie die Schichten belassen oder das Glas schütteln und so eine neue Farbe hervorbringen. Die Bewertung, wie viel Sand ins Glas hineinkommt, findet zunächst innerhalb der Familien statt. *Beispiel:* Dustin selbst schätzt, dass er seine Zielerreichung »gut mitmachen« mit dem Wert 8 bewertet, da er zwischendurch noch etwas unaufmerksam war. Die Mutter findet das gar nicht und ist stolz auf ihn und gibt eine 10. Auch der Vater freut sich über Dustins Fortschritte und seine Kreativität bei der Lösung der Aufgaben und gibt ihm ebenfalls eine 10. Aus den Einschätzungen der Familie wird dann der Mittelwert gebildet und abgerundet. Dustin hat so insgesamt eine 9 erreicht. Mit dem gleichen Verfahren werden dann die Werte für Mutter und Vater ermittelt. Falls es Schwierigkeiten in der Einschätzung innerhalb der Familie gibt, wird die Gruppe einbezogen und hilft. Die gemeinsam erreichte Familiensumme (z. B. 27) wird durch die Anzahl der Familienmitglieder (3) geteilt und ergibt die Anzahl von Löffeln (9), die Dustin in das Glas seiner Familie füllen darf. Es wird also fleißig gerechnet und mitgedacht.

Jede gemeinsame Gruppenaktivität beginnt und endet mit einer klaren *Zielfokussierung* für ein gelingendes Miteinander in der Familie. Das Team der Grundschulkindergruppe hat dieses zusätzliche Element der MFT entwickelt, da in diesem Altersbereich der Kinder und angesichts der oft ineffektiven Erziehungshaltungen der Eltern eine zusätzliche Zentrierung durch diese Übung sehr wichtig und hilfreich ist. Besonders die Kinder sind sehr stolz auf die wachsende Sandmenge im Familienglas und ehrgeizig, möglichst viel Sand im Glas zu sammeln. Gleichzeitig werden so die Fortschritte der Familie immer wieder veranschaulicht. Die Motivation und Mitarbeit werden also löffelweise gefördert.

MFT-Übung: »Brückenbauen«

Einsatzmöglichkeiten: Familien mit Kindern ab 7 Jahren.

Ablauf: Die Bedeutung und das Bauen von Brücken auch im übertragenen Sinn sind Thema dieser Übung zur Förderung des Zusammenhalts innerhalb der MFT-Gruppe. Sie eignet sich gut, wenn viele neue Familien in der Gruppe sind oder nach anstrengenden Themen eine ressourcenaktivierende Pause gebraucht wird. Es werden Gruppen mit Eltern und Kindern aus unterschiedlichen Familien gebildet, die gemeinsam eine

Brücke herstellen. Nach der Fertigung der Brücke wird diese von den Kindern auf ihre Stabilität getestet.

Ziel: Gegenseitiges Kennenlernen und Förderung der Gruppenkohäsion durch gemeinsames Arbeiten. Umgang mit und Koordination von Abstimmungsprozessen um den Brückenbau. Zusammenarbeit mit den Kindern. Freude und Spaß beim gemeinsamen Spiel.

Materialien: Papier, Pappe, Scheren, Klebefilmband.

Erklärung der Gruppenaktivität: »Liebe Familien, wir arbeiten heute in gemischten Gruppen, das bedeutet, dass Eltern und Kinder nicht in ihrer Familie, sondern mit Eltern und Kindern aus anderen Familien eine Gruppe bilden. Wir haben farbige Karten vorbereitet, die wir gleich verteilen werden. Suchen Sie dann bitte entsprechend Ihrer jeweiligen Kartenfarbe Eltern und Kinder mit der gleichen Kartenfarbe. Bauen Sie gemeinsam in Ihrer Gruppe eine kniehohe Brücke aus den vorgegebenen Materialien. Diese sollte so stabil sein, dass ein Spielzeugauto darüber fahren kann. Für die Fertigung ihrer Brücke haben Sie 30 Minuten Zeit. Im Anschluss werden die Brücken im großen Therapieraum aufgestellt und von den Kindern auf ihre Stabilität getestet.«

Auswertungsfokus: Wie hat die Zusammenarbeit funktioniert? Wie unterstützen die Eltern die Kinder? Was war gut? Wie haben sich die Familien untereinander wahrgenommen? Was haben die Kinder dazu beigetragen, dass es gut funktioniert hat? Wozu sind Brücken da? Wer baut Brücken in der Familie?

Kritische Therapiesituationen:

- Ein Kind will sich nicht von seinen Eltern trennen: → Gemeinsam überlegen, wie es gehen könnte. Eltern dabei unterstützen, das Kind zu ermutigen, ohne sie in eine Gruppe zu gehen. Falls das nicht gelingt, begleitet ein Elternteil das Kind.
- Eltern beziehen Kinder wenig ein, da sie sehr mit der Bearbeitung der Aufgabe beschäftigt sind: → Reflektierendes Fragen (Fünfschrittemodell nach Asen/Scholz), wie gemeinsam in der Gruppe gearbeitet werden kann und wie die Kinder besser einbezogen werden können.

2.1.6 MFT mit älteren Schulkindern

Die Behandlungsgruppe besteht aus acht Schulkindern im Alter von 10–13 Jahren. Die MFT mit acht Familien findet alle 14 Tage am Nachmittag von 15:30–18:30 Uhr statt. Auch in diesem Entwicklungsalter der Kinder geht es im Familienzyklus um die oben genannten Entwicklungsaufgaben der Sicherheit in den Elternrollen, der Abstimmung der Erziehungsaufgaben und der altersgerechten Förderung der Selbstständigkeit.

Die häufigsten kinderpsychiatrischen Störungen der Kinder in diesem Alter sind ähnlich wie die der Grundschulkinder: unterschiedliche Formen von Aufmerksamkeitsstörungen (AD[H]S) und Störungen des Sozialverhaltens und der Emotionen. Für Familien mit Kindern dieser Altersspanne sind alle in diesem Buch beschriebenen praktischen Beispiele der MFT mit jeweiligen Schwerpunktsetzungen gut anwendbar. Durch die Übertragung erlebnispädagogischer Inhalte in das MFT-Setting hat das Team im Schulkinderbereich weitere interessante Möglichkeiten für die MFT-Anwendung entwickelt, die sich bei Eltern und Kinder großer Beliebtheit erfreuen.

MFT-Übung: »Die Rettung des Hanghuhns«[3]

Das »Gemeine Hanghuhn (Gallus gallus conatus)« ist ein hauptsächlich in Witzen erwähntes Fantasiewesen. Kernaussage des Spiels ist, dass es Hühner gibt, die aufgrund ihres Lebensraumes (Hang, Deich, stark abfallendes Gelände) durch evolutionäre Anpassung verschieden lange Beine entwickelt hätten, um beim Eierlegen besser stehen zu können.

Einsatzmöglichkeiten: Familien mit Kindern ab 10 Jahren.

Ablauf: Die Familien erstellen eine Vorrichtung, mit der ein rohes Ei, das von einer Leiter aus zwei Metern Höhe fallen gelassen wird, nach der Landung unversehrt bleibt.

Ziel: Diese Übung fordert die Beteiligten sehr in Bezug auf das räumliche Vorstellungsvermögen und praktische kreative Fertigkeiten. In der Anleitung zur Übung wird ein positives Gefühl der regionalen Verbundenheit hergestellt, da das Hanghuhn angeblich auf Deutschlands höchster Wanderdüne in Gommern (kleiner Ort in Sachsen-Anhalt) lebt.

Materialien: 2 DIN-A4-Seiten weißes Papier, 4 Strohhalme, 1,5 m Bindfaden/Band, 1,5 m Klebeband, 1 Luftballon, 1 Schere, 1 Klebestift, 1 Leiter/Stuhl.

Erklärung der Gruppenaktivität: »Liebe Familien, der heutige Auftrag ist die Rettung des Gommeraner Hanghuhns. Das Hanghuhn lebt auf Deutschlands größter Wanderdüne in Gommern und hat im Laufe seiner Entwicklung ein kurzes und ein langes Bein entwickelt, was ihm das Leben auf der Düne ermöglicht. Das hat aber auch zur Folge, dass ein frisch gelegtes Ei die Düne herunterrollt und dabei oft zerstört wird. Liebe Familien, helfen Sie dem Gommeraner Hanghuhn, sein Dasein zu sichern. Benutzen Sie die verfügbaren Materialien, um das Ei bei einem Sturz entsprechend zu schützen. Sie haben 30 Minuten Zeit. Überlegen Sie in Ruhe, planen Sie gemeinsam, wie das Ei sicher ins Nest kommt! Der Eignungstest findet dann mit den Konstruktionen statt, die Sie für ihr Ei entworfen haben. Das Ei wird dabei samt Konstruktion von einer Leiter aus zwei Metern Höhe fallen gelassen. Bleibt das Ei unversehrt, haben Sie den Bestand des Hanghuhns gerettet. Viel Erfolg.«

Auswertungsfokus: Wie sehen die Ideen am Anfang aus? Wer hatte ähnliche Ansätze? Wie haben die Kinder mitgemacht? Das Team fokussiert darauf, wie die Familien zusammengearbeitet haben, was Spaß gemacht hat, wo Schwierigkeiten waren und wie diese gemeistert wurden.

Kritische Therapiesituationen:

- Es entsteht Spannung in einer Familie, da zunächst nicht klar ist, wie man an die Aufgabe herangehen soll: → Begleiten und nochmaliges Erklären der Aufgabe.
- Beim Eignungstest können Kinder nicht damit umgehen, dass das Ei zerbricht: → Den Misserfolg zum Thema machen und fragen, wer von den Kindern und den Eltern gut verlieren kann. Wie gehen die anderen Familien damit um?

---

3 Diese Übung kommt in ihrer ursprünglichen Form aus der Erlebnispädagogik (Firma Outtrain, Magdeburg, Anbieter von Outdoor-Trainings).

2.1.7 MFT mit Jugendlichen

Die Behandlungsgruppe besteht aus acht Jugendlichen im Alter von 14–18 Jahren, die MFT findet alle 14 Tage mit acht Familien am Nachmittag von 15:30–18:30 Uhr statt.

In der Phase der Adoleszenz nimmt die Krisenanfälligkeit des Familienlebens in Bezug auf den familiären Zusammenhalt wieder zu. Durch die Ablösung des Jugendlichen kommt es zu tief greifenden Veränderungen und einer Neugestaltung der Beziehungsstrukturen innerhalb der Familie. Familien mit Jugendlichen öffnen sich mehr nach außen, da durch die Ablösung des Jugendlichen wieder mehr Raum für Außenkontakte entsteht. Die Beziehung der Eltern als Paar gewinnt an Bedeutung, da sie von ihren Kindern zeitlich weniger in Anspruch genommen werden. So entsteht Zeit für die eigene Entwicklung jenseits der Elternrolle. Individuation findet also nicht nur beim Jugendlichen, sondern auch bei den Eltern statt in dem Sinne, dass sich das System Familie zugunsten kleinerer Systeme verändert. Im Umgang mit den Jugendlichen ist es für die Eltern, aber auch für Lehrer und andere Erwachsene oft sehr schwierig, sich bei dem irritierenden Wechsel zwischen Abhängigkeits- und Ablösungswünschen des Jugendlichen zurechtzufinden.

In der MFT geht es in dieser Phase vor allem darum, wie die Familien den Kontakt zu den Jugendlichen halten können und gleichzeitig lernen, sie im positiven Sinne loszulassen, ihnen Verantwortung zu geben und sie zu ermutigen, ihren eigenen Weg zu finden. Häufige Störungsbilder der Jugendlichen, die tagesklinisch behandelt werden, sind depressive Erkrankungen mit Suizidgefährdung, Impulskontrollstörungen verbunden mit beginnender Persönlichkeitsstörung sowie das Aufmerksamkeits-Defizit-[Hyperaktivitäts-]Syndrom (AD[H]S), Essstörungen und Angsterkrankungen.

Aus den Themen, die die Jugendlichen im tagesklinischen Setting bearbeiten, ergeben sich teilweise auch spezielle Themen für die MFT mit ihren Eltern. Zusammen mit der Musiktherapie wurde für den Jugendbereich das *Bandprojekt* entwickelt, um Stärken und Fähigkeiten wieder mehr in den Fokus zu rücken und für die Jugendlichen erfahrbar zu machen. Diese bereiten sich langfristig im Rahmen der Musiktherapie darauf vor, einen ausgewählten Song gemeinsam als Band im Rahmen der MFT zu präsentieren. Jeder Jugendliche übernimmt dabei eine Aufgabe in Form der musikalischen Begleitung an einem Instrument oder durch das Singen der Strophen oder des Refrains. Ziel ist, dass die Jugendlichen sich einerseits mit diesem Song vor dem Elternpublikum präsentieren und andererseits mit ihren Eltern gemeinsam als »Familienband« auftreten.

MFT-Übung: Bandprojekt mit dem Song »Leider geil« von der Gruppe Deichkind

Einsatzmöglichkeiten: Familien mit Jugendlichen ab 14 Jahren.

Ablauf: Familien und Jugendliche treffen sich außerhalb der Klinik im Gröninger Bad, einem Freizeit- und Veranstaltungszentrum in Magdeburg, in dem Jugendliche mit entsprechender Anleitung kostenlos Musikanlagen und Instrumente nutzen dürfen und wo ihnen Proberäume sowie ein Auftrittsraum zur Verfügung stehen. Nach dem Ankommen und der Einstimmung erhalten die Familien die Aufgabe, eine neue ganz persönliche Strophe zu dem Song »Leider geil« zu texten. Dabei können sich Eltern und Jugendliche hinsichtlich ihrer alltäglichen Problemsituationen gut und humorvoll ergänzen. Im Anschluss präsentiert jede Familie ihre Strophe gemeinsam. Alle anderen Familien beginnen zunächst den Rhythmus zu klatschen, und die vortragende Familie rappt dazu ihre persönliche Strophe. Danach singen alle gemeinsam den Refrain, und die nächste Familie kommt an die Reihe, bis alle dran waren. Abgeschlossen wird die Präsentation mit dem Refrain: »Tu doch nicht so, du magst es doch auch, ich bin ein Teil von dir! Guck dich doch um, sieh sie dir an, sie sind genauso wie wir …«

Ziel: Eintauchen der Eltern in die Welt der Musik, die für die Jugendlichen eine ganz besondere Bedeutung hat. Durch den Ort außerhalb der Klinik und die Situation des gemeinsamen Spielens werden die Eltern an ihre eigene Jugendzeit erinnert, in der Musik auch eine wichtige Rolle spielte. Das Thema des Deichkind-Songs »Leider geil« fokussiert dabei in besonderer Weise ein typisches Thema der Jugendlichen – dass man Dinge tut, die nicht gut sind, aber Spaß machen. Der Song erleichtert den Einstieg in die Thematisierung typischer Problemsituationen innerhalb der Familien.

Einstimmung: Gemeinsames Anhören des Songs »Leider geil« von Deichkind oder Präsentation durch die Jugendlichen playback oder live. Einstudieren des Refrains und gemeinsames Klatschen des Grundrhythmus durch alle Anwesenden.

Materialien: Song »Leider geil« von Deichkind mit Abspielmöglichkeit, Textblätter als Vorlage zum Singen und Texten, Mikrofone und Anlage zum Verstärken der Stimmen (empfehlenswert), eventuell Musikinstrumente.

Erklärung der Gruppenaktivität: »Heute wollen wir Sie zu einem spannenden Thema einladen, das uns alle angeht. Wir denken, dass Sie dabei viel Spaß haben werden. Zur Einstimmung möchten wir Ihnen jetzt einen Song vorspielen. Sie können sich sicher schon denken, was danach auf Sie zukommt: Jede Familie hat in der nächsten halben Stunde die Aufgabe, eine eigene Strophe von ›Leider geil‹ mit familientypischen Problemen zu texten. Im Anschluss wird jede Familie ihre Strophe vortragen. »Die Gruppe unterstützt Sie dabei durch das Klatschen des Beats. Am Schluss werden Sie wissen, dass andere Familien auch ihre Probleme haben und Sie mit ihren nicht allein sind. Damit das nachher gut klappt, werden wir jetzt schon mal das Klatschen und den Refrain zusammen üben.«

Auswertungsfokus: Wie war das, gemeinsam Musik zu machen? Was hatten die anderen Familien für Texte? Ähnlichkeiten? Unterschiede? Wie lange hat es gedauert, bis Sie auf die Themen gekommen sind? Was war gut? Was war schwierig? Was hat verwundert und erstaunt?

Kritische Therapiesituation: Eine ganze Familie traut sich nicht zu rappen: → Ohne rhythmischen Anspruch den Text einfach vorlesen oder erzählen lassen, durch den Refrain und das Klatschen Sicherheit geben.

2.1.8 Rückblick und Ausblick

MFT ermöglicht in kurzer Zeit die Entwicklung unterschiedlicher Perspektiven auf die Herausforderungen und Hürden, mit denen Familien und ihre Kinder sich auseinandersetzen. Dabei fungieren die Familien selbst als Experten für andere Familien und nehmen dadurch ihre eigenen Ressourcen und Stärken wieder mehr in den Blick. Eben diese Perspektivenvielfalt und die Wiederentdeckung eigener Kompetenzen macht MFT aus unserer Sicht so wertvoll und effektiv. Trotz des hohen zeitlichen Aufwands für die Familien, aber auch für die Teammitglieder ist die MFT in der tagesklinischen Behandlung mit ihrer besonderen Dynamik inzwischen unverzichtbar. Der störungsübergreifende, auf die einzelnen Altersstufen zentrierte Ansatz knüpft dabei an die klinische Behandlungsrealität an.

Zentral für das Gelingen der MFT ist aber auch die gemeinsame Ausbildung aller Mitglieder des multiprofessionellen Teams. Sowohl der Pflege- und Erziehungsdienst als auch die fachtherapeutisch und therapeutisch arbeitenden Kollegen haben die Grundlagen und Konzepte der MFT gleichermaßen vermittelt bekommen und verinnerlicht. Diese Besonderheit trägt dazu bei, dass sich die Methoden und Übungen vielfältig weiterentwickelt und gut in das allgemeine Behandlungskonzept integriert haben. Dabei übertragen sich die Effekte der MFT auch auf die Teams, die mit dieser Methode arbeiten, in dem Sinne, dass sich die Kommunikationsfähigkeit untereinander verbessert und die Teamarbeit gestärkt wird.

Auf Kongressen und Tagungen stößt dieses Behandlungsmodell auf großes Interesse, da es praxisnah und leicht zu übertragen ist. Nach Hospitationen in unserer Tagesklinik haben andere Tageskliniken und stationäre Jugendhilfeorganisationen es in ähnlicher Form übernommen. Die Datenerhebungen zur Wirksamkeit im Rahmen der klinischen Forschung zeigen für den störungsübergreifenden und altersspezifischen Behandlungsansatz vergleichbare Ergebnisse, wie für die störungsspezifischen Ansätze. Wichtig sind innovative Forschungsansätze zur Evaluation der MFT, die quantitative und qualitative Methoden kombinieren, um die Implementierung der Multifamilientherapie als standardisiertes Therapieverfahren in der Kinder- und Jugendpsychiatrie voranzubringen.

2.2 Multifamilientherapie als Bestandteil eines teilstationären Behandlungskonzepts

Inga Plewe

2.2.1 Einleitung

Die Familientagesklinik Koralle (FTKK) in Bernau bei Berlin ist eine ausgelagerte Tagesklinik, zugehörig zur Klinik für Psychiatrie, Psychotherapie und Psychosomatik des Kindes- und Jugendalters des Martin Gropius Krankenhauses (MGKH) Eberswalde. Die kinder- und jugendpsychiatrische Versorgung findet vornehmlich in Eberswalde und Bernau statt. Ziel der Behandlung in der FTKK ist, einer Entstehung und Chronifizierung kinder- und jugendpsychiatrischer Störungen mittels familientherapeutischer Behandlung vorzubeugen.

Im Rahmen der KiGGS-Studie des Robert Koch-Instituts beschäftigte sich die BELLA-Studie (Ravens-Sieberer et al. 2007) mit der seelischen Gesundheit von Kindern und Jugendlichen. Sie untersuchte Risiko- und Schutzfaktoren, die das Auftreten psychischer Auffälligkeiten begünstigen oder mindern: Demnach liegen die Risikofaktoren insbesondere im familiären Bereich – in Familienkonflikten, in Konflikten in den Familien der Eltern, in der Unzufriedenheit in den Partnerschaften und in erheblichem Maße in psychischen Erkrankungen der eigenen Eltern. Dabei geht es insbesondere um chronische Schwierigkeiten. Aber auch bei den gefundenen Schutzfaktoren werden die familiären besonders hervorgehoben. Psychisch auffällige Kinder sind weit weniger in der Lage, ein auftauchendes Problem aus eigener Kraft zu bewältigen als seelisch gesunde. Ein fehlender familiärer Zusammenhalt beeinträchtigt die Lebensqualität von Kindern erheblich – sie erleben Störungen innerhalb der Gesamtheit ihres Lebens: im Körper, in der Psyche, in ihrem Selbstverständnis, in ihrer Familie, im Freundeskreis, in der Schule.

Diese Resultate deuten auf die Notwendigkeit hin, mit Präventionsmaßnahmen sehr frühzeitig anzusetzen, da bereits bei jungen Kindern die psychische Gesundheit beeinträchtigt ist. Die Darstellung von Risiko- und Schutzfaktoren weisen auf Bedingungen hin, die im Rahmen von psychotherapeutischen Interventionsmaßnahmen berücksichtigt werden müssen und die Ansatzpunkte präventiver Maßnahmen sein können. In Bezug auf die Familientagesklinik Koralle implizierte dieser Ansatz auch das unbedingte Einbeziehen von Geschwisterkindern im Zuge der Prävention.

2.2.2 Geschichte und Entstehung der Familientagesklinik Koralle

Die Arbeit mit Multifamiliengruppen nahm im Jahr 2008 auf der kinderpsychiatrischen Station des Martin Gropius Krankenhauses in Eberswalde ihren Anfang. Hier wurden seit vielen Jahren Kinder im Alter von 3-10 Jahren behandelt, bei denen aufgrund psychischer Auffälligkeiten eine stationäre kinderpsychiatrische Behandlung indiziert war. Die primären Bezugspersonen, meist die Eltern, konnten während des kinderpsychiatrischen Aufenthalts nur punktuell und nicht kontinuierlich in die Behandlung einbezogen werden. Denn aufgrund des großen Versorgungsgebiets der Klinik kam es vor, dass Familien weit entfernt wohnten und somit große Strecken zurücklegen mussten, was einen großen zeitlichen und finanziellen Aufwand bedeutete. Auch rechneten die Eltern selten damit, in den therapeutischen Prozess eingebunden zu werden. Im Rahmen der traditionellen kinderpsychiatrischen stationären Behandlung entstand unter anderem der Eindruck, dass die Eltern sich in einer Konkurrenz zum geschulten Personal wahrnahmen, das besser mit ihrem Kind umgehen konnte. Dabei fühlten sie sich unterminiert und kooperierten wenig. So passierte es, dass positive Verhaltensänderungen des Kindes nach dem Klinikaufenthalt meist nur teilweise oder gar nicht in die Häuslichkeit transferiert wurden, da sich das Familiensystem nicht verändert hatte und so die Kinder in alte Verhaltens- und Beziehungsmuster zurückfielen. Dies führte zu Wiederaufnahmen, Fremdunterbringungen und einer von den Eltern wahrgenommenen eigenen Depotenzierung bezüglich einer adäquaten Beziehungsgestaltung zu ihrem Kind.

Hieraus entstand 2008 die Idee der familientherapeutischen Einheit (FTE), für die ein eigenes Therapiekonzept entwickelt wurde. Sogenannte Multiproblemfamilien sollten damit besser erreicht und der Transfer in die Häuslichkeit sollte effizienter werden. Weiterhin wollten wir die Eltern-Kind-Bindung, die Erziehungskompetenz der Eltern und die positive Gegenseitigkeit innerhalb des Familiensystems stärken. Auch erhofften wir uns, damit eine Alternative zu Fremdunterbringungen des Kindes bieten zu können. Die Eltern sollten befähigt werden, ihre Probleme von denen der Kinder zu trennen.

Die familientherapeutische Einheit (FTE) startete im Januar 2008. Alle Mitarbeiter des Teams wurden gemeinsam in Grundlagen der systemischen Therapie und Multifamilientherapie geschult. Somit wurde gewährleistet, dass alle auf einer gemeinsamen therapeutischen Basis arbeiteten. Dies unterstützte die Ganzheitlichkeit des Arbeitens, die Vernetzung, den effizienten Informationsfluss und die Kommunikation der Mitarbeiter untereinander. Seit Mai 2008 wurden in der FTE gleichzeitig drei Familien mit unterschiedlichen Familienkonstellationen behandelt, zwei davon stationär, eine teilstationär.

2.2.3 Erfahrungen in der Arbeit mit Familien innerhalb der familientherapeutischen Einheit

Im Rahmen einer Bachelor-Arbeit (Eydam 2010) wurde das FTE-Therapiekonzept evaluiert und die verhaltensproblematischen und psychopathologischen Veränderungen von Kindern und ihren Eltern, die in der FTE multifamilientherapeutisch behandelt wurden, untersucht. Wie sich dabei zeigte, besserten sich die problematischen Verhaltensweisen der Kinder von der Aufnahme bis zur Entlassung signifikant. Bei den Eltern traten ebenfalls messbare positive Effekte auf. Die Untersuchung unterstützte also die zunehmende positive Bedeutung der Einbindung der Eltern und Geschwister in die psychiatrische Behandlung von Kindern.

Auf der kinderpsychiatrischen Station bestanden somit einerseits die familientherapeutische Einheit (FTE) und parallel dazu das »traditionelle kinderpsychiatrische Setting«, in dem Kinder ohne ihre Eltern kinderpsychiatrisch behandelt wurden. Bei allen positiven Erfahrungen in der Arbeit mit den Familien zeigten sich unter den gegebenen Rahmenbedingungen recht bald die Grenzen der Machbarkeit des multifamilientherapeutischen Konzepts. Die notwendige Organisationsstruktur (Raumbelegungen, Essenszeiten, notwendige Rücksichtnahmen etc.) wirkte oft sehr reglementierend. Es kam auch vor, dass Eltern die Verantwortung für ihr Kind gern den Mitarbeitern des Pflege- und Erziehungsdienstes (PED) übergaben, die für die Kinder zuständig waren, die ohne ihre Eltern auf der Station behandelt wurden. Dies führte oft zu Verwirrung und »Verantwortungsdiffusion«. Individualtherapeutisch behandelte Kinder vermissten ihre Bezugspersonen umso stärker, wenn sie sahen, dass andere Kinder gemeinsam mit ihren Eltern Therapie in Anspruch nahmen. Aufgrund der größeren therapeutischen Komplexität durch die nebeneinander bestehenden multifamilientherapeutischen und individualtherapeutischen kinderpsychiatrischen Angebote wurden die Zeitressourcen der Teammitarbeiter knapp, sodass manche der geplanten Behandlungsbausteine (z. B. regelmäßiges Videofeedback, Wochenprojekte, Einkaufstraining, Hausbesuche, stärkere Vernetzung mit der Schule, stärkerer Einbezug der sonstigen Helfersysteme) nicht oder nur sporadisch umgesetzt werden konnten. All dies bestärkte den Wunsch nach einer konzeptionell eigenständigen Familientagesklinik.

Da auch die Stadt Bernau bei Berlin zum kinder- und jugendpsychiatrischen Versorgungsbereich des Martin Gropius Krankenhauses gehört, wurde dort die Familientagesklinik Koralle (FTKK) als zusätzliches Angebot im Bereich der psychotherapeutischen Versorgung von Kindern und Jugendlichen im Landkreis Barnim eingerichtet. Dort werden seit Mai 2012 Familien in einer Multifamiliengruppe simultan behandelt. Ein derartiges familientherapeutisches Angebot ist in diesem Versorgungsbereich einzigartig. Das für die FTKK vorgelegte Konzept fußte maßgeblich auf den therapeutischen und strukturellen Erfahrungen der FTE.

2.2.4 Struktur und Aufnahmeprozedere der Familientagesklinik

Die Familientagesklinik Koralle (FTKK) befindet sich in einer Wohnung mit 190 m^2 Wohnfläche, integriert in ein Ärztehaus unweit des Bahnhofs. Es gibt Platz für die Behandlung von sechs Kindern. Die Elternteile werden als Begleitpersonen aufgenommen sowie Geschwisterkinder als Patienten, sofern diese während des gesamten Zeitraumes dabei sein können. Insgesamt nehmen in der Regel drei bis sechs Familien gemeinsam an der Behandlung teil. Im Team arbeiten zwei Diplom-Psychologinnen, die ebenfalls systemische Therapeutinnen sind, drei Mitarbeiterinnen des Pflege- und Erziehungsdienstes (PED), zwei Lehrerinnen, ein Sonderpädagoge, eine Sozialarbeiterin, eine Bewegungstherapeutin und eine Ergotherapeutin. Die Fachtherapeutinnen sind abwechselnd an einzelnen Tagen in der FTKK tätig.

Gearbeitet wird mit halboffenen Gruppen: Die einzelnen Familien haben also unterschiedliche Aufnahme- und Entlassungszeitpunkte. Ein Behandlungszyklus erstreckt sich über 6 Wochen, in Ausnahmefällen und unter Nennung konkreter Ziele können die Familien um eine Woche verlängern. Es besteht immer die Möglichkeit, nach einem größeren Zeitraum von z. B. einem Jahr einen weiteren Behandlungszyklus zu durchlaufen. Es wird angestrebt, so viele Bezugspersonen wie möglich in den therapeutischen Prozess einzubeziehen. So kann es sein, dass sich Eltern während der Behandlung aufteilen, zusammen dabei sind oder ein Elternteil nur tage- oder stundenweise an der Therapie teilnimmt. Dabei wird versucht, auf die individuellen Möglichkeiten der Eltern (z. B. Arbeitszeiten) einzugehen und diese durch die Sozialarbeiterin darin zu unterstützen, mögliche Zeitfenster zu organisieren.

Meist werden die Familien vom Jugendamt, Kinderärzten, Kinder- und Jugendpsychiatern oder Lehrern auf die FTKK aufmerksam gemacht. Auch wird Kindern, die sich bereits in stationärer oder individualtagesklinischer Behandlung der KJPPP befanden, ein Aufenthalt in der FTKK empfohlen. Des Weiteren werden viele Familien aus unserer kinder- und jugendpsychiatrischen Ambulanz an »die Koralle« weitergeleitet. Die Familien sollen sich eigenverantwortlich um einen Termin für ein Vorgespräch für eine Aufnahme in der Familientagesklinik bemühen. Dann werden ein bis zwei ambulante Vorgespräche vereinbart, in denen das Anliegen der Familienmitglieder für die Therapie, deren Motivation und die gegenseitige »Passung« geklärt werden. Auch muss für das Kind eine Diagnose aus dem kinder- und jugendpsychiatrischen Störungsspektrum vorliegen. Erziehungsprobleme, Krisen durch Trennung, Gewalt oder Tod in der Familie sind weitere Indikationen für die Therapie. Voraussetzung für eine Aufnahme ist, dass die Eltern die Verantwortung für ihr Kind übernehmen können.

Kontraindikationen stellen akute Psychosen und Substanzmittelabhängigkeit der Kinder und/oder der Eltern sowie bekannter sexueller Missbrauch durch einen begleitenden Elternteil dar. Auch massive gewalttätige Eskalationen zwischen Eltern und Kind erfordern meist ein anderes Setting. Können die Eltern keinen

Behandlungsauftrag oder kein Anliegen formulieren, wird von einer Aufnahme abgesehen. Besteht aufgrund der Vorgespräche eine Indikation für eine familientherapeutische Behandlung in der Tagesklinik, wird ein Aufnahmetermin vereinbart. Im Vorfeld der Behandlung klärt die Sozialarbeiterin Organisatorisches wie z. B. Fahrdienste, Lohnfortzahlungen vom Arbeitsamt etc. ab, sodass sich die Familien von Anfang an auf die Therapie einlassen können.

2.2.5 Die therapeutischen Behandlungssäulen

Die Behandlung des Kindes erfolgt ausschließlich über die Behandlung der Familie. Flankierend kann im Einzelfall eine Psychotherapie des Kindes erfolgen. Während des Therapieverlaufs bleibt die gesamte Verantwortung für die Kinder bei den Eltern.

2.2.5.1 Gruppen im multifamilientherapeutischen Setting

In diesem Therapieangebot treffen sich alle Mitglieder aller Familien. Die Aufgaben, die von den Psychotherapeuten gestellt werden, sind entweder für jede einzelne Familie gedacht oder für alle Familien zusammen. Diese Aufgaben werden oft gestalterisch mit Malen, Rollenspielen, Bewegungsspielen oder ähnlichen gemeinsamen Aktivitäten umgesetzt. Dabei ist es wichtig, sich gemeinsam mit Familienthemen zu befassen und gemeinsam Dinge zu erschaffen. Falls es hierbei akute Probleme oder Schwierigkeiten im Miteinander gibt, können andere Familien oder die Therapeuten Unterstützung anbieten. Zum Schluss wird das, was erarbeitet wurde, gemeinsam angesehen und in der Gruppe mit allen Teilnehmern ausgewertet. Diese Therapien finden zweimal pro Woche statt und dauern 60–90 Minuten. Außerdem werden die Wochenzielbesprechungen und -auswertungen (je einmal pro Woche, 60 Minuten) und die Tageszielbesprechungen und -auswertungen (je fünfmal pro Woche, 30 Minuten) im multifamilientherapeutischen Setting durchgeführt. Die Familien werden dabei angehalten, sich gegenseitig Rückmeldungen zu geben und sich Unterstützung anzubieten. Die Vorlesegruppe ist einmal pro Woche für 30 Minuten Bestandteil des therapeutischen Wochenplans. Ebenso findet zweimal pro Woche für je 60 Minuten Tanz- und Bewegungstherapie und einmal pro Woche für je 30 Minuten Ergotherapie im multifamilientherapeutischen Setting statt.

2.2.5.2 Alltagsbezogene Therapie

Neben der MFT wird in der Koralle alltagsbezogen gearbeitet. Die therapeutische Gestaltung des Tagesablaufs ermöglicht das Auftreten und In-vivo-Bearbeiten vieler alltäglicher Konfliktsituationen. Beispielsweise geht jeden Tag eine Familie, begleitet durch eine Mitarbeiterin des Pflege- und Erziehungsdienstes, einkaufen, eine andere Familie kocht für die gesamte Multifamiliengruppe. Die Kliniklehrer geben Hausaufgaben auf, die am Nachmittag erledigt werden müssen. Auch werden gemeinsame Spielsituationen initiiert, was viele Familien aus dem Alltag kaum kennen. An einem Nachmittag organisiert die Multifamiliengruppe eine gemeinsame Aktivität in Eigenregie.

Gemeinsame Beschäftigungen unter Einbeziehung der Interessen aller stellen für die Familien oft eine Herausforderung dar. Bei all diesen »Alltagssituationen« werden Beziehungsmuster sichtbar reinszeniert, sodass in problematischen Situationen, die den Familien durchaus aus der Häuslichkeit bekannt sind, direkt eine Veränderung angestoßen werden kann. Unterstützt durch eine nichtwertende Beobachtungsrückmeldung, z. B. mit dem Fünfschrittemodell (Asen 1997), durch die Mitarbeiter und Mitfamilien, werden Eltern angeleitet, selbst situationsadäquate Lösungsstrategien zu entwickeln und umzusetzen. Im teilstationären Setting gelten gerade die alltäglichen Situationen als therapeutisch relevant. Dies ist auch für den Transfer der neu erlernten und entstandenen Verhaltens- und Beziehungsmuster in den häuslichen Alltag notwendig.

2.2.5.3 Videofeedback

Videoaufzeichnungen und deren Auswertungen bieten eine Möglichkeit zur wertungsfreien Bearbeitung aller Konfliktsituationen. Einige Alltagssituationen sowie Anforderungssituationen mit gestellten Aufgaben (z. B. »Verbringen Sie jetzt eine gute Zeit mit ihrem Kind«) werden per Video aufgezeichnet und später, entweder im Familiengespräch oder in einer therapeutischen Gruppe, ausgewertet. Therapeutisches Team und Pflegepersonal sind darin geschult, relevante Videosequenzen zusammenzustellen und Eltern oder Kindern eine Videoauswertung anzubieten. Am Anfang der Therapie werden vor allem positive Sequenzen gezeigt. Eltern und Kinder müssen häufig erst wieder lernen, Positives an sich selbst zu sehen. Die Erfahrung, dass im therapeutischen Kontext Verhalten nicht bewertet oder gar abgewertet wird, wie die Familien es meist seit Jahren im Alltag immer wieder erlebt haben, steigert das Vertrauen, um auch schwierige Sequenzen miteinander betrachten und auswerten zu können.

2.2.6 Die spezifischen therapeutischen Angebote

Die Multifamiliengruppe hilft Familien nicht nur während der therapeutischen Gruppen dabei, über die beobachteten Familiendynamiken zu reflektieren und zu neuen Lösungsmustern zu kommen, sondern auch soziale Isolierung und Stigmatisierung zu überwinden. Im Rahmen eines Mehrfamiliensettings gibt es unzählige Gelegenheiten, Rückmeldungen zu geben und zu bekommen. Die Multiprofessionalität des interdisziplinären Teams wird dabei als Ressource genutzt. Mit ihr wird versucht, den unterschiedlichen Zugangswegen von möglichen Veränderungen gerecht zu werden. Dabei zeigen die Familien immer wieder ihre ureigene Identität mit den individuellen Vulnerabilitäten.

2.2.6.1 Der Rahmen: Wochen- und Tagesziele und deren Auswertung

Am Montagmorgen findet in der Multifamiliengruppe die Wochenzielbesprechung statt. Dort wird für jeden Teilnehmer ein Wochenziel generiert. Dabei ist wichtig, dies so konkret und erreichbar wie möglich zu formulieren. Aus der gesamten Gruppe wird hierzu Hilfe benötigt und Unterstützung eingefordert. Zur Erarbeitung konkreter Wochenziele werden therapeutische Methoden der systemischen Therapie genutzt. Oft findet eine analoge Prozessbegleitung mithilfe von Symbolen z. B. in Form von Handpuppen, Postkarten oder kleinen Figuren statt, was besonders die Kinder stark unterstützt. Weiterhin werden die Familien mithilfe von zirkulärem Fragen dazu angehalten, sich gegenseitig Feedback und Einschätzungen zu geben. Dieses Wochenziel wird an einer Tafel und auf einem persönlichen Auswertungszettel notiert.

Von Dienstag bis Freitag findet morgens eine Tagesplanung in der Multifamiliengruppe statt. Dort werden die jeweiligen Wochenziele so konkretisiert, dass sie gut im Alltag geübt werden können. Dabei wird gemeinsam überlegt, wie die Gruppe dies unterstützend begleitet. Ziele, die jeden Tag konkret festgelegt wurden, werden von Montag bis Donnerstag am Nachmittag in einem Blitzlicht ausgewertet. Dort wird mithilfe einer Skalierung geschätzt, wie gut das Wochenziel an diesem Tag erreicht wurde. Diese Einschätzung wird ebenfalls auf der Tafel und dem persönlichen Auswertungszettel dokumentiert.

An jedem Freitagnachmittag trifft sich die Multifamiliengruppe mit den Therapeuten und dem PED zur großen Wochenzielauswertung. Dort wird anhand einer Skalierung eingeschätzt, wie gut das Wochenziel erreicht wurde. Alle Familienmitglieder werden nach ihrer Einschätzung des Gelingens zu jedem einzelnen dieser Wochenziele befragt, sodass jeder von allen eine Rückmeldung bekommt. Auch diese Bewertung wird notiert. Nach Auswertung des Wochenziels gibt es von jedem Familienmitglied der Multifamiliengruppe für jeden Einzelnen eine »warme Dusche« in Form eines Komplimentkärtchens für die persönliche selbst gestaltete Schatzkiste.

2.2.6.2 Tanz- und Bewegungstherapie

Die Tanz- und Bewegungstherapie ist eine Form der Körperpsychotherapie, in der Bewegung als Ansatz genutzt wird, um Gefühle und die körperliche Wahrnehmung in den Mittelpunkt zu rücken. Sie wird in der Multifamiliengruppe eingesetzt. Spiele in der Gruppe bieten einen Rahmen, um gemeinsam Freude und Unlust, Nähe und Distanz oder Kontakt und Abgrenzung in bewegten Beziehungen zu erleben und darüber in den Austausch zu gehen.

Die Tanz- und Bewegungstherapie bedient sich einfacher Bewegungselemente und ist frei von technischen Vorschriften oder festgelegten Formen. Es gibt somit kein Richtig oder Falsch, sondern ausschließlich der Ausdruck des eigenen Erlebens.

Entscheidend sind dabei das Miteinander in der Gruppe und die Beziehungen zu anderen. Das Gespräch wird ergänzend genutzt, um diese Erlebnisse zu hinterfragen und in einen Zusammenhang zu bringen, der dabei unterstützen kann, in Konfliktsituationen andere Lösungsmöglichkeiten zu finden. Beliebt bei den Familien ist z. B. das »Dorffest«.

MFT-Übung: »Dorffest«

Am Anfang werden die Familien angehalten, sich ein »Heim« zu bauen, in dem die gesamte Familie Platz hat. Dabei stellt sich die Frage, wie stabil und groß das Haus ist, wer den Bau bestimmt, wie die Anordnung der Häuser mit den anderen Familien aussieht. Dann werden alle Familien aufgefordert, mit den anderen in Kontakt zu treten (z. B. nach Mehl fragen, andere zum Essen einladen). Dies kann so weit gehen, dass ein gemeinsames Dorffest stattfindet. Die Dorffest-Übung stärkt die Kohäsion der Gruppe, übt das Aufnehmen von Kontakt sowie das Treffen von Absprachen und vermittelt ein Gefühl von Gemeinsamkeit. Sie ist oft für sozial isolierte Familien bedeutsam.

2.2.6.3 MFT

Hier stellen die Psychotherapeuten den Mitgliedern aller Familien therapeutische Aufgaben. Diese sind entweder für jede einzelne Familie gedacht oder für alle Familien gemeinsam und werden oft in Form von Malen, Rollenspielen, Bewegungsspielen oder ähnlichen gemeinsamen Aktivitäten umgesetzt. Dabei ist es wichtig, sich gemeinsam spielerisch mit Familienthemen, Familiendynamiken und möglichen Lösungen für Probleme innerhalb der Familie zu befassen. Falls es hierbei akute Probleme oder Schwierigkeiten in der Umsetzung gibt, können andere Familien oder die Therapeuten Unterstützung anbieten. Dabei kann wieder das Fünfschrittemodell hilfreich sein, oder mithilfe des zirkulären Fragens werden zusammen mit anderen Familienmitgliedern Lösungen generiert. Zum Schluss werden die erarbeiteten Dinge gemeinsam betrachtet und in der Großgruppe ausgewertet. Dabei werden die Familien angehalten, sich gegenseitig Rückmeldungen zu geben und sich mit anderen Familienmitgliedern auszutauschen. Diese Aufgaben stärken die Gruppenkohäsion, führen zu verstärktem Austausch und verdeutlichen Annahmen über einzelne Gruppenmitglieder.

2.2.6.4 Elterngruppe

Diese therapeutische Gruppe findet ohne Kinder statt und wird von den Psychotherapeuten geleitet. In ihr können Probleme in der Gruppe besprochen werden. Meist finden sich Probleme, die Eltern mit ihren Kindern haben, in ähnlicher Form auch bei anderen Eltern, sodass über diese Themen ein lösungsorientierter Austausch stattfinden kann. Weiterhin werden aber auch theoretische Aspekte von Erziehung, Bedeutung von Stabilität und Sicherheit für Kinder, Umgang mit Problemverhalten, Förderung einer positiven Entwicklung des Kindes, Bedeutung und Umsetzung elterlicher Präsenz und Ähnliches vermittelt und diskutiert. Auch werden Möglichkeiten vermittelt, vermehrt die Perspektive des Kindes einzunehmen, was sich positiv auf die Bindung zum Kind auswirkt.

In der Gruppe werden auf kreative Weise Übungen durchgeführt, die den Eltern dabei helfen, ihre eigenen Stärken und Fähigkeiten, die ihrer Kinder und die innerhalb der gesamten Familie wiederzuentdecken und wertzuschätzen, z. B.: »Gestalten Sie ein Werbeplakat für Ihr Kind/Ihre Familie«. Eine weitere therapeutische Methode ist z. B. der »Kompetenzenmarkt«. Oder die Eltern bilden ein reflektierendes Team, um einem anderen Elternteil positive Rückmeldungen zu geben.

2.2.6.5 Ergotherapie

In der Ergotherapie werden in der Multifamiliengruppe wie auch in einer Kindergruppe handwerkliche und gestalterische Medien eingesetzt. Hier besteht das Ziel darin, die Kinder und Eltern über handwerkliche, spielerische oder gestalterische Medien zu stärken, Ressourcen herauszufiltern, ihr Selbstwertgefühl und Selbstvertrauen zu steigern und Selbstwirksamkeitserfahrungen zu ermöglichen. Im multifamilientherapeutischen Setting werden das positive Miteinander sowie die Sozialkompetenz und die Interaktion der Familienmitglieder gefördert. Dabei werden Aufgaben gestellt, die familienintern oder in der Gesamtgruppe umgesetzt werden. Ziel ist, ein positives Miteinander der einzelnen Familienmitglieder zu fördern, die Eltern anzuleiten, ihren Kindern eine altersgerechte Förderung anzubieten und Ausdrucksmöglichkeiten über den verbalen Austausch hinaus zu schaffen. In diesem Setting werden beispielsweise ein Familienwappen oder persönliche Schatzkisten erstellt und gebaut.

2.2.6.6 Schule

An 4 Tagen in der Woche haben die Kinder für jeweils 2 Stunden Unterricht in der Klinikschule in den Räumlichkeiten der FTKK. Sie werden dabei unterstützt, Interesse an den ihrem Kenntnisstand entsprechenden Aufgaben zu entwickeln. Diese werden von der Regelschule mitgebracht oder vom Kliniklehrer gestellt und ergänzt. Die Kinder arbeiten selbstständig, der Lehrer steht als Helfer zur Verfügung, wobei die Schüler sich aber auch gegenseitig helfen können. Spielerische Lernphasen in der Gruppe verstärken die Freude am Wissenszuwachs und die Fähigkeit zu angemessenem Gruppenverhalten. Das Lernen in der Gruppe erfordert besondere Regeln, insbesondere hat jedes Kind ein Recht auf eine positive Lernatmosphäre, die durch Ruhe und Freundlichkeit geprägt ist.

An einem der vier Schultage werden Eltern und Kinder gemeinsam unterrichtet. Somit wird die elterliche Präsenz in den Kontext der Schule ausgeweitet. Vor den Unterrichtsstunden generieren Lehrer, Eltern und Kinder an diesem Tag zusammen positive Verhaltensziele der Schüler, deren Erreichen nach den Unterrichtsstunden bewertet wird. Kinder erfahren dabei, dass Eltern und Lehrer sich verbünden und mit dem Kind kooperieren wollen, um Probleme in der Schule zu bewältigen. Tägliche Hausaufgaben gehören zum Programm. Schule und Therapie ergänzen sich hier. So ist die Hausaufgabensituation ein mögliches Thema für eine Interaktionsaufgabe. Der Lehrer ist fortlaufend über den therapeutischen Prozess informiert.

2.2.6.7 Vorlesegruppe

Unterhaltung, Entspannung und Bildung sind gute Gründe für das Lesen und Vorlesen. Nicht nur das Lesen, auch das Hören von Geschichten regt die Fantasie an, ist aktive Sprachförderung, trainiert die Konzentration und vermittelt Wissen. Die Vorlesegruppe mit allen Mitgliedern der Multifamilientherapie weckt das Interesse am Lesen, stärkt und erhält es. In dieser Gruppe darf nebenbei gemalt, gebastelt und kleine Snacks können geknabbert werden, die vorher gemeinsam mit den Eltern und Kindern zubereitet wurden (z. B. Obst- oder Gemüse-Sticks). Als Leseraum dient die Küche. Zum Ende der Vorlesestunde benennt die Gruppe eine Familie, die in der nächsten Woche ein Buch oder eine Geschichte vorstellt. Ziel ist, dass alle Familienmitglieder dazu motiviert werden, auch selbst vorzulesen. Somit werden immer wieder kleine Erfolgserlebnisse geschaffen. Die Anerkennung und das Lob durch die Eltern bzw. die Gruppe stärkt das Selbstvertrauen der Kinder und Erwachsenen.

2.2.6.8 Psychotherapeutische Einzelkontakte

Des Weiteren finden einzelfamilientherapeutische, paartherapeutische sowie einzeltherapeutische Gespräche mit den Kindern statt. Bei familientherapeutischen Sitzungen besteht die Möglichkeit für die Familie, schwierige Themen anzusprechen, die sie nicht in die Gruppe tragen wollen, weshalb die Familien dieses Angebot gerne nutzen. Hier haben Sie genügend Raum für ihr Anliegen. Bei Paarkonflikten kann vereinzelt paartherapeutisch gearbeitet werden. Dies wirkt sich wiederum positiv auf das innerfamiliäre Beziehungsgefüge aus, wofür die Eltern sensibilisiert werden. Oft ist Erziehungsberatung sinnvoll, deren Resultat dann in der Multifamiliengruppe umgesetzt werden kann, wo andere Familienmitglieder Rückmeldungen geben können. Die ebenfalls von den systemischen Therapeutinnen angebotenen psychotherapeutischen Einzelkontakte mit den Kindern stellen für diese einen geschützten Rahmen dar, den sie nutzen können, um sich über bedeutsame persönliche Anliegen auszutauschen und dazu gehört zu werden.

2.2.7 Multiprofessionelles Behandlungsteam

Das multiprofessionelle Behandlungsteam der Familientagesklinik Koralle setzt sich, wie bereits erwähnt, aus vielen Berufsgruppen zusammen. Zur Gewährleistung einer einheitlichen Arbeitsweise erhalten alle Mitarbeiter, die in diese Arbeit einbezogen werden, die gleiche spezifische Weiterbildung in multifamilientherapeutischer Arbeit. Dies ist in der FTKK bisher noch nicht der Fall, da z. B. durch wiederholt auftretende strukturelle Veränderungen im Krankenhaus und Mitarbeiterfluktuation immer wieder personelle Veränderungen auftreten. Die Klinik finanziert den neuen Mitarbeitern nicht immer diese Ausbildung. Die grundsätzliche therapeutische Haltung und die multifamilientherapeutischen Techniken werden jedoch allen neuen Mitarbeitern vermittelt. Die behandelten Familien beschreiben oft die wertschätzende und neutrale Haltung aller Teammitglieder als eine sehr positive neue Erfahrung, die sie dabei unterstützt, Veränderungen im Familiensystem zu initiieren.

2.2.7.1 Pflege- und Erziehungsdienst (PED)

Eine Schlüsselrolle in der Therapie stellen die Mitarbeiterinnen des Pflege- und Erziehungsdienstes (PED) dar, da sie die Berufsgruppe sind, die den Familien im Behandlungsalltag am nächsten ist und aktiv Bezugspflege betreiben. Die Anzahl der Familien, die von einer PED-Mitarbeiterin betreut werden – meist ein bis zwei Familien –, richtet sich nach der aktuellen Belegung. Die Familien wissen um die direkte Möglichkeit der Ansprache, wenn es z. B. um organisatorische Dinge oder Schwierigkeiten im Umgang mit den Kindern in aktuellen Situationen geht. Mit den Kindern haben die »Bezugsschwestern« pro Woche einmal Spielkontakt. So begleiten sie die einzelnen Familien in der Regel von Anfang bis zum Ende des Aufenthalts engmaschig. Dies bedeutet auch, dass die Mitarbeiterinnen des PED an allen therapeutischen Gruppen und Familiengesprächen sowie therapeutischen Einzelgesprächen teilnehmen, um Informationen zu bündeln und das Wissen über die Familien durch den therapeutischen Alltag zu tragen. Dies fördert einen einheitlichen Behandlungsansatz der Familien durch die Teammitglieder aller Berufsgruppen. Das Pflegepersonal ist für die Beobachtung und Dokumentation zuständig, wozu auch die Markierung von zur Auswertung geeigneter Videosequenzen gehört. Zum anderen ist das Coaching der Eltern im stationären Alltag Aufgabe des PED. Fragen statt Antworten und fertigen Lösungen bringen die Eltern dabei immer wieder in die Lage, selbst zu entscheiden, welches der nächste Schritt einer Handlung sein könnte. Dabei wenden alle Teammitglieder das Fünfschrittemodell (Kapitel 1.3) an. Die Eltern bleiben die verantwortlichen Bezugspersonen für ihr Kind. Aufgabe des PED ist es nicht, den Eltern Ratschläge zu erteilen. Vielmehr geht es darum, ihnen den Rücken zu stärken, um in schwierigen Situationen ihre eigenen kompetenten Lösungen im Umgang mit ihrem Kind zu finden. Bei Konfliktsituationen, die außerhalb der Therapiestunden auftreten, unterstützen die Mitarbeiter die Eltern in gleicher Weise und versuchen, zur Lösung des Problems Mitglieder der anderen Familien einzubeziehen. Daher ist die Zeit zwischen den therapeutischen Sitzungen auch therapeutisch wertvolle Zeit, die genutzt wird. Zu den Aufgaben des PED gehören außerdem die kotherapeutische Leitung von Tagesplanungen und nachmittäglichen Blitzlichtern.

2.2.7.2 Psychologen/Psychotherapeuten

Die Psychotherapeutinnen sind diejenigen, die den roten Faden der Therapie von Anfang bis Ende immer wieder sichtbar machen. Dies beginnt mit den ausführlichen Vorgesprächen, in der Familiendiagnostik sowie in der gemeinsamen Erarbeitung von Therapiezielen mit den Familien. Die Psychotherapeutinnen sind für die tägliche Therapieplanung mit Interaktionsaufgaben, komplementären Therapien und Videoauswertungen verantwortlich. Sie leiten die Eltern- und Multifamilientherapiegruppen und führen familientherapeutische Sitzungen, Paartherapie oder therapeutische Einzelkontakte mit den Kindern durch. Sie müssen sensibel dafür sein, wie sich individuelle Themen auch in der Gruppe bearbeiten lassen. Sie behalten Gruppenprozess und -dynamik im Auge, sodass sich die instrumentellen Wirkfaktoren von Gruppenpsychotherapie und MFT entfalten können. Dies bedeutet z. B., einen wertschätzenden gegenseitigen Austausch zu fördern, sodass Vertrauen und Zusammenhalt der Gruppe wachsen können. Außerdem sind die Psychotherapeutinnen für die Begleitung und Supervision des Pflege- und Erziehungsdienstes zuständig, der aufgrund der Nähe zu den Familien und der Intensität der Arbeit immer wieder mit sehr schwierigen Situationen konfrontiert wird.

2.2.7.3 Fachtherapeuten für Tanz- und Bewegungstherapie sowie Ergotherapie

Die Therapeuten der Fachtherapien arbeiten sehr eng mit den Psychotherapeuten und dem PED zusammen. Die Fachtherapien sind ein Ort, an dem Familien gemeinsame positive Erfahrungen sammeln und andere Interaktionsmuster proben können. Eltern und Kinder kommen ins gemeinsame Tun. Hier können Interaktionen in kreativer Weise angeregt und beobachtet werden. Das therapeutische Gespräch wird in symbolhafter Weise vertieft und ergänzt. Auch kann die Multifamiliengruppe in einer Fachtherapie gemeinsam eine kreative Aufgabe bewältigen, was ihre Gruppenkohäsion stärkt und ein Reflektieren über eigene Rollenmuster möglich macht.

2.2.7.4 Lehrer

An der Familientagesklinik Koralle Klinik wird versucht, eine ausreichende Beschulung der Kinder zu gewährleisten. Zurzeit arbeiten hier zwei Lehrerinnen und ein Sonderpädagoge, die zusätzlich an Bernauer Schulen unterrichten, insgesamt 9 Unterrichtsstunden pro Woche. Die Lehrerinnen nehmen möglichst schon vor Aufnahme einer Familie Kontakt zur Heimatschule auf, um die Voraussetzungen für eine möglichst gute Zusammenarbeit zu schaffen. Um das Kind nach der Behandlung wieder erfolgreich in die Heimatschule zu integrieren, werden Empfehlungen der Kliniklehrer weitergeleitet und bei Bedarf Netzwerkgespräche organisiert. Der Lernstoff wird mit der Heimatschule abgestimmt.

2.2.7.5 Gewährleistung medizinischer Behandlung

Wöchentlich findet eine Visite mit der zuständigen Fachärztin statt, wobei auch Fragen der Medikation oder somatischer Interventionen besprochen werden können. Bei der Aufnahme findet eine reguläre Aufnahmeuntersuchung statt.

2.2.7.6 Fallbesprechungen und Supervision

Einmal in der Woche findet eine multiprofessionelle Behandlungsplanung statt, in der der bisherige Verlauf und die weitere Behandlungsplanung für jede Familie besprochen werden. Daran nehmen alle Mitglieder des Behandlungsteams teil. Einmal im Monat wird eine Chefarztvisite durchgeführt. Etwa alle 6 Wochen findet eine Fallsupervision mit einem externen systemischen Supervisor statt.

2.2.7.7 Netzwerk

Meist wird Kontakt mit der Heimatschule aufgenommen, um zum einen den aktuellen Lernstoff abzusprechen. Zum anderen wird bei Schulproblemen des Kindes ein gemeinsamer Austausch gesucht. Die Pädagogen der Klinikschule und die Psychotherapeuten geben Empfehlungen bei und erarbeiten gemeinsam mit den Lehrern der Heimatschule Lösungen für die Schulschwierigkeiten.

Auch mit dem Jugendamt, ambulanten Behandlern und Familienhelfern wird eng zusammengearbeitet. Bei Bedarf finden gemeinsame Helfergespräche statt, um weitere sinnvolle Unterstützung für die Zeit nach der Behandlung zu organisieren.

2.2.8 Therapeutische Grundhaltung

Unsere Arbeit mit allen konzeptuellen Pfeilern der Behandlung wird maßgeblich von unserer ressourcen- und zielorientierten therapeutischen Haltung getragen. Den Familienmitgliedern wird der Blick auf die eigenen Stärken und Fähigkeiten geöffnet, diese werden dann für die Veränderungen genutzt. Allein das zunehmende Erleben familieneigener Ressourcen verändert das familiäre Miteinander und den Blick aufeinander. Die Zielgerichtetheit prägt schon das Vorgespräch, in dem die Familie ein ziel- und lösungsorientiertes Anliegen formulieren soll. Auch die tägliche Arbeit mit Wochen- und Tageszielen unterstreicht die Zielorientierung der Behandlung. Alle Teammitglieder der Koralle sind sich über die Autonomie und Selbstorganisation des Familiensystems bewusst. Durch die »Verflüssigung« einengender Überzeugungen, Glaubenssätze und Krankheitstheorien versuchen wir Impulse zu geben und Veränderungen im Familiensystem anzustiften. Wir gehen davon aus, dass das Familiensystem in seiner Autonomie die Art der Veränderung bestimmt. Dabei sind unbedingte Wertschätzung und Neugier auf die Wirklichkeitskonstruktion der einzelnen Familienmitglieder wichtige Merkmale unserer Arbeit. Wir ermutigen unsere Patienten, sich im unterstützenden Kontext der Familientagesklinik neu auszuprobieren, vermitteln ihnen Fähigkeiten, um selbst in scheinbar aussichtslosen Situationen eigene Lösungen für Probleme zu entwickeln und umzusetzen.

2.2.9 Bisherige Ergebnisse

Im Jahr 2012 wurden vom Zeitpunkt der Eröffnung der Familientagesklinik im Mai 36 Patienten mit 26 Begleitpersonen bzw. 21 Familien behandelt. In den beiden Folgejahren wurden eine steigende Anzahl von Familien (2013: 36; 2014: 41) bzw. Patienten mit ihren Begleitpersonen (2013: 65/52; 2014: 74/58) in der FTKK aufgenommen. Auch im Jahr 2015 setzte sich dieser Trend fort: Zum Zeitpunkt der Abfassung dieses Artikels konnte hochgerechnet werden, dass in diesem Jahr 76 Patienten mit 56 Begleitpersonen und insgesamt 44 Familien behandelt werden. Das tagesklinische familientherapeutische Angebot scheint sich somit in der Region zu einem akzeptierten und gern angenommenen Angebot zu etablieren. Die Wartezeit bis zur Aufnahme beträgt zurzeit etwa 3 Monate.

Die Familien berichten oft von dem Vorteil der Multifamiliengruppe, sich über einen langen Zeitraum auch in alltäglichen Situationen Feedback geben zu können. Jeder weiß über die Therapieziele der anderen Bescheid und gibt entsprechend Rückmeldungen. Die Kinder fühlen sich gehört und ernst genommen. Dabei ist es oft erstaunlich, wie gut sie andere beobachten und dies zurückmelden können. Auch sehen sie Ähnlichkeiten bei anderen und können sich so gegenseitig bei Verhaltensänderungen unterstützen. Kinder, die wenig soziale Kontakte haben, schließen im engen Rahmen der FTKK Freundschaften, die nach der Therapie Bestand haben. Somit werden die Patienten in ihrem prosozialen Verhalten gestärkt und bestätigt, was sich auch auf andere Kontexte wie z. B. auf die Schule auswirkt. Am Ende der Therapie berichteten einige Kinder, dass sie jetzt mehr gute Zeit mit ihren Eltern verbringen. Die Eltern fühlen sich oft in ihrer elterlichen Präsenz gestärkt und bestätigt. Eigene Probleme relativieren sich, wenn Familien sehen, dass es andere Familien mit ähnlichen Schwierigkeiten zu tun haben. Hilflosigkeit geht mit der Zeit über in eine höhere Selbstwirksamkeitsüberzeugung, und Beziehungen zwischen Eltern und Kindern werden gestärkt. Dies erhöht den elterlichen Einfluss und unterstützt das Sicherheitsgefühl der Kinder. Die Bindung wird gefestigt, und die Interaktionen bekommen eine positivere Konnotation. Das wachsende Feingefühl der Eltern für die Bedürfnisse und Gefühle ihrer Kinder begünstigt eine konstruktive Perspektivenübernahme und die Fähigkeit zur gegenseitigen

Mentalisierung, was sich wiederum stärkend auf die Beziehung auswirkt. Die Kinder fühlen sich gesehen und in ihren Bedürfnissen und Gefühlen wahrgenommen und bestätigt. Viele Eltern berichten nach der Entlassung, dass sie selbstsicherer und mutiger in ihren häuslichen Alltag gehen. Die Symptomatik der Kinder nimmt ab, außerdem sind die meisten Eltern am Ende der Behandlung der Überzeugung, besser mit den Auffälligkeiten ihrer Kinder umgehen zu können, auch wenn sich die Symptomatik der Kinder nur geringfügig verändert hat.

Nach Beendigung der tagesklinischen Behandlung halten viele Familien untereinander Kontakt, was sich nach unserer Einschätzung positiv auf den Transfer der Veränderungen in das Familiensystem auswirkt. Dies sind unsere Beobachtungen im klinischen Alltag. Eine wissenschaftliche Evaluation dieses familientherapeutischen tagesklinischen Konzepts steht noch aus.

2.2.10 Herausforderungen der familientagesklinischen Behandlung im Rahmen der Kinder- und Jugendpsychiatrie

Die herkömmliche Art der Finanzierung durch die Krankenkassen passt mit dem Konzept der familientherapeutischen Behandlung nicht gut zusammen. Die Kinder werden als Patienten und die Erwachsenen als Begleitpersonen aufgenommen. Dies bedeutet, dass nur der Aufenthalt der als Patienten aufgenommenen Kinder bezahlt wird. Jedoch besteht dadurch, dass die Verantwortung für die Kinder weiterhin bei den Eltern bleibt, nicht weniger Betreuungsbedarf. Das Gegenteil ist der Fall, da die Eltern mit ihrer Hilflosigkeit, psychischen Belastung (z. T. mit Krankheitswert) und geringen Selbstwirksamkeitsüberzeugung sehr viel psychotherapeutische (und pädagogische) Unterstützung brauchen. Zusätzlich bringen die Familien ihre eigenen Familiendynamiken und Probleme mit, was vor allem in Konfliktsituationen für alle Teammitglieder eine große Herausforderung darstellen kann. Die bisher verfügbaren personellen Mittel reichen nur knapp aus, um dem gerecht zu werden. Aufgrund der begrenzten personellen Ressourcen können einige aus unserer Sicht essenzielle Bestandteile der Therapie nicht umgesetzt werden. Dazu gehören prästationäre Hausbesuche, stärkeres Einbeziehen der Schule in die Therapie und eine konsequente ambulante familientherapeutische Nachbehandlung.

Die Behandlung der Eltern setzt eine gute Zusammenarbeit mit der Erwachsenenpsychiatrie voraus. Dies gestaltet sich recht umständlich, da familientherapeutische Ansätze in der Erwachsenenpsychiatrie weniger populär sind. Durch diesen »Satellitenstatus« der Familientagesklinik in Bernau gibt es wenig konstruktive Möglichkeiten, Krisen mit Eigen- und Fremdgefährdung zu deeskalieren, und dies erschwert die Aufnahmepolitik. Gewalttätige und aggressive Eskalationen in den Interaktionen treten oft erst in der intensiven gemeinsamen Arbeit auf. Die Räumlichkeiten der Klinik erschweren parallele Aktivitäten (wie Schule, Therapien, Spielen, da nicht genug Räume zur Verfügung stehen. Leider gibt es auch kein Freigelände, um mit den Familien draußen zu arbeiten.

Die Außenstelle der kinder- und jugendpsychiatrischen Ambulanz des Martin Gropius Krankenhauses in Bernau wurde im September 2016 durch ein familientherapeutisches Angebot erweitert. Mit vorrangig systemischen therapeutischen Methoden ist so eine Vor- und Nachbehandlung der in der Koralle behandelten Familien etabliert worden. Es besteht die Idee, zukünftig ambulante MFT-Gruppen für Familien mit Jugendlichen anzubieten. Die ambulante Familientherapie ist eine weitere therapeutische Option für Familien, die an einem 6-wöchigen multifamilientherapeutischen Angebot der Koralle aus verschiedensten Gründen nicht teilnehmen können. Vermehrte prästationäre Kontakte im Vorfeld ermöglichen eine ausgiebige testpsychologische Diagnostik des Kindes und Familiendiagnostik, Hausbesuche sowie Kontakte mit den Heimatschulen. Durch vermehrte prästationäre Kontakte dürfte die Compliance von Eltern und Kindern zunehmen. Nach der 6-wöchigen tagesklinischen Behandlung in der Familientagesklinik empfehlen wir eine strukturierte, ambulante systemisch-familientherapeutische Nachbehandlung, um den Transfer der familiendynamischen Veränderungen in den Alltag möglichst dauerhaft zu sichern. Dazu werden mehrere ambulante Termine angeboten, die sich je nach Bedarf der Familien in einem Zeitraum von bis zu einem Jahr anschließen.

Trotz aller Herausforderungen entwickeln wir uns durch regelmäßige extern supervidierte Strukturtage stetig inhaltlich und strukturell weiter. Die hohe Nachfrage und breite Akzeptanz dieser Behandlungsform bei den Patienten motiviert uns, unser ganzheitliches Therapiekonzept fortzusetzen und zu verbessern.

2.3 Konzept einer interdisziplinären Eltern-Kind-Station

Fritz Handerer

2.3.1 Arbeitskontext

Das Ökumenische Hainich Klinikum gGmbH an der thüringischen Grenze zu Hessen ist ein nervenärztliches Großklinikum mit allen psychiatrischen Disziplinen sowie einer neurologischen und einer kinder- u. jugendpsychiatrischen Klinik. Es wird ergänzt um einen Heimbereich, in dem Bewohner mit hohem Betreuungsaufwand leben, die von der Nähe zum stationären Behandlungsbereich profitieren. Bereits vor etwa 15 Jahren war in Ergänzung zu der Behandlungsstation für Frauen mit psychotischen bzw. bipolaren Erkrankungsbildern die Möglichkeit geschaffen worden, junge Mütter mit »Wochenbettpsychosen« gemeinsam mit ihren Kindern aufzunehmen. Dabei fand die Betreuung der Kinder lediglich begleitend zur Behandlung der Mutter statt und war auf Kinder beschränkt, die nicht älter als 3 Jahre alt waren. Für diese stand jeweils eine Erzieherin zur Verfügung.

Vor annähernd 7 Jahren fand in einer der Pflegesatzverhandlungen die Idee Anklang, ein neues Behandlungskonzept für Familien umzusetzen, bei dem Eltern mit ihren Kindern aufgenommen und mit ihren jeweiligen Anliegen und den hierfür geeigneten Therapien betreut und behandelt werden. Vom Zeitpunkt der Konzeptetablierung bis zum heutigen Tag bestand und besteht also die Notwendigkeit, die Patienten auf der Station interdisziplinär und gemeinsam durch die Erwachsenenpsychiatrie und die Kinder- und Jugendpsychiatrie zu behandeln.

Die heute insgesamt verfügbaren 20 Behandlungsplätze in unserer Klinik werden nach dem jeweiligen Bedarf und der Größe der Familiensysteme mit erwachsenen Patienten und deren Kindern belegt. Jeder Aufnahme geht eine ausführliche Exploration im Sinne eines Vorgesprächs voraus. Dieses dient dazu zu klären, welche Personen des Familiensystems tatsächlich eine stationäre Behandlung benötigen. Zudem stellt es sicher, dass die erforderlichen ambulanten Maßnahmen vorausgegangen sind mit dem Nachweis der Notwendigkeit einer vollstationären Behandlung als zielführender Maßnahme. Wie die sich rasch verlängernden Wartelisten verdeutlichen, übersteigt der Bedarf entsprechender Behandlungsangebote das Angebot weit. Ergibt sich im Vorgespräch, für einzelne Familienmitglieder aktuell kein Behandlungsbedarf, so werden diese als »Begleitpersonen« mit aufgenommen und die Kosten zu einem minimalen Tagessatz pauschal von den Krankenkassen abgegolten.

Um die Familie optimal betreuen zu können, ist die Station mit drei Psychotherapeuten, einer Fachärztin sowie dreizehn Stellen im Bereich Pflege und Erziehung besetzt, ergänzt um einen Sozialarbeiter und die üblichen Begleittherapien. Die leitende Oberärztin der Station verfügt über eine entsprechende Doppelqualifikation als Fachärztin für Psychiatrie und Kinder- und Jugendpsychiatrie. In den wöchentlichen Chefarztvisiten sind daher die Fachkompetenzen beider Disziplinen vertreten.

Zu Beginn der gemeinsamen Arbeit wurde erkennbar, dass sich – je nach Sichtweise auf die eigene Patientengruppe – unterschiedliche therapeutische Vorgehensweisen ableiten ließen. So war es z. B. aus Sicht der Erwachsenenpsychiater oft wünschenswert, dass die Kinder möglichst rasch und dauerhaft zu ihrer Mutter zurückkehrten, da sie hierdurch eine Stabilisierung und Perspektivenbildung für die depressive Mutter erwarteten. Diese Sichtweise erschien in der Wahrnehmung der Kinder- u. Jugendpsychiatrie als absolut kontraindiziert, da das Kind sonst instrumentalisiert und überfordert werden würde. Hier mussten die kindliche Perspektive und die Einhaltung der Grundregeln des Kinderschutzes aus kinder- u. jugendpsychiatrischer Sicht absoluten Vorrang haben.

Da die Patientengruppen oft von weit her zur Aufnahme kommen, ist die vollstationäre Behandlung von Beginn an ohne Alternative gewesen. Sorge bereitete dabei die Frage, welche Prozesse möglicherweise außerhalb der Therapiekernzeiten zwischen den Familien ablaufen. Hier mussten einige klare Regeln formuliert werden, insbesondere zum Umgang mit Partnerschaften (z. B. keine Partnerwechsel während des stationären Aufenthalts).

2.3.2 Therapeutisches Setting

Das therapeutische Setting wurde nach den Grundzügen der MFT ausgerichtet mit dem Anspruch, dass alle Therapeuten und Mitarbeiter des Pflege- und Erziehungsdienstes zumindest einen Einführungskurs in MFT erhielten, um ein gemeinsames Grundverständnis zu sichern und ein einheitliches Therapiemilieu zu schaffen. Trotz dieser Schulung fällt vielen gelernten Pflegern und Erziehern die notwendige »Eingriffsabstinenz« schwer.

Die MFT-Techniken bilden die therapeutische Arbeitsbasis während des gesamten Behandlungsverlaufs. Darüber hinaus erhalten Erwachsene und Kinder individuelle ergänzende Therapieangebote. Dazu gehören Einzelgespräche für alle Patienten, bei zumindest zeitweiser Anwesenheit beider Eltern Paargespräche und die ergänzenden Verfahren wie Kunst-, Ergo- und Musiktherapie.

Sollte einzelne Familienmitglieder mit dem Setting überfordert sein bzw. sollten sie sich als so krank erweisen, dass sie einer weitergehenden Entlastung bedürfen, so besteht innerhalb des Klinikums die Möglichkeit, Eltern und Kinder kurzfristig und vorübergehend zu trennen. Sie können dann in den entsprechenden erwachsenenpsychiatrischen bzw. kinder- und jugendpsychiatrischen Fachstationen untergebracht werden – in der Regel mit dem Ziel, die gemeinsame Eltern-Kind-Behandlung später wieder aufzunehmen. Die Familien verbleiben in der Regel 6–10 Wochen auf der Eltern-Kind-Station. Tabelle 2 zeigt einen exemplarischen Tagesplan, um zu verdeutlichen, wie dicht das Therapieangebot für die Eltern und Kinder ist.

Die therapeutische Grundidee spiegelt sich in den Tagesabläufen immer wider, insofern als die Familien in unterschiedlichen Aktionseinheiten gemeinsame Erfahrungen sammeln und diese Erfahrungen dann in einem therapeutisch moderierten Prozess mittels Rückmeldung und Anleitung miteinander austauschen und besprechen. Dies bedeutet die aktive Teilnahme am Alltagsleben der Station, z. B. an der Sportgruppe, denn gemeinsame körperliche Bewegung und Aktivitäten sind für viele Familien neu und unvertraut. Beim allabendlichen Blitzlicht erfolgt die Kurzreflexion über Besonderheiten des Tages, spontanes Erleben und das Sammeln von Einfällen für gemeinsame Aktionen.

Das familienübergreifende Grundkonzept wird ergänzt durch die einzeltherapeutische Arbeit mit Patienten. Diese ist notwendig, weil es individuelle Aspekte gibt, die sich nicht ohne Weiteres in einer Familiengruppe thematisieren lassen bzw. die hoch schambesetzt sind, sodass ihre Benennung erwachsenen Personen schwerfällt. Auch die Verbesserung der Eltern-Kind-Interaktion, gerade auch im Kontakt mit sehr jungen Kindern, bedarf manchmal der konkreten Alltagsanleitung im Einzelfamilienkontext.

Das sehr ausgedünnte Wochenendprogramm dient im Wesentlichen als Erprobungszeit für die Familiensysteme. Je nach Entfernung zum Wohnort verbringen sie die Zeit von Samstagmorgen bis Sonntagabend im Umfeld der Station.

MONTAG	DIENSTAG	MITTWOCH	DONNERSTAG	FREITAG	SAMSTAG + SONNTAG
7.00 Frühstück	**6.30** Wiegen **7.00** Frühstück	**7.00** Frühstück	**6.45–7.15** Frühstück	**7.00** Frühstück	**8.00** Frühstück
8.00 Blitzlicht Erwachsene	**8.00–11.00** Kindergarten	**8.00–9.00** Sportgruppe für alle (Turnhalle)	**7.30–8.15** Schwimmen (lt. Einteilung)	**8.00** Blitzlicht Erwachsene	
8.00 Blitzlicht Kinder	**8.15–9.15** Erzieherrunde	**9.00–11.00** Kindergarten	**9.00** MFT Eltern-Kind-Gruppe	**8.00** Blitzlicht Kinder	
9:30 Babymassage		**10.00 -11.00** MFT	**9.00** Visite	**9.00–9.45** Schwimmen (lt. Einteilung)	
9.30–11.00 Kindergarten					
9.30–10.20 Gruppe 1 Ergotherapie Kinder (lt. Einteilung) **10.15–10.45** Sportgruppe				**9.00–11.00** Kindergarten **10.00–10.30** Walken **10.45–11.15** Wochenaufgaben besprechen (im Kindergarten)	Reinigung Küche & Schuhschrank, Zimmerordnung & Betten beziehen
11.30–12.00 Mittagessen	**11.30–12.00** Mittagessen	**11.30–12.00** Mittagessen	**11.30–12.00** Mittagessen	**11.30–12.00** Mittagessen	
		12.30 Kinderentspannung (lt. Einteilung)			
12.00–14.00 Mittagsruhe	**12.00–14.00** Mittagsruhe	**12.00–14.00** Mittagsruhe	**12.00–14.00** Mittagsruhe	**12.00–14.00** Mittagsruhe	
14.30–15.00 Kaffee	**14.30 -15.00** Kaffee	**14.30–15.00** Kaffee	**14.30–15.00** Kaffee	**14.30–15.00** Kaffee	
14.30–15.20 Gruppe 2 Ergotherapie Kinder (lt. Einteilung)					
17.30 Blitzlicht **18.00** Abendessen	**17.30** Blitzlicht **18.00** Abendessen	**17.30** Blitzlicht **18.00** Abendessen	**17.30** Blitzlicht **18.00** Abendessen	**17.30** Blitzlicht **18.00** Abendessen	SONNTAG: **17.30** Blitzlicht **18.00** Abendessen

Tab. 2: Tagesplan der Eltern-Kind-Station

Dabei werden die Familien angehalten, Ausflüge und Unternehmungen im näheren Umkreis für sich zu organisieren, oder sie fahren für eine Nacht nach Hause und versuchen, die erreichten Therapieergebnisse unter »Realbedingungen« umzusetzen. Gegen Ende der Behandlung sind dann auch Beurlaubungen für zwei Nächte möglich, um die tatsächliche Rückkehr in die eigenen vier Wände möglichst gut vorzubereiten. (Die Krankenkassen kürzen bei einer Beurlaubung für mehr als eine Nacht die Behandlungsgelder erheblich. Hieraus resultiert, dass längere Beurlaubungen nur begrenzt erlaubt werden können.)

Ambulante bzw. tagesklinische Nachsorgeangebote und entsprechende MFT-Gruppen ergänzen das vollstationäre Angebot. In den kommenden 2 Jahren wird die Station grundsaniert, sodass die bisher schon guten räumlichen Bedingungen weiter optimiert werden, um die wechselnden Familiensysteme mit unterschiedlichen Personenzahlen noch variabler unterbringen zu können.

2.3.3 Finanzielle Erwägungen

Der Medizinische Dienst der Krankenversicherung (MDK) fordert, für jeden Einzelfall zu belegen, dass es sich bei dem »angezweifelten« Patienten um eine tatsächlich erkrankte Person mit der Notwendigkeit einer vollstationären Behandlung handelt. Gerade bei mitbehandelten Kindern im Alter von 1–3 Jahren treffen wir vielfach auf Unverständnis seitens des MDK mit entsprechender Ablehnung einer Behandlungsindikation. Der MDK argumentiert, dass es sich beim Zustand der Kinder nicht um eine eigenständige Erkrankungsentität handelt, sondern um eine Folge der elterlichen Erkrankung. Er vertritt die Position, dass die Einzelbehandlung des Elternteils oder der erkrankten Elternteile konsekutiv zur Gesundung des Kindes führt. Dass die Situation des Kleinkindes keine grundsätzlich andere ist im Vergleich zu jeder älteren Person, die im Wechselspiel mit ihrer Umwelt psychisch erkrankt bzw. genesen kann, wird dabei außer Acht gelassen.

Eine andere Argumentationsschiene betrifft OPS-Code[4] 9–643 für Kinder bzw. 9–68 für Eltern. Hier werden im Sinne präventiver Maßnahmen nahezu alle Behandlungsstrategien verlangt, die wir im Sinne einer kurativen Behandlung anbieten. Diese führen allerdings nur zu einer Steigerung der Fallschwere von 0,2 Punkten, was den tatsächlichen Aufwand nicht im Entferntesten abbildet. Dabei ist die in diesem Zusammenhang vertretene Meinung auch insofern unrichtig, als es sich eben nicht um Präventionsarbeit zur Vorbeugung psychischer Erkrankungen bei Kindern handelt, sondern um die Behandlung bereits eingetretener Erkrankungen im Kleinkind- und Kindesalter.

Sozialgerichtliche Verfahren und die hier eingeleiteten Begutachtungen ermutigen und bestätigen uns in unserer Haltung und führten im Ergebnis zur vollumfänglichen Bezahlung der jeweiligen Krankenhausbehandlung. Die andere

4 Operationen- und Prozedurenschlüssel.

verbleibende Möglichkeit, einen entsprechenden OPS-Code mit hinreichender Fallgewichtung zu kreieren, scheitert nicht zuletzt daran, dass es keine analogen Situationen gibt, die zu einer entsprechenden Kalkulation der Leistungen beitragen könnte.

2.3.4 Resümee

Zu Beginn unserer Arbeit auf der Eltern-Kind-Station ergab sich in der interdisziplinären Arbeit die Frage, auf welcher konzeptionellen Grundidee die Therapie basieren soll. Die damals getroffene Entscheidung für die Multifamilientherapie und die entsprechende Schulung des therapeutischen Teams sowie der Mitarbeiter im Bereich Erziehung und Pflege, hat sich als richtig erwiesen. Durch den Einsatz der MFT ist es gelungen, den schwammigen Begriff der »Milieutherapie« der in psychiatrischen Einrichtungen immer noch gerne verwendet wird, in einen konkreten Therapiekontext zu bringen und das gemeinsame Leben von Familiensystemen in einem vollstationären Setting nicht als unvermeidlichen Zustand zu begreifen, sondern als wichtiges therapeutisches Mittel.

Die Qualität der geleisteten Arbeit und der Grad der Zielerreichung hängen selbstverständlich davon ab, welche Familien sich gerade auf der Station befinden. Es ist nicht immer möglich, die Zusammensetzung der Familiengruppe so zu planen, dass eine optimale Zusammenarbeit der Familien gelingt. Zu starke Unterschiede in den familiären Kontexten, insbesondere im Bildungsniveau, können das Miteinander der Familiensysteme erschweren. Unser hoher therapeutischer Aufwand auf der Eltern-Kind-Station erfordert eine Finanzierung über nahezu alle aufgenommenen Familienmitglieder und insofern eine klare diagnostische Einordnung aller Patienten. Dies bedeutet auch, dass diese bereit sein müssen, eine diagnostische »psychiatrische Etikettierung« ihrer Person zu akzeptieren.

Zu meinem Erstaunen habe ich aus dem Kontext großer Kliniken immer wieder gehört, die interdisziplinäre Zusammenarbeit zwischen Erwachsenenpsychiatrie und kinder- und jugendpsychiatrischer Klinik in der in diesem Kapitel beschriebenen Weise sei dort nicht denkbar. Aus meiner Sicht und aus eigener persönlicher Erfahrung ist eine gedeihliche Zusammenarbeit im Sinne der Familiensysteme nur interdisziplinär möglich und hat in unserer Klinik zu keinem Zeitpunkt zu Problemen geführt.

2.4 Multifamilientherapie in einer Klinik für Kinder- und Jugendmedizin

Klaus-Eckart Zillessen

2.4.1 Historische Entwicklung von Pädiatrie und Psychosomatik

In der klassischen Pädiatrie war die Versorgung der Kinder und Jugendlichen in ihrer Ganzheitlichkeit als biologische, seelische und soziale Wesen selbstverständlich. Mit zunehmender professioneller Differenzierung haben sich seit dem Ende des 19. Jahrhunderts vielfach Spezialisierungen vollzogen, die zur Etablierung der psychischen Fächer als eigene Fachdisziplinen führten. So wurde im Jahre 1940 die »Deutsche Gesellschaft für Kinder- und Jugendpsychiatrie und Heilpädagogik« in Wien gegründet (Warnke u. Lehmkuhl 2011). In der Kinder- und Jugendmedizin resultierte eine zunehmende Fokussierung auf somatische Erkrankungen mit hoch spezialisierter Diagnostik, Therapie und Pflege. Parallel dazu entwickelte sich auch in der Kinder- und Jugendpsychiatrie und Psychotherapie eine zunehmende Spezialisierung hinsichtlich multiprofessioneller Diagnostik, Therapie und Pflege in den Kliniken, Tageskliniken und Praxen für Kinder- und Jugendpsychiatrie und Psychotherapie.

Roland Kurz (2001) postulierte:

> »Nimmt man das Paradigma der kognitiv-psychosomatischen und sozialen Entität des Kindes in jeder Entwicklungsphase ernst und als Grundlage medizinischen Denkens und Handelns, können die Kinder und Jugendlichen als Patienten weder in der Lehre noch in der Forschung oder in der praktischen präventiven, diagnostischen und therapeutischen Betreuung in Versorgungsstücke geschnitten und als solche isoliert in verschiedenen Institutionen betreut werden.«

Kurz forderte ein enges multiprofessionelles Netzwerk, um den somatischen, psychischen und sozialen Bedürfnissen der sich entwickelnden Persönlichkeit von Kindern und Jugendlichen gerecht zu werden.

Im Kindes- und Jugendalter war in den letzten Jahrzehnten ein Wandel des Krankheitsspektrums zu beobachten, der als »neue Morbidität« bezeichnet wurde: die Verschiebung von akuten zu chronischen Krankheiten sowie von den somatischen Erkrankungen und Beschwerden zu den psychischen Auffälligkeiten und Störungen (Schlack 2004). Im Rahmen des bundesweiten repräsentativen Kinder- und Jugendgesundheitssurveys KiGGS (Hölling et al. 2012) wurden 11.529 Sieben- bis Siebzehnjährige unter anderem nach chronischen somatischen Erkrankungen befragt. Bei gleichzeitiger Nennung einer chronischen somatischen Erkrankung wiesen 10,8 % der Untersuchten einen speziellen Versorgungsbedarf auf. 20,6 % von ihnen wurden als psychisch auffällig klassifiziert (nichtsomatisch Kranke: 6,4 %).

Als Risikofaktoren für psychische Komorbidität bei chronischen somatischen Erkrankungen erwiesen sich männliches Geschlecht, niedriger sozioökonomischer Status, Familienstruktur und Defizite bei familiären und personalen Ressourcen. Psychische Probleme waren bei den chronisch-somatisch Betroffenen mit der niedrigsten gesundheitsbezogenen Lebensqualität assoziiert. Wie diese Ergebnisse zeigten, müssen insbesondere sozioökonomische, strukturelle und funktionale Aspekte der Familie bei der Entwicklung und Prävention psychischer Probleme bei chronisch-somatisch Erkrankten berücksichtigt werden (Erhart et al. 2011).

Nach Reinhardt und Petermann (2010) sind die häufigsten Störungen infolge einer chronischen Erkrankung Depressionen, emotionale Störungen, Verhaltens-, Entwicklungs-, Lern- und neurologische Störungen. Die chronische Erkrankung wirkt sich dabei nicht nur auf das Kind aus, sondern belastet alle Familienmitglieder und deren Lebenszufriedenheit. Laut Noeker (2002) ermöglicht das biopsychosoziale Krankheitsmodell die Überwindung des unproduktiven Psyche-Soma-Dualismus und bietet eine gute Basis für eine interdisziplinäre Verständigung und eine von wechselseitigem Respekt getragene Kooperation bei der Versorgung von Patienten mit chronischer somatischer (und psychosomatischer) Symptomatik. Für die psychologische Arbeit zur Unterstützung der Krankheitsbewältigung pädiatrischer chronischer Erkrankungen entwickelte Noeker biopsychosoziale Leitprinzipien: Interdisziplinarität, Bewältigungs- und Ressourcenorientierung, Familienorientierung und Entwicklungsorientierung.

2.4.2 Arbeitskontext der Klinik für Kinder- und Jugendmedizin Weimar

Um diesen Entwicklungen und den daraus resultierenden Herausforderungen gerecht zu werden, wurde im Jahr 2000 in der Klinik für Kinder- und Jugendmedizin Weimar eine Station für Psychosomatik und Psychotherapie aufgebaut, in der Patienten mit chronischen und sog. psychosomatischen Krankheiten in einem multimodalen und multiprofessionellen Therapiesetting ganzheitlich behandelt werden.

Die Klinik für Kinder- und Jugendmedizin Weimar befindet sich im Sophien- und Hufeland-Klinikum Weimar, einem modernen diakonischen Krankenhaus der Vollversorgung mit 13 Fachabteilungen. Die Klinik ist gegliedert in drei Stationen, jeweils eine für Allgemeinpädiatrie, Neonatologie und Psychosomatik/Psychotherapie des Kindes- und Jugendalters. Jede Station wird von Fachärzten geleitet. Das Personal besteht des Weiteren aus ärztlichen Weiterbildungsassistenten der Kinder- und Jugendmedizin sowie aus systemisch-lösungsorientiert und verhaltenstherapeutisch ausgerichteten Psychologinnen. Als Kotherapeuten arbeiten ein Musiktherapeut, eine Ergotherapeutin, eine Physiotherapeutin und eine Heilerziehungspflegerin im Team mit. Die mehrheitlich gelernten Kinderkrankenschwestern arbeiten im Dreischichtsystem und wechseln regelmäßig zwischen den drei Stationen, was Vor- und Nachteile mit sich bringt. Räumlich ist die Station für Psychosomatik/Psychotherapie von den anderen Stationen getrennt. Patienten der Klinik für Kinder- und Jugendmedizin können für etwa 2–3 Unterrichtsstunden pro Tag die »Schule für Kranke« nutzen.

An 2 Tagen der Woche nimmt eine Oberärztin der Station für Psychosomatik/ Psychotherapie bei den wöchentlichen Chefarztvisiten der anderen Stationen teil, um frühzeitig im Sinne des ganzheitlichen Ansatzes als Konsiliar- und Liaisondienst diagnostische und therapeutische Maßnahmen mitzuentscheiden und im Rahmen der Lehrvisiten zu diskutieren. In der Regel erfolgen auf den Stationen für Allgemeinpädiatrie und Neonatologie drei bis sechs ausführlichere Konsile pro Woche, die auf die Oberärzte und Psychologen der Station für Psychosomatik/Psychotherapie aufgeteilt werden. Hierbei wird nach den vier Ebenen der Konsiliarversorgung in Kliniken für Kinder- und Jugendmedizin nach Leonhard Thun-Hohenstein (2001) vorgegangen:

- Einbeziehung und Verbesserung des Verständnisses der für die Krankheitsgenese und -aufrechterhaltung verantwortlichen biopsychosozialen Faktoren
- Versorgung verhaltensauffälliger, kranker Kinder in der Allgemeinpädiatrie auch als Krisenintervention
- Konsiliar- und Liaisondienst für Diagnostik und Therapie auf der Station für Allgemeine Pädiatrie/Neonatologie
- Kinderpsychiatrische, psychosomatische und psychotherapeutische Versorgung auf der dafür spezialisierten Station für Psychosomatik und Psychotherapie.

2.4.3 Entwicklung und Strukturen der Arbeit vor Implementierung der MFT

Die Station für Psychosomatik und Psychotherapie für Kinder- und Jugendliche in Weimar entwickelte sich aus einer schon seit den 1980er Jahren bestehenden Station für Kinderneuropsychiatrie zunächst unter der Leitung einer Fachärztin für Kinderneuropsychiatrie. Damals wurden hauptsächlich körperlich, neurologisch und geistig schwer behinderte Patienten, zum Teil als »Langlieger«, aber auch Kinder mit Epilepsie, Enuresis, Enkopresis, Essstörungen, emotionalen und Verhaltensstörungen behandelt.

Da einerseits der Bedarf an qualifizierter kinder- und jugendpsychiatrischer sowie kinder- und jugendpsychotherapeutischer Betreuung wuchs, andererseits die Finanzierung einer Station für Kinder- und Jugendpsychiatrie zum Jahrtausendwechsel durch die Krankenkassen endete, wurde das Konzept der Station für Psychosomatik und Psychotherapie für Kinder und Jugendliche als Brückenschlag zwischen den Fachdisziplinen Kinder- und Jugendpsychiatrie/Psychotherapie einerseits und Kinder- und Jugendmedizin andererseits etabliert und damit eine ganzheitliche und umfassend optimierte Patientenbetreuung ermöglicht. Die Station startete unter diesem Konzept Anfang 2000 mit elf Behandlungsplätzen.

Im Rahmen der konsiliarischen Mitbetreuung chronischer Beschwerden bei Kindern und Jugendlichen auf der Station für Allgemeinpädiatrie ergibt sich das folgende *Diagnosespektrum*, das sich von anderen Kliniken für Kinder- und Jugendpsychiatrie etwas unterscheidet: Angststörungen, Zwängen und Depressionen mit vorwiegender körperlicher Symptomatik über somatoformen Schmerzstörungen, dissoziativen Störungen, Essstörungen, aber auch Anpassungsstörungen an chronische Krankheitszustände wie Diabetes, Muskeldystrophie Typ Duchenne, Morbus Crohn. Viele Patienten zeigen spezielle psychosomatische Symptomkomplexe gepaart mit lang anhaltender Schulvermeidung oder auto- oder fremdaggressiven Verhaltensweisen und Sozialverhaltensstörungen. In den letzten Jahren sind zunehmend kleine Kinder (0–4 Jahre) mit Bindungsstörungen gemeinsam mit ihren Müttern auf der Station in eine Mutter-Kind-Einheit aufgenommen worden.

Die stationär aufgenommen Kinder und Jugendlichen adaptierten sich oft sehr rasch an den gut strukturierten, rhythmisch gestalteten Tages- und Wochenablauf. Oft dauerte es nur wenige Tage, bis sich die Kernsymptomatik reduzierte oder gar nicht mehr zeigte. Das erzieherisch und psychosomatisch gut trainierte Mitarbeiterteam schien mit seinem Beziehungsangebot und seiner wertschätzenden, aber auch klaren und konsequenten Haltung gegenüber den Kindern und Jugendlichen eine neue Form der Sicherheit, Entlastung und ein Erleben von Selbstwirksamkeit zu ermöglichen. Pathologische oder symptomaufrechterhaltende Interaktionsmuster zwischen Eltern und Kindern wurden durch die Trennung weniger wirksam. Andererseits schienen die Sorge um das »kranke Kind«, ausgedrückt durch Sonderzuwendung, Besuche, nicht selten von der Großfamilie mitsamt Großeltern, sowie Mitbringsel dem Kind einen »Sonderstatus« zuzuweisen, der eine Symptomatik oft scheinbar überflüssig werden ließ. Häufig zeigte sich die Symptomatik bei Rückkehr in die Familie an Wochenendbeurlaubungen oder nach Entlassung erneut – als eine Art »sekundärer Krankheitsgewinn«.

Während der Besuchszeiten zwischen 16 und 18 Uhr fanden Interaktionen zwischen Eltern und Patienten im Patientenzimmer oder bei Spaziergängen außerhalb der Station statt, nur selten waren Phasen des Miteinanders von Eltern und ihren Kindern für das Pflegepersonal wahrnehmbar oder gar diagnostisch beobachtbar bzw. einer therapeutischen Intervention zugänglich. Meist waren diese innerfamiliären Begegnungen eher nicht alltäglich (Begrüßung, Abschied, Eisessen in der Cafeteria etc.).

Nahmen das Pflegepersonal und die Therapeuten dennoch relevante »Besonderheiten der familiären Interaktion« wahr, dann konnten die Zusammenhänge mit der Krankheitssymptomatik erst zeitlich verzögert im nächsten Elterngespräch reflektiert bzw. diskutiert werden, wenn die Situation nicht präsent war und Eltern sich häufig in ihrem »gut gemeinten« Handeln bzw. in ihrer Elternrolle kritisiert fühlten. Empfohlene Alternativen waren laut den Eltern »schon alle ausprobiert und unwirksam« oder »nicht passend«. Auch schienen praktische Übungen zur Interaktionsveränderung die Eltern allein häufig zu überfordern.

Wenn Eltern Pflegepersonal hinzuzogen, erwarteten sie, dass die gelernte Pflegefachkraft weiß, wie man mit dem kranken Kind umgeht, und nicht, von einer Kinderkrankenschwester familientherapeutisch gecoacht zu werden. Das machte es schwierig für das Personal, denn bei Abwesenheit der Eltern (Alltag, Essens- oder Zubettgehsituation etc.) hatten es ja die Aufgabe, die Eltern durch Zuwendung und Beziehungsangebote für die Kinder zu »ersetzen«. Weiterhin war es Aufgabe der Pflegefachkräfte, die Eltern in der Pflege und im Umgang mit dem kranken Kind fachlich anzuleiten und zu beraten. All dies führte zu einer Delegationshaltung der Eltern und Familien, das Kind in der Klinik »reparieren« zu lassen und gesund zurückzubekommen, sowie zu einer Abhängigkeit von den Fachleuten.

Daraus entwickelte sich in zweifacher Hinsicht Frustration: elterlicherseits, da keine neue elterliche Selbstwirksamkeit erlebbar war, und aufseiten des Pflegepersonals, da durch reine Dienstleistungstätigkeit ohne effektiven Transfer auf die Eltern keine Veränderung der familiären Interaktionsmuster oder der elterlichen Kompetenz zu erreichen war, woraus ebenfalls fehlendes Selbstwirksamkeitserleben resultierte. Sehr häufig war eine hohe psychische Belastung der Eltern feststellbar, wenn nicht sogar eine psychische Erkrankung vorlag. Dies führte zu mangelnder oder ganz fehlender elterlicher Präsenz in den Familien und war nicht selten Auslöser oder aufrechterhaltender Faktor der kindlichen Symptomatik. Eine notwendige Stabilisierung der kranken Eltern war auch häufig weder ausreichend noch zeitnah möglich. Zudem konnten viele Eltern häufig den Zusammenhang zwischen ihrem eigenen Verhalten und den Symptomen des Kindes nicht nachvollziehen und reflektieren. Die in den Elterngesprächen empfohlenen Verhaltensänderungen oder elterlichen Konsequenzen waren allein für die Eltern oft nicht praktisch umsetzbar, sodass sich Eltern wie Therapeuten ohnmächtig gegenüber den Krankheitssymptomen des Kindes bzw. der Familie erlebten.

Nach dem Erreichen des Behandlungsziels im stationären Setting (z. B. Reduktion rezidivierender Schmerzzustände oder Normalisierung des Essverhaltens) stand die Entlassung in die »alte« Umgebung an. Oft kam es schon nach wenigen Wochen trotz Weiterbetreuung z. B. durch niedergelassenen Psychotherapeuten zum Rückfall mit wohlbekannter Symptomatik. Der Transfer der therapeutischen Effekte aus dem klinischen Setting in den Alltag der Familie gelang nicht, weil das System Familie sich nicht dem therapeutischen Prozess entsprechend mitentwickeln und entsprechende Kompetenzen aufbauen konnte. Wiederholt resultierten Wiederaufnahmen in der gleichen Klinik, oder es begann ein »Krankenhaushopping«.

Das in der Klinik zwischenzeitlich begonnene psychoedukative Elterntraining nutzten meist nur wenige hoch motivierte Eltern. Es bezog nicht die Perspektive der Kinder und Jugendlichen ein. Grundsätzlich blieb das Monopol der fachlichen Kompetenz bei den Fachleuten, die passende Lösungen vermitteln sollten. Mangels gemeinsamer Erfahrungen der Elterngruppe mit ihren Kindern entstand keine

Gruppenkohäsion, wodurch Familien gehemmt waren, sich über ihre individuellen Problemsituationen auszutauschen und gegenseitig zu unterstützen.

2.4.4 Prozess der Implementierung der MFT

Die therapeutische Ausrichtung der Station war vom Jahr 2000 bis 2008 schwerpunktmäßig systemisch-familientherapeutisch ausgerichtet unter Nutzung verhaltenstherapeutischer Methoden. Nach ausführlichen Recherchen mit Hospitationen in verschiedenen Kliniken mit Mutter-Kind-Therapie oder familientherapeutischen Settings entschied sich das Team 2008 für das Konzept der Mehrfamilientherapie (Asen u. Scholz 2015). Gemeinsam mit einzelnen Mitarbeitern der Erziehungshilfe (Diakonie) und Teilnehmern eines Sonderschulprojekts der Stadt Weimar, die ebenfalls die Methode der MFT kennenlernen und nutzen wollten, nahm Ende 2008, Anfang 2009 die Hälfte der Schwestern und Therapeuten der Station für Psychosomatik und Psychotherapie der Kinderklinik Weimar an einer Inhouse-Schulung zu den Grundlagen der MFT teil.

Ab dem Frühjahr 2009 wurden jeweils fünf Familien während der stationären Behandlung ihrer Kinder dazu eingeladen, an sechs MFT-Wochenendsitzungen von Freitag- bis Sonntagmittag im Abstand von 5–6 Wochen teilzunehmen. Aus Mangel an Räumlichkeiten wurden an diesen Wochenenden alle anderen Patienten in ein verlängertes Wochenende beurlaubt, um jeder teilnehmenden Familie ein Patientenzimmer zur Verfügung stellen zu können. Einzelne Familien zogen vollständig in ihr Stationszimmer ein. Ein gut strukturiertes, intensives Therapieprogramm nach den Methoden der MFT unter Einbeziehung von Ergotherapie, Musiktherapie, mit gemeinsamer Vorbereitung und Einnahme von Mahlzeiten, Freizeit- und Abendgestaltung füllte die MFT-Wochenenden. Therapeutisch betreut wurde diese erste Gruppe jeweils von einem MFT-geschulten Mitarbeiter der Pflege, einem Arzt und einer Psychologin, zu einzelnen Sitzungen kam die Ergotherapeutin oder der Musiktherapeut dazu. Nach dem Zubettbringen der Kinder durch die Eltern verließen die Therapeuten die Station. Im Notfall stand eine Schwester der Nachbarstation und/oder der diensthabende Kinderarzt bereit. Die Supervision erfolgte zum Teil per Video, zum Teil in Anwesenheit eines Supervisors.

Der große Vorteil der MFT-Wochenenden war eine sehr rasche und intensive Gruppenkohäsion, auch bedingt durch die abendlichen »Elternrunden« (parallel zu denen die Kinder vom Personal betreut wurden). Positiv wirkten sich die Einbeziehung vielfältiger Alltagssituationen mit der Möglichkeit der sofortigen MFT-Intervention, eine intensive Ressourcenaktivierung und -nutzung der Familien bezüglich Selbstorganisation, Verantwortungsübernahme sowie die zeitnahe Reflexion und Übung neu erarbeiteter Handlungsweisen aus. Hilfreich war die hohe Präsenz der Eltern für ihre Kinder, da wenig andere Verpflichtungen oder Ablenkungen vorhanden waren. Dazu kamen intensive Diskussionen innerhalb der Gruppe der Eltern über die wahrgenommenen Konfliktsituationen und positive

Fähigkeiten, gegenseitige Unterstützung bis hin zu spontanen Rollenwechseln als »Adoptiveltern«. Überraschenderweise waren die positiven Effekte unabhängig von der zugrunde liegenden Erkrankung des Kindes.

Die Mitarbeiter, insbesondere die neu MFT-geschulten Schwestern, erlebten sich in ihrer Arbeit sehr aufgewertet und zufriedener mit ihrer neu gefundenen Rolle inklusive einer zurückhaltend reflektierenden Haltung (»Hands-off-Coach«). Im MFT-Team stellte sich berufsgruppenüberschreitend eine neues Wirksamkeitserleben und intensivere Kohäsion im gemeinsamen therapeutischen Handeln ein. Schwierig war die hohe Arbeitszeitbelastung der Pflegekräfte und Therapeuten, welche ihr Arbeitszeitkonto in den Wochen ohne MFT ausgleichen mussten und so für die »reguläre« stationäre Versorgung fehlten. Neben der ohnehin schon hohen Dienstbelastung der Ärzte waren die zusätzlichen Wochenenddienste auf Dauer nicht tragbar. Zudem betrieben die Ärzte und Verwaltungsmitarbeiter einen hohen Aufwand bei der Einweisungs- und Entlassungsorganisation, die enge Absprachen mit den Einweisern und Krankenkassen erforderte, welche eine derartige Intervallbehandlung oft nicht nachvollziehen konnten. Eine zusätzliche Finanzierung des Aufwands existierte nicht, jeglicher Zusatzaufwand musste aus dem für die Station verhandelten Budget bestritten werden.

Der organisatorische Aufwand des Pflegepersonals war ebenfalls ausgesprochen hoch: Frühzeitige Beurlaubung von bis zu 14 Patienten in ein verlängertes Wochenende, Ausräumen und Reinigen der Zimmer am Freitag und am Sonntag, Neuaufnahme der MFT-Familien, Essensbestellungen, Entlassung der MFT-Patienten, all das löste Erschöpfung aus. Auf die Familien wirkte die Intensität der »dauertherapeutischen« Arbeit insbesondere bei psychisch labilen oder erkrankten Eltern überfordernd. Auch ihr organisatorischer Aufwand war hinsichtlich Terminorganisation (z. B. bei Wochenend- oder Schichtarbeit), aber auch bezüglich des »Verreisens« für ein Wochenende (Packen etc.) sehr hoch. Eine gemeinsame Teilnahme getrennt lebender Eltern war wegen der Unterbringung im selben Zimmer nicht möglich.

Trotz einer Entlastung durch die Implementierung der MFT-Gruppe in den wöchentlichen Stationsalltag mit zunächst für die Familien freiwilligen 14-tägigen MFT-Gruppen entwickelte sich im Mitarbeiterteam ein paradigmatischer Riss. Für das Pflegepersonal war der Wechsel von einer fürsorglich-versorgenden Haltung (»hands on«) in eine zurückhaltend-reflektierende Haltung (»hands off«) eine große Umstellung, zu der die nicht MFT-trainierten Kollegen nicht bereit oder in der Lage waren. Diejenigen, die ein MFT-Training absolviert hatten und mit der Methode arbeiteten, erlebten trotz Zusatzbelastung eine höhere Arbeitszufriedenheit und waren überzeugt, dass MFT für die Patienten und Familien sehr wirksam und hilfreich war. Diejenigen, die MFT nicht praktizierten, erlebten nur die zusätzlichen organisatorischen Belastungen, aber nicht die positiven Effekte. Die Anwendung der MFT-Interventionen im Sinne eines »hands off« gelang im normalen Stationsalltag nicht allen Mitarbeitern. Dieses divergente Handeln im Team löste bei Patienten und deren Familien Irritationen aus.

Problematisch erwies sich auch die Auswahl der MFT-Familien, deren Teilnahme streng freiwillig war. Hochbelastete Familien, für die nach Meinung der MFT-Mitarbeiter eine Teilnahme sehr sinnvoll gewesen wäre, lehnten aufgrund eigener Belastungen, Sorgen vor zeitlicher und organisatorischer Überforderung oder aus Angst, sich vor einer Gruppe zu präsentieren, die Teilnahme ab. Häufig hat die Aufnahme des Kindes bereits den Leidensdruck etwas reduziert, sodass manche Eltern ihre Beteiligung nicht mehr als nötig erachteten. Eine Implementierung der MFT auf der Station mit verpflichtender Teilnahme aller Patienten und Familien wurde von den MFT-Mitarbeitern befürwortet, von den noch nicht MFT-geschulten Mitarbeitern jedoch abgelehnt. Dieser Teamkonflikt in der Pilotphase verschlechterte das Arbeitsklima und die Mitarbeiterzufriedenheit gravierend.

Letztlich ließ sich eine Eskalation nur durch eine Teamklausur abwenden. Es wurde beschlossen, das gesamte Team zu schulen und die MFT für alle Patienten und deren Familien zum verpflichtenden Bestandteil der Behandlung zu machen. Die Instruktion der Eltern mit der Erklärung ihres Einverständnisses zur Teilnahme an der MFT erfolgte bei einem vorstationären Termin verbunden mit (noch) hohem Leidensdruck. Aufgrund der daraus resultierenden höheren Teilnehmerzahl wurden zwei Gruppen als »MFT-Nachmittag« in den regulären wöchentlichen Stationsablauf integriert. Die ärztlichen und psychologischen Therapeuten absolvierten den MFT-Aufbaukurs für Teamleiter am Institut für Mehrfamilientherapie in Dresden.

2.4.5 Gegenwärtige Praxis

Seit 2011 ist die MFT obligater Bestandteil des komplexen Therapiesettings für alle stationär aufgenommenen Kinder, für mindestens einen ihrer Erziehungsberechtigten und, wenn möglich, Geschwisterkinder und/oder wichtige Verwandte. Jeweils Dienstag zwischen 15 und 18 Uhr findet eine Jugendgruppe für Patienten im Alter von 13 bis 18 Jahren und eine Kindergruppe für bis zu Zwölfjährige statt. Wegen der Vergrößerung der Kapazität auf 15 Behandlungsplätze umfasst jede Gruppe zwischen vier bis elf Familien mit bis zu 30 Gruppenteilnehmern. Die Gruppen finden in zwei Konferenzräumen statt, die Kindergruppe gelegentlich auch im Physiotherapieraum oder im Gruppenraum der Station, wo mehr Freiraum für Bewegungs- oder Wahrnehmungsspiele vorhanden ist.

Zur Sicherung der Kontinuität wird jede Gruppe durch ein stets gleiches Therapeutenduo bestehend aus einem Arzt und einer Psychologin geleitet. Je nach Größe der Gruppe werden beide durch eine MFT-Schwester oder eine Heilerzieherin unterstützt. In 4- bis 5-wöchentlichen Abständen findet eine Ergotherapie-MFT oder Musiktherapie-MFT, an der neben dem Spezialtherapeuten einer der beiden MFT-Therapeuten teilnimmt, statt.

In Ferienzeiten stehen für die Gruppen abwechselnd MFT-Termine ohne Therapeuten mit Unterstützung von zwei MFT-Schwestern zur freien Selbstgestaltung auf dem Plan, für die die Familien mit ihren Kindern organisatorisch und inhaltlich verantwortlich sind. Erfahrungsgemäß fördern diese Termine die Gruppenkohäsion ganz besonders und ermöglichen viele positive Erfahrungen bezüglich der Selbstwirksamkeit der Patienten und ihrer Eltern im Rahmen der Familie. Die Eltern erleben sich bei diesen Anlässen oft gestärkt hinsichtlich ihrer elterlichen Kompetenzen wie Präsenz, Führung, Organisation, Verantwortungsübernahme, Beziehungsgestaltung und altersangemessene Einbeziehung der Kinder und Jugendlichen.

Während des meist 6- bis 8-wöchigen stationären Aufenthalts nehmen die Familien einmal wöchentlich teil, nach der Entlassung besteht 4 Wochen lang die Möglichkeit, nachstationär, also ambulant von zu Hause aus, teilzunehmen. Dies gewährleistet einen begleiteten Übergang ins familiäre Umfeld, und die Erfahrungen nach der Entlassung werden in die Gruppe zurückgemeldet. Bei erneut auftretenden Schwierigkeiten steht die Gruppe als Ressource und »Helfernetz« zur Verfügung. Insgesamt kommen die meisten Patienten mit ihren Familien auf 30–36 Stunden MFT. Bei »Langliegern«, z. B. bei Patienten mit Essstörungen, kann sich die Gesamtstundenzahl auf über 90 Stunden erhöhen.

Die Gruppen sind im Gegensatz zu der Pilotphase offen. Das heißt, sobald ein Patient auf der Station aufgenommen wird, nimmt die Familie als Neueinsteiger an der MFT teil. Dadurch besteht jede Gruppe aus erfahrenen Familien (»alten Hasen«), gut eingearbeiteten Familien, den Neuen (»Frischlingen«) und den Nachstationären (»Externen«). Ein großer Vorteil der offenen Gruppe sind die fehlenden Wartezeiten nach stationärer Aufnahme, das Teilen und Erleben sowie ein guter Transfer von Kompetenzen und Erfahrungen von den »Externen« und den »alten Hasen« auf die »Frischlinge«. Die »alten Hasen« erfahren Wertschätzung ihrer erworbenen Kompetenzen durch die Neuen (»Wie ihr das macht, möchten wir das auch mal können«). Im Gegenzug ermöglicht die offene Gruppe die verständnisvolle Annahme der Probleme der Neuen und deren Unterstützung durch die Erfahreneren. Offene Gruppen erreichen rasch ein hohes Niveau der Selbstorganisation, was die Methode des »Hands-off-Coachings« erleichtert. Bei der Verabschiedung von Familien vor der Entlassung oder nach der nachstationären Phase findet meist eine wertschätzende Abschiedsrunde für die »Ausscheidenden« mit einer »Lobdusche« und der Überreichung einer Schatzkiste mit Wünschen oder Tipps der Gruppe statt.

Die MFT-Nachmittage sind zeitlich und inhaltlich vom Team mit Methoden nach Asen und Scholz (2015) vorgeplant. Für den gesamten MFT-Nachmittag wird den Eltern die elterliche Verantwortung für ihre Kinder übergeben. Am Anfang steht die allgemeine Begrüßung und gegebenenfalls auch neuer Familien sowie die Vorstellung der Gruppenmitglieder. Danach beginnt eine etwa 45-minütige erste Arbeitsphase, gefolgt von einer kleinen Pause mit Snack und Getränk, für das die Erwachsenen verantwortlich sind. Vor allem in der Kindergruppe sind häufige spielerische Auflockerungen notwendig. Nach weiteren 45 Minuten der zweiten Arbeitsphase bereiten die Familien selbstorganisiert das Abendessen vor. Ab 17.30 Uhr findet das gemeinsame Abendessen statt, am Ende wird der MFT-Nachmittag mit einem Blitzlicht zum Nachmittag, kurzen Rückmeldungen oder Skalierungen abgeschlossen. Die Eltern der Kindergruppe begleiten ihre Kinder noch beim Ausfüllen des Verhaltensplans und beim Zubettgehen, bis sie die elterliche Verantwortung für ihre Kinder wieder an die Schwestern übergeben.

Inzwischen existiert ein Pool altersadaptierter MFT-Übungen. Insbesondere für die Kindergruppe, die teilweise aus Vorschulkindern und meist aus Grundschulkindern besteht, sind Übungen zur Wahrnehmung, mit hohem spielerischem Anteil, kürzeren Sequenzen und zur Stärkung der Mutter-Kind-Beziehung, der elterlichen Führung und Präsenz entwickelt worden, für die Jugendgruppe zusätzlich zu schon bekannten Übungen solche zu den Themen Nähe–Distanz, Abhängigkeit und Verselbstständigung sowie zum bedingten Akzeptieren elterlicher Führung und zur Präsenz im Jugendalter.

Im Falle der Abwesenheit von Eltern, etwa bei Kindern aus der stationären Kinder- und Jugendhilfe, nehmen wiederholt auch Bezugsbetreuer aus den Einrichtungen an deren Stelle teil. So gelang es jugendlichen Diabetikern mit schweren Schwankungen des Blutzuckerspiegels, durch Nutzung der Ressourcen einer derart zusammengesetzten Gruppe neue Formen des Umgangs im Spannungsfeld von erzieherischer Aufsichtspflicht und jugendlichen Verselbstständigungswünschen zu erarbeiten.

2.4.6 Evaluation der Behandlung am Beispiel qualitativer Interviews

In einer ersten Evaluationsstudie, einer Masterarbeit im Fach Erziehungswissenschaften (Richter 2013), wurden mithilfe qualitativer Interviews zwei Fragestellungen untersucht: Welche Möglichkeiten schreiben Teilnehmer der Mehrfamilientherapie zu, und welche Bedingungen tragen aus Sicht der Teilnehmer zum Erfolg der MFT bei. In einem Leitfadeninterview wurden dazu subjektive Sichtweisen und Erfahrungen von drei Kindern und zwei Eltern erfasst. Anschließend wurde in einer qualitativen Inhaltsanalyse ein Kategoriensystem anhand induktiver Kategorienbildung erstellt. Die Probanden schrieben der MFT folgende Möglichkeiten zu:

- qualitative Veränderungen beim Kind, den Eltern und der Familiensituation
- Verbesserungen der Eltern-Kind Beziehung, der Interaktions- und Kommunikationsmuster, des Familienklimas und des Umgangs mit Schwierigkeiten
- Erfahrungsaustausch mit anderen Familien und Ausbau des sozialen Netzwerks, gegenseitige Unterstützung
- Entwicklung einer kooperativen Beziehung zu Therapeuten mit Kontakt auf Augenhöhe

Als Fazit bietet die MFT die Möglichkeit, personale, familiäre und soziale Ressourcen zu aktivieren, die nach Noeker und Petermann (2008) Schutzfaktoren einer gesunden Entwicklung darstellen.

Als erfolgsfördernde Bedingungen der MFT nannten die Teilnehmer:

- Rahmenbedingungen des störungsübergreifenden MFT-Konzepts der Kinderklinik, Methoden und alltagsnahe Übungen
- Familienzentrierung statt Problemfokussierung (Entlastung)
- gezielte Zusammenarbeit mit Familien (soziale Unterstützung)
- Sich-Wiedererkennen in anderen Familien mit ähnlichen Problemen
- Gemeinschaft und förderliche, vertrauensbasierte Gruppenatmosphäre
- wechselndes Aktivitätsniveau der Therapeuten

Richter (2013) schlussfolgert, dass die Identifizierung erfolgsfördernder Bedingungen zur Optimierung des MFT-Konzepts beitragen kann. Die MFT-Gruppe bietet eine von Familien geschätzte und nützliche Ergänzung zum Behandlungsspektrum in der Psychosomatik der Kinderklinik. MFT gewährleistet das kontinuierliche Einbeziehen und die systematische Zusammenarbeit mit Familien. Die Ressourcenaktivierung und Veränderungen des gesamten Familiensystems geben Hoffnung auf Nachhaltigkeit der Therapie.

2.4.7 Fazit

Zur ganzheitlichen Behandlung chronischer somatischer wie auch psychosomatischer Erkrankungen im Kindes- und Jugendalter ist neben der spezifischen somatischen Diagnostik und Behandlung eine ausführliche psychische und soziale Diagnostik und Behandlung notwendig. Bei ca. 20 % der Kinder und Jugendlichen mit chronischen somatischen Erkrankungen ist das Risiko einer psychischen Komorbidität fast um den Faktor 3 erhöht im Vergleich zu somatisch gesunden Kindern und Jugendlichen. Zur Bewältigung chronischer somatischer wie psychosomatischer und psychischer Erkrankungen ist ein komplexes Unterstützungsnetzwerk aus Pädiatern, Kinder- und Jugendpsychiatern, Psychotherapeuten, Sozialarbeitern, aber auch Physio-, Ergo-, Musik- und Kunsttherapeuten und Lehrern in enger Kooperation gefordert. Neben dem Blick auf den Patienten selbst ist wichtig, dass das professionelle Netzwerk auch die Ressourcen der Familie für die Krankheitsbewältigung aktiviert. Dabei sind familiärer Zusammenhalt und Kommunikation, emotionales Klima und Belastbarkeit sowie Bewältigungsstrategien und Erziehungsverhalten zu stärken.

Die Mehrfamilientherapie kann in all diesen Aspekten einen wesentlichen Beitrag zur Versorgung chronisch kranker Kinder und Jugendlicher und ihrer Familien leisten und eine Antwort auf die eingangs dieses Kapitels gestellte Frage sein: »Wie kann die Kinder- und Jugendmedizin der biopsychosozialen Ganzheit von Kindern und Jugendlichen gerecht werden?« Daher ist zu wünschen, dass die Mehrfamilientherapie sich zunehmend auch in Kliniken für Kinder- und Jugendmedizin sowie sozialpädiatrischen Zentren und Kinderarztpraxen etabliert, in denen chronisch kranke Kinder und Jugendliche gemeinsam mit ihren Familien betreut werden.

2.5 Kinder und Jugendliche mit einer Autismusspektrumstörung

Anas Nashef & Lisa Mohr

2.5.1 Arbeitskontext

Obschon sich MFT in den verschiedensten Kontexten bewährt hat, einschließlich in der Arbeit mit behinderten Kindern (Retzlaff, Brazil u. Goll-Kopka 2008), blieb sie bisher dem Kontext von Autismusspektrumstörungen (ASS) fast völlig fern. Dies hat möglicherweise damit zu tun, dass ASS tief greifende Entwicklungsstörungen darstellen, in deren Rahmen Beeinträchtigungen der Kommunikation und Interaktion einen zentralen Stellenwert haben und potenzielle Hindernisse bei der Gruppenarbeit darstellen. Das in diesem Kapitel beschriebene Projekt entwickelte sich im Rahmen einer Kooperation zwischen dem »Autismus-Therapiezentrum Langen-Debstedt« und »JUPS«, einer Praxis für Kinder- und Jugendpsychiatrie und -psychotherapie. Der initiale Impuls entstand nicht bei der Arbeit mit den ASS-Betroffenen, sondern mit deren Geschwistern. Der anfangs salopp formulierte Interessengegenstand lautete hierbei: »Wo bleiben Geschwister von Kindern und Jugendlichen mit einer ASS?«

Wie andere Geschwister von Kindern und Jugendlichen mit einer Behinderung befinden sich auch solche mit Geschwistern mit einer ASS in einer besonderen Situation (Girsberger 2015; Kasten 2003). Diese geht mit bestimmten Herausforderungen, Gefühlen und Bewältigungsstrategien einher, ohne dass diese in der Regel im Fokus des Interesses stehen. Wir hatten die Erfahrung gemacht, dass gehäuft Geschwister von ASS-Betroffenen in der Praxis für Kinder- und Jugendpsychotherapie mit unterschiedlichen Auffälligkeiten vorgestellt wurden. Dort fanden bereits im Vorfeld der hier dargestellten MFT-Gruppe mehrere ambulante MFT-Gruppen mit jeweils anderem Fokus statt. Das Kooperationsprojekt brachte die multifamilientherapeutische Qualifikation der Therapeutin und Praxismitarbeiterin (L. M.) und die störungsbezogene therapeutische Qualifikation des Leiters des Autismus-Therapiezentrums (A. N.) zusammen – eine wichtige Voraussetzung für die Durchführung solch eines speziellen therapeutischen Angebots.

2.5.2 Autismusspektrumstörungen und kommunikative Besonderheiten von MFT-Gruppen

Allen ASS sind Beeinträchtigungen der sozialen Interaktion und Kommunikation sowie Einschränkungen durch stereotype und repetitive Verhaltensmuster gemein. Im Rahmen der MFT-Gruppe betreuten wir Kinder und Jugendliche, die mit dem »Asperger-Syndrom« (Asperger 1944) diagnostiziert worden waren. Dieses ist durch lebensbereichsübergreifende, sozioemotionale und kommunikative Besonderheiten charakterisiert. Daher sind Gruppenkontexte wie MFT für Betroffene in vielerlei Hinsicht eine besondere Herausforderung. In Situationen mit nur einem Gegenüber ist Betroffenen mit einer Bezugsperson eine gewisse Aufnahme kommunikativer und emotionaler Signale möglich. Doch in einem Gruppensetting ist das für ein Kind mit ASS in besonderem Maße erschwert – eben wegen der kommunikativen und emotionalen Ballung.

Die von einer Einzelperson gesendeten Signale sind in ihren unterschiedlichen Spielarten komplex genug, eine Multifamiliengruppe aber stellt eine Vervielfachung dieser Komplexität dar. Die Interaktion in einer Gruppe geht mitunter schnell und reizreich vonstatten; es gibt Aktionen und vielfältige, mitunter simultane Reaktionen nonverbaler und verbaler Natur, unterschiedliche Lautstärken, Redetempi und Intonationen. Es besteht eine Vielfalt von Kommunikations- und Sprachqualitäten: Manche drücken sich direkt aus, andere mit ironischen Untertönen; manche sind formal, andere verwenden die Umgangssprache oder peergroupbezogene Ausdrucksweisen; bisweilen werden Signale an einzelne Personen gerichtet, bisweilen an die gesamte Gruppe. Obendrein werden diverse Emotionen mit unterschiedlichen Nuancen geäußert, von verschiedenen Personen zu unterschiedlichen Zeitpunkten mit jeweils anderer personenbezogener Ausprägung. In einer Gruppe wird Kontakt zu anderen Gruppenmitgliedern aufgenommen, manchmal formal, manchmal nicht; manchmal werden wichtige Inhalte besprochen, manchmal unterhält man sich über Unwesentliches.

2.5.3 Gruppenstruktur, Teilnehmer und subjektives Familienbild

Unser MFT-Projekt fand in einer geschlossenen Gruppe mit sechs Familien statt. Eine Familie kam in der zweiten Sitzung dazu, nachdem eine andere die Teilnahme abgebrochen hatte (Nashef u. Mohr 2015). Das Setting der geschlossenen Gruppe wurde gewählt einerseits mit der Erfahrung zweier anderer MFT-Gruppen – mit jeweils anderem inhaltlichen Fokus im ambulanten kinder- und jugendpsychiatrischen (KJP-)Bereich – und andererseits, um der großen Veränderungsunsicherheit von ASS-Betroffenen Rechnung zu tragen.

Die sieben Gruppentermine fanden über einen Zeitraum von 5 Monaten statt und für die Dauer von jeweils 3 Zeitstunden. Die ersten vier Sitzungen wurden im Abstand von jeweils 2–3 Wochen abgehalten und die letzten drei etwa in Vierwochenabständen. Der kürzere Zeitabstand zu Beginn diente dem Aufbau einer tragfähigen Arbeitsatmosphäre und der Gruppenkohärenz. Jede Sitzung gliederte sich in zwei Arbeitsphasen, getrennt durch eine Pause für informelle Gespräche und zum »Austoben« der jüngeren Kinder.

Die breite Altersspanne der Betroffenen (7, 8, 10, 12, 16 und 18 Jahre) ermöglichte den Familien einen Vergleich der verschiedenen Entwicklungsphasen und wirkte sich in vielerlei Hinsicht positiv aus. Im Unterschied dazu bewährte sich bei den oben erwähnten KJP-Gruppen das recht einheitliche Entwicklungsalter der Indexpatienten, auch im Sinne eines weiteren gemeinsamen Nenners der MFT-Gruppe (Drümmer u. Mohr 2012; Spierling u. Mohr 2014). Während in den KJP-Gruppen Väter und Mütter aller Familien nicht kontinuierlich teilnahmen, waren die Mütter in der ASS-Gruppe bei jeder Sitzung anwesend. Die Teilnahme der Väter variierte wie bei den ambulanten KJP-Gruppen stark, zwei Väter nahmen nie teil, drei andere waren konstant anwesend.

Um einen Prä-post-Vergleich zu ermöglichen, wurden den Familien in den vor- und nachbereitenden Einzelterminen das »subjektive Familienbild« (SFB, Mattejat u. Scholz 1994) vorgelegt. Das SFB ist ein subjektives Verfahren, das die intrafamiliären Beziehungsqualitäten aus der Sicht der einzelnen Familienmitglieder abbildet.

2.5.4 Verlauf der Multifamilientherapie

Die ersten drei der insgesamt sieben MFT-Sitzungen dienten dem Kennenlernen, dem Sich-als-Gruppe-Zusammenfinden sowie der Themensammlung (Tabelle 3). Rasch zeigte sich z. B. im Rahmen der MFT-Übung »*Familienwappen*«, dass für alle Familien der innerfamiliäre Zusammenhalt im Vordergrund stand.

Im Kontext der Psychoedukation eröffneten die Arbeit in unterschiedlichen Kleingruppen (jeweils getrennt für Mütter, Väter, Geschwister, Betroffene) und die anschließende Reflexion mit Innen- und Außenkreis mannigfaltige Aspekte aus den verschiedensten Perspektiven. Die Fragestellung lautete hierbei: »Was ist gut daran, als ASS-Betroffener zu leben bzw. mit einem betroffenen Menschen zusammenzuleben, und was ist daran schwierig?« Bei allen Nichtbetroffenen stand das Gewinnbringende und Beeindruckende am Zusammenleben mit ihren ASS-betroffenen Kindern/Geschwistern im Mittelpunkt. Beispiele für Antworten:

- »Mein Bruder kann schneller denken als reden.«
- »Er weiß so viel.«
- »Ich lerne von meinem Sohn jeden Tag, dass es nicht das Wichtigste ist, was unser Nachbar denkt.«

Es gab hier aber auch den Raum für gegenseitige Entlastungen, indem die Anstrengungen des Alltags zur Sprache kamen, die je nach Untergruppe und Perspektive differierten. Konstruktiv und ergreifend zugleich war, wie die Betroffenen sich wechselseitig gespiegelt sahen. Sie, die sich so häufig als »einzigartig« erleben, fanden sich innerhalb der Betroffenengruppe gespiegelt, gestärkt und bestätigt.

Ausnahmslos hatte das Thema »Schule« für alle Familien einen sehr hohen Stellenwert. Zugang zu diesem Lebensbereich wurde in der Sitzung 3 in den drei Untergruppen für Eltern, Jugendliche und Kinder gesucht, die jeweils ihre Vorstellungen zu ihrer persönlichen Traumschule sammelten und konkretisierten (Tabelle 3). Die positive und ressourcenorientierte Vorgehensweise sowie die multiperspektivische Beleuchtung dieses komplexen Themas trugen deutlich zu einem Sich-Lösen von

Sitzung	Phase	Inhalte
1	Kennenlernen	Begrüßungsrunde Familien über Familienrätsel vorstellen Gruppenregeln erstellen
	Anwärmen	Soziometrie/Aufstellungen MFT-Übung *»Familienwappen«*
	Fester Bestandteil	Kaffeepause, informelle Gespräche, Tobezeit für die Kinder
	Psycho-edukation	Arbeit in Untergruppen aus Müttern/Vätern/Betroffenen/Geschwistern zu den Themen: Was ist gut daran, ein »Asperger« zu sein/mit einem »Asperger« zu leben? Was ist schwierig daran? Reflexion mit Innen- und Außenkreis
	Fester Bestandteil	Feedback und Abschied
2	Kennenlernen	MFT-Übung *»Familienfluss«:* Familien tauschen sich untereinander aus Eine Familie stellt ihre Geschichte in der Großgruppe vor
	Planung Arbeitsphase	Themensammlung
	Fester Bestandteil	Thema für das nächste Mal wählen
3	Arbeitsphase	*Thema Schule:* Wie sieht unsere Traumschule aus? In drei Untergruppen: Erwachsene/Jugendliche/Kinder
4	Arbeitsphase	*Thema Aggression:* – Familien erarbeiten einen Wohnungsplan und zeichnen ein, wo es meistens »knallt« – Arbeit in getrennten Untergruppen für Erwachsene und Jugendliche: Eskalations- und Deeskalationsmodell – Toleranzfenster – Kinder: Malen im Körperumriss, wo welche Gefühle sitzen – Austausch in der Großgruppe
5	Arbeitsphase	*Thema Hürden des Alltags:* Spielerischer Einstieg: Alle malen die Hürden des Alltags in ihren Familien auf Reihum besprechen und Lösungen entwickeln
6	Arbeitsphase	*Thema 1: Freundschaften* (Untergruppe Kinder/Jugendliche) – Plakate/Bilder zum Thema erstellen *Thema 2: Auswirkungen auf Partnerschaft* (Untergruppe Eltern) – Reger Austausch zum Thema Anmerkung: Themenmix wurde aus Zeitmangel gewählt und hat sich nicht bewährt Änderungsvorschläge: Nur Thema Freundschaft in Gesamtgruppe bearbeiten. Elternnarrative nutzen, indem sie aus ihrer Kindheit/Jugend berichten. Thema Partnerschaft ist geeignet für eventuellen Sondertermin nur für Eltern
7	Integration, Ausblick, Abschied	*Thema Zukunft:* Zeitreise für jede Familie *Thema Abschied:* Alle Familien legen Wunschkarten in die »Koffer« der anderen

Tab. 3: Verlauf der MFT

der passiven Opferrolle hin zur Entwicklung konkret zu realisierender Lösungen bei. Am Ende stand beispielsweise das Vorhaben, dass ein 18-jähriger ASS-Betroffener zusammen mit einer Familie zu einem Gespräch mit den Lehrkräften geht.

In der Jugendlichengruppe zeigte sich, wie sehr Nichtbetroffene von ASS-Betroffenen profitieren können, ganz im Sinne des inklusiven Ansatzes. Alle Jugendlichen waren sich einig darin, was eine bessere Schule auszeichnet:

- bewältigbare Hausaufgaben
- wenig Leistungsdruck
- viel Multimedia
- Rückzugsräume
- klare Strukturen
- qualifiziertes Personal, das über ASS Bescheid weiß
- Vertrauenspersonen
- individuelle Anforderungen und Zeugnisse.

Mit diesen wenigen Aspekten sind die wesentlichen Rahmenbedingungen einer gelingenden inklusiven Schule benannt: ein Beispiel dafür, dass Inklusion bereits bei der Planung eines inklusiven Projekts gelebt werden muss, also alle Beteiligten miteinzubeziehen sind.

Auch bei den Folgetreffen dominierte lösungs- und ressourcenorientiertes Arbeiten an den Themen »Konflikte im häuslichen Umfeld«, »Hürden des Alltags« und »Gefühlseskalation und -deeskalation« (Tabelle 3). Im Gegensatz zu den KJP-Gruppen war dabei keine besondere Motivation durch die Therapeuten erforderlich, um die Gruppe zum Arbeiten zu bewegen. Vor allem die Mütter waren stets bereit, die jeweiligen Gruppen- bzw. Familienaktivitäten direkt anzugehen und kreativ umzusetzen. Von Beginn an war die Arbeitsatmosphäre sehr wohlwollend und akzeptierend. Man spürte, dass ASS-Familien gewöhnt sind, auf andere einzugehen, jeden mit seinen Eigenheiten anzunehmen und einzubeziehen. An der Fülle der entwickelten kreativen Lösungen zeigte sich die familiäre Lebenserfahrung, im Alltag stets kreativ sein zu müssen und Ideen zu entwickeln, wie mit den Hürden des Alltags zu umgehen ist oder wie sie zu überwinden sind.

Wie gut sich die Gruppenkohärenz entwickelte, wurde beim letzten Treffen deutlich, als alle Familien eine spielerische »Zukunftsreise« unternahmen und einen Ausblick auf die individuellen Lebensziele der einzelnen Familienmitglieder wagten. Auch dabei war die große Altersspanne der teilnehmenden Betroffenen vorteilhaft: Der 18-Jährige führte den jüngeren Kindern vor Augen, wie sie in etwa 10 Jahren sein werden. Und dieser direkte Vergleich vermittelte den Eltern viel Hoffnung auf das Entwicklungspotenzial ihrer jüngeren Kinder.

Am deutlichsten war die individuelle Entwicklung während der MFT-Zeit bei einer 16-jährigen ASS-Betroffenen erkennbar: Lena war sehr zurückhaltend und äußerte sich in sozialen Situationen grundsätzlich nicht. Obwohl ihr der MFT-Gruppenkontext enorme Anstrengungen abverlangte, versuchte sie mit aller Kraft dabeizubleiben und verhielt sich sehr angepasst. Im Verlauf der MFT übernahm sie eine Entlastungsstrategie des 18-jährigen ASS-Betroffenen, der die Gruppe immer wieder für einige Minuten verließ. Dies erlebte sie und die gesamte Gruppe als normal. Auch sie konnte die Gruppe nach wenigen Sitzungen spontan für kurze Zeit verlassen und wiederholte die Strategie in den folgenden Treffen. Wie sehr sie diese Pausen zu entlasten schienen, zeigte sich in den letzten zwei Sitzungen: Sie sprach auf eigene Initiative in der Gruppe und machte die MFT-Übung »*Zukunftsreise*« nicht nur mit, sondern begleitete sie sprachlich und selbstbewusst.

Zusammengefasst zeichneten sich die Familien während des gesamten Prozesses aus durch

- hohe Erziehungskompetenz,
- hohes Expertenwissen über ihre Kinder mit ASS,
- kompetentes Management des Gruppengeschehens,
- hohe Verantwortlichkeit für ihre und ganz selbstverständlich auch für die anderen Kinder,
- eigenverantwortliche Organisation der Pausengestaltung,
- durchgängige Pünktlichkeit und Zuverlässigkeit,
- bedingungslose Akzeptanz aller Teilnehmer,
- hohe Präsenz aller anwesenden Väter bei deutlich höherem Engagement der Mütter,
- wehrhafte Darstellung nach außen,
- seltenes Thematisieren von Schuld, Versagen oder Defiziten in der Erziehung der Kinder mit ASS.

2.5.4.1 Geschwister von Teilnehmenden mit ASS

Die Familien von Kindern mit Teilleistungsfertigkeiten weisen oft spezifische Dynamiken auf, von denen man viele als »Familien-Stärken« (Retzlaff 2016) bezeichnen kann. Die Diagnose einer Behinderung ihres Kindes kann bei Eltern zum Verlust von Selbstwirksamkeit, Autonomie und Kontrolle führen, wenn sie glauben, ihr Leben nun nicht mehr selbst frei gestalten zu können: Die Behinderung wird ein signifikanter Bestandteil vieler Interaktionen (Tsirigotis 2014) und kann zu problematischen innerfamiliären Kommunikationsmustern führen. Davon sind auch Geschwister betroffen, deren Alltag mit verschiedenen Belastungen einhergeht – vor allem die stärkere Fokussierung der Eltern auf das behinderte Kind ist hier zu nennen. Diese birgt die Gefahr, dass die Bedürfnisse des Geschwisterkindes weniger Beachtung finden. Bei Familien mit einem ASS-betroffenen Kind gehen besondere Belastungen der Geschwister auf Verhaltensweisen und Dynamiken zurück, die direkt mit der autistischen Störung zusammenhängen, etwa das – verglichen mit anderen Familien – größere Konfliktpotenzial zwischen den Geschwistern (Girsberger 2015), die Beziehungsqualität (Orsmond u. Selzer 2007) oder spezifische Anpassungsnotwendigkeiten z. B. bei ritualisierten Verhaltensweisen der ASS-Betroffenen. Darüber hinaus erleben Geschwisterkinder häufig ablehnende Reaktionen der Umwelt gegenüber ihren ASS-betroffenen Bruder oder ihre Schwester und nicht zuletzt auch Ablehnung ihrer eigenen Person als Familienangehöriger. Was war davon in der MFT-Gruppe erfahrbar oder sichtbar? Und an welchen Punkten konnten Veränderungen initiiert werden? Nachfolgend werden die Entwicklungen der Geschwistergruppe im Rahmen der MFT skizziert. Diese umfasste zwei jüngere Schwestern (2 und 3 Jahre), zwei jüngere Brüder (7 und 10 Jahre), eine jugendliche Schwester (16 Jahre) und eine erwachsene Schwester (26 Jahre).

Im Allgemeinen war die Toleranz der Gruppe gegenüber dem Bedürfnis der Kleinkinder nach Bewegung und zum Teil lautstarker Kommunikation groß. Für die Eltern der Einzelkinder war es entlastend zu erleben, dass nicht nur ASS-Betroffene diese Bedürfnisse haben. Die Eltern eines 12-jährigen, pubertierenden ASS-Betroffenen erlebten mitunter dank der Rückmeldungen anderer Eltern, dass ihr Sohn sich tolerant und angemessen als »großer Bruder« auf seine 2-jährige Schwester einlassen konnte, was ihm bei seinem 7-jährigen Bruder kaum gelang. Die 16-jährige ASS-Betroffene ohne eigene jüngere Geschwister erlebte im Umgang mit den Kleinkindern einen deutlichen Zuwachs an Selbstwirksamkeit. Einerseits erforderte der Umgang mit den Kleinen ein hohes Maß an Toleranz gegenüber Lautstärke und Unruhe. Andererseits halfen ihr die Akzeptanz durch die Kleinen und deren Unbefangenheit dabei, sich auf deren Spiel einzulassen, mit ihnen herumzualbern und so adäquaten und positiven Kontakt zu ihnen aufzunehmen. Dies meldete sie der Gruppe als die für sie wertvollste Erfahrung zurück.

Neben dem 7-jährigen Nichtbetroffenen nahmen zwei von ASS betroffene Altersgenossen (7 und 8 Jahre alt) an der Gruppe teil. Hier kehrte sich die gesellschaftliche Realität gewissermaßen um: Die beiden ASS-Betroffenen waren im MFT-Kontext ausnahmsweise einmal in der Überzahl, bezogen sich im Spiel überwiegend aufeinander und grenzten den Nichtbetroffenen meist aus, was aber offenbar für alle Beteiligten kein Problem darstellte. Diese altersgemäße und der Entwicklung entsprechende Reaktion war für die Eltern eine wichtige Beobachtung insofern, als sie die Ausgrenzung ihrer ASS-betroffenen Kinder meist und in erster Linie syndrombezogen erlebt hatten.

Die 16-jährige nicht betroffene Schwester schien am meisten von der MFT zu profitieren. Entscheidend dafür war die unterstützende Wirkung der sozial hochkompetenten 26-jährigen Teilnehmerin, deren Bruder als ASS-Betroffener ebenfalls an der Gruppe teilnahm. Die 26-Jährige schien bereits wiederholt biografische Selbstreflexion als »Mitbehinderte«, als die sie sich selbst bezeichnete, betrieben zu haben und brachte ihre Erfahrungen in die Gruppe ein. So benannte sie in der Geschwisteruntergruppe bei der Psychoedukationseinheit ein »respektables Helfersyndrom«, das sie als Schwester erworben habe. In der anschließenden Reflexionsrunde bejahte sie spontan und deutlich die allgemeine Frage einer Mutter, ob sie sich als Kind vernachlässigt gefühlt habe, weil der Fokus der elterlichen Aufmerksamkeit immer auf ihrem Bruder mit dem ASS lag. Der Sechzehnjährigen gelang es in der mangels Schuldgefühlen unbelasteten Situation offen zuzustimmen, dass diese Aussage auch für sie persönlich zutrifft. Dies griff ihre Mutter auf, bestätigte die Wahrnehmung ihrer Tochter und brachte direkt zum Ausdruck, wie leid ihr das tue. Sie unterstrich zudem in direkt an ihre Tochter gerichteten Worten, dass diese kein schlechtes Gewissen haben müsse. Diesen berührenden Moment rundeten einige Erwachsene mit ihren Rückmeldungen ab, wie viel Verständnis sie für die besondere Situation der Geschwisterkinder haben und wie sehr sie deren Leistung wertschätzten. Bei den Folgesitzungen zeigte sich die Sechzehnjährige dann deutlich selbstbewusster als zu Beginn der MFT. Hatte sie bis dahin eine eher passive und beobachtende Stellung inne, nahm sie nun zunehmend aktiver und interessierter am Geschehen teil. So stellte sie ihr Bedürfnis nach Ruhe und Rückzug bei der Übung zu den innerfamiliären Konfliktherden in den Mittelpunkt und merkte selbstbewusst an, sie könne ihren jüngeren Bruder »manchmal an die Wand klatschen«. Der Vater musste dem Angesprochenen, seinem ASS-betroffenen Sohn, diese Metapher der Schwester, erst einmal »übersetzen«, weil der sich besorgt erkundigt hatte, ob sie das denn überhaupt dürfe. Der Vater vermittelte dem Sohn zugleich, auch für ihn gebe es Grenzen, und die Schwester dürfe diese auch setzen. Den Zuwachs an Selbstbewusstsein meldete die Sechzehnjährige im Abschlussgespräch mit der Familie zurück, und auch ihre Eltern bestätigten diesen Entwicklungsschritt; besonders deutlich bildete sich dieser Gewinn im subjektiven Familienbild im Anschluss an die Gruppe ab. Außerdem betonte die Jugendliche, die Gruppe habe ihr eine Idee von der zukünftigen Entwicklung ihres betroffenen Bruders vermittelt. Dieses Vorbereitetsein auf die Zukunft habe sie als entlastend erlebt.

2.5.5 Resümee

Therapeutische und pädagogische Interventionen bei Autismusspektrumstörungen (ASS) sind seit vielen Jahrzehnten in der Mehrzahl individuumzentriert und umfassen deshalb vorwiegend Verfahren, die stark auf den Einzelnen ausgerichtet sind. Obgleich die Indikation dieses Zugangs unumstritten ist, erscheint ein breiterer systemischer Rahmen in vielerlei Hinsicht erforderlich zu sein. Gerade aufgrund syndromimmanenter Kriterien und der damit einhergehenden spezifischen Familiendynamik ist das familiäre Umfeld einschließlich der Geschwister bei jeder Intervention einzubeziehen. Literaturrecherchen ergeben das desillusionierende Bild einer kaum vorhandenen Fachliteratur zu relevanten Interventionen, bei denen explizit Bezug auf Geschwisterkinder von ASS-Betroffenen genommen wird. Dieser Mangel wurde in unserer MFT-Gruppe insofern bestätigt, als die Mehrheit der teilnehmenden Geschwisterkinder zum ersten Mal die Möglichkeit erhielten, ihren Gedanken, Sorgen und Gefühlen in einem therapeutischen Kontext Ausdruck zu verleihen.

Unsere initialen Vorbehalte hinsichtlich der Eignung der MFT für die therapeutische Arbeit mit Kindern und Jugendlichen mit einer ASS relativierten sich bereits während der ersten gruppentherapeutischen Sitzungen. Die betroffenen Kinder und Jugendlichen zeigten in der Gruppensituation diverse Bewältigungsstrategien und ließen im weiteren Verlauf eigeninitiierte entlastungsfördernde Verschiebungen erkennen: Die Haltung des Aushalten-Müssens wurde ersetzt durch eine nachsichtigere Einstellung mit der Option eigenständig gewählter Auszeiten, Abwehr durch Neugierde, die reizbedingte hohe psychische Anspannung durch selbstregulierende Pausenverlängerung, eigene Hilflosigkeit durch selbstverstärkende – und in die Tat umgesetzte – Hilfsangebote für andere Kinder und Jugendliche und deren Eltern (Nashef 2015).

Deutlich zeigte sich die generelle Signifikanz der Einbeziehung der Geschwister im Rahmen der MFT. Neben einem Beitrag von Geschwistern, der multiperspektivisches Verstehen fördert, muss vor allem deren Wiedererlangen ihrer kindlichen Subjektivität im Sinne einer zugelassenen Trauerarbeit unterstrichen werden, in deren Rahmen Geschwisterkinder Gehör finden und Selbstsicherheit sowie Selbstwirksamkeit erlangen können, um prozesshaft auf Schuld beruhendes Handeln aufzulösen.

Resümierend ließen sich im Rahmen der beschriebenen MFT-Gruppe neben der Stärkung der geschwisterlichen Position mehrere positive Effekte identifizieren, die dem Geist der Multifamilienphilosophie entspringen (Tabelle 4):

- Aktivierung nicht zur Geltung kommender Potenziale der Kinder und Jugendlichen mit ASS und, damit einhergehend, wachsende Selbstwertgefühle,
- Verstärkung des Verständnisses und der Akzeptanz seitens der Väter,
- interfamiliäre Erfahrung von Unterstützung, intra- und interfamiliäre Spiegelung und Korrektur,
- Intensivierung des Austauschs zwischen den Vätern,
- Erfahrung von Normalität statt Isolation und Veränderungsdruck,
- Forcieren des intrafamiliären Verständnisses durch familiäre Subkontexte,
- Aktivierung und Steigerung der Vernetzungsmöglichkeiten,
- Vorbildfunktionen betroffener Jugendlicher für jüngere Betroffene.

Diese Effekte wurden durch die Ergebnisse des subjektiven Familienbildes (SFB; Mattejat u. Scholz 1994) bestätigt, das im Vorfeld und nach der MFT eingesetzt wurde.

Die klar umrissene Struktur der Gruppe – ob hinsichtlich der einzelnen Sitzungen oder der gesamten Rahmenbedingungen einer geschlossenen Gruppe – sowie die gegenseitige verstehende und unterstützende Haltung kamen den Teilnehmenden zugute; vor allem zeigten sich die Kinder und Jugendlichen mit ASS psychisch außergewöhnlich entspannt, konnten in Stresssituationen Lösungsstrategien entwickeln und setzten dabei ihre persönlichen Stärken ein. Unklar bleibt, ob das Modell einer zeitlich auf sieben Sitzungen begrenzten Gruppe gegenüber einer längeren – wie auch immer strukturierten – MFT-Gruppe tatsächlich die bessere Alternative darstellt. Jedenfalls fragten Kinder und Jugendliche wiederholt,

Familie	Mitglied (Alter)	Positives Erleben	Negatives Erleben
1	Mutter	stolz (»So viel haben wir nicht verkehrt gemacht.«, »Die anderen Familien sind ein Spiegel, den wir sonst nicht haben.«)	–
	Vater	mehr Verständnis für den Sohn	
	ASS-Betroffener (18)	stärkeres Selbstwertgefühl, Gruppe war gefühlt klein, Verständnis	
2	Mutter	Teilnahme der Väter; Möglichkeit, die Entwicklung bei älteren Betroffenen zu sehen	»Es war anstrengend für den Sohn.« »Wäre er älter, hätte er mehr mitgenommen.«
	Vater	Austausch zwischen Vätern; die besondere Erfahrung und rührende Faszination der Begegnung mit dem 18-Jährigen mit ASS (auch im Sinne der zukünftigen Perspektiven des eigenen Sohnes)	–
	ASS-Betroffener (8)	–	von einem anderen geärgert; zu wenig Spiel
3	Mutter	praxisbezogene Vernetzung (Babysitting durch die Schwester eines Betroffenen)	–
	ASS-Betroffener (7)	Spiel mit anderen Kindern (namentlich nur solche mit ASS benannt)	
4	Mutter	Einbeziehung der Eltern; »Ich bin erleichtert, dass andere es schwerer haben.«	kein weiteres Mädchen in Gruppe
	ASS-Betroffener (16)	die Pausen; mit kleineren Kindern gespielt; mehr Selbstbewusstsein	–
5	Mutter	Sohn hat vergleichsweise lang durchgehalten; Empathie seitens Gruppenmitgliedern	teilweise zu laut für den Sohn
	Vater	von Ehefrau positiv überrascht: »aus sich rausgekommen«	Sohn teilweise überfordert
	ASS-Betroffener (10)	–	»gruppig«
	Geschwister (16)	besser vorbereitet auf die Zukunft; selbstbewusster	–
6	Mutter	besseres Vater-Kind-Verhältnis	keine Änderung des Verhältnisses zwischen Brüdern
	Vater	Vergleich mit anderen in verschiedenen Entwicklungsphasen (Jüngere: wie das eigene Kind früher; Ältere: Hoffnung); Austausch mit Vätern	–
	ASS-Betroffener (12)	Ältere ASS-Betroffene kennengelernt	verlorene Zeit freitagnachmittags
7	Teilnahme abgebrochen		

Tab. 4: Narrative Erhebung (Erstabdruck in Zeitschrift für Systemische Therapie und Beratung *2–2015, Abdruck und Überarbeitung mit freundlicher Genehmigung von Verlag Modernes Lernen Borgmann GmbH, Dortmund)*

auch viele Monate nach dem Gruppenabschluss: »Können wir uns nicht alle noch mal treffen?« Genau in diesem »Sich-alle-Treffen« lag unser anfängliches Bedenken hinsichtlich der grundsätzlichen Eignung des Settings für Betroffene mit einer ASS. Während des Abschlussgesprächs mit der Familie des 18-jährigen Betroffenen verblüffte dieser mit der Aussage, die Gruppe sei klein gewesen. Auf unsere Entgegnung, eine Gruppe mit über 20 Teilnehmenden könne nicht als klein bezeichnet werden, erwiderte er: »Sie hat sich aber nicht so groß angefühlt.« Die Frage, wie der 10-Jährige mit ASS die MFT erlebt hat, beantwortete dieser mit einer wunderbaren ASS-typischen Wortschöpfung, die alles auf den Punkt bringt: »Gruppig.«

2.6 Multifamilienarbeit mit diabetischen Jugendlichen und ihren Familien

Klaus Henner Spierling

2.6.1 Arbeitskontext

Die Behandlung von Jugendlichen mit Diabetes mellitus Typ 1 gehört zu den Behandlungsschwerpunkten der Kinderklinik des Agaplesion-Diakonieklinikums GmbH in Rotenburg/Wümme. Etwa hundert jugendliche Patienten werden innerhalb dieser Einrichtung betreut, wobei die Behandlung typischerweise ambulant im Einzelkontakt erfolgt. Im Rahmen von Erstmanifestationen sowie bei krisenhaften Verläufen ist eine stationäre Behandlung vorgesehen, die gemäß den Leitlinien Schulungsmaßnahmen unter Einbeziehung des familiären und sozialen Umfeldes umfasst. Alle Jugendlichen stellen sich zu regelmäßigen ärztlichen Kontrollterminen in unserer Diabetes-Ambulanz vor. Das multidisziplinäre Team der Klinik besteht aus Ärzten, Kinderkrankenschwestern, Diabetesberaterinnen, Psychologen, Physiotherapeuten und Sozialdienstmitarbeiterinnen. Von der Erstmanifestation bis zu ihrem 18. Geburtstag werden betroffene Patienten betreut und strukturiert geschult. Die Familien erlernen den eigenständigen und selbstverantwortlichen Umgang mit der Erkrankung. Die Behandlung erfolgt nach dem aktuellen Stand der Wissenschaft mit einer intensivierten Insulintherapie oder einer Insulinpumpentherapie, gegebenenfalls mit Unterstützung durch einen Glukosesensor.

Zusätzlich bietet die Einrichtung Gruppen für Jugendliche in Form einer 1-wöchigen stationären Herbstschulung und einer 2-wöchigen stationären Sommerschulung an. Bestandteil der Sommerschulung ist jeweils eine Arbeit mit den Eltern. In den letzten Jahren war Multifamilienarbeit Bestandteil dieser Schulungen (Spierling u. Mohr 2014). Wir erhielten auf diesem Weg vielversprechende erste Ergebnisse und Rückmeldungen, die uns veranlassten, die MFT-Arbeit in diesem Kontext auszuweiten und zu evaluieren.

2.6.2 Gruppenstruktur

MFT erfolgt seit 2013 in unterschiedlichen Settings im Rahmen der Diabeteskomplexbehandlung am Agaplesion Diakonieklinikum Rotenburg GmbH. Den Auftakt bildet eine einmalige Veranstaltung innerhalb der jährlichen stationären Sommerschulung. Hieran nehmen jeweils etwa zehn Kinder und Jugendliche im Alter von 11 bis 18 Jahren teil. Während des insgesamt 2-wöchigen erlebnispädagogisch ausgerichteten Programms ist eine 3-stündige Mehrfamilienarbeit mittlerweile fester Bestandteil. Hieran nehmen neben den betroffenen Kindern und Jugendlichen auch deren Eltern sowie häufig deren Geschwister teil. Anschließend gibt es ein Angebot der Weiterbetreuung durch Einzelgespräche mit den Kindern und Jugendlichen oder/und durch Familiengespräche.

Aus diesem Angebot heraus entwickelten wir das Programm einer Multifamiliengruppe, die sich in 4-wöchigem Abstand an einem Samstag insgesamt drei Mal für jeweils 6 Stunden trifft. Auch hier besteht die Möglichkeit der Weiterbehandlung in unterschiedlichen Kontexten in Form von Einzel- und Familiengesprächen.

Im Rahmen der Eintagesveranstaltung zeigt sich die simultane Arbeit mit rund zehn Familien als gut geeignete Gruppengröße. Diese Konstellation ergibt sich aus dem Konzept der Sommerschulung, an die diese Teilnehmerzahl gebunden ist. Das 3-stündige Programm dient der Einführung in die Multifamilienarbeit.

Für das intensivere 3-tägige MFT-Programm wählten wir dagegen einen Rahmen mit sechs bis acht Familien (Tabelle 5). Leider stellte es sich im ersten (und bislang

Zeit	Thema	Methode
Tag 1		
10.00 Uhr	Begrüßung, gegenseitige Vorstellung, Einführung in die MFT	Speeddating, kurze Programmvorstellung und Erläutern der MFT-Grundgedanken, Erklärungen zur Verlaufsdiagnostik, Soziometrie, Gruppenregeln
11.00 Uhr	Pause und Eingangsdiagnostik	Messinstrumente: YSR, CBCL (Kapitel 2.6.4), »subjektives Familienbild« (SFB, Mattejat u. Scholz 1994)
12.00 Uhr	Feedback zum Vormittag, Fragen, Organisatorisches	Diskussion in der Großgruppe
12.30 Uhr	Mittagspause	
13.15 Uhr	ressourcenorientierte MFT-Übung innerhalb der Familien	*»Familienwappen«*, alternativ: *»Familienstärketier«*
14.00 Uhr	Vorstellung der Ergebnisse	Familien stellen Familienwappen oder Familienstärketier einzeln vor, wertschätzende Rückmeldungen und Nachfragen (»wie in einer Vernissage«)
15.00 Uhr	Abschluss	Feedbackrunde
Tag 2		
10.00 Uhr	Startrunde: Frage nach aktuellen Themen und Verlauf, erneute Kennenlernübung	MFT-Übungen *»Alle die«*, *»Denis Bracelett«* oder/und spontaner Bau eines *»Bühnenbildes«* (Kapitel B12)

11.00 Uhr	Regeln und Konflikte innerhalb der Familie	MFT-Übung »*Familienregeln*«, jede Familie für sich; im Anschluss Vorstellung und Diskussion: Gemeinsamkeiten und Unterschiede zwischen den Familien? Regeln, die sich auf die Diabetesversorgung beziehen (z. B. Kontrolle in Eigenregie, Tagebucheinträge etc.)
12.00 Uhr	Familienkonflikt	szenische Darstellung eines mit Diabetes verbundenen familiären Konflikts, möglichst als kurzer Sketch, alternativ als »eingefrorene Gefühlsstatue«; eventuell vorbereitende MFT-Übung »*Konfliktlandkarte*« – insbesondere wenn spontan keine Konflikte gefunden werden
12.30 Uhr	Mittagspause	
13.15 Uhr	Konfliktlösung	Finden von Lösungsmöglichkeiten im »Pflegeelternsystem«, d. h., die Eltern ordnen sich den Kindern einer anderen Familie zu und entwerfen gemeinsam eine Lösung für das vorgestellte Problem, die spielerisch dargestellt wird
14.00 Uhr	Reflexion	*Innen- und Außenkreis:* Eltern und Jugendliche diskutieren die Szenen und die Anwendbarkeit der Lösungsideen; bei ungelöst erscheinenden Konflikten alternativ MFT-Übung »*Teufelsspirale*«
15.00 Uhr	Abschluss	Feedbackrunde
Tag 3		
10.00 Uhr	Startrunde: Frage nach aktuellen Themen und Verlauf; »was läuft besser als zuletzt?«	Bildkarten (z. B. aus »Familie Erdmann«, Vogt-Spieleverlag) mit Schleichtieren oder ähnlichen Materialien, um ein Symbol für die aktuelle Stimmung oder Situation anzubieten
11.00 Uhr	Psychoedukation	Elterngruppe erarbeitet »Gehirnscans« für ein elterliches und ein jugendliches Gehirn, die sich mit Diabetes beschäftigt (vgl. Abb. 2). Jugendlichengruppe bereitet Expertenvortrag zum Thema Diabetes vor
11.45 Uhr	Präsentation der Ergebnisse und Diskussion	Eltern und Jugendlichen präsentieren nacheinander der Gesamtgruppe ihre Ergebnisse in Vortragsform; die Jugendlichen übernehmen in ihrer Präsentation die Rolle ärztlicher Fachleute, ausgestattet mit weißem Kittel und Stethoskop
12.30 Uhr	Mittagspause	
13.15 Uhr	Talkshow	Jugendliche und Eltern nehmen gemeinsam an einer gespielten Talkshow im Fernsehen zum Thema »zufrieden und erfolgreich im Leben – mit Diabetes« teil, moderiert von einem Gruppenleiter. Die beiden anderen Gruppenleiter übernehmen die Rolle von Fernsehzuschauern, die nach 20 Jahren ehemalige Patienten und ihre Eltern im Fernsehen wiederentdecken und im Anschluss über die Sendung reflektieren
14.00 Uhr	Reflexion	*Innen- und Außenkreis*
15.00 Uhr	Abschluss, Verlaufsdiagnostik	Feedbackrunde; im Anschluss füllen alle Teilnehmenden erneut einen CBCL bzw. YSR sowie das SFB aus, die Eltern zusätzlich den SCL-90

Tab. 5: Übersicht des 3-tägigen MFT-Programms für Familien mit diabetischen Kindern der Kinderklinik des Agaplesion-Diakonieklinikums

einzigen) Durchgang schwerer als erwartet heraus, diese Anzahl an Familien zur regelmäßigen Teilnahme zu gewinnen. Von den eingeladenen sieben Familien – die eine aus unserer Sicht optimale Gruppengröße dargestellt hätten – nahmen aus unterschiedlichen Gründen lediglich vier Familien zuverlässig und regelmäßig an der Gruppe teil. Für die Fortsetzung des Programms streben wir weiterhin eine Gruppengröße von sechs bis acht Familien an.

2.6.3 MFT-Übungen, die sich besonders bewährt haben

Im Rahmen der einen Nachmittag umfassenden Multifamilienarbeit während der Sommerschulung steht das Ziel im Mittelpunkt, die Möglichkeiten der MFT für die einzelnen Familien erlebbar zu machen und Verbindungen zwischen den einzelnen Familien herzustellen, hierbei insbesondere auch Gemeinsamkeiten hinsichtlich der Problemlagen und alltäglichen Reibungspunkte deutlich zu machen. Dazu wählen wir typischerweise zu Beginn *soziometrische MFT-Übungen*. Neben klassischen Aufgaben wie dem Aufstellen nach Größe, Herkunftsorten und Geschwisterzahl berücksichtigen wir dabei auch störungsspezifische Fragestellungen. Beispielsweise werden die Teilnehmenden gebeten, sich bezüglich bestimmter Thesen zum Thema Diabetes auf einem Kontinuum zwischen den Polen völliger Zustimmung bzw. Ablehnung aufzustellen. Beispielhafte Thesen, die von der Gruppenleitung eingebracht werden, sind:

- Bei Diabeteserkrankungen ist immer die ganze Familie betroffen.
- Diabetes belastet die Beziehungen in unserer Familie.
- Die Verantwortung für Diabetes und Blutzuckermessungen sollte nur bei den Jugendlichen liegen.

Diese Übung schafft einen leichten Einstieg in das Thema, führt aber auch zu im Alltag oft als besonders kritisch erlebten Fragen, die soziometrisch zugänglich werden. Die Gruppenleitung interviewt die Teilnehmenden in knapper Form und sammelt so Argumente für oder gegen die einzelnen eingenommenen Positionen. Die Teilnehmenden stellen einander häufig von sich aus Fragen und werden hierzu ausdrücklich ermutigt. Oft machen wir die Erfahrung, dass sich hieraus entwickelnde Dialoge zwischen den Familien in den anschließenden Pausen fortgesetzt werden. Eine weitere MFT-Methode, die schnell Verbindungen zwischen den Teilnehmenden schafft, ist das »*Speeddating*«, das wir aus diesem Grund häufig zu Beginn des Nachmittags einsetzen.

Den Mittelpunkt des Nachmittags bildet die Einladung an die Eltern und Jugendlichen, in paralleler Gruppenarbeit eine kurze Szene in Form eines Sketches zu entwickeln, der das Thema Diabetes berührt und im Anschluss vorgeführt wird. Die Jugendlichengruppe stellt die Kontrolle der Eltern häufig als belastend und »nervend« dar. Die Eltern setzen sich in ihren gewählten Szenen meist mit ihrer Sorge um das erkrankte Kind auseinander. Gleichzeitig wird oft die Ambivalenz zwischen Vertrauen in die Kinder und als unzureichend erlebter Eigenkontrolle in der Versorgung deutlich.

Hieran schließt sich die Auswertung mithilfe der MFT-Methode »*Innen- und Außenkreis*« mit bis zu vier Reflexionsschleifen an. Ein häufiges Ergebnis ist die überraschende Erkenntnis, dass Jugendliche und Eltern die Auseinandersetzung mit dem Diabetes in ähnlicher Weise als belastend erleben und die eingesetzten MFT-Übungen den jeweiligen Perspektivwechsel erleichtern. Wenngleich die intrafamiliären Beziehungen im Alltag belastet erscheinen, so formulierte eine Jugendliche während des Innenkreises treffend: »Eigentlich nerven nicht die Eltern, sondern der Diabetes.« Gemeinsamkeiten werden so nicht nur bei den einzelnen Familien deutlich, sondern auch zwischen den Generationen.

Im Rahmen des drei Samstage umfassenden MFT-Programms möchten wir diese Erkenntnismöglichkeiten für die Familien vertiefen und anhand weiterer konkreter Übungen Handlungsalternativen im Alltag eröffnen. Tabelle 5 stellt das Programm der 3 Tage ausführlich dar.

Die Pausen und sonstigen informellen Zeiten erwiesen sich – wie häufig in der Multifamilienarbeit –, als wesentliche Bestandteile des Programms. Dies gilt insbesondere für die Mittagspause, in der die Familien gemeinsam unter Beteiligung der Mehrfamilienarbeiter eine Mahlzeit einnahmen. Dies ging einher mit einer Kontrolle der Portionen hinsichtlich der enthaltenen Kohlenhydrateinheiten und der selbstständig durchgeführten Blutzuckermessungen. Diese Situationen wurden als entspannte Zeiten mit gemeinsamem »Small Talk« erlebt. Im Kontext der Mehrfamilienarbeit verlief auch die Portionsbestimmung unter Berücksichtigung der Kohlenhydrateinheiten konfliktfrei – für viele Familien ein wesentlicher Unterschied zum Alltagsleben.

Die Mehrzahl der eingesetzten MFT-Übungen wurden aus dem Buch von Asen und Scholz (2012) direkt oder nur wenig verändert übernommen. Zu besonders angeregten Diskussionen führte die MFT-Übung »*Gehirnscanning*«, zu der die Jugendlichen ihren Eltern interessierte Nachfragen stellten (Abb. 2; vgl. Abschn. 1.4.13, 2.11.5, 3.5.3). Diskutiert wurde z. B., dass sich die Eltern vermehrt mit auf die Zukunft gerichtete Fragen und mit der – nicht zuletzt materiellen – Versorgung der Familie und ihrer Kinder beschäftigten, während die Jugendlichen gedanklich eher im »Hier und Jetzt« verortet waren. Zustimmung fand die aus den Zeichnungen abgeleitete These, der zufolge die Eltern sich im Alltag mehr mit der Diabeteserkrankung ihrer Kinder beschäftigten als die Betroffenen selbst.

Ebenfalls eine Abwandlung erfuhr die MFT-Übung »*Talkshow*« durch das Schlüpfen der Gruppenleiter in der Rolle von Fernsehzuschauern. Hierdurch werden beispielsweise die ressourcenbetonenden Seiten dieser MFT-Übung verstärkt. Im Anschluss an die Talkshow reflektieren und kommentieren die Gruppenleiter in ihrer Rolle als Fernsehzuschauer das Gesehene in Anwesenheit der Teilnehmer. Äußerungen wie »Man konnte schon vor 20 Jahren sehen, dass XY einen starken Willen hat und das einmal schafft« oder »Da werden die Eltern aber stolz auf YZ sein«

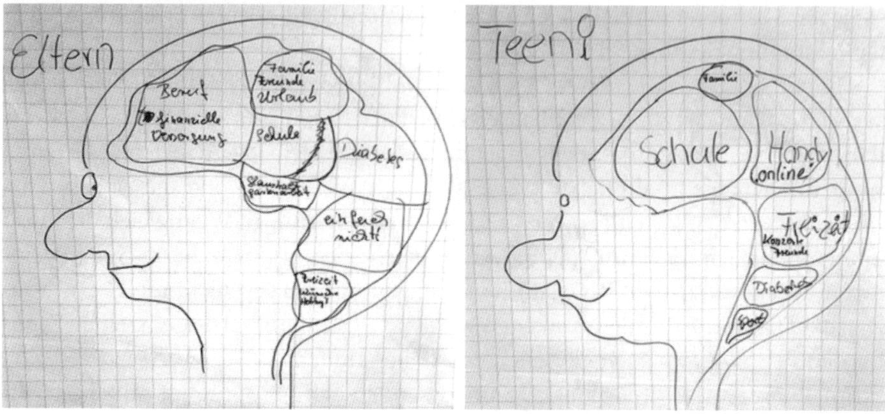

Abb. 2: Gehirnscan der Eltern und Jugendlichen, jeweils aus Elternsicht erarbeitet

unterstreichen die fokussierten Stärken der Jugendlichen und ihrer Familien und lösen insbesondere bei den Eltern oft starke emotionale Bewegungen aus.

Empathiestärkung vor allem der Eltern für ihre Kinder ist bei Familien mit diabetischen Kindern und Jugendlichen besonders wesentlich (Satin et al. 1989). Neben dem Erleben, »in einem Boot zu sitzen« ermöglichen die MFT-Übungen einen respektvolleren Blick der Eltern auf ihre Kinder und mehr Wertschätzung für deren Leistungen im Alltag. Insbesondere die Übung »*Talkshow*« lädt zu einem hoffnungsvolleren Blick in die Zukunft ein und führt aus der oft vorherrschenden »Problemtrance« (Schmidt 2017). Umgekehrt erleben die Jugendlichen ihre Eltern oft positiv interessiert und präsent, wenn es gelingt, die verhärteten Fronten aufzulösen, die durch belastete familiäre Alltagsinteraktionen mit einengender Kontrolle und »Nörgelei« entstehen.

2.6.4 Reflexionen zur Evaluation

Anknüpfend an vorangegangene Studien erhoffen wir uns positive Effekte auf folgende Ebenen (Carpenter et al. 2014; Satin et al. 1989):

- *individuelle somatischen Ebene:* andauernde signifikante Verbesserung der Blutzuckereinstellung (Messung HbA1c)
- *individuelle psychische Ebene:* positivere Selbstwahrnehmung der Jugendlichen, verbessertes Coping und geringere subjektive Belastung (Messinstrument: Symptom Check List 90 items, SCL-90)
- *familiäre Ebene:* verbesserte intrafamiliäre Funktionen (Messinstrument: SFB, zeigt positive Veränderung hinsichtlich Autonomie und emotionaler Verbundenheit an), Rückgang von Konflikten und verhaltensassoziierten Auffälligkeiten der Jugendlichen (Messinstrumente: CBCL und YSR).

Leider ist es uns bisher nicht gelungen, eine statistisch ausreichend große Untersuchungsgruppe zusammenzustellen. Aussagen zu den erhofften Effekten beziehen sich deshalb auf Einzelfälle. Bei den vier kontinuierlich anwesenden Familien zeigten sich im Dreimonatsverlauf auf der somatischen Ebene bislang keine wesentlichen Änderungen bei überwiegend stabiler Anzahl der Messungen und lediglich einem zwischenzeitlich krisenhaften Anstieg der Blutzuckerwerte eines Diabetikers. Die Blutzuckereinstellung, ermittelt aus dem Blutwert Hb1Ac, war bei einigen teilnehmenden Jugendlichen schwankend mit vereinzelten zwischenzeitlichen Blutzuckeranstiegen und schließlich einer Tendenz zur Stabilisierung.

Bei allen vier befragten Familien zeigte sich ein Rückgang der Gesamtbelastung sowohl im CBCL/6-18 R (Einschätzung des Verhaltens der Jugendlichen durch die Mütter) als auch im YSR/11-18 R (Selbsteinschätzung des Verhaltens durch die Jugendlichen). In der Gesamtskala ergab sich ein Rückgang um durchschnittlich 7,75 T-Werte (range 6 bis 10), ein Rückgang der externalisierenden Probleme wurde mit durchschnittlich 6,25 T-Wertpunkten (range 4 bis 8), ein Rückgang der internalisierenden Probleme mit durchschnittlich 7 T-Wertpunkten (range 4 bis 12) beschrieben. Hinsichtlich der Einzelskalen zeigten sich bei einzelnen Jugendlichen die deutlichsten Veränderungen hinsichtlich der beschriebenen Aufmerksamkeitsprobleme, körperlicher Beschwerden und regelverletzender Verhaltensweisen.

Zu den Selbsteinschätzungen erreichten uns zum Referenzzeitpunkt leider nur drei ausgefüllte YSR/11-18 R-Fragebögen. Bei einem Jugendlichen zeigten sich wie zu Beginn der MFT-Arbeit keine Auffälligkeiten in den Gesamtskalen; seine Werte lagen weiterhin sämtlich auf einem unauffälligen Werteniveau. Hinsichtlich der Einzelskalen beschrieb auch dieser Jugendliche einen leichten Rückgang seiner körperlichen Beschwerden. Die beiden anderen Jugendlichen zeigten bei ihren Selbsteinschätzungen anhand des Gesamtwertes deutlich geringere Schwierigkeiten (Rückgang um 10 bzw. 11 T-Wert-Punkte); dies betraf internalisierende wie externalisierende Probleme gleichermaßen. Deutlich positive Veränderungen wurden bei den beiden Skalen »Körperliche Beschwerden« und »Denk-, Schlaf- und repetitive Probleme« benannt.

Deutlich wird die Wirkung der MFT in Einzelrückmeldungen der Eltern zum Abschluss der 3 Monate: »Es tut gut zu sehen, dass andere Familien ähnliche Probleme haben.« »Ich habe mich nach dem ersten Mal endlich normal mit meiner Tochter unterhalten können und gemerkt, dass ich auch selbst ruhiger bleiben muss.« »Ich habe ganz neue Stärken an meiner Tochter entdeckt, die hat sich in den letzten Monaten toll entwickelt, hoffentlich bleibt das so.« Auch die Jugendlichen äußerten sich abschließend sehr positiv und hoben insbesondere den Austausch untereinander hervor – verbunden mit dem Wunsch nach einer größeren Gruppe. Mehrheitlich wurde das Interesse an einer erneuten Teilnahme benannt. Zu den positiven Veränderungen gehörten auch konkrete Schritte im Alltag: »Ich führe das Tagebuch jetzt selbstständig, so wie wir das hier im Spiel ausprobiert haben. Wir haben weniger Streit, und ich finde, das klappt richtig gut!«

Unterschiedliche Ergebnisse lieferten die subjektiven Familienbilder (SFB) der Jugendlichen. So wurden bei einer 17-Jährigen mit getrennt lebenden Eltern, die beide an der Mehrfamiliengruppe teilnahmen, eine geringere Autonomie und eine geringere Verbundenheit des leiblichen Vaters ihr gegenüber ermittelt. Dieses erlebte die Jugendliche als Beziehungsklärung und bewertete es deshalb positiv. Sie interpretierte vergangene Phasen mit unzureichender Diabetesversorgung als Versuch, ihren als abwesend erlebten Vater mehr für sich zu interessieren – dieses Verhalten sehe sie nun als gesundheitsgefährdenden und gescheiterten Versuch an. Wie die anderen subjektiven Familienbilder der Jugendlichen zeigten, erlebten sie ihre Eltern im Verlauf der MFT sowohl zugewandter als auch als sicherer im Kontakt. Dieser Rückschluss auf ein stärkeres elterliches Interesse und eine erhöhte elterliche Präsenz geht in drei der vier teilnehmenden Familien mit der Rückmeldung der Jugendlichen einher, dass sie sich selbstständiger und autonomer in der Diabetesversorgung erlebten.

2.6.5 Zusammenfassung und Ausblick

Mehrfamilienarbeit ist eine gut anschlussfähige ergänzende Methode in der Komplexbehandlung von Jugendlichen mit Diabetes-Typ-1-Erkrankung. Intrafamiliäre Themen und Kommunikationsmuster werden dabei angesprochen und Veränderungen angeregt. Damit ist die Chance auf nachhaltige Verbesserungen der Behandlungsqualität verbunden, denn neben dem körperlichen Geschehen werden Bereiche wie Selbstbild und Selbstwerterleben sowie familiäre Interaktionen und mögliche resultierende Belastungen der Bearbeitung zugänglich.

Im bisherigen Projektverlauf wurde die geplante Anzahl von Familien noch nicht erreicht. Die vorliegenden Teilergebnisse sind ebenso ermutigend wie die bisherigen Rückmeldungen z. B. von kinderärztlicher und diabetologischer Seite. Wir wollen deshalb die MFT-Arbeit innerhalb der kontinuierlichen Sommerschulungen unserer Klinik fortsetzen. Darüber hinaus streben wir die Verstetigung der 3-monatigen MFT-Projekte in der Form eines jährlichen Angebots an.

Wie diverse Erfahrungen zeigen, eröffnet die Multifamilienarbeit bei chronischen Erkrankungen im Kindes- und Jugendalter generell einen geeigneten zusätzlichen Zugang. Einen mit unserer Arbeit vergleichbaren Ansatz in der Arbeit mit chronisch erkrankten und entwicklungsbeeinträchtigten Kindern mit einem anderem Setting (einmalige mehrtägige Wochenendveranstaltung) hat Goll-Kopka (2009) beschrieben, deren Ergebnisse ähnlich ermutigend sind. Den generellen Nutzen der MFT bei der Behandlung von Menschen mit chronischen Erkrankungen und Behinderung betont auch Retzlaff (2016).

2.7 Multifamiliengruppen für transidente Kinder, Jugendliche und ihre Familien

Esther Strittmatter

2.7.1 Was ist Transidentität?

Variationen und Störungen der Geschlechtsidentitätsentwicklung im Kindes- und Jugendalter sind ein bislang wenig beachtetes und klinisch unterversorgtes Phänomen (Möller u. Romer 2014). Geschlechtsidentitätsvariationen und gegengeschlechtliche Verhaltensweisen bzw. Identitätsgefühle können sich mit unterschiedlicher Ausprägung bereits ab dem frühen Kleinkindalter manifestieren. Manche Kinder bestehen bereits in den ersten Lebensjahren auf Kleidung oder Spielsachen des anderen Geschlechts, sind der Überzeugung, dem anderen Geschlecht anzugehören oder wünschen sich gegengeschlechtliche Genitalien. Häufig lehnen sie den eigenen Körper ab oder erachten ihn als widerwärtig. Einige Kinder werden bereits im Kindergarten als dem anderen Geschlecht zugehörig angesehen und erlebt. Bei anderen wird der Unterschied zwischen den dem biologischen Geschlecht gesellschaftlich zugeschriebenen Rollenstereotypen und dem tatsächlichen Verhalten als Widerspruch wahrgenommen. Andere Kinder oder Jugendliche vertrauen sich erst in späteren Lebensjahren ihren Eltern oder nahen Bezugspersonen an in ihrem Gefühl, im falschen Körper zu leben, oder sie begreifen erst allmählich, woher ihre Wahrnehmung des Andersseins rührt (Korte et al. 2008).

Studien zufolge geben 60–70 % der Kinder das gegengeschlechtliche Verhalten oder diesbezügliche Wünsche im Laufe ihrer Entwicklung auf. Eine kleinere Zahl der Heranwachsenden behält ihre geschlechtsatypischen Verhaltensweisen und Wünsche, dem anderen Geschlecht anzugehören, weiter bei. Für diese Jugendlichen führen die körperlichen Veränderungen in der Pubertät zu einem erheblichen Leidensdruck. Sekundäre, d. h. reaktive Symptome oder Störungen, wie Depression, sozialer Rückzug und Isolation sowie Ängste, sind häufig die Folge. Viele Jugendliche stellen sich daher mit dem dringenden Wunsch nach Hormonbehandlung oder geschlechtsangleichenden operativen Maßnahmen in spezialisierten Zentren vor (Cohen-Kettenis et al. 2008; Meyenburg, Kröger u. Neugebauer 2015).

Bei den betroffenen Menschen weicht die empfundene Geschlechtsidentität (»gender identity«) vom biologischen Geburtsgeschlecht (»sex«) ab. Daher bevorzugen betroffene Menschen meist den Begriff »Transidentität«. Die Klassifikation ICD-10 verwendet (noch) den Begriff »Störungen der Geschlechtsidentität im Kindesalter« bzw. »Transsexualismus«, während im DSM-5 bereits der Begriff der »Geschlechtsdysphorie« eingeführt wurde. Der Begriff Geschlechtsdysphorie unterstreicht, dass das Leiden an der Diskrepanz zwischen dem biologischen Geburtsgeschlecht und der empfundenen Geschlechtsidentität die Erkrankung darstellt und nicht die empfundene oder »stimmige« Geschlechtsidentität.

Eltern und wichtige Bezugspersonen reagieren mitunter sehr unterschiedlich auf die Mitteilungen ihrer Kinder, sich dem anderen Geschlecht zugehörig zu fühlen. Während es für einige Eltern »schon immer klar gewesen« sein mag, reagieren andere verstört, verängstigt, beschämt oder fühlen sich schuldig. Wieder andere verhalten sich abwertend oder stoßen ihre Kinder gar aus, da sie die Vorstellung nicht ertragen. Weltweit bestehen leider noch immer Vorurteile, Stigmatisierung und Diskriminierung gegenüber Menschen, die sich nicht geschlechtskonform verhalten. Diese Stigmatisierungen können zu reduziertem Wohlbefinden und einer erhöhten Vulnerabilität gegenüber seelischen Erkrankungen führen (Baams et al. 2013). Da systematische epidemiologische Studien fehlen, variieren die Angaben zur Prävalenz. Wie Coolidge und Mitarbeiter (2002) vermuten, sind 2,3 % aller Kinder und Jugendlichen betroffen. Andere Schätzwerte liegen unter 1 % (Korte et al. 2008).

2.7.1.1 Versorgungsangebote

Internationale Leitlinien führen *Psychotherapie* als einen möglichen Behandlungsbaustein für junge Menschen mit Geschlechtsdysphorie auf (Coleman et al. 2012). Empfehlungen hinsichtlich der Art (Verhaltenstherapie, psychodynamische Psychotherapie oder rein supportiv), des Settings (Einzel-, Paar-, Familien-, Gruppentherapie, aufsuchende Behandlung im Lebensumfeld des Kindes) sowie der Frequenz und Dauer einer möglichen Psychotherapie sind allerdings nicht zu finden. Ergänzend gibt es in den nationalen Leitlinien der Endokrinologischen Gesellschaft zur Behandlung transsexueller Menschen (Hembree et al. 2009) den Hinweis, dass eine Psychotherapie dann indiziert ist, wenn sie vom psychologischen/psychiatrischen Geschlechtsexperten gefordert wird. In den anderen Fällen sei eine psychiatrische Diagnosesicherung und Untersuchung (zum Ausschluss psychiatrischer Komorbiditäten) sowie anschließende »adäquate« psychosoziale Unterstützung ausreichend.

Seit Januar 2014 besteht an der Klinik für Kinder- und Jugendpsychiatrie, Psychosomatik und Psychotherapie des Universitätsklinikums Münster (UKM) eine interdisziplinäre Spezialsprechstunde für Kinder- und Jugendliche mit Varianten der geschlechtlichen Entwicklung, die überregional frequentiert wird. Ziel ist, die Versorgungspraxis zu verbessern, Konzepte zur Behandlung zu entwickeln und durch begleitende Forschung neue Erkenntnisse zu gewinnen. Nach einer ausführlichen prozessbegleitenden Diagnostik wird eine am Einzelfall orientierte Behandlung begonnen. Zentraler Baustein ist die interdisziplinäre Begleitung und Psychotherapie unter Berücksichtigung der oben genannten Behandlungsziele. Im Kindesalter ist ein abwartendes, beobachtendes Vorgehen sinnvoll. Mit Einsetzen der Pubertät können bei entsprechender strenger Indikation im informierten Einverständnis mit den Sorgeberechtigten und in Zusammenarbeit mit der pädiatrischen Endokrinologie pubertätsunterdrückende Hormone bzw. später im

Prozess gegengeschlechtliche Hormone indiziert sein. Die multimodalen Angebote unserer Spezialsprechstunde umfassen neben Diagnostik, Beratung, Begleitung, Einzelpsychotherapie und systemischer Familientherapie auch die Möglichkeit der Psychoedukation im psychosozialen Umfeld der Patienten (z. B. in der Schule) (Möller et al. 2014). Multifamiliengruppen werden seit 2015 als komplementäres, innovatives Therapiemodul angeboten.

2.7.2 Warum und mit welchen Zielen sind Multifamiliengruppen sinnvoll?

Laut Di Ceglie und Mitarbeitern (2002) berichteten 75 % der Jugendlichen, die sich aufgrund einer Geschlechtsidentitätsproblematik in einer spezialisierten englischen Klinik vorstellten, über Probleme in der Beziehung zu ihren Eltern. Daher scheint das Einbeziehen der Familie bei der Behandlung von Kindern und Jugendlichen mit Geschlechtsdysphorie unabdingbar. Des Weiteren kann eine akzeptierende, wertschätzende Begleitung durch die Familie einen wichtigen Gegenpol zu der leider immer noch erfahrenen Diskriminierung im sozialen Umfeld darstellen. In den 1990er Jahren entwickelte Di Ceglie (2006) in London multimodale Behandlungsansätze, die Psychotherapie, Arbeit mit Eltern sowie psychosoziale Angebote umfassten. Auch Malpas (2011) beschreibt einen multidimensionalen Familienansatz für geschlechtsvariante Kinder und ihre Familien. Typischerweise werden in den multimodalen Therapieansätzen verschiedene Behandlungsmodalitäten (Elterncoaching, Psychoedukation, Elterngruppe sowie Familientherapie) zwar miteinander kombiniert, jedoch nicht immer zusammengeführt, da sie häufig an verschiedenen Institutionen stattfinden.

Multifamiliengruppen bieten mit der Grundhaltung von nichtwertender Akzeptanz, Wertschätzung, Allparteilichkeit und Neugierde auf Entwicklungsmöglichkeiten und dank der Möglichkeit, sich mit anderen Betroffenen auszutauschen, zu verständigen und zu vernetzen, einen geeigneten therapeutischen Rahmen, um die eigene Geschlechtsidentität zu erkunden, eine lebbare Geschlechtsrolle zu finden und die gesamte Entwicklung auch in verschiedenen Lebensbereichen im Blick zu behalten.

In Anlehnung an die Prinzipien der Multifamilientherapie (Asen u. Scholz 2015) sowie die nationalen und internationalen Empfehlungen und Leitlinien für transidente Menschen (Hembree et al. 2009; Coleman et al. 2012; Meyenburg et al. 2013) bieten sich für die Multifamiliengruppen für transidente Kinder, Jugendliche und ihre Familien unter anderem folgende Ziele an:

- gegenseitige, nichtwertende Akzeptanz und Anerkennung des individuellen Geschlechtsidentitätserlebens
- Reflexion von Erwartungen, Ängsten und Einstellungen
- Erkenntnis, nicht allein betroffen zu sein, und Solidarisierung

- wechselseitige Unterstützung der Familien untereinander, Teilen von Erfahrungen
- Erweiterung des Verständnisses
- Zusammentragen verfügbaren Wissens über Behandlungsmöglichkeiten
- Versuch, die verschiedenen Probleme rund um das Geschlechtsidentitätserleben in ihrer Komplexität zu erfassen
- Erweiterung der Perspektive von einem binären Verständnis der Geschlechter (männlich, weiblich) zu einer Diversität des Ausdrucks der Geschlechtsidentität
- Anerkennung der mit der Transidentität verbundenen, schmerzlichen Erfahrungen (Ausgrenzung, Stigmatisierung, Mobbing, ambivalente Gefühle der Eltern)
- Suche nach Strategien zum Schutz des Kindes/Jugendlichen vor negativen sozialen Reaktionen bzw. Trost spenden
- Unterstützung des Kindes/Jugendlichen, den besten möglichen Weg zu finden, sich mit dem individuellen Geschlechtsidentitätserleben wohlzufühlen und individuelle Lösungen zu finden
- Stärkung der Eltern bzw. der Familien, eine akzeptierende und unterstützende Haltung zu entwickeln und Umgebung zu schaffen, die es dem Kind ermöglicht, sich zu entwickeln
- Unterstützung der Familien, Unsicherheiten und Ängste im Hinblick auf die Entwicklung des Geschlechtsidentitätserlebens auszuhalten
- Erhöhung des allgemeinen Wohlbefindens und Möglichkeit zur Selbstverwirklichung durch Unterstützung anderer betroffener Familien
- Begleitung der Kinder/Jugendlichen und ihrer Familien in dem Prozess der Entscheidungsfindung
- Wenn gewünscht, Unterstützung beim Öffentlichmachen (»coming-out and going-public«) im familiären und sozialen Umfeld sowie beim Wechsel der Geschlechtsrolle
- Überwindung von Isolation und Stigmatisierung durch Vernetzung und Empowerment
- Schöpfen von Hoffnung und Zuversicht durch gelungene Lebensentwürfe Betroffener, durch Vernetzung mit transidenten Erwachsenen, die ein zufriedenes Leben führen
- Berücksichtigung aller altersabhängigen Entwicklungsbereiche bzw. -aufgaben (Schule, Beziehung zu Gleichaltrigen, Ablösung etc.)

2.7.3 Rahmen und Inhalte für die Multifamiliengruppen

Die Multifamiliengruppe findet einmal im Monat (freitagnachmittags) mit insgesamt sechs Sitzungen statt. Es handelt sich um eine geschlossene Gruppe, an der bis zu acht Kinder- und Jugendliche mit ihren Familien bzw. Bezugspersonen teilnehmen. Die Gruppe wird von mindestens zwei konstanten Therapeuten geleitet.

Sie findet komplementär zu den anderen Beratungs- und Therapieangeboten der Spezialsprechstunde statt. Teilnehmen können alle Kinder und Jugendlichen mit ihren Familien oder Bezugspersonen, die sich aufgrund einer Geschlechtsdysphorie oder Geschlechtsvarianz in der interdisziplinären Spezialsprechstunde der Klinik vorstellen. Aufgrund der wenigen in Deutschland verfügbaren spezialisierten Behandlungszentren (Hamburg, Frankfurt, München, Münster) werden Patienten aus einem überregionalen Einzugsgebiet betreut. Pro Jahr werden, angepasst an den Bedarf, etwa zwei Multifamiliengruppen angeboten. Insgesamt haben in den vergangenen eineinhalb Jahren 24 Familien mit sehr positiver Resonanz an den Multifamiliengruppen teilgenommen. Den mündlichen Rückmeldungen der Eltern zufolge ermöglichen der Austausch und die Vernetzung mit anderen betroffenen Familien eine wichtige Grundlage für den Ausbau einer akzeptierenden Haltung und einer hoffnungsvollen Begleitung im weiteren Entwicklungsprozess. Geteilte Ängste erschienen weniger bedrohlich und Herausforderungen besser meisterbar. Die Jugendlichen hatten größtenteils bereits über das Internet (soziale Netzwerke und Kommunikationsforen) Kontakt zu anderen transidenten Jugendlichen. Sie gaben an, der persönliche Kontakt habe eine andere Qualität der Beziehung und Vernetzung ermöglicht und Ängste und Einsamkeitserleben konnten abgebaut werden. Ferner schienen sich die elterliche Unterstützung und der familiäre Zusammenhalt zu verbessern. Gegenwärtig findet eine wissenschaftliche Überprüfung des Konzepts und der Multifamiliengruppe statt.

Die Arbeit in den Multifamiliengruppen erfolgt kombiniert *inhalts- und prozessorientiert.* Daher können die im Folgenden beschriebenen Sitzungen bezüglich Reihenfolge und Inhalt variieren: In den Multifamiliengruppen geht es also nicht darum, verschiedene MFT-Übungen aus einem Manual abzuarbeiten.

Vielmehr ist es das Ziel, über die verschiedenen Übungen einen Kontakt und Kontext zu eröffnen, in dem nichtwertende Akzeptanz, Reflexion und Entwicklung möglich werden. Da die Multifamiliengruppen für transidente Kinder, Jugendliche und ihre Familien an sechs Nachmittagen über einen Zeitraum von einem halben Jahr stattfinden, werden im Folgenden sechs exemplarische Nachmittage beschrieben. MFT lebt auch von der Lebendigkeit und Kreativität der Methoden. Neben »Sitzungen« kommen »Stehungen« und »Gehungen« zum Einsatz (Asen u. Scholz 2015). Deshalb wird im Folgenden der Begriff »Sitzung« durch »Modul« ersetzt. Strukturell beginnt jedes Modul mit einer Aufwärmübung, wird von einer Pause mit Getränken, Obst und Keksen unterbrochen und endet mit einer Abschlussreflexion.

2.7.3.1 Modul 1: Kennenlernen und Herstellen positiver Gruppenkohäsion

Die Ziele des ersten Treffens bestehen darin, dass die Teilnehmer sich gegenseitig kennenlernen und es den Therapeuten gelingt, eine positive Gruppenkohäsion herzustellen. Im weiteren Verlauf sollen *Erwartungen und Befürchtungen* der Familien in Bezug auf die Multifamiliengruppe gesammelt werden.

Nachdem die Therapeuten sich zu Beginn vorgestellt haben, erfolgt eine kurze Einführung in die Multifamilienarbeit. In diesem Rahmen wird auch auf über die Notwendigkeit der Schweigepflicht aufgeklärt. Ferner werden die Teilnehmer ermutigt, einerseits nach ihren eigenen Grenzen zu schauen, anderseits aber auch den sicheren Rahmen der Multifamiliengruppe für ihre Anliegen zu nutzen.

Zum Anwärmen und zur direkten Vernetzung eignen sich beispielsweise *Aufstellungen im Raum* (Geburtsort/Wohnort; Anzahl der Jahre, wie lange sich die jeweiligen Familienmitglieder bereits mit der Thematik der Transidentität auseinandersetzen; dimensionale (statt binäre) Betrachtung des Geschlechts: Wie weiblich/männlich fühlt man sich? Im Weiteren kann *Speeddating* eingesetzt werden. Aufgrund des drängenden Wunsches der Teilnehmer, sich über die Transidentität auszutauschen, ist die Ausweitung auf andere Themen – Wer lebt in der Familie? Welche Schulklasse/Beschäftigung tagsüber? Was sind Hobbys? – oft schwierig. Daher hat es sich als sinnvoll erwiesen, die Großgruppe nach einem ersten Kennenlernen in eine Kinder- bzw. Jugendlichengruppe sowie – je nach begleitender Bezugsperson – in eine Gruppe der Eltern, Pflegeeltern, Großeltern oder Bezugserzieher aufzuteilen. In diesen beiden Kleingruppen geht es um die wichtigen mit der Transidentität assoziierten Themen. Ein Fokus ist die *zeitliche Dimension:* Seit wann gibt es das Gefühl, nicht im richtigen Körper zu sein? Wann sind die Eltern erstmals auf das Thema bei ihrem Kind aufmerksam geworden? Andere Fokusse sind:

- *Erleben und Herausforderungen:* inneres versus äußeres Outing, gegenüber wem: Eltern/Familie, Freunde, Schule/Arbeit, Freizeit?
- *Rollenwechsel:* keiner, zu Hause, in der Schule/bei der Arbeit, in der Freizeit
- *Akzeptanz:* Selbst-, gegenüber Eltern, Freunden
- *Leidensdruck/Dysphorie:* wie stark aktuell/jemals?
- *Behandlungsphase bzw. -wunsch:* Psychotherapie, pubertätsunterdrückende Hormone, gegengeschlechtliche Hormone, geschlechtsangleichende Operationen

Meist vergeht die Zeit wie im Flug, und am Ende bleibt noch Zeit, die Gruppe zu einer gemeinsamen Abschlussreflexion zusammenzubringen. Die Familien werden gebeten, zum nächsten Treffen wichtige Symbole (Bilder/Spielzeug/Gegenstände) aus dem bisherigen Leben des Kindes mitzubringen.

2.7.3.2 Modul 2: Gruppenkohäsion, Ziele und Geschlechtsdysphorie im Entwicklungsverlauf

Nach einer kurzen Aufwärmübung (z. B. Gegenstände unter Nennung des Namens weitergeben, z. B. »Dies ist der Schlüssel von Frau A.«, »Ich bin B. und gebe meinen Schal weiter …«) kommt es zu einer Kleingruppenaufteilung mit jeweils drei bis vier Personen. Die Kleingruppenteilnehmer interviewen sich gegenseitig und stellen dann ein anderes Mitglied ihrer Kleingruppe in der Großgruppe vor, wobei sie von den anderen Mitgliedern unterstützt werden. In der Großgruppe können weitere Nachfragen gestellt werden. Im Anschluss an diese Vorstellungsrunde werden in Kinder-, Jugendlichen- bzw. Bezugspersonenkleingruppen mit jeweils drei bis vier Personen die Fragen, Erwartungen und Befürchtungen bezüglich der Multifamiliengruppe zusammengetragen und danach im Plenum vorgestellt. Häufig gestellte Fragen sind:

- Was ist Transidentität?
- Was sind die Ursachen?
- Wie wird die Diagnose gestellt?
- Welche Sicherheiten gibt es, dass es sich nicht nur um eine Phase handelt?
- Welche Möglichkeiten gibt es?
- Was sind Vor- und Nachteile einer Hormonbehandlung?
- Ab welchem Alter ist eine Hormonbehandlung sinnvoll? Wann kann begonnen werden?
- Wie sollen Eltern sich verhalten?

Nach einer kurzen Pause finden sich die jeweiligen Familien als Kleingruppe zusammen und erstellen gemeinsam mit ihrem Kind eine Zeitlinie (*Timeline*) über den bisherigen Entwicklungsverlauf. Bei der Erstellung dieser Entwicklungslinie werden neben Aspekten der Transidentität (Lieblingsspielzeug, Kleidung, Freunde, bevorzugte Spiele, Namen, Rollenwechsel etc.) auch andere Entwicklungsthemen (Geburt, wer war dabei, wer hat sich gefreut; Geschwister; Hauptbezugsperson in früher Kindheit, Kindergarten, schulischer Werdegang, Freunde, Lebensereignisse wie Trennungen, Verluste, Umzüge etc.) berücksichtigt. Die mitgebrachten Gegenstände können in die Entwicklungslinie eingebaut werden.

2.7.3.3 Modul 3: Ambivalente Gefühle und Expertenrat

Zu Beginn des dritten Treffens erfolgt eine *Vernissage,* bei der jedes Kind bzw. jeder Jugendliche mit Unterstützung der Familie seinen bisherigen Lebensweg vorstellt. Im Rahmen dessen oder danach erfolgt gemeinsam mit dem Rest der Gruppe (z. B. Innen- und Außenkreis) eine Reflexion, welche Herausforderungen aufgrund der Transidentität bestehen und welche aufgrund der alterstypischen Entwicklungsaufgaben. Nach einer Pause wird die Großgruppe erneut in eine Eltern-/Betreuer- und eine Kinder-/Jugendlichen-Gruppe getrennt. Den Eltern wird dadurch die Gelegenheit gegeben, sich über ihre Sorgen, Ängste und ambivalenten Gefühle in Bezug auf ihre Kinder auszutauschen. Im Folgenden werden einige beispielhafte Beiträge aus einer Elterngruppe wiedergegeben:

VATER A: »Für mich war das Thema am Anfang ganz fremd. Ich musste mich da erst mal hineinbegeben und mich selber öffnen. Wir haben A ja adoptiert. Vielleicht fällt dies bei den eigenen Kindern noch schwerer. Aber wir können uns nicht alles anziehen. Ich glaube nicht, dass wir da Fehler gemacht haben.«

GROSSMUTTER B: »Ich bin ja die Oma, aber ich glaube, für einen Elternteil ist es auch schlimm zu überlegen, liegt es an mir? Hat er es von mir geerbt? Habe ich etwas falsch gemacht?«

MUTTER B: »... oder verkehrte Erziehung? Dass man zu lasch war. Mein Mann wirft mir das vor.«

MUTTER C: »Da kann man nichts falsch gemacht haben.«

VATER C: »Ich glaube auch, wenn das in einem drin ist, dann ist das so.«

MUTTER D: »Im Prinzip wird man doch so geboren. Das werde ich ja nicht, wie ich bin, das bin ich doch.«

MUTTER E: »Für mich ist das sehr schwer. Deshalb war mir der Kontakt mit anderen, die auch solche Kinder haben, sehr wichtig. Ich sag es ehrlich. Ich möchte ihm beistehen, aber es reißt mir das Herz heraus. Wenn man ihn jetzt sieht, würde man gar nicht mehr denken, dass er ein Mädchen war. Aber früher trug er Kleider und hatte lange Haare. Gut, er hat gerne Fußball gespielt. Für mich ist das wie ein Abschied, wie ein kleiner Tod.«

VATER E: »Da unterscheiden wir uns. Meine Frau leidet da richtig. Ich sage dann immer, ich kann das nicht verstehen. Ich habe doch lieber einen glücklichen Jungen als eine unglückliche Tochter.«

Während der Elternrunde bereiten die Kinder und Jugendlichen eine *Expertenkonferenz* oder ein *Expertenvideo* zum Thema der Transidentität vor, welche(s) ihren Eltern später vorgestellt wird. Die Familien werden gebeten, für den nächsten Termin Beispiele aus Film, populärwissenschaftlicher Literatur oder dem Bekanntenkreis für unterschiedliche Geschlechtsrollen zu sammeln und mitzubringen.

2.7.3.4 Modul 4: Expertenwissen, Diversität des Ausdrucks der Geschlechtsidentität

Zu Beginn wird wechselnd im Innen- und Außenkreis über das letzte Treffen reflektiert und Mutmaßungen werden angestellt, was die jeweils andere Gruppe in dieser Zeit besprochen hat. Nach Rückgriff auf die von den Eltern zu Beginn formulierten Fragen und Aktualisierung der Gleichen wird das von den Kindern und Jugendlichen erstellte Expertenvideo vorgestellt. Es folgen beispielhafte Antworten der Kinder und Jugendlichen aus dem Expertenvideo auf die Fragen der Eltern.

Frage: Was bedeutet Transidentität?

TRANS-MÄDCHEN D (16 JAHRE): »Man kommt auf die Welt und hat ein körperliches Geschlecht. Das geistige Geschlecht differiert aber vom körperlichen. Das heißt beispielsweise: Man wird als Junge geboren, fühlt sich aber als Mädchen.«

Frage: Welche Verläufe gibt es?

TRANS-MÄDCHEN C (9 JAHRE): »Ich habe schon vor dem Kindergarten das gespielt, was normale Mädchen spielen, Puppen und so. Außerdem habe ich mir lange Haare und Kleider gewünscht. Im Kindergarten wurde es immer mehr, und ich war mir schon ziemlich früh sicher. Dann habe ich mich als Mädchen angezogen, aber meine Mutter hat gesagt, so kannst du nicht rausgehen. Ich habe gefragt, warum nicht? Ich fühle mich doch so viel wohler? … Manche Menschen denken, hä, warum denkt man so, das geht doch gar nicht, das gibt's doch gar nicht. Aber das ist falsch. Natürlich gibt es das. Ich bin doch hier der Beweis dafür, und es gibt noch viele andere. Wer denkt, dass es das nicht gibt, liegt falsch, denn es gibt alles auf der Welt.«

TRANS-MÄDCHEN B (14 JAHRE): »Ich habe es erst mit Beginn der Pubertät richtig wahrgenommen. Das heißt, man kommt auf die Welt und wird von den anderen Menschen geprägt. Der Vater, die Eltern oder die anderen Kinder erklären einem, was ein Junge macht. Und dann passt man sich an und ist eine leere Person. Und irgendwann in der Pubertät schäumen die Gefühle über, und man nimmt dann erst wahr, dass man sich als Mädchen fühlt.«

Frage: Wie stellt man die Diagnose?

TRANS-JUNGE A (15 JAHRE): »Eigentlich stellt man die Diagnose selbst und kein anderer, weil nur man selbst weiß, wie man sich fühlt. Man kann viel erzählen, aber man kann keinem in den Kopf gucken.«

Frage: Was können Eltern tun, wenn Kinder sich verlieben?

TRANS-JUNGE E (14 JAHRE): »Wenn man es der Freundin sagen will, was mit einem ist, ist es die eigene Aufgabe und nicht die der Eltern. Wenn meine Eltern noch nicht an dem Punkt wären, ›er‹ zu mir zu sagen, würde ich sie bitten, sich vor meiner Freundin zusammenzureißen. Weil, wenn ein Mädchen mich kennenlernt und mich als Junge wahrnimmt – auch wenn sie das mit mir weiß – wäre es irritierend für sie, wenn meine Familie weiter ›sie‹ sagen würde.«

Zum Schluss:

TRANS-MÄDCHEN C (9 JAHRE): »Man könnte es ja so erklären: ›Mama, Papa, das heißt jetzt nicht, dass ich lesbisch oder schwul bin, aber ich fühle mich in meinem Körper nicht wohl, ich möchte lieber als Mädchen leben.‹ Das habe ich auch mit meinen Eltern so gemacht, als ich mir sicher war. Meine Eltern haben dafür sofort Verständnis gezeigt und haben sofort gesagt, ok, wenn das so ist, unterstützen wir dich jetzt darin. Das tun sie auch immer noch. Ganz stolz bin ich auf meine Eltern, weil sie mich so gut unterstützen!«

Im Anschluss an das Expertenvideo wird Raum für die Reflexion und Diskussion des Gesehenen gegeben. Nach der Pause werden die von den Familien und Therapeuten mitgebrachten *Beispiele für Diversitäten* des Ausdrucks der Geschlechtsidentität ausgelegt. Jeder Teilnehmer sucht sich ein Beispiel einer Person aus, das dem eigenen Geschlechtsidentitätserleben oder dem eigenen Wunsch, sich auszudrücken, am nächsten kommt. Damit wandern die Teilnehmer durch den Raum und kommen mit anderen Teilnehmern ins Gespräch. Dann erfolgt eine Präsentation und Reflexion möglicher Erscheinungsformen. Zum Abschluss wird jeder einzelne Teilnehmer gebeten, zwei alltägliche mit der Transidentität verbundene Herausforderungen auf Karteikarten zu verschriftlichen. Die Karteikarten werden eingesammelt und im nächsten Modul verwendet.

2.7.3.5 Modul 5: Typische Dilemmata, Gäste

Zu Beginn werden die auf den Karteikarten verschriftlichten Konfliktsituationen und Dilemmata eingesammelt. Oft gehören dazu folgende Themen:

- Wie kann das Kind/der Jugendliche vor Anfeindungen, Mobbing und Übergriffen geschützt werden, ohne in der Exploration der Identität bzw. der Transentwicklung behindert zu werden?
- Wie viel kontrollieren die Eltern? Wo lassen sie ihre Kinder gewähren?
- Welche Probleme gehen auf die Transidentität zurück, und bei welchem Verhalten handelt es sich um jugendtypische Verhaltensweisen?
- Wie stark sollten sich Menschen an die Umwelt anpassen (Assimilation) bzw. sollte die Umwelt sich an den Menschen anpassen (Akkommodation)?
- Was bedeutet die Transidentität für Liebe, Partnerschaft und Sexualität?
- Wer sollte was wann über die Geschlechtsinkongruenz wissen (Geheimnisse, Privatsphäre, öffentliches Leben)? Wer nicht?

Drei typische Dilemmata werden aus dem Karteikartenstapel gezogen. Die Gruppe wird so in drei Subgruppen aufgeteilt, dass die Kinder bzw. Jugendlichen jeweils mit anderen Eltern in einer Gruppe sind (»*Adoptivfamilien*«). Jede Subgruppe bekommt den Auftrag, eine typische Situation als Improvisationstheater mit vertauschten Rollen aufzuführen: Eltern spielen das Kind/den Jugendlichen; Kinder bzw. Jugendliche spielen die Eltern. Der erste Akt beinhaltet die Problemsituation, der zweite Akt ein mögliches Lösungsszenario. Nach einer Pause soll durch die *Einladung von Gästen* ein Raum für die Vernetzung mit der Außenwelt eröffnet werden. Bisher eingeladene Gäste waren z. B.:

- ein Gründungsmitglied der Hamburger Selbsthilfegruppe Hanse-X-Men, der über seine persönlichen Erfahrungen und Selbsthilfegruppen berichtet hat
- ein Trans-Mann, der als Lehrer in Norddeutschland arbeitet und sich sehr gegen Diskriminierung im schulischen Kontext engagiert
- ein weiterer erwachsener Trans-Mann, der von seinen Erfahrungen und seinem Leben berichtet hat

- eine Professorin aus der pädiatrischen Endokrinologie, die über Möglichkeiten der Hormonbehandlung informiert hat.

Zu diesem Teil des Moduls sind die Familien eingeladen, auch eigene Gäste (z. B. interessierte, eventuell verunsicherte Lehrer) mitzubringen.

2.7.3.6 Modul 6: Vision von der Zukunft und Ausblick

Das letzte Modul steht im Licht der Reflexion und Integration der eigenen Erfahrung und Wünsche sowie der aufgenommenen Anregungen für den eigenen gewünschten weiteren Weg. Zu Beginn suchen sich die Kinder und Jugendlichen *Masken* aus und versetzen sich mit diesen in eine gespielte Cafésituation 30 Jahre später. In dieser zukünftigen Cafésituation unterhalten sich die Teilnehmer über ihre Gegenwart und ihren bisherigen Lebensweg und geben so Informationen zu hypothetischen Fragen preis wie z. B.: Wo wohnen sie mittlerweile? Als wer? Mit wem? Welche Beziehungen sind ihnen wichtig? Welcher Beschäftigung gehen sie nach? Gibt es eigene Kinder? Wie geht es den Eltern? Wer und was hat ihnen auf dem Weg geholfen? Was waren wichtige Stationen? Die Eltern hören ihnen dabei zu.

Wenn die Zeit es zulässt, gestalten alle Familien eigene *Zielebäume* mit nahen und fernen, großen und kleinen Lebenszielen der einzelnen Familienmitglieder.

Anschließend erfolgt eine *Abschlussreflexion* der Familien, wie sie die Multifamiliengruppe erlebt haben, was hilfreich war und was nicht sowie was zukünftig ergänzt werden sollte. Die Therapeuten hören zu. Zum Abschluss werden alle Familien gebeten, für die jeweils anderen Familien ein Kompliment oder *gute Wünsche* auf bunte Karteikarten zu schreiben, diese Wünsche persönlich zu übergeben und sich zu verabschieden oder für ein neues Treffen zu verabreden.

2.7.3.7 Übergang in die Selbsthilfephase

Den Familien wird die Möglichkeit eröffnet, erneut ein gemeinsames Treffen in den bekannten Räumlichkeiten der Klinik oder woanders zu organisieren und, wenn gewünscht, die Therapeuten als Gäste einzuladen.

Zur weiteren Vernetzung zwischen den Teilnehmern der einzelnen Multifamiliengruppen besteht die Überlegung, zukünftig halbjährlich ein »T®ans-Café« anzubieten.

2.8 Essstörungen – Das Londoner Modell

Ivan Eisler[5]

Die Idee, MFT zur Behandlung von Essstörungen zu nutzen, ist schon einige Jahre alt, und die ersten klinischen Berichte über entsprechende Bemühungen stammen aus den späten 1980er Jahren (Slagerman a. Yager 1989; Wooley a. Lewis 1987). Systematischere Berichte und Studien über diese Behandlungsmöglichkeit sind aber erst in den letzten 10–15 Jahren publiziert worden.

Im Fokus der MFT-Literatur über Essstörungen steht die Behandlung von insbesondere Jugendlichen mit Anorexia nervosa (AN; »Magersucht«); es gibt zudem einige Arbeiten über die Nutzung von MFT bei Erwachsenen mit AN (Colahan a. Robinson 2002; Dimitropoulos et al. 2015a, b; Tantillo et al. 2015) und über die Behandlung von *Bulimia nervosa* (BN) (Stewart et al. 2015; Wooley a. Lewis 1987). Die MFT-Behandlung von Jugendlichen mit AN kann sich auf eine umfangreiche Literatur über die Nutzung der Einzelfamilientherapie bei Anorexia nervosa (FT-AN) stützen. Eine kurze Beschreibung der Konzepte, die der FT-AN zugrunde liegen, trägt dazu bei, die Nutzung der MFT-AN zu kontextualisieren.

2.8.1 Familientherapie für Jugendliche mit Anorexia nervosa und Belege für ihre Wirksamkeit

Die FT-AN hat eine lange Geschichte und eine ebenso lange Entwicklung, die durch ihre Nutzung im Kontext spezieller Behandlungseinrichtungen für Patienten mit Essstörungen und durch Untersuchungen ihrer Wirksamkeit beeinflusst wurde (Eisler, Wallis a. Dodge 2015; Jewel et al. 2016). Die Behandlung wird in der Literatur gut beschrieben (Dare a. Eisler 1997; Eisler, Le Grange a. Lock 2015), und der Ansatz wurde in verschiedenen Behandlungsmanualen operationalisiert (Eisler et al. 2016a; Lock a. Le Grange 2013; Robin a. Le Grange 2010). Die zentralen Konzepte sind:

- Der grundlegende systemische Fokus ist darauf gerichtet, der Familie verständlich zu machen, dass es sich um eine potenziell lebensbedrohliche Krankheit handelt und dass die Familie ihrem Kind helfen muss zu genesen; dabei wird ausdrücklich darauf hingewiesen, dass die Familie die Krankheit nicht verursacht hat.
- Die Eltern müssen sich insbesondere zu Beginn der Behandlung konkret um das Essverhalten des Kindes kümmern; sie werden aber darauf hingewiesen, dass diese Aufgabe nur vorübergehend wichtig ist und dass es sich um einen Ausdruck elterlicher Fürsorge, nicht elterlicher Kontrolle handelt.
- Psychoedukation über die Auswirkungen des Hungerns und die Rolle neurobiologischer Faktoren und prädisponierender Persönlichkeitszüge bei der Entstehung von AN und damit einhergehende Komorbiditäten.

5 Aus dem Englischen von Theo Kierdorf.

- Externalisierung der Krankheit mittels Techniken wie des narrativen Externalisierens zwecks Kennzeichnung der Anorexie als »separate Wesenheit«; Gespräch über die psychischen und physiologischen Auswirkungen des Hungerns zum besseren Verständnis des Einflusses des Hungerns auf Verhaltensweisen und Kognitionen, die den Krankheitsprozess formen und verstärken.
- In späteren Behandlungsphasen Verlagerung des Fokus auf Probleme, die den Lebenszyklus des Jugendlichen und der Familie betreffen. Unterstützung der Familie dabei, individuelle psychische Probleme (z. B. bezüglich Selbstachtung, Individuation, psychosozialer Funktionsfähigkeit) von solchen zu unterscheiden, die innerfamiliäre Beziehungen betreffen, und von denen, die unmittelbar mit der Essstörung und entsprechenden Interaktionsmustern zusammenhängen.

Eine Anzahl randomisierter, kontrollierter Studien (RCT) (Agras et al. 2014; Eisler et al. 1997, 2000, 2007; 2016b; Le Grange et al. 1992; 2016; Lock, Couturier a. Agras 2006; Lock et al. 2005, 2010; Robin et al. 1999; Russell et al. 1987) hat ergeben, dass Familientherapie (FT) eine wirksame Behandlung für Anorexia nervosa (AN) bei Jugendlichen ist. Systematische Übersichtsstudien und klinische Leitfäden (Downs a. Blow 2013; NICE 2004; Watson a. Bulik 2013) empfehlen, der FT-AN bei der Behandlung dieser klinischen Population zentrale Bedeutung einzuräumen.

Über den Wert der Familientherapie für die Behandlung von Jugendlichen mit Bulimia nervosa (FT-BN) lässt sich bisher deutlich weniger sagen, aber es häufen sich die Beweise dafür, dass auch von dieser Behandlung eine vielversprechende Wirkung zu erwarten ist (Dodge et al. 1995; Le Grange et al. 2007, 2016; Schmidt et al. 2007).

2.8.2 Multifamilientherapie für Jugendliche mit Anorexia nervosa

Die Multifamilientherapie bei Anorexia nervosa (MFT-AN) basiert auf den gleichen Prinzipien wie die FT-AN. Sie wird jedoch in intensiverer Form praktiziert, um Familien zu helfen, das Gefühl der Isolation und Stigmatisierung zu überwinden und ihre eigenen Ressourcen optimal zu nutzen. Die heute am häufigsten genutzte Form von MFT-AN wurde Ende der 1990er Jahre von zwei Teams in London und Dresden entwickelt (Dare a. Eisler 2000; Asen a. Scholz 2001). Sie wird in einem sehr intensiven Format angewendet, beginnend mit einem 4-tägigen Block, an dem fünf bis sieben Familien teilnehmen; darauf folgen sechs über 9 Monate verteilte jeweils 1-tägige Blöcke jeweils im Abstand von 4–8 Wochen. In den Wochen zwischen den Gruppentreffen finden Sitzungen mit einzelnen Familien statt, sodass die gesamte Behandlung für jede Familie 12 Monaten umfasst.

Ein großes Spektrum an Interventionstechniken kommt bei diesem Konzept zum Einsatz, darunter Gruppen- und Familieninterventionen sowie Psychoedukation und kreative Ansätze. Dabei werden Multifamiliensitzungen von Sitzungen für Eltern und Jugendliche getrennt und mit auf bestimmte Familien fokussierten

Aktivitäten kombiniert. Außerdem erfolgt ein Austausch über den Umgang mit Mahlzeiten, gemeinsame Mahlzeiten aller beteiligter Familien werden abgehalten und Gespräche darüber geführt, was sich in den einzelnen Familien am besten bewährt und wie die Eltern ihren Kindern helfen können, ihre Angst vor dem Essen und vor dem Zunehmen zu überwinden.

Diverse deskriptive und offene Kohortenstudien berichten über eine hohe Zufriedenheit mit der Behandlung, sehr geringe Abbruchquoten und Verringerungen der Zahl stationärer Behandlungen (Dare a. Eisler 2000; Scholz et al. 2005). Weitere positive Auswirkungen sind die allmähliche Zunahme des Gewichts der Jugendlichen, Verbesserungen des Essverhaltens, des Selbstwertgefühls, der Stimmungslage, der Kommunikation in der Familie, der Empathie den jugendlichen Patienten gegenüber und des Glaubens der Eltern an ihre eigene Fähigkeit, etwas zu verändern (Gabel et al. 2014; Hollesen, Clausen a. Rockedal 2013; Marzola et al. 2015; Mehl et al. 2013; Salaminiou et al. 2015).

Den deutlichsten Beweis für die Wirksamkeit der MFT-AN liefert eine kürzlich publizierte multizentrische RCT (Eisler et al. 2016b). Insgesamt 169 Jugendliche im Alter zwischen 13 und 20 Jahren mit den DSM-IV-Diagnosen AN oder NNBE (nicht näher bezeichnete Essstörung) wurden in eine 12-monatige ambulante Behandlung, entweder MFT-AN oder FT-AN, randomisiert. Die wichtigsten Erkenntnisse aus dieser Studie waren, dass zwar die Patientinnen in beiden Behandlungsgruppen deutliche klinische Fortschritte machten, in der FT-AN-Gruppe aber knapp 60 % und in der MFT-AN-Gruppe über 75 % am Ende der Behandlung ein gutes oder zumindest mittelmäßiges Resultat erreicht hatten. Das Behandlungsergebnis war bei den Mitgliedern der MFT-AN-Gruppe also statistisch signifikant besser! Bei einer Follow-up-Überprüfung 18 Monate nach der Grundlinienmessung hatten sich, verglichen mit der Situation am Ende der Behandlung, kaum Veränderungen ergeben – der Unterschied hinsichtlich der Primärauswirkungen war zwischen den beiden Behandlungsformen jedoch unter den statistisch signifikanten Wert 0,05 gefallen. 6 Monate nach der Behandlung waren deutliche Verbesserungen hinsichtlich Gewicht, Grundstimmung und Psychopathologie der Essstörung zu erkennen, aber bezüglich dieser Sekundärauswirkungen bestand nur hinsichtlich des Gewichts (ausgedrückt in Prozent des medianen Body-Mass-Index, BMI) ein statistisch signifikanter Unterschied zwischen beiden Behandlungsformen, wobei auch hier die MFT-AN-Gruppe besser abschnitt. Bei etwa der Hälfte der Patientinnen in der FT-AN-Gruppe und fast 60 % derjenigen in der MFT-AN-Gruppe hatte die Menstruation wieder eingesetzt. Die Teilnehmerinnen empfanden beide Behandlungsformen offenbar als sehr akzeptabel, da nur 11 % die Therapie vorzeitig abgebrochen hatten und sowohl Eltern wie Jugendliche die Behandlungsverfahren überwiegend positiv beurteilten. Allerdings waren die Beurteilungen der Eltern generell positiver, wohingegen die Jugendlichen häufiger nur mäßige Zufriedenheit äußerten. Die guten Resultate in ambulanten Behandlungssituationen spiegeln sich auch darin wider, dass nur 3 % der Patienten in der Behandlungsphase der Studie stationär behandelt werden mussten und weniger als 7 % während der gesamten Studie.

2.8.2.1 Veränderungsprozesse

Eine Untersuchung von Voriadaki et al. (2015) fokussiert auf den Veränderungsprozess während einer MFT-AN. Sie beschäftigt sich mit den Erlebnissen einer Gruppe von sechs Familien im Laufe eines 4-tägigen MFT-Kurses. Tag für Tag wurde genau verfolgt, welche Beziehung zwischen Veränderungen hinsichtlich der Kognitionen, der Emotionen oder des Verhaltens und bestimmten Aspekten der Behandlung und der Interventionen bestand. Vom ersten Tag an war offensichtlich der Austausch mit anderen Familien über ähnliche Erfahrungen entscheidend für Veränderungen insbesondere bei den Eltern. Bei den Jugendlichen ging der Prozess langsamer vonstatten, und der Kontext, in dem sie kaum anders konnten, als zu beobachten oder sich anzuhören, was andere junge Menschen mit ähnlichen Erfahrungen erlebt hatten, wirkte auf sie zwar verwirrend, ermöglichte ihnen aber auch zu erkennen, dass ihre Bestrebungen nicht einfach nur »eigenwillig« waren; vielmehr handelte es sich bei ihrer Störung um Symptome einer merkwürdigen Krankheit, die sie mit den übrigen Jugendlichen in der Gruppe verband. Ähnlich fühlten sich die Eltern beruhigt, wenn sie sich in Aspekten der Geschichten wiederfanden, welche die Familien einander erzählten – was ihre Gefühle der Isolation, Hilflosigkeit und Hoffnungslosigkeit verringerte. Viele Jugendlichen und ihre Eltern empfanden nonverbale Übungen wie Rollenspiele und »Multifamilienskulpturen«, die in symbolischer Form die starke Wirkung der Anorexie auf die Familie repräsentierten, als sehr belastend, aber gleichzeitig auch als nützlich und bereichernd.

Die während des 4-tägigen ersten Arbeitsblocks verbesserte Fähigkeit, ein Spektrum von Emotionen auszudrücken, erwies sich als entscheidender Aspekt der MFT, insbesondere was die Situation der Eltern anging, die oft erklärten, vorher hätten sie ihre Töchter sehr behütet und jede Konfrontation mit ihnen vermieden. Durch ihre Teilnahme an der MFT hätten sie jedoch erkannt, dass es okay sei, offen Gefühle auszudrücken, was sich auf die Motivation der Jugendlichen und auf ihre Interaktionen mit anderen positiv auswirke.

2.8.3 Aus- und Weiterblick

Die Resultate der ständig zunehmenden Zahl wissenschaftlicher Untersuchungen bestätigen den Wert der MFT für die Behandlung von Essstörungen bei Jugendlichen, insbesondere wenn es um AN geht. In der hier beschriebenen Studie wurden bei der Arbeit mit der MFT-AN-Gruppe Einzel- und Multifamiliensitzungen kombiniert, worin sich die Entwicklung des MFT-AN-Modells am Londoner Maudsley Hospital widerspiegelt. In anderen Arbeitskontexten diente der Multifamilienansatz als eigenständige Methode der ambulanten Behandlung von Patienten, entweder in

Form einer kurzen 1-wöchigen Intervention (Marzola et al. 2015) oder in Form einer längeren, sich über viele Monate erstreckenden Behandlung (Scholz et al. 2005), aber auch im Rahmen der Arbeit in einer Tagesklinik (Hollesen et al. 2013) oder einer stationären Behandlung (Fleminger 2005).

Die Frage, ob es sinnvoller ist, Multifamilieninterventionen bei der Arbeit mit diagnostisch relativ homogenen Gruppen (z. B. AN) zu nutzen oder ob sich diese Behandlungsform eher für gemischte Gruppen von Patienten mit diversen Essstörungsdiagnosen eignet, wurde unterschiedlich beantwortet. Vor Kurzem haben wir MFT spezifisch für Jugendliche mit BN beschrieben (Stewart et al. 2015); sie ist weniger intensiv als MFT-AN, beinhaltet einen höheren Anteil an paralleler Arbeit mit Eltern und Jugendlichen und bezieht kognitiv-verhaltenstherapeutische und Komponenten der dialektisch-behavioralen Therapie (DBT) in die Behandlung ein. Klinisch wurde dieser Ansatz von Familien gut angenommen, es liegen aber noch keine empirischen Daten vor, die zeigen, wie wirksam diese Behandlung verglichen mit anderen Therapieansätzen ist.

Die Behandlung von Essstörungen variiert in verschiedenen Ländern und unterschiedlichen Gesundheitssystemen sehr stark. Oft entscheiden dabei klinische Traditionen, organisatorische Faktoren und finanzielle Limits darüber, welche Behandlungen wie angeboten werden. Es gibt plausible Hinweise, dass der Kontext des jeweiligen Gesundheitssystems für die Diagnostik, die Verfügbarkeit von Frühinterventionen und letztlich für die erzielten psychosozialen und gesundheitsökonomischen Resultate ein wichtiger Faktor ist (House et al. 2012). Der integrative Charakter der Multifamilientherapie und die Flexibilität, die ihre Anwendung in unterschiedlichen Behandlungskontexten ermöglicht, sind zentrale Stärken dieses Ansatzes. Es ist wichtig, dass das Bemühen, wohldefinierte, evidenzbasierte manualisierte Behandlungen zu entwickeln (so wichtig dies auch sein mag), Variabilität, Vielfalt und Flexibilität der Multifamilientherapie in der alltäglichen Praxis nicht verringert.

2.9 Anorektische Kinder und Jugendliche im tagesklinischen Setting – Das Dresdener Modell

Maud Rix & Katja Scholz

Mitte der 1990er Jahre wurde an der Klinik für Kinder- und Jugendpsychiatrie des Universitätsklinikums Dresden eine spezialisierte Fachabteilung für Patienten mit Essstörungen gegründet und Ende der 1990er Jahre die Familientagesklinik für Essgestörte (FTK-E) als zusätzlicher Therapiebaustein eröffnet. Der Aufbau dieser Familientagesklinik, die therapeutische Aus- und Weiterbildung sowie die langjährige Supervision wurden von E. Asen begleitet bzw. durchgeführt. Nach einiger Zeit der intensiven Einarbeitung sowohl in die klinischen Besonderheiten des Krankheitsbildes der Anorexia nervosa als auch in die therapeutischen Dynamiken der MFT wuchs der Wunsch nach einer konzeptionellen Bündelung in Form eines Manuals. Es entstand das »Dresdener Modell«, um der hohen therapeutischen Komplexität und der Vielschichtigkeit der Bedürfnisse der Familien, Eltern und Patienten einen Rahmen zu geben.

2.9.1 Anorexia nervosa

AN oder Magersucht wird charakterisiert durch einen »erheblichen selbstverursachten Gewichtsverlust und die Beibehaltung eines für das Alter zu niedrigen Körpergewichts, getrieben von der Idee, trotz Untergewicht zu dick zu sein« (Wälte u. Schneider 2012, S. 372). Die Betroffenen haben große Angst, dick zu sein oder zu werden, vermeiden die Aufnahme von Nahrung und versuchen mit gegenregulierenden Maßnahmen (z. B. exzessivem Sport etc.) das Gewicht aktiv zu reduzieren. Diese *Gewichtsphobie* unterscheidet die Magersucht von allen Formen des politischen, spirituellen oder religiös motivierten Fastens.

Das Krankheitsbild entsteht als multifaktorielles Geschehen, bei dem intrapsychische, soziokulturelle, genetische und neurobiologische Faktoren ineinandergreifen und sich gegenseitig beeinflussen bzw. verstärken. Bestimmte prämorbide Persönlichkeitseigenschaften (z. B. Perfektionismus, Zwanghaftigkeit, Leistungsorientierung, eine besonders kritische Haltung dem eigenen Körper gegenüber) und die Entwicklungsspanne der Adoleszenz erhöhen das Risiko, im Rahmen einer Diät (als auslösendem Faktor) an Anorexia nervosa zu erkranken.

Am Krankheitsbeginn steht die willentliche Entscheidung zu einer Reduktion der Nahrungsmenge (Diät), weil dies als einzige Möglichkeit gesehen wird, mit den Ängsten den eigenen Körper betreffend umzugehen und ein Gefühl der Kontrolle herzustellen. Allerdings beginnt bei entsprechender Vulnerabilität der Person ein Kreislauf sekundärer körperlicher und psychischer Veränderungen, z. B. mit einer krankhaft veränderten Körperwahrnehmung und Verstärkung der bestehenden Persönlichkeitseigenschaften, die wiederum das Diätverhalten verstärken. Wie bei jeder Sucht ist der Krankheitsverlauf durch einen *zunehmenden Kontrollverlust* gekennzeichnet, da die Wahrnehmungen des eigenen Selbst und des eigenen Körpers krankheitsbedingt verzerrt werden. Auch die *veränderten Kognitionen* erschweren den therapeutischen Zugang und »boykottieren« als störungsimmanente Motivations- und Compliance-Probleme die Krankheitseinsicht der Patienten. Dazu gehören selektives Abstrahieren (»wenn ich dünn bin, bin ich etwas Besonderes«), Übergeneralisierung (»lieber würde ich sterben als zuzunehmen«), Alles-oder-nichts-Denken (»wenn ich zunehmen würde, würde ich die Kontrolle verlieren«) sowie abergläubisches Denken (Liechti 2006).

Die Magersucht ist die dritthäufigste chronische Erkrankung bei adoleszenten Mädchen mit einer hohen Mortalitätsrate von bis zu 15 % (Liechti u. Liechti-

Darbellay 2013). Im Kindesalter lässt sich in den letzten Jahren eine Häufung der Ersterkrankung nachweisen (Herpertz-Dahlmann 2015). Bei den betroffenen jungen Patienten unterbricht die Erkrankung den gesamten Entwicklungsprozess mit weitreichenden somatischen wie psychischen Folgen bis ins Erwachsenenalter. Spontanremissionen bei voller Ausprägung der Krankheit sind selten.

Eine frühzeitige klinische interdisziplinäre Behandlung mit einem multimodalen Therapiekonzept ist das Mittel der Wahl, um den zahlreichen Komplikationen und der Gefahr der Chronifizierung zu begegnen:

- Eine *stationäre Therapie* ist unabdingbar bei schwerem Gewichtsverlust und medizinischen Komplikationen, bei Suizidalität und komorbiden psychischen Störungen sowie bei ausgeprägten familiären Konflikten oder Hilflosigkeit der Familie. Eine stationäre Therapie besteht immer aus mehreren Säulen: somatische Rehabilitation mit körperlicher Stabilisierung und kontinuierlicher Gewichtszunahme, Ernährungstherapie, individuelle psychotherapeutische Behandlung, psychotherapeutische Arbeit mit der Familie, Behandlung komorbider Störungen sowie Reintegration in den Alltag.
- Eine *ambulante Behandlung* kann bei unkompliziertem, kurzem Krankheitsverlauf, bei einer kooperativen Familie sowie einer therapiemotivierten Patientin gut realisiert werden (Treasure u. Schmidt 2003).

2.9.1.1 Therapeutische Erwägungen

In der Behandlung von jugendlichen Patienten mit Anorexia nervosa kommt der Familientherapie eine besondere Bedeutung zu. MFT kann eine effektive ergänzende therapeutische Säule in einem multimodalen stationären oder ambulanten Behandlungskonzept sein. In den seltensten Fällen gelingt eine ausreichende Verbesserung bzw. Heilung der Patienten ausschließlich mit diesem multifamilientherapeutischen Setting. Eine langfristige psychotherapeutische und medizinische Anbindung der Patienten und deren Familie ist dringend zu empfehlen.

Die Durchführung einer MFT mit essgestörten Kindern und Jugendlichen sowie ihren Familien setzt fundierte medizinische und psychologische Kenntnisse und Erfahrungen in der Diagnostik und Behandlung dieses Krankheitsbildes voraus. Ebenfalls Voraussetzung sind systemisch-familientherapeutische Erfahrungen. Zusätzliche gruppentherapeutische Fertigkeiten sind sehr vorteilhaft. Wir empfehlen auf jeden Fall die Supervision durch einen erfahrenen Multifamilientherapeuten mit entsprechendem Hintergrundwissen. Das gleichzeitige Arbeiten auf den Ebenen der Eltern, der Patienten und der gesamten Familie sowie der Umgang mit den krankheitsbedingten Widerständen erfordert ein hohes Maß an professioneller Reflexionsfähigkeit, um die unterschiedlichen Erwartungen und Ängste handhaben zu können und die große Gruppe von Teilnehmern zu einer arbeitsfähigen Kohäsion zu führen.

Wir sehen die Stärke der Multifamilientherapie insbesondere in den Synergieeffekten aus Familien- und Gruppentherapie, einem stringenten Paradigmenwechsel weg von der Kindzentrierung hin zu einer Familienzentrierung, sowie in den vielfältigen Möglichkeiten des Perspektivenwechsels und der Perspektivenerweiterung in einer Mehrfamiliengruppe.

Trotz der multimodalen Behandlung ergeben sich immer wieder Schwierigkeiten, den stationär erreichten Behandlungserfolg im gewohnten familiär-sozialen Kontext aufrechtzuerhalten, oder die Gewichtszunahme und Behandlung der weiteren Symptome im ambulanten Setting gelingt nicht ausreichend. Häufig kommt es insbesondere nach stationärem Aufenthalt zu einem erneuten Gewichtsabfall begleitet von einer Eskalation der krankheitsspezifischen Symptome (Körperwahrnehmungsstörungen, verstärkte Gewichtsphobie, extremes Diätverhalten, Hyperaktivität, sozialer Rückzug, depressive und zwanghafte Symptome). Wesentliche Ursache des hohen Rückfallrisikos ist nach unserer Meinung die durch traditionelle Therapieformen nicht hinreichend vermittelte und deshalb mangelhafte Kompetenz der Familien, im häuslichen Milieu unter normalen Belastungen mit dieser komplizierten Krankheit umzugehen, insbesondere da die Patienten aufgrund mangelnder Krankheitseinsicht meist zu einer angemessenen Selbststeuerung noch nicht in der Lage sind.

2.9.2 Das Dresdener Modell

Das Dresdener MFT-Modell bei jugendlichen Patienten mit Anorexia nervosa bündelt mehrere Faktoren, die bei einer effektiven Behandlung dieser Essstörung wichtig sind. Zum einen werden die Eltern zu einem kompetenten Umgang mit der spezifischen Störung ihres Kindes befähigt. Dies bedeutet, auch unter alltäglichen Belastungen die oft gestörte emotionale Bindung wieder tragfähig zu gestalten und auf dieser Basis gleichzeitig Konsequenz und Kontrolle im Umgang mit der Störung realisieren zu können. Pseudoharmonie in der Familie soll zu einer durch sichere emotionale Bindung getragenen Konfliktfähigkeit verändert werden.

Wenn Eltern immer wieder erleben, für das normale Essen ihres eigenen Kindes nicht sorgen zu können, entstehen Schuld- und Ohnmachtsgefühle, die bei ihnen häufig zu depressiven Belastungsreaktionen führen. Das Erleben der zunehmenden eigenen Fähigkeit, die Störung des Kindes positiv zu verändern, mildert die depressiven Belastungsreaktionen der Eltern.

Die Familien werden nicht als Teil des Problems, sondern ressourcenorientiert als Teil der Lösung gesehen. In diesem Kontext können Lösungen, Bewältigungsstrategien und Ressourcen wahrgenommen und erprobt, aber auch gegenseitige Stützung und Solidarisierung der Familien erlebt werden. So lassen sich in einem tagesklinischen mehrfamilientherapeutischen Setting die Effekte einer individuellen Familientherapie, der Gruppentherapie und der tagesklinischen Behandlung bündeln.

Beim Dresdener Modell beträgt die Gesamtdauer der Behandlung in der Familientagesklinik für Essgestörte 20 Therapietage, verteilt über 1 Jahr. Zwischen den Therapieeinheiten werden die jugendlichen Patientinnen und ihre Eltern je nach Bedarf medizinisch sowie individual- und familientherapeutisch betreut. Das Konzept beinhaltet eine ganztägige intensive Therapie der Indexpatienten und ihrer Familien. Der Tagesablauf ist hochstrukturiert mit festgelegten Essens- und Gruppenzeiten. Der Behandlungsplan setzt sich aus einer zeitlichen und einer therapeutischen Schiene zusammen, deren Passung gruppen- und verlaufsspezifisch abgestimmt wird. Während des gesamten Behandlungszeitraumes wird immer wieder auf aktuelle Geschehnisse aus dem Kontext der Familien Bezug genommen. Besonders wichtig ist das thematische Einbeziehen kritischer Zeiten während des ganzen Jahres, z. B. Weihnachten, andere Feste, Ferien, Urlaub, Schulbeginn, Klassenfahrten, sowie individueller Krisenzeiten, z. B. Entlassung von der Station, Wiedereingliederung in die Schule.

Pro Therapiegruppe können sechs bis acht Familien teilnehmen. Es hat sich bewährt, diese Therapiegruppen als geschlossene Gruppen zu führen, da sich ein ausreichender therapeutischer Tiefgang nur bei stabiler Gruppenkohäsion realisieren lässt, um die krankheitsspezifischen Themen ausreichend wirkungsvoll und nachhaltig zu bearbeiten.

Folgende *Veränderungsprozesse* sollen innerhalb der Therapie *bei den Eltern* angeregt werden:

- Umgang mit den krankheitsspezifischen Alltagssituationen: Essensverweigerung, Diät, Erbrechen, Überaktivität, Gewichtskaschierung, Laxanzienabusus, Körperschemastörung etc.
- Koordinierung der Aktivitäten zwischen den Eltern: gemeinsame Absprachen statt Ausweichen, Delegationen und Triangulation
- Verbesserung der familiären Konfliktfähigkeit: Abbau von Pseudoharmonie sowie familiärer Verdrängungs- und Spaltungstendenzen
- Stärkung der elterlichen Bindungs- und Versöhnungsfähigkeit
- Verringerung problematischer familiärer Interaktions- und Beziehungsmuster
- Bearbeitung lebensgeschichtlicher Probleme der Eltern, soweit sie die obigen Therapieziele behindern

Folgende *Veränderungsprozesse* sollen innerhalb der Therapie *bei den Patienten* angeregt werden:

- Gewichtszunahme auf natürlichem Wege
- Abbau der anorektischen Symptomatik
- Akzeptanz der Krankheit statt fehlender Krankheitseinsicht
- Sich-einlassen-Können in die Bindungs- und Versöhnungsbereitschaft der Eltern und deren Grenzsetzungen
- Akzeptanz der haltgebenden Strukturen statt unangemessener, über die Krankheit realisierter Autonomiebestrebungen

- Akzeptanz, dass das eigene Autonomiestreben nur gebunden sein kann an die Fähigkeit, reife Verantwortung für sich selbst und seine Körperlichkeit zu übernehmen

Für die MFT mit essgestörten Kindern und Jugendlichen sind neben den bekannten Anforderungen an die Therapeuten und das therapeutische Zusammenspiel einige besondere Punkte zu beachten. Dieses Therapiekonzept fordert eine sehr intensive zeitliche und inhaltliche Auseinandersetzung mit den verschiedenen Problematiken rund um die Bewältigung dieser lebensbedrohlichen Erkrankung. Fehlende Krankheitseinsicht und geringe Motivation aufseiten der jugendlichen Patienten und hohe Hilflosigkeit sowie Tendenzen zur Verdrängung als emotionaler Schutzmechanismus aufseiten der Eltern erschweren den therapeutischen Prozess. Umso wichtiger ist der Aufbau einer stabilen und tragfähigen therapeutischen Beziehung zu den Patienten und deren Familien, um sie verlässlich bei den anstehenden Veränderungsprozessen begleiten zu können. Von ebenso hoher Bedeutung ist die kollegiale Beziehung der Therapeuten untereinander, da das Therapeutenteam intensiv den krankheitsbedingten Widerständen und Spaltungstendenzen ausgesetzt ist.

2.9.2.1 Therapiephasen

MFT mit essgestörten Kindern und Jugendlichen kann in drei konsekutive Phasen eingeteilt werden:

- Phase 1: Symptomorientierte Phase
- Phase 2: Beziehungsorientierte Phase
- Phase 3: Zukunftsorientierte Phase

Phase 1: Symptomorientierte Phase

Die 1. Phase ist symptomorientiert, motivations- und gruppenkohäsionsfördernd. Sie hat das Ziel, dass Eltern die Verantwortung und den Umgang mit den krankheitsspezifischen Besonderheiten ihres Kindes durch angemessene Grenzsetzungen und familiäre haltgebende Versöhnungsleistungen übernehmen können. Die Besonderheiten des Kindes wie auch die Familiendynamiken zeigen sich am deutlichsten in den gemeinsamen Essensituationen.

Individuelle und familiäre Probleme werden in der 1. Phase noch nicht fokussiert. Eine zu frühe Bearbeitung ohne hinreichende Motivationsbildung und Gruppenkohäsion kann eine Gruppe überfordern und zu Behandlungsabbrüchen führen. Allein die Übernahme der Verantwortung für die Essensituation mit ihren Machtkämpfen nimmt die ganze Kraft der Familien in Anspruch und erfordert eine differenzierte Begleitung und Stützung der Eltern und Patienten durch die Therapeuten.

Therapieziele für Eltern:

- Kompetenz bezüglich Mahlzeiten, d. h. Realisierung des gemeinsamen Essens, Abbau krankheitsbedingter Fehldiäten
- Sicherung der Gewichtszunahme
- detailliertes Wissen bezüglich Krankheit einschließlich der Auswirkungen auf die Familien und die Entwicklung der Patienten
- Abbau von Schuldgefühlen
- Fähigkeit, dem oft erheblichen Widerstand der Patienten durch gemeinsames angemessenes elterliches Agieren zu begegnen (Elternsynergie)

Therapieziele für Patienten:

- Sich-einlassen-Können auf die spezielle Therapie
- Rückmeldungen aus multiplen Perspektiven
- Akzeptanz und Anerkennung, dass Eltern in der Therapie Verantwortung für die Patienten übernehmen
- Zulassen der Gewichtszunahme bei zunächst persistierender Gewichtsphobie

Gruppenkohäsion: Eine gelungene Gruppenkohäsion trägt aus unserer Sicht maßgeblich zum Therapieerfolg der einzelnen Familien bei. Sie ist unabdingbare Voraussetzung für therapeutischen Tiefgang und Nachhaltigkeit. Zu Beginn des Gruppenprozesses fördern die Therapeuten durch ausgewählte Interventionen und ein angemessenes Zeitfenster den inneren Zusammenhalt der Gruppe; d. h. die Entwicklung eines Gemeinschaftsgefühls und Interesse der einzelnen Gruppenmitglieder füreinander. Allein eine stabile und tragfähige Gruppenkohäsion einer geschlossenen Gruppe und die Homogenität der Problematiken ermöglichen, ausreichende Offenheit und Solidarität zu erreichen, die für den Erfolg und die Krankheitsbewältigung des einzelnen Patienten bzw. der Familie unverzichtbar sind. Die Therapeuten nutzen gezielt Situationen, in denen die Gruppenmitglieder aufgrund ihres ähnlichen Erfahrungshintergrundes emotionale Berührung und Entlastung erleben, um das verbindende Element der Gruppe herauszuarbeiten und somit die Gruppenkohäsion zu stärken. Eine solche Situation ergibt sich z. B. bei den ersten Konflikten zwischen einer Patientin und ihren Eltern bei der Einnahme einer Mahlzeit.

Spezifische MFT-Übungen und -Aktivitäten (Beispiele):

- Wie alles begann
- gemeinsame Mahlzeiten
- Essenscollagen
- Adoptionsessen
- drittes Frühstück
- Visualisierung der Körperschemastörung
- Tricks und Kniffe
- Briefe an die Magersucht

- psychoedukative Einheit zu Gewichtskurven, Body-Mass-Index (BMI), Mindestgewicht

Phase 2: Beziehungsorientierte Phase

In der 2. Phase werden wichtige Elemente der 1. Phase fortgeführt. Der Fokus liegt jedoch auf einer beziehungsorientierten psychotherapeutischen Arbeit. So werden die Krankheit oder den Krankheitsverlauf beeinflussende Familieninteraktionen und Beziehungen über bestimmte psychotherapeutische Techniken wahrnehmbar und transparent gemacht, Motivation für Veränderungen wird entwickelt und Veränderungen werden eingeleitet und geübt. Diese Beziehungs- und Interaktionsmuster umfassen Hierarchieverschiebungen, Kommunikationsstörungen, emotionale Verstrickungen, familiäre Rigiditäten, Symbiosen, Koalitionen, Triangulationen und Pseudoharmonien. Außerdem wird die psychodynamische Funktion der Anorexie für den Indexpatienten und im familiären Kontext bearbeitet. Ressourcen werden gesucht und gefördert und alternative Zielorientierungen entwickelt. Familiendynamiken werden primär lösungs- und ressourcenorientiert sowie krankheitsbezogen bearbeitet.

Therapieziele für Familien:

- Transparenz der Beziehungen
- Klären der Rollen der Familienmitglieder bezogen auf die Krankheit
- Akzeptanz notwendiger Veränderungen in den familiären Beziehungen und in der Organisation des alltäglichen Lebens

Therapieziele für Eltern:

- Konfliktfähigkeit, aber auch Versöhnungsfähigkeit erhöhen
- Abbau von Schuldgefühlen
- Überdenken derzeitiger Lebensumstände, Werte und Ziele
- emotionale Verletzungen und Angriffe durch die Patienten als Teil des »anorektischen Spieles« erkennen lernen
- bei Elternpaaren: Spaltungstendenzen erkennen und Kind aus diesen Dynamiken heraushalten

Therapieziele für Patienten:

- Handlungen der Eltern als Unterstützung annehmen oder wenigstens tolerieren
- Wünsche an Eltern bezüglich hilfreicher Unterstützung formulieren lernen

Spezifische MFT-Übungen und -Aktivitäten (Beispiele):

- Tonskulpturen
- Genogramme
- Missverständnisse

Phase 3: Zukunftsorientierte Phase

Die 3. Phase ist zukunftsorientiert und baut auf den ersten beiden Phasen auf. Ziel ist der angemessene Umgang der Familie mit Stagnation und Rückschritt vor allem bei schweren und schwersten anorektischen Verläufen. Des Weiteren wird eine Rückfallprophylaxe erarbeitet bzw. die Familie befähigt, mit einem eventuellen Rezidiv umzugehen. Entsprechend den häufig schwierigen Therapieverläufen (z. B. wenn beim Erreichen des Zielgewichts die Körperschemastörung und infolgedessen die Gewichtsphobie noch langfristig persistiert) wird ein differenzierter Umgang mit der Autonomie des Indexpatienten erarbeitet, der verlaufs- und altersangemessen sein muss. Außerdem werden psychodynamische Aspekte der Krankheit mit den Betroffenen und unter Einbeziehung der Familie intensiver als in der 2. Phase bearbeitet (z. B. lebensgeschichtliche Ursachen, Funktion der Anorexie, alternative Selbstwertkonzepte).

Therapieziele für Familien:

- stabile Sicherung des Gewichts, Verhinderung von Gewichtsschwankungen unterhalb der Mindestgrenze
- Geduldsstrategien, Verhinderung von Resignation bei scheinbarem Stillstand

Therapieziele für Eltern:

- stützende Strukturen aufrechterhalten, Rückfall in vorherige Alltagsmuster vermeiden
- »Schere« zwischen Autonomie und Bindung aushalten
- Begrenzung des Gewichts nach oben
- Fähigkeit, für sich selbst zu sorgen: Kraftquellen suchen, Auszeiten, ggf. eigene Therapie

Therapieziele für Patienten:

- lernen, sich über andere Fähigkeiten, Ressourcen und Herausstellungsmerkmale zu definieren
- Kontakte zu Gleichaltrigen neu aufbauen und verlässlich pflegen
- Umgang mit persistierenden Symptomen, z. B. Körperschemastörungen

Spezifische MFT-Übungen und -Aktivitäten (Beispiele):

- Reibung erzeugt Wärme
- Masken
- Verabschiedung

2.9.3 Fazit

Die oben dargestellten therapeutischen Phasen und die in jeder Phase angewendeten spezifischen MFT-Techniken, -Übungen und -Aktivitäten sind detailliert in einem Therapiemanual beschrieben worden.[6] Ein Manual bietet einen guten und sicheren Rahmen, Orientierung und Struktur. Dennoch sind sowohl zeitliche als auch inhaltliche Variationen geradezu erwünscht, wenn die Themen der Familien oder der institutionelle Kontext dies erfordern. Flexibilität und Variabilität als Stärken der MFT sollten trotz Einrahmung durch ein detailliertes Therapieprogramm stets erhalten bleiben. So kann es durchaus auch Wiederholungen von Interventionen und Übungen geben, wenn die Therapeuten dies für notwendig halten. Eine Verkürzung der empfohlenen täglichen Therapiezeiten ist ebenfalls denkbar, allerdings sollte aufgrund der Schwere der Erkrankung und der damit zusammenhängenden familiären Belastungen bedacht werden, dass die Patienten und ihre Familien ausreichend Zeit brauchen, um die notwendige Sicherheit zu erreichen, sich auf die Gruppe und den therapeutischen Prozess tatsächlich einzulassen. Einen erheblichen und nicht verkürzbaren Zeitumfang nehmen immer die gemeinsamen Mahlzeiten in der Gruppe als wichtigste Säule der Therapie ein.

Nach 20-jähriger Arbeit mit und am Dresdener Modell entstand für uns die Notwendigkeit, flexible und neue therapeutische Wege zu beschreiten. So etablierten wir zusätzlich zu den parallel laufenden geschlossenen Gruppen sog. »Übergangsgruppen« für Patienten und deren Familien, für die aufgrund der hohen Nachfrage kein zeitnahes festes Gruppenangebot besteht. Familien können maximal drei Mal an einer Übergangsgruppe teilnehmen und sollen dann mit der regulären Therapie im MFT-Setting beginnen. Die von uns beobachteten Effekte dieser Übergangsgruppen sind die Erhöhung der Therapiemotivation aufseiten der Patienten, eine deutlichere Veränderungsbereitschaft aufseiten der Eltern sowie die Bahnung einer tragfähigen Beziehung zu den MFT-Therapeuten.

Der Bedarf an Therapieplätzen in den Gruppen ist über die Jahre stetig gestiegen. Die beste Werbung für das Dresdener Modell stellen nach unserer Erfahrung die positiven Rückmeldungen und Einschätzungen von ehemaligen Patienten und deren Familien dar, die sehr häufig mit großer Dankbarkeit und Stolz auf die anstrengende, aber effektive Therapiezeit in der Mehrfamiliengruppe zurückblicken. Aufgrund unserer langjährigen Arbeit mit vielen hundert Patienten und deren Familien haben wir festgestellt, dass diese Form der intensiven und hochstrukturierten Therapie – zusätzlich zu stationären bzw. ambulanten individuellen Therapien – eine effektive Möglichkeit darstellt, familiäre Beziehung zu verbessern, Krankheitssymptome zu verringern und Rückfälle zu vermeiden.

---

6 http://www.carl-auer.de/machbar/handbuch_der_multifamilientherapie [21.04.2017].

2.10 Multifamilien-Tagesbehandlung für Erwachsene mit Essstörungen

Sonja Fleminger & Saskia Vermeulen[7]

2.10.1 Einleitung

Das »Centrum Eetstoornissen Ursula« (Zentrum Ursula für Essstörungen), eine Abteilung des GGZ Rivierduinen in Leiden, ist die größte Einrichtung in den Niederlanden, die sich auf die Behandlung von Essstörungen spezialisiert hat. Seit einigen Jahren haben wir für Patienten mit Essstörungen in der Adoleszenz die tagesklinische MFT-Behandlung entwickelt und adaptiert. Es handelt sich um eine Form der Multifamilientherapie, die auf dem Dresdener Modell (Scholz et al. 2005) basiert, und stellt auch unsere bevorzugte Behandlungsmodalität für die Arbeit mit Jugendlichen dar, die unter Essstörungen leiden (Fleminger u. Vermeulen 2014).

Unser Ansatz hat sich von einer Behandlung, die das Individuum in den Mittelpunkt stellt und sein System einbezieht, in einen Prozess verwandelt, der aus der engen Zusammenarbeit mit den Patientinnen und ihrem »Lebenssystem« resultiert. Im Zentrum steht die Verbesserung der Kooperation der Patientinnen und ihrer Umgebung, zunächst im Kampf gegen die Essstörung, aber auch darüber hinaus. Diese Sicht spiegelt sich im gesamten von uns entwickelten Behandlungsprogramm wider, von der ambulanten bis hin zur stationären Behandlung. Die Multifamilien-Tagesbehandlung für Jugendliche umfasst 15½ Arbeitstage, die sich über 7 Monate verteilen. Falls sich neben oder nach dieser Multifamilien-Tagesbehandlung eine ergänzende Behandlung als notwendig erweist, bleibt die Entscheidung über das Vorgehen den Eltern und ihrem Kind vorbehalten.

Unsere Ergebnisse sind meist beeindruckend: Die Zahl der Krankenhauseinweisungen während der Behandlung aufgrund somatischer Folgen der Essstörung nimmt drastisch ab. Die Zeitspanne der intensiveren Behandlung wird deutlich verkürzt. Und die Zufriedenheit der Eltern nimmt zu. Bei den Patientinnen selbst stellt sich Zufriedenheit allerdings in der Regel erst *nach* der Behandlung ein. Jahr für Jahr wächst das Interesse an unserem Ansatz, ablesbar an der zunehmenden Zahl der Anmeldungen. Aufgrund dieser positiven Entwicklung und der Tatsache, dass wir die Altersgrenze für die Teilnehmerinnen heraufgesetzt hatten, beschlossen wir, Multifamilien-Tagesbehandlung auch für erwachsene Patientinnen mit Essstörungen – Anorexia nervosa (AN) wie auch Bulimia nervosa (BN) – zu entwickeln. Die verschiedenen Essstörungen haben viele Gemeinsamkeiten, und es hat sich gezeigt, dass es von Vorteil ist, Patientinnen mit unterschiedlichen Essstörungen und Persönlichkeitsmerkmalen in einer gemischten Gruppe teilnehmen zu lassen, weil sie einander ergänzen können. Die Unterschiede zwischen den Patientinnen und

7 Aus dem Niederländischen von Hildegard Höhr.

ihren jeweiligen »Systemen« machen eine Multifamilien-Tagesbehandlung zu einem Abbild der Gesellschaft. Dies erleichtert es, erzielte Veränderungen auf das Leben außerhalb der Gruppe zu übertragen. Die gemeinsame Essstörung und deren Behandlung stellt in der Gruppe den verbindenden Faktor dar.

Aus vielen Gründen ist es sinnvoll, auch die Behandlung erwachsener Patientinnen in Kooperation mit deren sozialem Umfeld durchzuführen. Die Einbeziehung des Umfelds verringert die Zahl der Behandlungsabbrüche (Bulick et al. 2007) und stellt eine Rückfallprophylaxe dar. Nach unserer Erfahrung reicht es nicht aus, wenn wir uns während der Behandlung hauptsächlich an die Patientinnen selbst wenden und sie zur Veränderung zu motivieren versuchen. Die meisten von ihnen wollen zwar ihre unangenehmen Gefühle loswerden, aber nicht ihr Essverhalten ändern und ganz sicher nicht zunehmen. Als professionelle Helfer können wir nur versuchen, sie durch lange und wiederholte Gespräche zu motivieren, sich zu verändern. Dabei sind wir an unseren beruflichen Ethikkodex gebunden. Familienmitglieder und Freunde hingegen haben aufgrund ihrer persönlichen Beziehung zu den Essgestörten meist viel größere Chancen, diese von der Notwendigkeit, ihr Verhalten zu verändern, zu überzeugen. Die Einbeziehung von Familienangehörigen und Freunden in eine kooperative Allianz, die von uns professionellen Helfern unterstützt wird, erweist sich häufig als wirksame Maßnahme im Kampf gegen die Essstörung. Familien, die sich wegen eines an einer Essstörung leidenden erwachsenen Familienmitglieds Sorgen machen, stehen oft unter großem Leidensdruck. Sie fühlen sich emotional stark belastet, ihr Familienleben leidet, es kommt zu Isolation und Stigmatisierung, und dies alles wirkt sich zusätzlich negativ auf die Essstörung aus.

2.10.1.1 Erwachsene mit Essstörungen

Bisher hatten wir in unserer Klinik die erwachsenen Patientinnen vornehmlich als Individuen behandelt, ohne ihren unterstützenden sozialen Kontext einzubeziehen. Wir boten ihnen eine professionelle Hilfsgruppe oder die Aufnahme in einer Klinik an, und nach Abschluss der Behandlung kehrten sie wieder in ihre gewohnte Umgebung zurück – ein Verfahren, das bekanntermaßen häufig zu Rückfällen führt. Die Resultate der gegenwärtig üblichen Einzel- und Gruppentherapien und anderweitigen Behandlungen von AN, die oft sehr langwierig sind, erfüllen die in sie gesetzten Erwartungen leider bis heute noch nicht. Aufgrund dieser Ausgangslage hielten wir es für angezeigt, ein Behandlungsprotokoll für erwachsene Patientinnen zu entwickeln, das dem für unsere jugendlichen Patientinnen und deren Familien ähnelte.

Diese Einbeziehung von Patientinnen, die die gesetzliche Volljährigkeit erreicht haben, führt oft zu Diskussionen. Es wirft Fragen bei ihnen selbst, ihrem Umfeld und bei den Therapeuten auf. Wer 18 Jahre alt ist, gilt als erwachsen, und das bedeutet vor allem, für sich selbst verantwortlich zu sein. Allerdings kann man sich fragen, ob das auch für jemanden gilt, der krank ist. In unseren Gruppen für jugendliche Patientinnen erklären wir denjenigen, die achtzehn und älter sind, dass sie mit

Erreichen der Volljährigkeit in vielerlei Hinsicht erwachsen sind und ihr Leben nun vollkommen autonom nach ihren eigenen Vorstellungen gestalten können. Bezüglich ihrer Essstörung jedoch sind sie krank und benötigen Hilfe von Menschen aus ihrem sozialen Umfeld – Menschen, die ihnen nahestehen. Meist wohnen solche »erwachsenen« Patientinnen noch oder wieder (als Folge der Essstörung) bei ihren Eltern. Wir erklären ihnen, dass ihre Eltern sie mit unserer Hilfe bei ihren Bemühungen, die Essstörung zu überwinden und wieder gesund zu werden, unterstützen können – insofern sie damit einverstanden sind. Behandlungen durch ausschließlich professionelle Kräfte ohne eine solche Unterstützung sind nach unseren Erfahrungen mit einem hohen Rückfallrisiko verbunden, weil diese Art von Patientinnen insbesondere bei den täglich wiederkehrenden Mahlzeiten besonders viel Unterstützung benötigen. Hinzu kommt, dass ihre Eltern sich sehr häufig große Sorgen machen und auf alle möglichen Arten versuchen, ihnen zu helfen, ihre Bemühungen aber oft ins Leere laufen und diese ständigen Enttäuschungen sie viel Kraft kosten. Wenn den Eltern geholfen wird, ihr erwachsenes Kind auf fruchtbarere Weise zu unterstützen, verringert dies ihr Gefühl der Machtlosigkeit und sorgt außerdem dafür, dass eventuelle Konflikte in Zusammenhang mit der Essstörung beizeiten aufgelöst werden können. Diese Erklärung entspricht im Wesentlichen derjenigen, die wir Jugendlichen unter 18 Jahren und ihren Eltern geben. Nehmen 18- bis 20-jährige Patientinnen an der Multifamilien-Tagesbehandlung teil, ist kaum noch ein Unterschied zwischen ihnen und jüngeren Teilnehmern festzustellen. Meist akzeptieren sie schon in der ersten Behandlungswoche die Hilfe ihrer Eltern und treffen mit ihnen Vereinbarungen darüber, welche kleinen Schritte auf dem Weg zu einem gesünderem Essverhalten man bei den Mahlzeiten in Angriff nehmen will. Erwachsenen Patientinnen, die älter als 20 Jahre sind und mit ihren Partnern, eigenen Kindern oder Freunden an der MFT teilnehmen, kann man im Prinzip die gleiche Erklärung geben.

2.10.1.2 Arbeitsmodelle

Multifamilientherapie für erwachsene Patientinnen mit einer Essstörung, so wie wir sie entwickelt haben, ist, soweit uns bekannt, bisher noch nicht beschrieben worden. Allerdings existiert eine Pilotstudie von Dimitropoulos et al. (2015a, b) über ein Multifamilienprogramm für erwachsene AN-Patienten, die im Rahmen eines intensiven Programms gleichzeitig in einer Klinik oder Poliklinik betreut wurden. Dieses MFT-Protokoll basiert auf dem kognitiv-interpersonellen Maintenance-Modell für AN (Schmidt a. Treasure 2006; Treasure a. Schmidt 2013). Dimitropoulos et al. (2015a, b) verglichen MFT und Einzelfamilientherapie und beschrieben, wie Familienangehörige in eine solche Behandlung einbezogen werden. Ihr Protokoll besteht aus acht wöchentlich stattfindenden, eineinhalbstündigen Treffen. Diese Struktur ist nicht vergleichbar mit unserem Protokoll: Dieses ist als primäres Therapieangebot für alle Patientinnen mit Essstörungen einschließlich ihrer Familienangehörigen und/oder Freunde gedacht, besteht aus 17 ganzen Behandlungstagen inklusive der Mahlzeiten und erstreckt sich über insgesamt 9 Monate. Die oben genannte Untersuchung (Dimitropoulos et al. 2015a, b) gelangte zu dem Ergebnis, dass MFT und Einzelfamilientherapie, jeweils allein angewandt, nach 3 Monaten gleiche Resultate lieferte und dass MFT bei einem Intensiv-AN-Programm für Erwachsene als Intervention gute Dienste leisten kann. Dies ist kostengünstiger als eine Einzelfamilientherapie, und alle Familienangehörigen gaben nach Abschluss der MFT an, sie wünschten sich noch mehr MFT-Sitzungen, um weiter über ihre gemeinsamen Probleme sprechen zu können. Die Autoren dieser Studie streben an, ihren Ansatz als Alternative zu den kognitiv-interpersonalen Maintenance-Workshops zu etablieren (Treasure a. Schmidt 2013). Das Maintenance-Modell enthält in Zusammenhang mit den aufrechterhaltenden Faktoren von Essstörungen als Erste die interpersonalen Faktoren. Während das MANTRA-Modell (Maudsley model of Anorexia Nervosa Treatment for Adults; Schmidt, Magill a. Renwick 2015) interpersonelle Faktoren auch als aufrechterhaltend bei Essstörungen beschreibt, lassen die Therapeuten die Familienmitglieder allerdings nur dann an der Behandlung teilnehmen, wenn sie dies für indiziert halten.

Eine aktuelle Publikation von Magill et al. (2015) hat untersucht, ob die bei der Behandlung von Kindern und Jugendlichen übliche Einbeziehung der Familie auch bei erwachsenen Patientinnen zu besseren Behandlungsresultaten führen kann. Bei dieser Untersuchung mit einer überwiegend erwachsenen Zielgruppe wurden die versorgenden Personen bezüglich aktiver Unterstützung und Organisations- und Strukturierungsfertigkeiten geschult. Diese Vorgehensweise wirkte sich auf die Behandlungen aller Symptombereiche, die sukzessiv auf eine Periode stationärer Behandlung folgen, vorteilhaft aus.

Zweifellos besteht dringender Bedarf an innovativen Behandlungsformen für Erwachsene, die der heutigen Praxis neue Perspektiven eröffnen. Deshalb hielt unser Team es mit Blick auf die interpersonellen Faktoren für angezeigt zu versuchen, die Beziehungskontexte der Patientinnen standardmäßig in die Multifamilien-Tagesbehandlung einzubeziehen und diese neue Sicht zum richtungsweisenden Element der Behandlung zu machen. Wir hofften, die positive Wirkung, die wir bei der Multifamilien-Tagesbehandlung für Jugendliche erleben, würde sich auch bei Erwachsenen einstellen und die Behandlungsresultate verbessern. Ein weiterer Ansporn war das Bemühen unserer Einrichtung um Kosteneffizienz bei gleichbleibender Qualität. Die Einbeziehung von Helfern aus dem familiären und sozialen Umfeld der Patientinnen kann Kosten senken, wie sich schon bei der Arbeit mit Jugendlichen gezeigt hat.

2.10.2 Unterschiede zwischen den Altersgruppen der Jugendlichen und der Erwachsenen

Jugendliche befinden sich körperlich wie psychisch noch in der Entwicklung zu Erwachsenen. Sie sind nicht voll geschäftsfähig und brauchen in pädagogischer Hinsicht in mehr oder weniger großem Maß ihre Eltern, je nachdem in welcher Entwicklungsphase sie sich befinden. Die Eltern sind für das geistige und körperliche Wohl ihrer heranwachsenden Kinder verantwortlich. Da diese meist noch zu Hause wohnen, können sie vom glücklichen Umstand der Nähe ihrer Eltern profitieren. Selbstverständlich ist die Persönlichkeit nicht plötzlich mit 18 Jahren, dem Erreichen der gesetzlichen Volljährigkeit, ausgereift. Die Beziehungen zwischen Jugendlichen, ihren Eltern und ihrem umfassenderen sozialen Umfeld verändern sich während ihrer Entwicklung allmählich. Normalerweise beginnt irgendwann eine Phase, in der die Eltern ihr Kind loslassen und darauf vertrauen, dass es fortan allein zurechtkommt. Die einzelnen Schritte auf dem Weg dorthin bestimmen Eltern und Kinder gemeinsam und sind auch kulturell geprägt. Ist dieser Punkt erreicht, begegnet die Umgebung dem jungen Erwachsenen mit wachsender Diskretion, mehr Distanz und einer abwartenden Haltung. Der junge Erwachsene muss nun selbst um Hilfe bitten, wenn er sie braucht. Nur in Notfällen darf die Umgebung ohne Einwilligung des Jugendlichen aktiv eingreifen. Im Falle einer körperlichen Krankheit ist der junge Erwachsene sehr wohl in der Lage, selbst zu entscheiden, ob er Hilfe benötigt und ob er darum bitten oder angebotene Hilfe annehmen will.

Eine Essstörung jedoch ist keine »normale« körperliche Krankheit. In dieser Situation um Hilfe zu bitten ist für die Betroffenen mit Angst verbunden: Eine Patientin mit einer Essstörung möchte sich zwar gern besser fühlen, sie hat aber so große Angst davor, dick zu werden (Gewichtsphobie), dass sie bezüglich einer Veränderung des Essverhaltens keinen Rat annimmt und keine Einmischung duldet. Hinter der Angst zuzunehmen versteckt sich auch Angst vor negativen Gefühlen wie Wut oder Trauer vonseiten der Umgebung und oft auch Angst vor den eigenen negativen Gefühlen. Die Betroffenen können mit solchen Gefühlen noch nicht umgehen. Man könnte auch sagen: Die Persönlichkeit »erwachsener« Patientinnen mit einer Essstörung ist in dieser Hinsicht noch nicht ausreichend entwickelt. Sie sind noch auf Hilfe aus ihrer Umgebung und auf die Beziehung zu ihr angewiesen, um sich in dieser Hinsicht weiterentwickeln zu können. Essstörungen existieren bei erwachsenen Patientinnen meist schon viel länger als bei Jugendlichen. Deshalb ist die Störung bei ihnen viel stärker mit ihrer Persönlichkeit verwoben. Oft macht sie einen großen Teil oder sogar ihre gesamte Identität aus, sodass die Betroffenen beträchtliche Angst haben, dieselbe zu verlieren: Sie befürchten, ohne die Essstörung bliebe nichts von ihnen übrig.

Dies ist nach unserer Meinung der wichtigste Grund dafür, dass erwachsene Patientinnen mit einer Essstörung so stark auf die Hilfe ihrer Umgebung angewiesen sind; es ist ihnen nahezu unmöglich, allein damit fertig zu werden. Professionelle

Helfer müssen sie deshalb in erster Linie darin unterstützen zu lernen, ihre Umgebung um Hilfe zu bitten. Patientinnen der erwachsenen Zielgruppe haben in der Regel einen Partner, vielleicht auch Kinder, oder wohnen mit Freunden beispielsweise in einem Studentenwohnheim zusammen, und selbstverständlich haben sie Eltern, oft, wenn auch nicht immer, in erreichbarer Nähe. In jedem Fall muss stets überprüft werden, ob und wie diese Umgebung die Essstörung positiv oder negativ beeinflusst. Scheint eine alleinstehende Patientin keine Freunde zu haben, ist zu ermitteln, ob ihr Alleinsein ihr ureigener Wunsch oder eine Folge ihrer Essstörung ist.

2.10.3 Tagesklinisches Programm

Dass Patientinnen volljährige Hilfesuchende sind, bedeutet nicht, dass sie selbst am besten wissen, was gut für sie ist. Aufgrund ihrer Essstörung haben sie oft Angst vor Veränderung, Kontrollverlust und davor, andere um Hilfe zu bitten. Meist sagen sie, sie wollten ihre Umgebung nicht belasten, weil sie sich ohnehin schuldig fühlen, sich schämen oder Angst haben, ihre Eltern, Partner oder Freunde mit ihren Problemen zu belasten, und sich vor deren Reaktionen fürchten. Die Menschen im Umfeld der Patientinnen erfassen meist nicht, was sich hinter der Essstörung verbirgt, machen sich jedoch große Sorgen oder werfen den Patientinnen vor, eigensinnig oder störrisch zu sein.

Aufgrund von Untersuchungen wissen wir, dass Unterstützung und Mitgefühl von Menschen aus der Umgebung und das Gefühl der Patientinnen selbst, verstanden zu werden, sowie ein angemessenes Einbeziehen der Familie in die Behandlung wesentlich zu einer positiven Entwicklung und zur Genesung beitragen (Kaap-Deeder et al. 2014). Insbesondere die AN-Gruppe kann nach Kelly und Carter (2014) auf wenig Unterstützung aus dem sozialen Umfeld zurückgreifen oder erlebt, dass die Unterstützung im Laufe der Zeit sogar noch weiter abnimmt. So muss das System um die Patientin zur Mitarbeit motiviert werden, auch wenn die Menschen, die ihr nahestehen, sich damit zunächst schwertun. Es ist eher die Ausnahme, dass Patientinnen trotz ihrer Angst in dieser Situation selbst am besten entscheiden können. Hingegen ist das System, in dem sie leben, dazu sehr wohl in der Lage, und sein Mitwirken ist für Verlauf und Erfolg des Behandlungsprozesses von entscheidender Bedeutung. Deshalb muss es schon zum Zeitpunkt der Anmeldung zur Therapie einbezogen werden. Und auch später, in der Symptomphase, muss die Zusammenarbeit weiter gepflegt werden. Bei der Behandlung von Kindern und Jugendlichen können die Eltern von Anfang an dazu angehalten werden, die Verantwortung für das Essverhalten ihrer Kinder so lange zu übernehmen, wie diese dazu selbst nicht in der Lage sind. Demgegenüber müssen volljährige Patientinnen zunächst lernen, diesbezüglich mit ihrem Familiensystem zusammenzuarbeiten und den beteiligten Personen zu vertrauen. Ohne Zusammenarbeit und Vertrauen würde es den Patientinnen höchstwahrscheinlich nicht gelingen, die notwendigen

Veränderungen bezüglich ihres Essverhaltens zu vollziehen. Sie sind zwar die Hauptperson, müssen aber mit ihren Bezugssystemen konkrete Vereinbarungen über Hilfe, die sie benötigen, treffen, um den Weg zur Genesung beschreiten zu können. Eltern, Partner oder Freunde können im Rahmen solcher Vereinbarungen mit den Patientinnen aber auch selbst angeben, welche Voraussetzungen diese erfüllen müssen, damit sie ihnen helfen können, und welche Grenzen für sie wichtig sind, beispielsweise wenn es um die Sicherheit der Patientinnen geht. Diese Form der Zusammenarbeit konfrontiert beide Seiten mit hohen Anforderungen: Einerseits ist das Bitten um und das Annehmen von Hilfe für die Patientinnen wegen der bereits beschriebenen Gefühle – Scham, Schuld, Angst vor dem Verlust der Kontrolle – sehr schwierig; andererseits haben auch die Menschen in ihrer Umgebung lange mit Gefühlen der Ohnmacht, Angst, Schuld und des Zurückgewiesenwerdens gerungen. Die verschiedensten Gefühle sind involviert, jedoch wird meist nicht darüber gesprochen, oder zumindest wird kein konstruktives Gespräch darüber geführt. Das Protokoll für die Behandlung erwachsener Patientinnen verwendet deshalb viel Zeit und Aufmerksamkeit darauf, die Teilnehmer anzuleiten, wie sie auf vertrauensvolle und zielführende Weise miteinander reden, Schritt für Schritt ihre Zusammenarbeit verbessern und so die Essstörung gemeinsam überwinden können.

Unterschwelligen Emotionen wird viel Aufmerksamkeit gewidmet, und zwar in Form von zusätzlichen Gruppensitzungen, an denen nur die Patientinnen teilnehmen. Bei ihren meist schon länger bestehenden Essstörungen ist das angstgetriebene Unterdrücken von (negativen) Emotionen wie Trauer und Ärger oder Wut oft schon zu einem festen Bestandteil ihrer Persönlichkeit geworden. Mit ihren Nahestehenden darüber zu sprechen fällt ihnen sehr schwer, weil sie diese Emotionen bei sich selbst kaum oder gar nicht erkennen können. In zehn wöchentlichen Gruppentreffen, an denen nur die Patientinnen selbst teilnehmen, geht es um Emotionsregulation: Emotionen zu erkennen, anzuerkennen, mit ihnen umzugehen und sie auszuhalten zu lernen. Die Patientinnen sollen in die Lage versetzt werden, Emotionen nicht mehr als Hindernisse, sondern als Bereicherung ihres Lebens zu sehen. Diese Treffen beginnen ab Tag 12 des MFT-Programms, einmal wöchentlich für 1½ Stunden, und finden immer am gleichen Tag der Woche statt.

Wie sich gezeigt hat, fällt es Patientinnen in der sicheren Umgebung der kleineren Gruppe ihrer Leidensgenossinnen leichter, intensiv daran zu arbeiten, Emotionen zu erkennen, und zu lernen, sie auszuhalten und auszudrücken. Ein weiteres Argument für die ergänzenden zehn Gruppentreffen ist, dass bei dieser Population ein stärkeres Autonomiebedürfnis gegenüber Eltern, Partnern und Freunden besteht, weshalb es den speziellen Bedürfnissen dieser Altersgruppe entgegenkommt, die eigenen Emotionen zusammen mit ihresgleichen zu erforschen. Bei der Behandlung von Jugendlichen steht im Vordergrund, Stagnationen ihrer Entwicklung aufzulösen, sodass sie ihrem kalendarischen Alter und ihren individuellen Möglichkeiten entsprechend eine gesunde Entwicklung zum Erwachsenenstatus durchlaufen können. Bei Erwachsenen hingegen geht es darum, sie in die Lage zu versetzen, autonom in Beziehung zu ihrer Umgebung zu leben. Darauf müssen die Behandlungsziele abgestimmt werden. Themen wie Nähe und Distanz spielen hier eine Rolle, und entsprechende Übungen aus den Bereichen der psychomotorischen Therapie und der Dramatherapie werden der Multifamilien-Tagesbehandlung in leicht abgewandelter Form hinzugefügt.

Diese Form der Arbeit verlangt vom Bezugssystem der Patientinnen eine erhebliche Beteiligung am Behandlungsprozess. In unserer Gesellschaft gilt es als relativ normal, wenn Eltern mit ihren Kindern gemeinsam zum Arzt oder zu einem Therapeuten gehen. Meist wird ihnen dies von der Schulleitung und von ihren Arbeitgebern auch zugestanden und ermöglicht. Erwachsene zu einer Therapie zu begleiten ist hingegen bisher höchst ungewöhnlich. Angst vor materiellem Schaden infolge Arbeitsplatzverlusts, vor finanziellen Einbußen oder vor der Gefährdung eines Ausbildungsabschlusses kann die Menschen aus dem sozialen Umfeld einer Patientin davon abhalten, die Teilnahme am Therapieprogramm überhaupt zu erwägen. Bei der Einführung der Multifamilien-Tagesbehandlung für Jugendliche haben wir dies in unseren Überlegungen berücksichtigt. Wie sich jedoch herausstellte, waren fast alle Eltern sofort bereit, an der Arbeit teilzunehmen und eventuelle Probleme mit ihren Arbeitgebern oder anderen zu lösen, nötigenfalls mit unserer Unterstützung. Auch im Falle erwachsener Patientinnen ließen sich deren Eltern, Partner, Kinder und Freunde in der Regel ohne größere Schwierigkeiten für die Teilnahme an einer MFT-Gruppe motivieren. Wenn jemand an einer Essstörung erkrankt ist, ist der Leidensdruck bei den Eltern und Geschwistern, dem Partner und den Freunden oft so groß, dass ihnen die Teilnahme an einer solchen Gruppe sehr am Herzen liegt und sie deshalb ihr Möglichstes tun, zu einer Lösung dieser Problematik aktiv beizutragen.

2.10.4 Das Konzept

Basierend auf systemischen Prinzipien, berücksichtigt unser Modell auch Elemente der Verhaltenstherapie, die sich bei der Behandlung von Essstörungen, insbesondere Bulimia nervosa, als wirksam erwiesen haben. Viele der von unserem Team entlehnten MFT-Übungen und -Aktivitäten sind schon anderswo beschrieben (z. B. Asen u. Scholz 2015; Treasure et al. 2007). Eine weitere Ergänzung der Arbeit in der Großgruppe besteht darin, einschränkende Überzeugungen mithilfe von Übungen aus der Schematherapie (Reiss, Farrell u. Shaw 2015) zu verändern. Und schließlich verwenden wir auch Übungen, die körpertherapeutisch orientierte Kollegen in unserem Zentrum schon seit vielen Jahren benutzen. Am Ende jedes Behandlungstages werden je nach dem an diesem Tag besprochenen Vereinbarungen für die Zeit zu Hause getroffen. Am nächsten Behandlungstag wird gleich zu Beginn in der Gruppe besprochen, was gut und was weniger gut war und worauf mehr Energie und Aufmerksamkeit verwendet werden muss.

Die Gruppen bestehen aus mindestens fünf und maximal neun Familien. Das Therapeutenteam umfasst drei Mitarbeiter, zwei systemisch ausgebildete Psychotherapeuten und einen Sozialtherapeuten. Diese arbeiten eng mit anderen Fachkräften zusammen, beispielsweise mit Psychiatern, somatischen Ärzten, Ernährungsberatern, Spezialisten für Dramatherapie und psychomotorische Therapie und mit den Sozialtherapeuten in der Klinik, falls es zu einer kurzzeitigen stationären Aufnahme zur Unterstützung der Multifamilien-Tagesbehandlung kommt.

2.10.4.1 Zeitschema

Unser Protokoll für erwachsene Patientinnen umfasst 17 über 8 Monate verteilte Arbeitstage, die sich den folgenden vier Phasen zuordnen lassen:

1) Einführungsphase
2) Symptomphase
3) Phase der aufrechterhaltenden Faktoren / Aufrechterhaltungsphase
4) Rückfallpräventionsphase / zukunftsorientierte Phase

Das Programm beginnt mit einer Einführungsphase, die aus 2 Abenden innerhalb einer Woche besteht und dem Beginn der Symptomphase vorangeht. An diesen Abenden lernen die Teilnehmer einander kennen, und das Programm wird in seinen Grundzügen erklärt. In diesen ersten Tagen wird viel Zeit auf den Aufbau einer kooperativen Beziehung zwischen den Familien verwendet.

In der Woche nach dieser Einführung beginnt die Symptomphase mit einem Block aus 4 aufeinanderfolgenden Behandlungstagen; 3 Wochen später folgen 2 zusammenhängende Tage, und weitere 3 Wochen später folgt der nächste Block von 2 Tagen.

Die 3. Phase bezeichnen wir als *Aufrechterhaltungsphase.* Sie besteht aus 7 einzelnen Behandlungstagen jeweils im Abstand von 3 Wochen. Die 4. und letzte Phase schließlich ist die *zukunftsorientierte Phase,* die 2-mal in einem Intervall von

Uhrzeit	Inhalt
8:00–9:00	Wiegen, in den ersten 4 Tagen, sowie erneut zu Beginn jedes neuen Blocks, falls nicht anders vereinbart
9:00–10:00	Gruppengespräch, Bestandsaufnahme, besondere Vorkommnisse der vergangenen Tage
10:00–10:30	Frühstück
10:30–12:30	therapeutische Aktivitäten
12:30–13:30	warme Mahlzeit
13:30–14:00	Ruhepause
14:00–15:30	therapeutische Aktivitäten
15:30–16:00	Tee mit kleinem Snack

Tab. 6: Tagesprogramm der Multifamilien-Tagesbehandlung für Erwachsene mit Essstörungen

4 Wochen stattfindet. Die gesamte Behandlung erstreckt sich über 9 Monate und ist durch ein strikt eingehaltenes Tagesprogramm gekennzeichnet (Tabelle 6).

2.10.4.2 Beschreibung der Behandlungstage

Da es nicht möglich ist, das gesamte Protokoll in der hier gebotenen Kürze wiederzugeben, beschreiben wir hauptsächlich und ausführlich die Aktivitäten, die sich von der MFT für Jugendliche unterscheiden, und nennen die wichtigsten Übungen an den einzelnen Tagen.

Phase 1: Einführungsphase

Abend 1: Verändern kann man sich nicht allein

Kennenlernen der Teilnehmer und der Therapeuten, Information über die Multifamilien-Tagesbehandlung durch eine Familie, die schon an einer Multifamilien-Tagesbehandlung unserer Klinik teilgenommen hat und somit aus eigener Erfahrung darüber berichten kann. Jede Patientin und ihr Bezugssystem erhält eine Arbeitsmappe, bestehend aus:

- dem individuellen Behandlungsplan,
- Informationen über die Behandlung,
- vorgedruckten Formularen für Vereinbarungen zwischen Patientinnen und Helfern,
- Millimeterpapier zur Erfassung der Gewichtsentwicklung,
- ein Blatt zum Notieren der Fortschritte und
- ein Informationsblatt mit Tipps für den Umgang mit Spannungen.

Im Laufe der Behandlung werden weitere Blätter zu Themen wie Kommunikation, Lösen von Problemen, Verwendung von kognitiven verhaltenstherapeutischen Techniken und Tipps für den Umgang mit nicht hilfreichen Gedanken verteilt.

Abend 2: Adoptionsabend

Die Patientinnen sprechen mit den Angehörigen einer anderen Patientin. Es geht darum, dass sie sich in unbelasteter Atmosphäre darüber austauschen können, aus welchen Gründen sie während der Behandlung zusammenarbeiten wollen bzw. weshalb sie dies wagen oder was aus ihrer Sicht dagegen spricht, es zu tun. Anschließend denkt sich die Gruppe ein gemeinsames Motto für die weitere Zusammenarbeit aus. Das gemeinsame Motto wird in einem Vertrag festgehalten, den alle Teilnehmer unterzeichnen.

Phase 2: Symptomphase

Tag 1: Symptome der Essstörung und Kommunikation

An diesem Tag wird in erster Linie beobachtet, was während der Mahlzeiten geschieht, und es wird viel Zeit auf die Psychoedukation verwendet. Es handelt sich um eine Art »Mahlzeitenpraktikum«, in dem beispielhaft vorgeführt wird, wie ein mit warmem Essen gefüllter Esslöffel oder ein mit Butter bestrichenes und belegtes Brot aussieht; außerdem werden Beispiellisten verteilt mit Angaben zu den Tagesmengen bestimmter Speisen, an denen die Familien sich orientieren können. Dies ist insbesondere für die Helfer sehr wichtig und hilft, Diskussionen mit den Patientinnen über ausreichende Essensmengen vermeiden. Den Mitgliedern des Bezugssystems wird gezeigt, wie sie die Gewichtsentwicklung der Patientin in einem Diagramm festhalten. Es wird begonnen, über kleine Schritte der Familie in Richtung einer Verbesserung des Essverhaltens zu sprechen.

Tag 2: Schweregrad der Essstörung, Spannung und Kommunikation

MFT-Übungen: »Körperbildplakate«; »Spannungsbarometer« – gemeinsames Anfertigen und Ausfüllen.

Tag 3: Adoptionstag

Adoptionsessen: Mahlzeit, bei der ein anderes Helfersystem die Patientin unterstützt; *Übung »Zielebäume«*.

Tag 4: Schweregrad der Essstörung; Kommunikation

Gespräch mit den Helfern über »Konsequenzenkiller«; Einander-Zuhören üben (u. a. Treasure, Smith a. Crane 2007).

Treffen von Vereinbarungen für die folgenden beiden Wochen.

Tag 5 (2 Wochen nach Tag 4): Spannung und Kommunikation; Kommunikationsmuster bewusst machen

MFT-Übung: »Gehirn-Scanning«; Bewusstmachen der Auslegung von Gedanken für einen anderen. Evaluation: Sind wir noch auf dem richtigen Weg?

Tag 6: Kommunikation üben, Fertigkeiten und Grenzen setzen

Zuhör-und-Nachfrage-Techniken üben. Regeln für gute Kommunikation entwickeln; lernen, Ich-Botschaften zu geben.

Treffen von Vereinbarungen für die folgenden 3 Wochen.

Tag 7 (3 Wochen nach Tag 6): Zusammenarbeit

Gespräch über die bisherige Zusammenarbeit mit den Helfern; Reflexion der Helfer über ihr Selbstbild (Treasure, Smith a. Crane 2007); Vorbereitung eines Vortrags über Essstörungen, den sie am nächsten Tag vor Gästen halten werden, die sie eingeladen haben.

Tag 8: Familientag

Für diesen Tag haben die Patientinnen ihre Geschwister, Verwandten und Freunde eingeladen, die sie nun über das Thema Essstörung informieren. MFT-Übung

»*Tonskulpturen*« mit dem gesamten an diesem Tag anwesenden Bezugssystem, also auch mit den eingeladenen Verwandten und Freunden.

Phase 3: Aufrechterhaltungsphase

Diese findet jeweils tageweise mit stets 3 Wochen Abstand zwischen den insgesamt 7 Behandlungstagen (Tag 9 bis Tag 15) statt.

Wie bereits erwähnt, kommen die Patientinnen in den Wochen zwischen den MFT-Behandlungstagen 10 Wochen lang einmal wöchentlich für 1½ Stunden zur ihren Gruppentreffen – ohne Familie.

Tag 9: Probleme lösen

MFT-Übung: »Problemlösungstechniken«

Ablauf: Alle Teilnehmer beschäftigen sich in der Großgruppe damit, wie sich Probleme lösen lassen, und sie probieren aus, was zum Ziel führt und was nicht. Warum erfüllt etwas nicht seinen Zweck, und was muss man in solch einem Fall anders machen? Ist die Gruppe in der Lage, sich für die eigenen Probleme selbst eine gute Problemlösungstechnik auszudenken? Zuerst wird über diese Frage diskutiert, und anschließend werden die Ergebnisse auf dem Flipchart notiert. Zum Abschluss erhält jeder Teilnehmer ein DIN-A4-Blatt mit einem Beispiel für eine Problemlösungstechnik, das er in seiner Arbeitsmappe aufbewahren kann.

Ziel: Lernen, Probleme in aller Ruhe zu lösen und auch in stark gefühlsgeladenen Situationen anderen zuzuhören und verschiedene Möglichkeiten zu untersuchen. Lernen, mit Meinungsverschiedenheiten und problematischen Situationen nicht konfliktär, sondern kreativ umzugehen.

Materialien: Flipchart und Stifte.

Erklärung der Gruppenaktivität: »Ihr habt gerade in der Übung »Konfliktlandkarte« eure charakteristischen Konflikte zusammengestellt. Jetzt sollt ihr üben, die Probleme, die euch gerade klar vor Augen stehen, gemeinsam zu lösen, ohne in neue Konflikte zu geraten. Zuerst führen wir ein Brainstorming darüber durch, wie ihr Probleme und Konflikte lösen könnt. Habt ihr selbst Vorschläge? Nur zu! Wir notieren sie auf dem Flipchart, oder ihr schreibt sie selbst darauf. Keine Idee ist zu abwegig, also heraus damit! Was glaubt ihr, könnte helfen? Wodurch würde ein Problem vergrößert? Denkt an die charakteristischen Konflikte, die ihr heute Morgen herausgearbeitet habt. Was würde einen dieser Konflikte verschlimmern? Auch das werden wir aufschreiben. Vielleicht hilft ja das Gegenteil davon, ein Problem zu lösen?«

(Nach 45 Minuten:) »Jetzt haben wir alle bestimmte Ideen. Versuchen wir doch einmal, diese zu einer Methode zusammenzufassen. Fällt euch dazu etwas ein? Wir haben eine oft benutzte spezielle Problemlösungstechnik für euch aufgeschrieben, sodass ihr sie in euren Arbeitsmappen aufbewahren könnt.«

Später am Tag wird die Anwendung dieser Methode aktiv geübt. Zunächst werden zu diesem Zweck die an Tag 6 besprochenen Kommunikationsregeln kurz rekapituliert. Anschließend arbeitet die ganze Gruppe gemeinsam an der Lösung eines kleinen Problems oder eines kleinen Konflikts vom Vormittag. Danach machen sich die Kleingruppen daran, diesem Beispiel entsprechend einen eigenen Konflikt zu lösen. Ihnen wird empfohlen, andere Gruppenteilnehmer oder Therapeuten hinzuzuziehen, wenn sie dies allein nicht schaffen.

Tag 10: Emotion und Spannung

Die Familien untersuchen gemeinsam, welches allgemein und welches für jeden Einzelnen die beste Möglichkeit ist, mit Spannung umzugehen. Beispiele aus dem Erfahrungsschatz der Patientinnen, Eltern, Partner und Freunde werden ausgetauscht und besprochen.

MFT-Übungen: »Gefühlsmalerei«, »Eskalationsuhr«, »Reibung erzeugt Wärme«.

Das Informationsblatt »Spannungsbarometer« wird an alle verteilt und besprochen. Dann beginnen die Familien sich Gedanken darüber zu machen, wie sie das Eskalieren von Spannungen rechtzeitig erkennen, sodass sie einander darauf hinweisen und so verhindern, dass sie in den »roten Bereich« geraten.

Tag 11: Kognitionen und Spannung

Erläuterung des aus der kognitiven Verhaltenstherapie stammenden Konzepts »Schema«. Hierbei handelt es sich um eine Reihe von verhaltenssteuernden inneren Strukturen, die verändert werden können, wenn man sie aktiviert und wenn neue Erfahrungen gemacht und durch Übung »eingebrannt« werden. Eine solche Übung ist z. B. »Auflösen katastrophisierender Gedanken « aus der Schematherapie (Reiss, Farrell u. Shaw 2015).

Tag 12: Selbstwertgefühl

MFT-Übung »Das, worauf die Aufmerksamkeit gerichtet wird, wächst!« (Geller, Johnston a. Madsen 1997)

Ablauf: In der Großgruppe wird darüber gesprochen, dass das, worauf die Aufmerksamkeit gerichtet wird, wächst, und das, was vernachlässigt wird, verschwindet. Alle Teilnehmer werden gebeten, Beispiele dafür zu nennen. Dann erhalten die einzelnen Systeme den Auftrag, auf einem großen Bogen Papier einen Kreis zu zeichnen und miteinander darüber zu diskutieren, wie groß das »Tortenstück« der Aufmerksamkeit ist, die die Patientin für ihr Gewicht und ihr Aussehen beansprucht, und wie groß die Anteile sind, die für Dinge wie Studium oder Arbeit, Freundschaften, Hobbys, Sport und ihre Familie stehen? Sollte einer dieser Bereiche oder auch ein anderer stärker in den Fokus rücken, sodass sein Anteil an der Torte beziehungsweise sein Stellenwert im Leben der Klientin größer wird?«

Ziel: Die Teilnehmer erkennen, dass die Entwicklung des Selbstwertgefühls mit dem Sammeln von Erfahrungen zusammenhängt. Sie erfassen nun einseitige Fixierungen der Aufmerksamkeit auf Gewicht und Aussehen und entwickeln gemeinsam neue Ziele, an deren Erreichen sie Schritt für Schritt arbeiten wollen.

Materialien: Großer Papierbogen oder Flipchart, Filzstifte. Beispielblatt mit den Items der Aufmerksamkeit und dem ausgefüllten Kreis.

Erklärung der Gruppenaktivität: »Sie alle wissen, dass das, worauf Sie Ihre Aufmerksamkeit richten, wächst. Zum Beispiel lassen Wasser und Pflege Pflanzen und Tieren gedeihen. Dieses Prinzip gilt aber auch für sportliche Aktivitäten, Studium und Freundschaften. Fallen Ihnen noch andere Beispiele ein?«

Wenn alle verstanden haben, was das Prinzip beinhaltet:

»Setzen Sie sich nun mit Ihren Familien zusammen und zeichnen Sie auf einen großen Bogen Papier einen Kreis. Schreiben Sie anschließend folgende Worte untereinander: Gewicht/Aussehen, Studium/Arbeit, Hobbys, Freundschaften, Familie und eventuell noch die Bezeichnungen für andere Dinge, die Ihnen wichtig sind. Besprechen Sie miteinander, wie viel Aufmerksamkeit die Patientin jeweils den verschiedenen Punkten schenkt, und ordnen Sie jedem Punkten einen Wert von 1 bis 5 zu, wobei der Wert 1 das Item mit dem größten Aufmerksamkeitsanteil bezeichnet. Zeichnen Sie die verschiedenen Items dann als unterschiedlich große Tortenstücke in den Kreis ein, ungefähr in dem Verhältnis zueinander, in dem ihnen Aufmerksamkeit zuteilwird. Schreiben Sie die entsprechenden Werte in die Tortenstücke. Die Tortenstücke ergeben zusammen einen ganzen Kreis.«

Wenn die Familien die Arbeit an der Aufgabe abgeschlossen haben: »Sind Sie mit dieser Verteilung zufrieden? Will die Patientin ihre Aufmerksamkeit auch in einem Jahr noch so verteilen? Besprechen Sie dies miteinander, und zeichnen Sie anschließend einen zweiten Kreis, diesmal mit einer Verteilung der Aufmerksamkeit, wie Sie sich diese in einem Jahr wünschen.«

Anschließend arbeitet entweder die Großgruppe oder arbeiten die einzelnen Beziehungssysteme an der Frage: »Was können Sie tun, um der Verteilung, welche die Patientin sich wünscht, näherzukommen? Was steht dem im Wege? Wie können die Helfer die ihnen Nahestehenden in ihrem Wunsch nach Veränderung unterstützen?«

Auswertungsfokus: Steht die Aufmerksamkeit, welche die Patientin auf ihr Gewicht und ihr Aussehen verwendet, in einem akzeptablen Verhältnis zu der Aufmerksamkeit, die sie den anderen für ihre aktuelle Entwicklungsphase und ihr Alter wichtigen Lebensbereichen schenkt? Was könnte sie tun, um der Verteilung, die sie sich wünscht, näherzukommen? Was steht dem im Wege? Wie können Eltern, Partner oder Freunde ihr dabei helfen?

Tag 13: Vertiefung – Emotionen und Kommunikation

MFT-Übung: »Vergrößerungsglas«

Beschreibung: Die Teilnehmer werden aufgefordert, sich unter einem imaginären Vergrößerungsglas anzuschauen, wie es um ihre Kommunikation bestellt ist.

Ziel: Die Helfer sollen sich aller Aspekte der Kommunikation bewusst werden, sowohl der verbalen als auch der nonverbalen. Letztere haben oft den stärksten Einfluss auf das, was geschieht. Die Helfer entdecken, dass nicht nur der Inhalt der Kommunikation, sondern auch das Gewahrsein der Beziehungsebene sehr wichtig ist.

Erklärung der Gruppenaktivität: »Wir möchten, dass Sie sich die Kommunikation bei Ihnen zu Hause, d. h. das, was zwischen Ihnen vor sich geht, noch einmal genauer anschauen, diesmal mit einem imaginären Vergrößerungsglas, das jedes Detail des Verhaltens aller Beteiligten und der Vorgänge zwischen Ihnen zum Vorschein bringt. Blenden Sie auch hin und wieder den Inhalt des Gesagten aus und registrieren Sie, was Sie dann wahrnehmen, beispielsweise Gesichtsausdrücke, eine laute oder leise Stimme, die Körperhaltung, die Positionen der beteiligten Personen in ihrer Beziehung zueinander. Die nonverbale Kommunikation ist sehr wichtig, wenn man verstehen will, warum in bestimmten Situationen alles gut läuft und in anderen Situationen Konflikte entstehen. Erkennen andere Gruppenteilnehmer wieder, was Sie beschreiben? Und kennen sie es auch von sich selbst?

Auswertungsfokus: Werden nonverbale und die Beziehung betreffende Aspekte erkannt? Wie wirkt sich die räumliche Position aller Beteiligten auf die einzelnen Gruppenmitglieder aus? Sind alle sich auch darüber im Klaren, welche Haltung sie selbst einnehmen?

Später am Tag:

Die nächste Instruktion erfolgt in der Großgruppe. Anschließend teilt sich diese je nach Art der Übung im gleichen Raum in Untergruppen auf – beispielsweise nur der Patientinnen oder getrennt in die einzelnen Systeme usw.

Ziel: Lernen, Emotionen bei sich selbst und anderen zu erkennen; vier Primäremotionen: Freude, Wut, Angst und Trauer; aber auch die vielen Varianten. Woran erkennt man diese bei anderen, woran erkennen andere sie bei uns selbst?

Erklärung der Gruppenaktivität: »Im Umgang miteinander achten wir meist auf den verbalen Inhalt unserer Kommunikation, doch die Kommunikation zwischen Menschen besteht überwiegend aus nonverbalen Elementen: Gesichtsausdruck, Haltung, die Position bzw. der Platz, den wir in einer Gruppe einnehmen – entweder mitten in der Gruppe oder etwas abseits, höher oder tiefer positioniert –, der Klang der Stimme, die Kleidung oder Aufmachung. Dies alles trägt dazu bei, wie wir auf unser Gegenüber wirken. Letzteres ist uns oft gar nicht bewusst. Wir möchten Sie nun bitten, zuerst in Kleingruppen aus höchstens fünf Personen – Patientinnen und Helfer getrennt –, zu untersuchen, woran Sie bei sich selbst und bei den anderen vier Teilnehmern die Primärgefühle Freude, Angst, Wut und Trauer erkennen. Falls Sie außerdem andere Gefühle erkennen, versuchen Sie diese zu benennen. Geben Sie wieder, was Sie bei den anderen Gruppenmitgliedern erkannt haben. Ahmen Sie es eventuell auch nach, um es zu veranschaulichen.«

Nach einer halben Stunde:

»Verfahren Sie nun in Ihrer eigenen Familie genauso. Besprechen Sie auch, was zwischen Ihnen vor sich geht, wenn sich Spannung aufbaut. Was sehen Sie dann bei den anderen Familienmitgliedern? Auch in diesem Fall ist es hilfreich nachzuahmen, was Sie bei anderen sehen, sodass diese sich ein Bild davon machen können, wie sie wirken. Es sei noch einmal darauf hingewiesen, dass es nicht nur um den Gesichtsausdruck geht, sondern auch darum, ob jemand beispielsweise mit den Beinen wippt, davonläuft, sich ein Stück weiter weg hinsetzt, keine Antwort gibt, leise redet oder laut wird; denn alle diese Dinge sind Formen nonverbaler Kommunikation. Finden Sie heraus, welche Haltungen für Sie selbst und für die anderen Beteiligten charakteristisch sind. Und teilen Sie anschließend mit, wie dieses Verhalten auf Sie selbst und die anderen wirkt.«

Nach einer weiteren halben Stunde:

»Gefühlsäußerungen werden oft als etwas Unabänderliches angesehen, nicht als Verhaltensweisen, die verschiedene Bedeutungen haben und sich verändern können. Ein gutes Beispiel hierfür ist »Weinen«, das oft als »Traurigsein« gedeutet wird, aber auch Ohnmacht zum Ausdruck bringen oder einen Manipulationsversuch beinhalten kann, um einem anderen Menschen etwas aufzuzwingen; und schließlich kann es auch einfach die Reaktion auf das Schneiden einer Zwiebel sein. Ahmen Sie eine Reaktion, die Sie beobachten, gegebenenfalls nach, damit der andere sieht, was Sie meinen, und fragen

Sie ihn, ob ihre Deutung zutrifft. Verändern Sie das Verhalten auch, und stellen Sie fest, wie sich dies auswirkt. Nehmen wir beispielsweise an, jemand sitzt in weit zurückgelehnter Haltung auf einem Stuhl, was Desinteresse signalisieren kann. Stellen Sie einmal fest, was geschieht, wenn die betreffende Person in eine aktive aufrechte Sitzhaltung wechselt; oder wenn sie zuerst zusammengesunken dasitzt und sich dann in aufrechter Haltung hinstellt. Was verändert sich sowohl für die Person selbst als auch für die übrigen Anwesenden?«

Auswertungsfokus: Ist das Feedback nützlich? Wird den Teilnehmern bewusst, wie sie auf andere wirken? Erleben Sie Unterschiede, wenn sie verschiedene Haltungen ausprobieren oder den Gesichtsausdruck verändern?

Tag 14: Vertiefung von Emotion und Kommunikation – Konfliktbewältigung und Abstand schaffen

MFT-Übung: »An die Arbeit«

Aufteilung in zwei Gruppen, die einander zunehmend lauter »Ja« und »Nein« zurufen und dabei ihre Position wechseln. Anschließend »Land erobern«, wobei versucht wird, die andere Gruppe über eine Grenze zu ziehen beziehungsweise das eigene Terrain zu verteidigen.

MFT-Übung: »Für sich selbst eintreten«

Bei dieser Wiederholung ist die Aufmerksamkeit stärker auf die »Ich-Botschaft« gerichtet – darauf, wie man anderen auf annehmbare Weise mitteilt, was man nicht will oder was man als angenehm empfindet.

Tag 15: Vertiefung von Emotion und Kommunikation – Intimität

MFT-Übung: »Unterstützung geben und annehmen«

Diese Übungen führen die Teilnehmer jeweils paarweise aus. Dabei geht es in erster Linie darum, was die beiden Beteiligten erleben. Damit sich die Patientinnen sicher fühlen, wird je eine Patientinnen- und eine Helfergruppe gebildet. Die Patientinnen entscheiden selbst, mit wem sie die Übung ausführen wollen. Ebenso suchen sich die Helfer unter den anderen Helfern selbst einen Übungspartner.

Ziel: Erleben, dass das Annehmen und Geben von Unterstützung durch Körperkontakt beziehungsweise Berührung angenehm und gefahrlos möglich ist.

Materialien: Bodenmatten, Musik.

Erklärung der Gruppenaktivität: »Wir bitten Sie, sich nun in eine Patientinnen- und eine Helfergruppe aufzuteilen. Die beiden Gruppen werden in getrennten Räumen arbeiten.« Danach separat für jede Gruppe: »Würden Sie sich bitte einen Partner suchen? Der eine Partner setzt sich dann auf den Boden, der andere setzt sich hinter den ersten. Der hinten Sitzende unterstützt den vorderen, indem er eine Hand auf dessen Rücken legt – bitte wirklich nur auf den Rücken! Verändern Sie die Position der Hand, indem Sie sie auf den oberen beziehungsweise den unteren Rücken, die Schultern und die Rückenmitte legen. Variieren Sie auch die Stärke Ihrer Berührung, indem Sie sie fester oder sanfter werden lassen oder beide Hände benutzen. Der Empfänger der Berührung kommentiert jeweils, welche Art von Berührung er als unterstützend erlebt und welche nicht.«

Nach 5 Minuten: »Fahren Sie nun fort, indem die Empfänger die Augen schließen und nicht mehr reden.«

Nach weiteren 5 Minuten folgt ein Rollentausch und das Vorgehen wiederholt sich wie oben beschrieben.

Zum Abschluss: »Sie haben nun 5 Minuten Zeit, um der Gruppe zu berichten, wie Sie die Übung erlebt haben.«

Auswertungsfokus: Gelingt es, Unterstützung und Berührung entspannt zu erleben?

Instruktion für die Therapeuten: Man kann die Übung variieren durch Einsatz von Musik, mit Wiegen und/oder mit Streicheln. Achten Sie aber insbesondere bei traumatisierten Patientinnen darauf, ob sie dies als sicher erleben.

Auf diese Übung folgen weitere, bei denen die Teilnehmer einander festhalten und berühren und ihre Stimme einsetzen. Schließlich kommen die Patientinnen- und die Helfergruppe zu einer gemeinsamen Abschlussübung zusammen.

Nach dem warmen Mittagessen gibt es eine weitere Übung.

MFT-Übung: »Der Korb der Wünsche und Sehnsüchte«

Ein Korb mit vielen verschiedenen kleinen Objekten und Symbolen hilft den Teilnehmern, über ihre oft unausgesprochenen Wünsche und Sehnsüchte zu berichten.

MFT-Übung »Von der Gruppe gehalten werden«

Beschreibung: Die Gruppe bildet eine lange Schlange aus paarweise hintereinander stehenden Teilnehmern, die das Handgelenk ihres Nachbarn fest umschlossen halten. Eine Patientin steht vor dieser Schlange auf einem Stuhl, lässt sich in die fest verschränkten Arme fallen und wird dann von denjenigen, die sie auffangen, ein wenig umhergetragen. Falls noch Zeit bleibt, können auch Helfer, die dies ausprobieren wollen, einen Versuch wagen.

Ziel: Erleben, dass man sich anderen anvertrauen kann, den Mut haben zu vertrauen.

Materialien: Weiche Bodenmatten, ein stabiler Stuhl.

Erklärung der Gruppenaktivität: »Wir werden heute zum Abschluss eine Vertrauensübung ausführen. Wenn Sie Helfer sind, stellen Sie sich auf die Bodenmatten paarweise neben- und hintereinander in einer Schlange auf und halten das Handgelenk Ihres Nachbarn fest umschlossen. Stellen Sie sich bitte eng hintereinander auf. Dann stellen wir einen Stuhl vor diese Schlange. Die Patientinnen steigen nacheinander auf den Stuhl, lassen sich mit einem kleinen Hechtsprung vornüber in die fest verbundenen Arme der Helfer fallen und werden von diesen ein wenig im Raum umhergetragen. Ermutigen Sie als Helfer die Patientinnen, den Sprung zu wagen. Wer möchte anfangen?«

Auswertungsfokus: Bringen die Patientinnen den Mut zum Sprung auf? Unterstützen und ermutigen die Helfer die Patientinnen?

Phase 4: Zukunftsorientierte Phase

Tag 16: Rückfallprävention

MFT-Übung: »Rückfallpräventionsplan«

Alle Familien entwerfen auf einem DIN-A4-Blatt einen konkreten Plan, der beschreibt, an welchen Signalen alle Mitglieder eines Systems einen Rückfall erkennen und was sie in solchen Fällen konkret unternehmen. Die Pläne werden anschließend mit den anderen Familien diskutiert.

Tag 17: Abschied

Der Verlauf dieses Tages wird vollständig von den Teilnehmern selbst geplant und gestaltet.

2.10.5 Erste Eindrücke von der Effektivität der Multifamilien-Tagesbehandlung für Erwachsene

Alle Patientinnen unserer Gruppen verzeichneten in der relativ kurzen Zeit von 8 Monaten mehr Behandlungsfortschritte, als Patientinnen in früheren Behandlungen bei uns und anderswo zu erzielen vermochten. Zwar hat die Teilnahme an der Multifamilien-Tagesbehandlung nicht bei allen Patientinnen zu einer vollständigen Genesung geführt. Doch bei nahezu allen ist etwas sehr Wichtiges bezüglich ihrer Motivation geschehen: Die externe hat sich in eine interne Motivation verwandelt, sogar im Falle einer Essstörung, die 20 Jahre unverändert bestanden hatte. Ein weiteres Ergebnis ist, dass in interpersonaler Hinsicht sehr starke Veränderungen zum Positiven vollzogen wurden.

Und schließlich haben die Teilnehmer in der Regel eine sehr positive Einstellung. Vor allem die Helfer, Partner und andere den Patientinnen Nahestehende empfinden es als erfreulich und gar erleichternd, endlich aktiv in den Prozess einbezogen zu werden. Diese Resultate haben uns in unserem Vorhaben bestärkt, und wir bieten deshalb nun regelmäßig und vorzugsweise Multifamilien-Tagesbehandlung für erwachsene Patientinnen an, die schon eine ambulante Einzeltherapie mit unzureichendem Ergebnis absolviert haben.

2.11 »Early Days« – Arbeit mit Eltern und Babys[8]

Emma Morris

2.11.1 Einführung

Dieses Kapitel beschreibt ein Modell der MFT-Arbeit mit Eltern und Kleinstkindern, das vor mehr als 10 Jahren im Londoner »Marlborough Family Service« (Abschn. 1.1.1) entwickelt wurde. Familien werden von Fachkräften perinataler Einrichtungen zugewiesen. Ein Elternteil – meist die Mutter – hat die Diagnose »postpartale Depression« und/oder »akute Angstzustände« erhalten. Das MFT-Angebot besteht aus acht Sitzungen in wöchentlichen Intervallen, die jeweils 2 Stunden dauern. In der Regel besuchen nur Mütter und ihre Säuglinge oder Kleinstkinder die Gruppe; für Väter gibt es die Möglichkeit, an ein paar zusätzlichen Gruppensitzungen teilzunehmen.

Eine Vielzahl von Forschungsprojekten befasst sich mit der Inzidenz und Prävalenz der *postpartalen Depression* (Glasheen et al. 2013) und deren Auswirkungen auf die emotionale, psychische und soziale Entwicklung der indirekt betroffenen Kinder (Shore 1997). Untersuchungen zeigen, dass postpartale Depression oft mit gestörten Bindungsbeziehungen einhergeht und stark mit der Entwicklung von späteren emotionalen Schwierigkeiten und Verhaltensstörungen korreliert ist (Glasheen et al. 2013).

Das Säuglingsalter stellt eine kritische Periode in der Entwicklung eines Kindes dar; Säuglinge finden ihren Geist (»mind«) zunächst sozusagen in den Köpfen ihrer Eltern, wenn diese ihr Kind effektiv mentalisieren können, und, in einem rekursiven Prozess, auch ihre eigenen geistig-seelischen (mentalen) Zustände (Fonagy, Gergley a. Target 2007). Dieses Geschehen ist zentral für die Affektregulierung, die wiederum für die soziale, emotionale und kognitive Entwicklung des Kindes wesentlich ist. So können erhebliche Mentalisierungsschwierigkeiten seitens der primären Bezugspersonen – und das sind meistens die Eltern – in dieser kritischen Phase langfristige Konsequenzen haben. So dürften eigentlich therapeutische Interventionen im 1. Lebensjahr besonders wirksam sein, schon allein wegen der rapiden neurobiologischen Entwicklungsprozesse. Diese sind mit einem hohen Maß von Plastizität verbunden, die es ermöglichen sollte, auf Interventionen schnell zu reagieren. Für Eltern ist das 1. Lebensjahr ihres Kindes eine Zeit psychologischer Reorganisation. Das macht sie potenziell veränderungsfähiger.

8 Das Early-Days-MFT-Gruppenmodell wurde in Zusammenarbeit mit Joanne Jackson und Annabel Kitson entwickelt.

Die postpartale Depression betrifft fast jede sechste Frau und unterscheidet sich grundlegend vom »baby blues«; sie kann bis zu einem Jahr nach der Geburt auftreten. Typische Symptome sind schwere und länger andauernde depressive Verstimmungen, die mit signifikanten Veränderungen im Denken, mit Panikattacken und körperlichen Symptomen sowie Veränderungen der Psychomotorik einhergehen. Frühere Schwangerschaftsverluste, negative Lebensereignisse rund um die Schwangerschafts- und Geburtsphase, Partnerschaftsprobleme und Mangel an sozialer Unterstützung wenn nicht gar soziale Isolation, wie auch niedriges Selbstwertgefühl und frühere depressive Episoden, sind typische Ursachen und Risikofaktoren (Robertson, Celasun a. Stewart 2003).

Die Identifizierung von Risikofamilien erfolgt oft durch Hebammen, perinatales Krankenhauspersonal und/oder Hausärzte.

2.11.2 Therapeutische Bestandteile von Eltern-Baby-Interventionen

Professionelle Interventionen müssen koordiniert und integriert werden, um Mütter mit einem hohen Risiko hinsichtlich postpartaler Depressionen früh zu identifizieren und zu unterstützen. Eine Fülle von Fachliteratur beschreibt und evaluiert diverse therapeutische Modelle, die darauf abzielen, die Eltern-Kleinstkind-Beziehung und die Bindungssicherheit zu verbessern:

Psychoanalytisch verankerte Ansätze, die mit der Mutter-Kind-Zweierbeziehung, also mit einer Dyade, arbeiten, sind gut etabliert (Barlow, Bennett, Midgley 2013). Andere, strukturiertere Ansätze, wie Video Interaction Guidance, können zu Hause durchgeführt werden und haben vor allem einen Verhaltensfokus (Fukkink 2008). Angesichts der Bedeutung der sozialen Unterstützung als Schutzfaktor für diese Mütter und ihrer Babys ist es nicht verwunderlich, dass es auch eine Reihe von Gruppeninterventionen gibt. Das Mellow-Babys-Programm (Puckering 2004) ist ein solches Beispiel, mit den beiden Zielen, eine engere Mutter-Kind-Bindung herzustellen und Müttern Unterstützung für ihre eigenen Bedürfnisse zu bieten. Schließlich gibt es Hinweise darauf, dass bindungsfokussierte Interventionen mit einer kleinen bis moderaten Anzahl von Sitzungen (weniger als sechzehn) effektiver sind als längere Interventionen (Bakermans-Kranenburg, Van Izjendorn a. Juffer 2003). Verschiedene medizinische Leitlinien empfehlen psychologische Therapien, wie z. B. kognitive Verhaltenstherapie oder interpersonelle Therapie (IPT), bei bestimmten Erkrankungen während der Geburts- und Nachgeburtsphase, und weisen darauf hin, dass der Fokus sich auf die psychische Gesundheit der Eltern richten sollte.

Die meisten Interventionen haben ähnliche Themen und therapeutische »Zutaten« gemeinsam, vor allem wenn sie die Eltern-Kind-Beziehung in den Brennpunkt stellen, nach dem Motto: Was den Eltern guttut, tut auch dem Baby gut:

- Förderung der elterlichen Fähigkeit, ihr Kind und sich selbst zu mentalisieren
- Fokus auf die mögliche Verknüpfung der aktuellen Schwierigkeiten mit den Erfahrungen, die Eltern mit ihren eigenen Eltern erlebt haben
- Förderung der psychischen Gesundheit der betroffenen Elternteile
- Verwendung von Videofeedback zum gemeinsamen Auswerten von Eltern-Kind-Interaktionen
- begrenzte Anzahl von Sitzungen/Treffen
- soziale Kontakte und Unterstützung für die Eltern

MFT mit Eltern und Kleinstkindern kombiniert diese »Zutaten« mit spezifischen Aktivitäten, Übungen und anderen Interventionen, um Familien zu helfen, mit dem Ziel,

- andere Eltern mit ähnlichen Schwierigkeiten zu treffen und sich auszutauschen,
- über das Stigma zu sprechen, als »nicht gut genug« wahrgenommen zu werden oder deshalb negativ beurteilt zu werden, weil man die Mutterschaft oder das Baby nicht richtig genießen kann,
- spezifische Wechselwirkungen zwischen Säuglingen und ihren Eltern zu erleben, z. B. wie der Säugling die Aufmerksamkeit der Mutter erlangt,
- eigene Themen in anderen Menschen gespiegelt zu sehen und somit den Zugang zu den eigenen problematischen Interaktionsmustern zu erleichtern,
- von anderen Mitbetroffenen das zu erfassen, was man sich nicht von Fachleuten beibringen lassen kann oder will,
- gegenseitige Unterstützung und Feedback zu leisten und so durch Ermutigung neue und ungewohnte Elternstrategien auszuprobieren,
- neue Wege der Interaktion und des Spiels mit dem Baby zu entwickeln.

2.11.3 Arbeitskontext

Die Gruppe wird am besten von MFT-Fachkräften geleitet, die nicht nur Erfahrung mit der Behandlung von Patienten mit postpartalen Depressionen haben, sondern auch Interesse und Kompetenz im Umgang mit Säuglingen und Kleinstkindern. Eine Reihe von Konzepten und Techniken aus verschiedenen therapeutischen Modellen können eingesetzt werden:

- mentalisierungsbasierte Therapie (MBT)
- Elterntraining, Verhaltensberatung und Psychoedukation
- kognitive Verhaltensstrategien für Depressionen und Angstzustände
- psychodynamische Eltern-Kind-Psychotherapie
- systemische Familientherapie
- Kompetenzen in Bezug auf Fragen des Kinderschutzes

Es ist wichtig, eine enge Zusammenarbeit mit stationären und ambulanten Einrichtungen, wie der perinatalen Psychiatrie, aufzubauen und gute Arbeitsbeziehungen mit Hebammen und anderen relevanten Fachkräften zu entwickeln. Nach der Überweisung besucht ein Mitglied des MFT-Teams die Familie zu Hause, wenn möglich begleitet von der zuweisenden perinatalen Arbeitskraft oder gar von einer Mutter, die schon einmal an einer Early-Days-Gruppe teilgenommen hatte – also einer »Expertin aus Erfahrung«. Bei diesem Besuch wird der Mutter – sowie dem Vater, falls er anwesend ist – das Arbeitsmodell erklärt und diskutiert, ob und wann eine Teilnahme infrage kommt. Ein Informationsblatt und Kontaktdaten sollen den besuchten Familien helfen, auch nach dem Hausbesuch über eine mögliche Teilnahme an der Gruppe nachzudenken.

Ein paar Tage später wird dann eine gemeinsame Entscheidung mit der Familie, dem Überweiser und dem MFT-Team getroffen, ob die Teilnahme angemessen ist oder nicht. Familien, bei denen die Mutter akute und schwere psychische Störungen hat, wie z. B. akute psychotische Symptome mit Wahnvorstellungen und/oder Halluzinationen, werden ebenso wenig in die Gruppe aufgenommen wie Eltern unter dem Einfluss von Drogen oder Alkohol. Ein weiteres Ausschlusskriterium sind Eltern mit forensischem Hintergrund wie Gewaltverbrechen und erwiesener sexueller Misshandlung von Kindern. Der Grund dafür ist, dass Gruppenteilnehmer und vor allem Babys keinen potenziellen körperlichen Gefahren oder Risiken ausgesetzt werden dürfen.

Die MFT-Gruppe wird von zwei Fachkräften geleitet; sie dauert 2 Stunden und findet wöchentlich über einen Zeitraum von 8 Wochen statt. Die ersten beiden Sitzungen sind offen, die nächsten sechs geschlossen. Eltern haben die Möglichkeit, die Gruppe nach Abschluss noch ein zweites Mal zu besuchen. Die meisten Gruppen haben mindestens einen »gestandenen Elternteil« dabei, der schon eine vorherige Gruppe besucht hat. Es kann eine enorm positive Wirkung auf Eltern ausüben, wenn sie von einer Mutter z. B. hören, dass auch sie anfangs absolut nicht in der Lage war, ihr Kind ohne Unterstützung adäquat zu betreuen, oder dass keine Bindung zwischen dem Baby und ihr bestand. Solche Geschichten gibt neuen Gruppenmitgliedern Hoffnung.

Im Behandlungsraum sind die Stühle zur Seite geschoben und eine Reihe großer, sauberer, bunter Babymatten sind auf dem Boden in der Mitte des Raumes platziert. Einfaches Spielzeug wie Rasseln und weiche Bälle liegen verstreut auf dem Boden. Ein Tisch beherbergt Erfrischungen wie Tee und Kaffee sowie warmes Wasser, um Flaschen zu heizen. Kissen zur Unterstützung des Stillens sind im Zimmer ebenfalls verfügbar. Wenn die Eltern im Behandlungszimmer ankommen, ziehen sie ihre Schuhe aus und setzen sich auf den Boden. Wie schon erwähnt, dauert jede Gruppe 2 Stunden. In der letzten halben Stunde lässt das Team die Familien allein zu Mittag essen. Das Essen stellt die Klinik zur Verfügung. Es sind in der Regel Mütter und Kleinstkinder, die diese Gruppe besuchen, allerdings besteht auch für Väter die Möglichkeit, zu bestimmten Sitzungen hinzuzukommen. Des Weiteren sind häufig andere Familienmitglieder, wie z. B. Großmütter mütterlicherseits, anwesend. Andere – ältere – Kinder der teilnehmenden Familien können im Verlauf dieser

Arbeit nicht versorgt werden, die Eltern müssen alternative Vorkehrungen für sie treffen. Ein Teil der Arbeit wird audiovisuell aufgenommen, und diese Videos können zu einem späteren Zeitpunkt erneut betrachtet werden. Bei der Auswahl der Videosequenzen ist der Fokus spezifisch auf positive Interaktionen ausgerichtet, um Selbstwertgefühl und Kompetenzen der Eltern zu stärken.

2.11.4 Gruppenstruktur und Zeitplan

Die MFT-Gruppe hat jede Woche die gleiche zeitliche Struktur bei wechselnden Themen, die zusammen mit den Gruppenmitgliedern ausgewählt werden:

1) Begrüßung und Akklimatisierung – 10 Minuten: Eltern machen es sich und ihren Babys bequem, und das Mittagessen wird bestellt.
2) Singen eines Willkommensliedes an alle Babys – 10 Minuten: Alle Eltern singen zusammen mit den MFT-Fachkräften ein Lied, das jedes Kleinstkind direkt anspricht, z. B. »Hallo Sara, hallo Sara, hallo Sara, es ist schön, dich hier zu sehen!« Jedes Baby wird auf diese Weise angesungen. Diese Aktivität macht von Anfang klar, dass es sich bei jedem Baby um eine eigenständige Person handelt.
3) Wochenrückblick – 20 Minuten: Dies ist eine Gelegenheit für Eltern, Erfahrungen auszutauschen und sich gegenseitig zu unterstützen. Sie sprechen miteinander über eigene Herausforderungen sowie Fortschritte in Bezug auf spezifische Ziele, etwa mehr Unterstützung vom Familien- und Freundeskreis zu bekommen oder mehr mit dem Baby zu spielen und so die Zeit mit dem Kind besser zu genießen. Während dieser Gespräche können die MFT-Fachkräfte auf spezifische Interaktionen zwischen Eltern und Kleinkindern aufmerksam machen und Verbindungen zwischen gemeinsamen Thematiken herstellen.
4) MFT-Übung – 30 Minuten: Ein wesentliches Ziel von spezifischen Übungen besteht darin, die elterliche Mentalisierungsfähigkeit zu fördern.
5) Reflexionen – 15 Minuten: Dieses fokussierte Blitzlicht soll Eltern anregen, zusammen mit anderen über ihre Erfahrungen während der Übung zu sprechen und darüber, wie diese vielleicht in den Alltag transferiert werden können. Dazu können Videosequenzen eingesetzt werden, um neue oder andere Perspektiven von Eltern-Baby-Interaktionen einzubringen.
6) Singen eines Abschiedsliedes für jedes Babys – 5 Minuten.
7) Mittagessen für Eltern und Babys – 30 Minuten: Dieser Teil des Programms findet ohne die MFT-Fachkräfte statt und erlaubt den Eltern, Beziehungen informell aufzubauen und die gegenseitige Unterstützung zu nutzen. So entwickeln sich oft Gespräche, die in der Anwesenheit der MFT-Fachkräfte wahrscheinlich so nicht zustande kommen würden. Oft machen Eltern Pläne, wie sie soziale Beziehungen und/oder Freundschaften außerhalb des Gruppenkontexts bilden können.

2.11.5 Aktivitäten und MFT-Übungen

Die Themen, die vor allem Mütter direkt oder indirekt ansprechen, sind denen sehr ähnlich, die Stern (1995) identifiziert hat, z. B.:

- Übergang zur Mutterschaft und wie man das schafft
- Exploration der Beziehung zwischen den internalisierten und externen Eltern
- Beschäftigung mit Familienskripts und wie man sie replizieren oder ändern kann
- Partnerproblematiken und Rollenwechsel
- Ablösungsproblematiken in Bezug auf die Herkunftsfamilie
- Bindungs- und Bonding-Probleme mit dem Baby
- Zweifel, als Eltern »gut genug« zu sein
- soziale und kulturspezifische Einflüsse und Belastungen und wie man mit diesen umgehen kann

Die folgenden MFT-Übungen sollen diese Themen direkt oder indirekt ansprechen.

MFT-Übung: »Adoptivverfahren«

Jede Mutter sorgt über einen Zeitraum von 30 Minuten für das Baby einer anderen Mutter und hat die Aufgabe, sich selbst und das »fremde« Baby zu beobachten. Diese Aktivität wird bedachtsam eingesetzt, um zu verhindern, dass Mütter mit geringem Selbstwertgefühl sich nicht kritisiert fühlen, wenn eine andere Mutter eine augenscheinlich »bessere« Arbeit mit ihrem Baby macht und das Baby so positiver auf die fremde Mutter reagiert als auf die eigene. Das lässt sich vermeiden, wenn man Eltern mit stark kontrastierenden Betreuungsstilen paart: So kann z. B. eine depressive Mutter, die es schwierig findet, sich auf die Bedürfnisse ihres Babys einzustellen, mit dem Baby einer Mutter gepaart werden, die überängstlich und überbesorgt ist.

MFT-Übung: »Baby-Speeddating«

Die Eltern bilden mit ihrem Baby auf dem Schoß einen inneren und äußeren Kreis und werden eingeladen, ihre Babys zu einem bestimmten Thema für einen definierten Zeitraum gegenseitig zu interviewen. Dann stehen die Eltern im Außenkreis auf und bewegen sich einen Stuhl weiter (nach links oder rechts), sodass sie gegenüber einem anderen Elternteil Platz nehmen. Anstatt sich gegenseitig zu interviewen, tun sie das durch die Babys.

Erklärung der Gruppenaktivität: »Wir möchten, dass Sie das Ihnen gegenüber sitzende Baby über seine besonderen Vorlieben und Abneigungen 2 Minuten lang interviewen.« Die Mutter des jeweils interviewten Babys beantwortet die Frage im Namen ihres Babys. Die Paare tauschen dann die Rollen und werden gebeten, die gleiche Frage anzusprechen. Die Dauer dieser Aufgabe kann mit jeder Runde von anfänglich 2 Minuten auf 1 Minute, dann wieder auf 30 Sekunden und zuletzt 10 Sekunden verkürzt werden. Das schafft viel Energie und Lachen und hilft Eltern in spielerischer Weise, sich in ihre Babys hineinzuversetzen und auf diese Weise ihre Mentalisierungsfähigkeiten zu fördern. Besonderes Augenmerk wird darauf gerichtet zu differenzieren, inwieweit die Vorlieben und Abneigungen des Babys ganz anders sein mögen als die der Eltern.

MFT-Übung: »Sinnesschärfung«

Ihre fünf Sinne Sehen, Hören, taktiles Fühlen, Schmecken und Riechen helfen dem Baby, externe Stimuli und Reize wahrzunehmen und auf diese Weise mit seinen Eltern zu interagieren. Die subjektive Sinneserfahrung und -wahrnehmung lässt sich spielerisch entwickeln und schärfen, sei es mithilfe von Gesang, Instrumenten oder Musikspielzeug oder durch verschiedene Objekte, die befühlt werden – z. B. Federn, Quetschkugeln oder Wolldecken.

Eltern fördern ihre eigenen taktilen Fähigkeiten durch vorsichtige Massagen der Hände und Füße ihrer Babys und können sich durch das erhaltene Feedback besser in sie »einfühlen«. Sie können beobachten, wie ihr Baby buntes Spielzeug oder Lichter oder verschiedene Gerüche wahrnimmt. In der Sinnesschärfungsaktivität experimentieren Eltern und Kleinstkinder nacheinander mit den verschiedensten sensorischen Modalitäten, und die Eltern werden angehalten, wohlwollend neugierig die sich entwickelnden Reaktionen und Interaktionen zu beobachten. Das hilft vielen Eltern, sich auf positive Interaktionen mit ihrem Baby zu konzentrieren und die Vielfalt ihrer mentalen Zustände zu bewundern.

MFT-Übung: »Gehirnscanning«

Eltern werden mit Papierkopien von adaptierten »Gehirnschnitten« (Asen u. Scholz 2015, S. 131) versorgt und gebeten aufzuschreiben, was sie sich in den verschiedenen, unterschiedlich großen Hohlräumen und Arealen des Gehirns ihres Babys vorstellen: Welche Gefühle, Bedürfnisse, Gedanken und Stimmungen mögen wohl den meisten Platz einnehmen und welche weniger? Erfahrungsgemäß fokussieren Eltern vor allem auf die körperlichen Erfahrungen und finden es schwierig, ihren Babys mentale Zustände zuzutrauen. Diese Übung hilft dabei, neue Perspektiven einzubringen.

(Vgl. Abb. 2 in Abschn. 2.6.3 sowie die Abschn. 1.4.13, 2.11.5 u. 3.5.3.)

MFT-Übung: »Glückstopf«

Jeder Elternteil schreibt verschiedene Aussagen auf ein Blatt Papier. Diese sollen sich auf den Übergang zur Mutterschaft beziehen (z. B. »Bevor ich ein Baby hatte, habe ich den größten Teil meines Tages damit verbracht, dass ich …«; »Was sich am meisten in meinem Leben verändert hat, seitdem mein da Baby ist, ist Folgendes …«) und auf sich neu ergebende Probleme (z. B. »Ich erkannte erstmals, dass ich Schwierigkeiten hatte, als …«). Hoffnungen können ebenfalls notiert werden (z. B. »Meine größte Hoffnung, an dieser Gruppe teilzunehmen, oder für die Zukunft, ist, dass …«). Es gibt auch weniger belastete und/oder neutrale Aussagen, die aufgeschrieben werden können und auf die andere Eltern reagieren sollen, z. B. wenn es um Vorlieben und Abneigungen geht. Alle diese Aussagen werden in den »Glückstopf«, eine Schachtel mit einem Schlitz im Deckel, gelegt. Die Babys werden nun gebeten, eines der Blätter mit der Unterstützung ihrer Eltern aus dem Glückstopf zu ziehen, an eine der Mütter weiterzugeben und ihre Kommentare einzuholen. Eltern ist es erlaubt, »ich passe« zu sagen, wenn sie zu einer bestimmten notierten Aussage nicht sprechen wollen. Diese Aktivität fördert den Zusammenhalt der Gruppe und den Austausch von Erfahrungen.

MFT-Übung: »Rein oder raus?«

Die Eltern werden mit gelben Haftnotizen beklebt, auf denen sie Folgendes vermerken sollen: bis zu drei positive und drei negative Erfahrungen, die etwas darüber aussagen, wie sie selbst von ihren eigenen Eltern versorgt wurden. Die Zettel heften sie an ihre Kleidungsstücke und begutachten sich dann gegenseitig und sprechen über ihre Erfahrungen. Sie können die Haftnotizen später nach Hause nehmen, in der Gruppe belassen oder (dramatisch oder unbeobachtet) in einen Abfallbehälter werfen, der sich in der Mitte des Raumes befindet. Diese Übung hilft, Familienskripts zu diskutieren, und macht deutlich, dass Eltern die Wahl haben, sich genauso wie ihre eigenen Eltern oder anders als diese zu verhalten. Es kann für Eltern sehr befreiend sein, sich von negativen Erfahrungen buchstäblich zu lösen, indem sie diese in einen Abfalleimer werfen.

MFT-Übung: »Familienwappen«

Jeder Elternteil wird gebeten, für das eigene Baby ein Familienwappen zu entwerfen, das die Werte, Stärken, Besonderheiten und Interessen der eigenen Familie repräsentiert (Asen u. Scholz 2015, S. 107). Diese Übung erfordert von der Mutter, zwei verschiedene Familienidentitäten – die eigene und die des Vaters des Babys – zusammenzubringen. Das führt oft zu wichtigen Diskussionen darüber, welche Werte und Strategien aus welcher der beiden Ursprungsfamilien übernommen werden sollen, was wichtig und richtig sein mag – und warum.

MFT-Übung: »Baby als Filmregisseur«

Die Eltern werden angewiesen, ein Drehbuch für einen »tollen Film« über das Leben ihres Babys aus der Perspektive des Kindes zu entwerfen. Der Film beginnt in der Gebärmutter und endet mit dem erwachsen gewordenen Kind. Alle Drehbücher werden anschließend mit den Gruppenmitgliedern besprochen. Die Gruppendiskussion kann sich darauf konzentrieren, was kurz- und langfristig passieren sollte, um dem Kind zu helfen, einige der Träume zu verwirklichen. Die Übung provoziert oft auch Diskussionen darüber, wie viel Einfluss Eltern auf die Zukunft ihres Kindes haben.

2.11.6 Rolle und Platz von Vätern

Postnatale psychische Gesundheitsprobleme bei Vätern erhalten weniger Aufmerksamkeit. Wie Forschungsergebnisse zeigen, leiden 10 % der frisch gebackenen Vätern an postpartalen Depressionen (Ramchandani et al. 2008; Paulson a. Bazemore 2010). Während Väter nicht die physiologischen Veränderungen und Anpassungen der Mütter durchmachen, müssen auch sie sich psychologisch umstellen: Sie entwickeln sich von einem Partner in einer Zweierbeziehung zu einem Partner oder »Mitarbeiter« in einer Dreierbeziehung. Sie erleben sich nicht selten plötzlich als das »dritte Rad am Roller«, wie ein Vater das einmal treffend beschrieb. Das bedeutet einen signifikanten Wandel in Selbstverständnis, Rolle und Lebensstil der Väter. Wie die Mütter erinnern sie sich oft daran, wie sie selbst einstmals »be-eltert« wurden und wie ihre eigenen frühkindlichen Bindungserlebnisse und »Familienskripts« ihre jetzige elterliche Haltung und Sicherheit beeinflussen, sei es bewusst oder unbewusst. Darüber hinaus beeinflusst die Qualität der partnerschaftlichen Beziehung die Fähigkeit der Eltern, verschiedene Skripts und Traditionen aus ihren Herkunftsfamilien zusammenzubringen und sich auf einen gemeinsamen Weg zum Elternsein zu einigen. Allein aus diesen Gründen ist es wichtig, einige Gruppen mit beiden Elternteilen und Babys zu machen. Das kann allerdings eine Herausforderung sein, etwa aus beruflichen Gründen, aber auch weil Mütter gern einmal unter sich sein wollen und einen sicheren Raum zum Aussprechen wünschen. Obendrein gibt es oft Bedenken, dass chronisch schwelende und dann plötzlich explodierende Paarkonflikte eine Gruppe verunsichern und sogar sprengen.

Dennoch gehört zum Early-Days-Behandlungsprogramm die Arbeit mit Vätern. Diese erfolgt im Rahmen von einer oder zwei abends stattfindenden spezifischen Multifamiliengruppen. Die in diesen Gruppen angesprochenen Themen drehen sich meist um die sich wandelnde elterliche Paarbeziehung oder um neue und andere Verantwortlichkeiten, um unterschiedliche Familientraditionen und daraus entstehende Konflikte.

MFT-Übung »Gedankenlesen«

Diese Aktivität kann bei den gerade genannten Themen hilfreich sein: Mütter und Väter bilden getrennte Gruppen und versuchen zu erraten, was im Kopf und Herzen des Partners vorging, als sie zum ersten Mal Eltern wurden, und inwieweit das zum jetzigen Zeitpunkt ähnlich oder anders ist.

MFT-Übung »Geschichtsunterricht«

Die Aktivität wird ebenfalls zuerst getrennt von Müttern und Vätern durchgeführt. Dabei muss jeder Partner erraten, welche »Lektionen« der andere Partner von seinen Eltern erlernt hat, welche er gutheißt und welche nicht. Das Ergebnis wird dann in der Anwesenheit beider Eltern besprochen. Vor allem Väter bemerken hierbei, dass sie mit ihren Erfahrungen nicht allein sind, sondern dass sie Erfahrungen mit anderen Vätern teilen.

MFT-Übung »Elternführerschein«

Eltern sollen die Kriterien zur Erlangung des fiktiven Dokuments erarbeiten. Anschließend dürfen sie sich überlegen, welche »Vergehen« zum Entzug des Elternführerscheins führen könnten und welche Prüfungen man auf sich nehmen müsste, um ihn wieder zurückzubekommen.

2.11.7 Ausblick

Die Early-Days-Gruppen sind oft chaotisch und laut. Babys schreien nun mal viel, und postpartal depressive Eltern können manchmal durch sich rasch abwechselnde Tiefs und Hochs gehen oder emotional total abwesend sein. Pünktlichkeit ist oft problematisch, kaum verwunderlich bei den sich ständig ändernden Bedürfnissen der Babys und den vielen Anforderungen, denen Eltern von Säuglingen und Kleinstkindern ausgesetzt sind. Wenn es häufige Verspätungen gibt und diese als störend empfunden werden, bestimmen die Gruppenmitglieder, ob dies für sie akzeptabel ist und, falls nicht, wie sie damit umgehen möchten. Es kommt nicht selten zu der Vereinbarung, dass man ab einer halben Stunde Verspätung eben nicht an der Gruppe teilnehmen soll. Eltern neigen generell zu verständnisvollen Regelungen. Viel Beifall wird gezollt, wenn z. B. eine Mutter in der Lage ist, trotz erheblicher Herausforderungen an der Gruppe teilzunehmen.

Das Thema, wie etwas endet und dann ein neuer Anfang entsteht, kommt in den Early-Days-Gruppen häufig auf. Eltern sprechen oft darüber, dass ein Entwicklungsstadium zu Ende geht und ein neues beginnt. Beispiele dafür sind Abstillen und Entwöhnung, das Baby im eigenen Zimmer, das erste Mal in der Kinderbetreuung, die ersten Sitz- und Krabbelversuche. Viele Eltern haben negative Erfahrungen mit Themen wie Verabschieden, Beendigen und Abschließen gemacht. Diese Vorgänge können traumatische Verlust- und Trennungserfahrungen reaktivieren. Solchen Eltern wird geholfen, ihre Gefühle in Bezug auf eigene Erfahrungen von denen zu trennen, die mit der gegenwärtigen Entwicklung ihres Kindes verbunden sind.

Entsprechend wird die letzte Gruppensitzung häufig so geplant, dass die Babys formal Abschied von der Gruppe nehmen. Ziel ist, dass alle Mütter und Babys den Abschied positiv erleben. Dazu entscheiden Mütter sich oft, das Ende der Gruppe in einer Zeremonie zu begehen. Dies kann in Form einer Rede geschehen oder durch das Überreichen einer Urkunde oder eines kreativ gestalteten Elternführerscheins. Viele Mütter wollen zum festlichen Gruppenabschluss eine essbare Spezialität mitbringen. Ein Gruppenfoto kann für Eltern ein wichtiges Dokument sein zur Erinnerung an ihre gemeinsame Zeit und an die dabei gemachten Fortschritte.

Unsere Arbeit zielt zwar nicht darauf ab, die akuten psychischen Symptome der Eltern direkt zu »behandeln«. Dennoch zeigen viele Mütter messbare, signifikant reduzierte Angst- und Depressionssymptomatiken und fokussieren bewusst und beständig auf ihre selbst gewählten Zielsetzungen. Darüber hinaus berichten Eltern, die Teilnahme an der Gruppe habe nicht nur ihnen, sondern auch ihren Kindern, ihrer Familie insgesamt und ihrem Unterstützungsnetzwerk geholfen. Dies deutet darauf hin, dass MFT dazu beitragen kann, die soziale Integration von Eltern und Kleinkindern zu fördern – ein wichtiger Schutzfaktor für diese meist sehr anfälligen Familien.

2.12 Kidstime-Workshops – ein Projekt für Familien mit psychisch erkrankten Elternteilen

Klaus Henner Spierling

Kinder psychisch kranker Eltern sind eine lange vernachlässigte Hochrisikogruppe, die in den letzten Jahren zunehmend in den Blickpunkt gerät. Es mangelt jedoch weiterhin an wirksamen niedrigschwelligen Unterstützungsangeboten insbesondere im ländlichen Raum. Die »kidstime workshops« wurden in den 1990er Jahre in London vom »Marlborough Family Service« (Abschn. 1.1.1) entwickelt und am St. Pancras Hospital sowie später am »Anna Freud National Centre for Children and Families« (AFC) fortgeführt. Sie bieten als multifamilientherapeutisch ausgerichtetes Angebot eine als wirksam nachgewiesene Unterstützung für betroffene Familien. Am Agaplesion Diakonieklinikum in Rotenburg (Wümme) besteht seit März 2015 bislang einmalig in Deutschland ein entsprechendes Angebot. Erste ermutigende Projekterfahrungen werden in diesem Artikel dargestellt und diskutiert.

Aktuellen Schätzungen zufolge haben 3 Mio. Kinder und Jugendliche unter 18 Jahren mindestens einen psychisch erkrankten Elternteil (Mattejat u. Remschmidt 2008). Für diese Kinder ist nicht nur eine insgesamt schlechtere Lebensqualität nachgewiesen (Wiegand-Grefe et al. 2010), sie tragen auch ein bis zu 4-fach erhöhtes Risiko, selbst entsprechende Auffälligkeiten und Symptome zu entwickeln.

Typische Problemlagen auf der Seite der betroffenen Kinder sind Desorientierung und resultierend die Entwicklung von Schuldgefühlen, Ängsten und sozialem Rückzugsverhalten, oft gepaart mit Betreuungsdefiziten und Parentifizierungstendenzen (Wagenblass 2009; Mattejat u. Remschmidt 2008). Erhöhte Risiken zeigen sich in unterschiedlichen Studien sowohl im Sinne eines spezifischen Erkrankungsrisikos als auch für allgemeine psychiatrische Erkrankungen (Wiegand-Grefe et al. 2013). Zusammenhänge bestehen zudem zwischen elterlicher Stressbelastung und Auffälligkeiten der Kinder. Im Zusammenwirken unterschiedlicher Risiken für die Entwicklung psychischer Erkrankung bei Kindern zeigen sich kumulative Effekte (Fegert, Kölch u. Ziegenhain 2014). Insgesamt entwickeln mehr als die Hälfte der Kinder, deren Eltern von psychischer Erkrankung betroffen sind, in ihrem Leben psychische Auffälligkeiten (Mattejat u. Remschmidt 2008). Zusammenfassend lassen sich die Entwicklungsrisiken der betroffenen Kinder folgendermaßen umschreiben (Wiegand-Grefe, Halverscheid u. Plass 2011; Cooklin et al. 2012):

Risikofaktoren aufseiten der Eltern:

- geringe emotionale Verfügbarkeit
- häufig konflikthafte elterliche Paarbeziehung
- Einbezug der Kinder in die Symptomatik oder das Wahnsystem der Eltern

Risikofaktoren der Familie:

- niedriger sozioökonomischer Status, häufig mit Arbeitslosigkeit und Armutserfahrungen
- Tabuisierung der Erkrankungen
- mangelnde Kommunikation innerhalb der Familie, konflikthaftes Familienklima
- Isolation der Familie, geringes oder fehlendes soziales Unterstützungssystem

Risikofaktoren der Kinder:

- Rückzugstendenzen, soziale Ängste
- niedriges Selbstwertgefühl
- Parentifizierung
- Gefühl von Schuld und Verantwortung
- Sorge vor »Ansteckung«

- Desorientierung, Entwicklung von Misstrauen in die eigene Wahrnehmung
- geringer oder entwicklungsunangemessener Informationsstand über die elterliche Erkrankung

Cooklin (2015) hebt insbesondere die Gefahr hervor, dass Kinder in die Dynamik der elterlichen Erkrankung hineingesogen werden. So erleben die Kinder den krankheitsbedingten Rückzug der Eltern als Abkehr und reagieren hierauf häufig mit Zunahme der eigenen Bemühungen um Kontakt zu dem betroffenen Elternteil. Dieses Bemühen kann das elterliche Rückzugsverhalten im Sinne eines Teufelskreises verstärken. Häufig übernehmen Kinder zudem Teile der elterlichen Wahrnehmung, um die gemeinsame Beziehung aufrechtzuerhalten. Als besonders bedeutsame Risikofaktoren stellt Cooklin in diesem Zusammenhang das Fehlen altersangemessener Erklärungen und eine darauf basierende Überforderung der Kinder hervor. Betroffene Kinder übernehmen häufig Verantwortung und Versorgungsaufgaben für ihre Eltern, wofür im englischsprachigen Raum der Begriff der »young carers«, der jungen Betreuer, Verbreitung findet. Die Familien und die Kinder leiden oft unter Stigmatisierung und sozialer Isolation bei häufig fehlenden zuverlässigen erwachsenen Ansprechpartnern, die nicht von psychischer Erkrankung betroffen sind (Cooklin et al. 2012).

Entsprechend werden in der Literatur als bedeutsame Resilienzfaktoren und protektive Einflüsse neben individuellen Ressourcen wie personalen Kompetenzen, aktivem Bewältigungsverhalten und emotionaler Einfühlungs- und Ausdrucksfähigkeit, soziale Unterstützungen der Familie, Ressourcen des sozialen Netzwerks (Schule, Gleichaltrige, Vereine) und ein hoher Informationsgrad über die elterliche Erkrankung hervorgehoben (Wiegand-Grefe, Halverscheid u. Plass 2011). Auf die geringe Informiertheit der Kinder und Jugendlichen verweisen Bohus et al. (1998): Lediglich etwas mehr als ein Drittel der Kinder und Jugendlichen waren in der dort dargestellten Studie über den Charakter der Erkrankung bzw. den Aufnahmegrund bei stationär behandelten psychiatrisch erkrankten Eltern informiert. Wie deutlich sich Lebensbedingungen und Risikofaktoren auf die kindliche Entwicklung auswirken, hängt vom Zusammenwirken verschiedener Faktoren ab (Wiegand-Grefe et al. 2013).

Wenngleich es inzwischen mehr und mehr Angebote und Initiativen für Kinder psychisch kranker Eltern gibt, so besteht doch weiterhin ein Mangel an geeigneten präventiven Angeboten. Als beispielhaft sei hier das am Universitätsklinikum Hamburg-Eppendorf (UKE) entwickelte und evaluierte Behandlungsprogramm »CHIMPS« (»children of mentally ill parents«) genannt. Trotz guter Erfolge bei den erreichten motivierten Patientenfamilien stellen die Autoren dabei auch fest, dass nicht alle Familien gleichermaßen gut erreichbar waren, und heben die Bedeutung niedrigschwelliger Angebote hervor (Wiegand-Grefe et al. 2013, S. 38):

> »Das Problem der Rekrutierung von Familien psychisch kranker Eltern ist in diesem Forschungsfeld bekannt. Große Ängste und Schamgefühle halten die Patienten be-

kanntermaßen davon ab, Unterstützungsangebote für ihre Kinder in Anspruch zu nehmen. Für diejenigen, die sie annehmen, lässt sich die Wirksamkeit belegen, daher sind diese Interventionen auch sinnvoll, allerdings für eine ausgewählte und motivierte Klientel. Daher muss weiterhin über niedrigschwelligere Angebote nachgedacht werden.«

Der Mangel an geeigneten Angeboten zeigt sich darüber hinaus deutlich im ländlichen Raum: Für den Landkreis Rotenburg mit seinen ca. 160.000 Einwohnern ist auf der Grundlage bundesweiter Zahlen von 5000–6000 betroffenen Kindern und Jugendlichen auszugehen, ohne dass im Landkreis auf bestehende institutionalisierte Unterstützungsangebote zurückgegriffen werden kann.

2.12.1 Kidstime-Workshops in London

Einen erfolgreichen niedrigschwelligen Ansatz hat das Team um Alan Cooklin seit den 1990er Jahren in London zunächst beim Marlborough Family Service, dann am St. Pancras Hospital und später am Anna Freud Centre entwickelt. Es handelt sich um ein Workshopangebot, das Methoden der Multifamilienarbeit, der systemischen Therapie, der kreativen Kindertherapie und der Theaterpädagogik kombiniert. Dabei verstehen sich die Kidstime-Workshops ausdrücklich nicht als therapeutische Behandlung, sondern als ein entlastendes Angebot, bei dem auf die elterliche Erkrankung bezogene Information und die Entlastung der Kinder im Mittelpunkt stehen.

Wie Cooklin und Mitarbeiter betonen, wird ein auf die Kinder gerichtetes, explizit therapeutisch angelegtes Angebot diesen nicht gerecht (Cooklin et al. 2012). Das Angebot einer Psychotherapie als vorrangige Intervention wird der Zwickmühle der Kinder nicht gerecht. Die Gründe dafür sind:

- Kinder innerhalb der Familie oft Aufgaben der Versorgung übernehmen, die mit einem hohen Maß an Verantwortung verbunden sind. Die mit dieser Rollenübernahme verbundene Leistung muss anerkannt werden. Aus diesem Grund bedarf es einer eher »kollegialen« Haltung der Fachkräfte gegenüber den Kindern, vergleichbar mit der Haltung eines respektvollen Onkels oder einer respektvollen Tante. Die eher formelle und unausweichlich hierarchische Rolle, in der Therapeuten oder Berater wahrgenommen werden, entspricht dieser Anforderung nicht.
- Entgegen der Zielsetzung, die Identifikation des Kindes mit dem erkrankten Elternteil abzuschwächen, lässt sich das Angebot einer Psychotherapie als Bestätigung verstehen, dass das Kind in die – als krankhaft erlebten – elterlichen Fußstapfen tritt.

Deshalb ist das Kidstime-Modell eine Mischung aus sozialem Event (mit gemeinsamer Mahlzeit), Spiel und Spaß – sowie die Gelegenheit, etwas Neues dazuzulernen (ebd., S. 20, eigene Übersetzung).

Die Workshops werden einmal im Monat von einem multiprofessionellen Team meist aus vier Personen angeleitet und umfassen 2½ Stunden am Nachmittag. Den Anfang bildet eine kurze gemeinsame Arbeitseinheit aller anwesenden Eltern und Kinder gemeinsam mit dem Team, in der Aspekte zu psychischer Erkrankung besprochen werden. Häufig werden gemeinsame Praxisübungen angeboten, um Aspekte des Familienlebens und des aktuellen Beziehungserlebens zu illustrieren. Hieran schließt sich eine etwa einstündige Einheit in parallel laufender Eltern- und Kindergruppe.

In der Kindergruppe stehen zunächst spielerische Aufwärmübungen im Mittelpunkt. Die Kinder werden danach ermutigt, Alltagserlebnisse aus der Familie zu berichten und ihr Erleben in Form eines kleinen selbst entworfenen Theaterstückes darzustellen. Nach einer gemeinsamen Pause, in der die Familien gemeinsam Pizza essen, wird das von den Kindern erarbeitete Theaterstück auf Video angeschaut, reflektiert und diskutiert. Auch Themen aus der Elterngruppe können in diesem Rahmen gemeinsam besprochen werden.

Obwohl sich die Workshops ausdrücklich nicht als therapeutische Behandlung verstehen, so enthalten sie als Kernbestandteile Elemente aus verschiedenen einander ergänzenden therapeutischen Ansätzen und Verfahren. Besonders relevant sind dabei:

- systemische Therapie
- Multifamilientherapie/Mehrfamilienarbeit
- Theaterpädagogik
- kreative Kindergruppentherapie
- informelle Zeiten mit Snacks und Getränken

Aus der systemischen Therapie ist die Haltung der Wertschätzung und der Orientierung an Ressourcen und Fähigkeiten besonders relevant. In der systemischen Arbeit wird die Autonomie der Rat- und Hilfesuchenden betont, diese werden oft als »Experten ihrer selbst« verstanden. Der Schwerpunkt liegt auf dem sozialen Kontext psychischer Erkrankung, insbesondere darauf, wie die Interaktionen innerhalb der Familien sowie zur sozialen Umwelt gestaltet und hiervon beeinflusst werden. Dies zeigt sich insbesondere daran, dass nicht die psychisch erkrankten Erwachsenen im Zentrum der Behandlung stehen, sondern das Erleben der Kinder und die intrafamiliären Beziehungen und Wechselwirkungen in den Mittelpunkt rücken. Individuelles Erleben der Einzelnen wird als subjektive Verarbeitung der lebensgeschichtlichen, affektiven und kognitiven Beziehungserfahrungen verstanden.

In den Kidstime-Workshops bilden vorhandene Bewertungen, Informationen und Erfahrungen der jeweiligen Familien den Ausgangspunkt. Im gemeinsamen Workshopkontext geht es nicht nur um die Auswirkungen elterlicher psychischer Erkrankung auf die Kinder, sondern auch um die kindliche Reaktion hierauf und die daraus entstehenden Rückkopplungen innerhalb der Familien sowie die Wechselwirkungen zwischen Familie und erweitertem sozialen Umfeld. Hierbei wird zu weniger tabuisierenden Kommunikationswegen innerhalb der Familie eingeladen und zu anderen Verhaltensweisen als Rückzug und sozialer Isolation ermutigt. Entsprechend kommen Methoden aus der systemischen Therapie wie abgewandelte Formen der Skulpturarbeit zum Einsatz, um familiäre Beziehungsmuster und deren Erleben auszudrücken und einer gemeinsamen Reflexion zugänglich zu machen (Asen u. Scholz 2015, S. 134 u. 145).

Die Multifamilientherapie baut auf der systemischen Therapie auf und vereint die Vorteile von Einzelfamilientherapie mit den Besonderheiten der Gruppentherapie. Zu ihren besonderen Vorzügen gehört unter anderem die Förderung von Solidarität durch das Erleben gemeinsamer Problemlagen unter den teilnehmenden Familien. Hierdurch kann Stigmatisierung und schambedingte Isolation abgebaut und ein wechselseitiges Voneinander-Lernen angeregt werden. Weitere besondere Chancen liegen in der gegenseitigen Unterstützung unter den Familien und im Anregen von Offenheit und Selbstreflexion. Das aktive Einbeziehen von Familien bei der Wahrnehmung vergleichbarer Probleme bei anderen Familien stärkt auch das eigene Selbstwertgefühl. Menschen in Konfliktsituationen entwickeln häufig eine eingeengte Sichtweise des eigenen Problems, aber eine hohe Sensitivität für ähnliche Probleme anderer. Das aktive Einbeziehen der Familien bei der Wahrnehmung der gleichen Schwierigkeiten beim Gegenüber ermöglicht es den Familien, sich als kompetente Experten zu erleben, was auch das eigene Kompetenzerleben stärkt. Dies kann die Familien für die Wahrnehmung und Veränderung der gleichen Schwierigkeiten bei sich selbst öffnen (ebd., S. 15, S. 20 f.).

Die Hauptvorteile der Multifamilientherapie für die Kidstime-Workshops fassen Cooklin und Kollegen folgendermaßen zusammen (Cooklin et al. 2012, S. 21, eigene Übersetzung):

- Es wird ein Kontext angeboten, in dem gemeinsam erlebte Themen zu psychischer Erkrankung/Gesundheit diskutiert werden können, ohne dass irgendein Elternteil oder eine Familie sich als bloßgestellt erlebt.
- Die Eltern und Kinder bekommen individuell die Gelegenheit, hilfreiche Rückmeldungen von anderen Familien (sowohl von Erwachsenen als auch von Kindern) zu erhalten. Diese können oft leichter angenommen und als bedeutsamer wahrgenommen werden als Kommentare von Fachkräften und Behandlern.
- Kreative Allianzen und »Kameradschaften« zwischen den Eltern einer Familie und Kindern einer anderen Familie können entstehen – frei von Schuldgefühlen und Konflikten, die innerhalb der eigenen familiären Beziehungen eine Rolle spielen können.
- Der zu Kreativität und Spiel ermutigende Kontext ermöglicht eine weite Spannbreite von Aktivitäten und Übungen, die eine »Partyatmosphäre« der Workshops entstehen lassen.

Methoden der kreativen Kindertherapie und der Theaterpädagogik ermöglichen eine eher spielerische Herangehensweise und tragen zu einer lockeren und humorvollen Atmosphäre bei. Spielerische Übungen und das Entwickeln von Kurzgeschichten und »Sketchen« in der Gruppe der Kinder und Jugendlichen ermöglichen den Ausdruck von Ängsten, Sorgen, Wut und anderen Emotionen. Es ist zudem eine Möglichkeit, alternative Geschichten und Narrative zu entwerfen, durch die Kinder und Jugendliche Kontrolle und Selbstwirksamkeit erleben können. Dies fördert ein positives Selbstbild und Vertrauen in die eigenen Handlungsmöglichkeiten.

Ein besonderer Fokus liegt auf Erklärungen zu psychischer Erkrankung und auf der Förderung gegenseitiger Vernetzungen. In ihrer Rolle verzichten die Teammitglieder möglichst auf eine hierarchische Position. Erklärungen zu psychischen Erkrankungen beziehen möglichst Vorwissen und eigene Ideen der Kinder und Jugendlichen ein, werden am besten prozesshaft dargeboten (im Gegensatz z. B. zu tabellarischen Symptomlisten) und ermutigen zu Diskussionen und Austausch. Einen anregenden beispielhaften Ablauf zeigt das Video »When a parent has a mental illness«, das auf der Internetseite des Royal College of Psychiatrists abrufbar ist.[9] Die Wirksamkeit der Workshops ist in einer externen Evaluationsstudie untersucht worden. Diese weist auf eine positive Wirksamkeit sowohl für die Kinder als auch für die Eltern hin. Der Abbau von Isolation und die Möglichkeit, eigene Gefühle und Wahrnehmungsweisen offen darzustellen und zu diskutieren, wird darin besonders positiv hervorgehoben. Familien profitieren von dem Erleben von Gemeinsamkeit. Die Kinder – die im Alltag oft wenig Aufmerksamkeit erfahren – rücken in den Mittelpunkt, was als besonders hilfreich beschrieben wird. In der Mehrzahl drücken die Eltern im Workshopverlauf ihren Stolz und ihre Wertschätzung gegenüber den Kindern aus (Martin et al. 2011).

2.12.2 Kidstime-Workshops in Rotenburg

In der vorrangig diagnostisch ausgerichteten Arbeit am Sozialpädiatrischen Zentrum des Agaplesion Diakonieklinikums Rotenburg gGmbH lernten wir in den vergangenen Jahren immer wieder emotional belastete Kinder kennen, deren Eltern von psychischen Erkrankungen betroffen waren. In der Klinik für Erwachsenenpsychiatrie der Einrichtung gerieten die oft wenig versorgten Kinder der Patienten zunehmend in den Blickpunkt. Die Unterversorgung der betroffenen Familien zeigt sich insbesondere im ländlichen Raum. Überträgt man die epidemiologischen Zahlen auf den Rotenburger Landkreis, so gibt es dort schätzungsweise 5000–6000 Kindern und Jugendlichen unter 18 Jahren, deren Eltern von psychischer Erkrankung betroffen sind und die entsprechend erhöhte Entwicklungsrisiken tragen.

Auf der Suche nach einem geeigneten Unterstützungsangebot für die betroffenen Familien lernte der Autor dieses Beitrags im Rahmen seiner MFT-Weiterbil-

9 http://www.rcpsych.ac.uk/healthadvice/parentsandyouthinfo/youngpeople/caringforaparent.aspx [05.04.2017].

dung die Londoner Kidstime-Workshops kennen. Im Sinne eines niedrigschwelligen und präventiv ausgerichteten Angebots erschien es ratsam, ein eigenes Projekt außerhalb des überwiegend kurativ ausgerichteten Gesundheitssystems anzubieten. Wiegand-Grefe und Kollegen (2011) betonen die Bedeutung der Primärprävention in der Versorgung von Kindern psychisch kranker Eltern und verweisen hierbei auch auf die günstige Kosten-Nutzen-Relation (ebd., S. 36). Insbesondere erschien es uns in der Planung eigener Kidstime-Workshops angeraten, den Kindern und Jugendlichen ein Angebot unabhängig von eigenen Diagnosezuschreibungen zugänglich zu machen. Damit möchten wir die möglicherweise schädigende Orientierung der Kinder an eigenen Symptomen vermeiden. Eine solche Orientierung könnte unbeabsichtigt ihre Identifikation mit elterlicher Erkrankung und damit eine pathologisierende Haltung fördern. Als Unterstützer haben wir das Jugendamt des Landkreises Rotenburg gewonnen, welches das präventiv angelegte Projekt im Bereich der frühen Hilfen fördert.

Als *Ziele der Rotenburger Kidstime-Workshops* formulierten wir:

Bezogen auf die Eltern und die Gesamtfamilien:

- Entlastung und Erleben von Gemeinsamkeiten,
- Vernetzung fördern,
- Kommunikation über die oft tabubehaftete psychische Erkrankung anregen und erleichtern
- die Kinder mit ihren Bedürfnissen stärker in den Fokus der Aufmerksamkeit der Eltern und des Familienumfelds treten lassen

Bezogen auf die Kinder und Jugendlichen:

- Stärkung ihrer Resilienz, insbesondere durch die Ermutigung, eigene Gefühle zu benennen und auszudrücken, soziale Beziehungen aufbauen, sich erreichbare Ziele zu setzen sowie möglichst positiv und konstruktiv zu denken (Richter 2005, zit. in Wagenblass 2009)
- Erklärungen zu psychischen Erkrankungen anbieten
- Wege aus sozialer Isolation aufzeigen
- kindliche (Spiel-)Bedürfnisse ausdrücken und befriedigen zu lernen
- verlässliche Beziehungen zu nichtbetroffenen Erwachsenen erleben (Cooklin et al. 2012)

Schwerpunkt der *Erwachsenengruppe* sind Themen wie Stressmanagement und Umgang mit Alltagskonflikten, wobei der Fokus jeweils auf die Rolle der Kinder in der Familie gelegt wird und kindliche Bedürfnisse wieder stärker in den Mittelpunkt gerückt werden. In der *Gruppe der Kinder- und Jugendlichen* stehen kreative Methoden und spielerische Übungen neben der Vermittlung von Informationen zu psychischer Erkrankung im Mittelpunkt. Häufig steht am Ende der jeweiligen Arbeit in der Gruppe der Kinder- und Jugendlichen ein von den Kindern entwickelter kurzer

Sketch, der als Rollenspiel von den Projektmitarbeitern angeleitet und auf Video aufgezeichnet wird.

Zur Vorbereitung der Workshops fand eine hausinterne Schulung durch Alan Cooklin und Deni Francis in Rotenburg statt. Neben dem Einrichtungsteam nahmen interessierte Fachkollegen u. a. aus Bremen, Berlin, Leipzig und Weimar teil. Vom Diakonieklinikum nahmen insgesamt acht Mitarbeiter teil, sieben leiten seither als Gesamtteam die Kidstime-Workshops. Das Team setzt sich zusammen aus einer Ärztin, einem Psychologen, zwei Sozialarbeitern, einer Ergotherapeutin, einer Physiotherapeutin und einer Krankenpflegerin. Zwei der Kollegen verfügen über eine systemische Therapieausbildung und eine Ausbildung in Multifamilientherapie, eine weitere Kollegin über eine tiefenpsychologisch fundierte psychotherapeutische Ausbildung. Zusätzlich führte eine qualifizierte Trainerin eine hausinterne Schulung in Theaterarbeit durch, die dem Team spielerische Elemente aus der Theaterarbeit praxisnah näherbrachte.

Die Kidstime-Workshops finden seit März 2015 am Agaplesion Diakonieklinikum statt. Inhaltlich orientieren wir uns eng am Konzept der Londoner Kollegen, zu denen eine beraterische und supervisorische Anbindung besteht. Der Auftaktworkshop erfolgte zunächst mit vier Familien, eine Fortsetzung findet im monatlichen Abstand in Form einer halboffenen Gruppe statt. Der Zugang zum Projekt vermittelt bislang vorrangig das Sozialpädiatrische Zentrum oder die Erwachsenenpsychiatrie des Agaplesion Diakonieklinikums. Betroffene Familien können sich eigenständig an die Klinik wenden. Alternativ ist eine Kontaktaufnahme mit der Klinik über Dritte (z. B. Schulen, sozialpsychiatrischen Dienst, Jugendamt) möglich. Nach einem Vorgespräch mit der Familie und der Projektleitung zur wechselseitigen Information ist der Einstieg in die Workshops jederzeit möglich. Ein typischer Workshop folgt dem in Tabelle 7 gezeigten Ablauf.

Uhrzeit	Inhalt
15.15–15.45	Treffen des Teams, Vorbereitung des Workshops
15.45–16.00	Eintreffen der Familien, die sich informell bei Softdrinks und kleinen Snacks unterhalten
16.00–16.30	Gemeinsame Startrunde, ggf. Begrüßung neuer Familien, kurze psychoedukative Komponente oder Besprechen aktueller Anliegen
16.30–17.30	Parallele Elterngruppe sowie Kinder- und Jugendlichengruppe
17.30–18.00	Pause mit Pizza
18.00–18.30	Vorführung des von der Gruppe der Kinder- und Jugendlichen erstellten Videos, Reflexion und Diskussion
18.30	Gemeinsame Schlussrunde, Verabschiedung

Tab. 7: Typischer Ablauf eines Kidstime-Workshops

Das folgende Fallbeispiel soll den therapeutischen Verlauf illustrieren.

Fallbeispiel

Familie B. ist seit mehreren Jahren im sozialpädiatrischen Zentrum bekannt. Zunächst wird der derzeit 13-jährige Sohn, später die 9-jährige Tochter vorgestellt. Bei beiden werden Aufmerksamkeitsprobleme beschrieben und diagnostisch bestätigt, der Sohn zeigt zudem aggressive Verhaltensauffälligkeiten. Beide Kinder erscheinen häufig bedrückt und emotional belastet. Die Mutter erlitt im häuslichen Alltag einen Zusammenbruch, ihre Kinder fanden sie bewusstlos auf dem Fußboden liegend. Eine anschließende psychiatrische Behandlung erfolgte teilstationär unter der Diagnose einer depressiven Erkrankung mit Burn-out-Erleben. Beide Kinder zeigen sich in einem Familiengespräch nicht informiert über die Symptomatik der Mutter, der ältere Bruder drückt seine Ratlosigkeit und Verunsicherung aus, scheint das Thema in der Einzelsituation jedoch aktiv zu vermeiden. Die Einladung zu den Kidstime-Workshops nimmt die Familie interessiert entgegen.

Im Workshopverlauf berichtet die Mutter in der Erwachsenengruppe, sie selbst meide die Auseinandersetzung mit dem Thema ihrer psychischen Erkrankung. Unter anderem berichtet sie von ihrer Verunsicherung als Kind, wenn sie ihre eigene Mutter als traurig erlebt hat. Von anderen Eltern erhält sie hierzu hilfreiche Rückmeldungen. Die Gruppe diskutiert die Thematik, dass die Kinder sich meist als sehr empfänglich für das Empfinden der Eltern zeigen und sich häufig verantwortlich oder schuldig fühlen. Erklärungen könnten Kinder sicherlich entlasten, aber Frau B. beschreibt, es falle ihr schwer, ihren Kindern Erklärungen zu ihrer Erkrankung zu geben, die sie selbst nicht gut versteht.

Innerhalb der parallelen Kindergruppe überlegen sich die Kinder an diesem Tag einen Sketch, in dem die Mutter, gespielt von der Tochter von Frau B., unter ihren durch Sandsäcke symbolisierten Alltagsbelastungen zusammenbricht und schließlich am Boden liegt.

Das gemeinsame Betrachten des Videos und die anschließende Reflexion führt zu einer nachdenklichen Gruppenatmosphäre – gleichzeitig behält die Szene einen bei aller Ernsthaftigkeit spielerischen Charakter. Anhand des Videos benennen mehrere Familien erlebte Gemeinsamkeiten. Elterliche Stressbelastungen werden thematisiert, ebenso die Rolle der betroffenen Kinder. Die Mutter sitzt hierbei neben ihrer Tochter und zeigt sich von dem gefilmten Geschehen bewegt. Eltern und Kinder spekulieren gemeinsam darüber, wie es der Mutter im Sketch wohl geht und wie sich die Szene weiterentwickeln kann. Rückmeldungen anderer Familien nimmt Frau B. interessiert entgegen, das Erleben der Kinder wird anhand des Sketches für die Eltern einfühlbar.

Im folgenden Workshop werden mögliche Fortsetzungen der Szene angeregt – dabei werden anhand des szenischen Geschehens Informationen zu psychischer Erkrankung, Ideen zu Alltagsentlastungen und Verständnis für institutionalisierte Hilfsangebote thematisiert.

Nach den parallelen Eltern- und Kinder- und Jugendlichengruppen findet ein eher informeller Teil statt, bei dem eine Pizza mit Softdrinks serviert und ein lockerer Austausch der Familien angeregt wird. Den Abschluss bilden das gemeinsame Anschauen der von der Kinder- und Jugendlichengruppe erstellten Videos und die gemeinsame Reflexion der darin thematisierten Inhalte, die häufig elterliche psychische Erkrankungen betreffen, stets jedoch einen unmittelbaren Bezug zu dem Erleben der Kinder und Jugendlichen aufzeigen.

2.12.2.1 Bisherige Erfahrungen und Ergebnisse

Bislang haben wir 21 Workshopveranstaltungen durchgeführt und im Verlauf 23 Familien erreicht, von denen 15 sehr regelmäßig weiterhin teilnehmen. Alle von uns zu einem persönlichen Vorgespräch eingeladenen Familien entschieden sich für eine Teilnahme und bewerteten den Workshop in den Rückmeldebögen positiv. Das Alter der teilnehmenden Kinder und Jugendlichen liegt zwischen 1 und 18 Jahren, Kinder ab 4 Jahren füllten die Feedbackbögen aus.

Der erfolgreiche Verlauf spiegelt sich in den Evaluationsbögen wider, die Teilnehmende jeweils unmittelbar nach den Veranstaltungen ausfüllen. Hierin sind – in der Formulierung abgestuft nach Altersgruppen – im Wesentlichen drei Fragen enthalten. Diese richten sich auf die Zufriedenheit mit dem jeweiligen aktuellen Workshopverlauf, darauf, ob neue Lernerfahrungen zum Thema psychische Erkrankung enthalten waren, und darauf, ob man auch am nächsten Workshop teilnehmen möchte. Eine externe wissenschaftliche Begleitung und Evaluierung ist angefragt. Einstweilen haben wir nach eigener Auswertung der vorliegenden Fragebogen folgende Rückmeldungen erhalten:

»Hat dir Kidstime heute gefallen/geholfen?«

Diese Frage haben wir ausschließlich an die Kinder gerichtet, wobei für die unter 11-Jährigen die Formulierung »Hat dir Kidstime heute gefallen?« und für die über 11-jährigen die Formulierung »Hat Dir Kidstime heute geholfen?« gewählt wurde. (Diese Unterscheidung wurde aus der englischen Originalvorlage übernommen.) 95 % der unter 11-Jährigen und circa 85 % der über 11-Jährigen beantworten diese Frage positiv, weitere 13 % zeigen sich hierzu in den Rückmeldungen unsicher, lediglich 2 % über 11-Jährigen gaben hierzu eine negative Bewertung ab.

Die Eltern beantworten nach jedem einzelnen Workshop die Frage, ob sie diesen als für sich und ihre Familie sinnvoll erlebt haben. Hier zeigen sich bislang 95 % zustimmende Antworten, 5 % zeigten sich hierzu unsicher. Negative Rückmeldungen der Eltern hinsichtlich der Sinnhaftigkeit erlebten wir keine.

»Hast du / Haben Sie heute etwas Neues über psychische Erkrankung gelernt?«

Die Frage nach konkreten Lernerfahrungen zu psychischer Erkrankung wird zu 45 % von den befragten unter 11-Jährigen Kinder bejaht. Etwas geringere Werte hierzu zeigen sich bei den über 11-Jährigen, die zu 37 % unmittelbar nach den Workshops neue Lernerfahrungen angeben. Etwa 40 % der Jugendlichen verneinen neue Lernerfahrungen, jeder Fünfte äußert sich diesbezüglich unsicher. Von den jüngeren Kindern berichten lediglich etwa 19 %, keine neuen Lernerfahrungen gemacht zu haben.

Ein ähnliches Bild zeigt sich bei den befragten Eltern: Diese berichten zu circa 37 % von neuen Lernerfahrungen zu psychischer Erkrankung, weitere 18 % sind sich diesbezüglich unsicher. Weniger als die Hälfte verneint neue Lernerfahrungen durch den jeweiligen Workshop.

»Glauben Sie / Glaubst du, dass das Sprechen über psychische Erkrankung in deiner Familie nach diesem Workshop leichter wird?«

Die uns besonders bedeutsam erscheinende Frage, ob die Workshoperfahrungen dazu beitragen, das Sprechen über elterliche psychische Erkrankung innerhalb der Familie zu erleichtern, ist lediglich Bestandteil der Evaluationsbögen für die über 11-jährigen Kinder und Jugendlichen sowie für die Eltern. Hier stimmen 79 % der Eltern zu bei 7 % negativer Rückmeldung. Die befragten Jugendlichen beantworten die Frage zu 73 % entweder zustimmend oder mit »Weiß nicht« (je circa 37 %), etwa ein Viertel verneint diese Frage.

»Möchtest du / Möchten Sie wieder zu den Kidstime-Workshops kommen?«

Die hohe Akzeptanz des Workshopangebots spiegelt sich deutlich in der Frage nach der Absicht wider, zu den weiteren Kidstime-Workshops zu kommen. Diese Frage beantworten 96 % der Befragten positiv, bei geringfügig geringerer Zustimmung der älteren Kinder und Jugendlichen. Zusammenfassend zeigt sich eine sehr positive Annahme des Angebots durch die Teilnehmenden. Ebenfalls 96 % der befragten Erwachsenen erachten das Workshopangebot als sinnvoll. Nur geringfügig niedriger ist die Zustimmung der Kinder und Jugendlichen.

2.12.2.2 Fazit

Zusammenfassend zeigt sich eine sehr positive Annahme des Angebots durch die Teilnehmenden. 96 % der befragten Personen gaben an, auch an zukünftigen Kidstime-Workshops teilnehmen zu wollen. Und 96 % der befragten Erwachsenen bestätigten, dass sie das Workshopangebot als sinnvoll erachten. Die diesbezügliche Zustimmung der Kinder und Jugendlichen fiel nur wenig niedriger aus, war also ebenfalls sehr hoch. Hinsichtlich der Frage, inwieweit konkrete Hilfen aus den Workshops resultieren, ergibt sich demgegenüber ein differenzierteres Bild. Insbesondere waren die befragten Jugendlichen ambivalent bezüglich der Frage, inwieweit die Erfahrungen das Gespräch über psychische Erkrankung innerhalb der Familie erleichtern wird. Wie bei den Erwachsenen zeigt sich hierbei aber eine Entwicklung im zeitlichen Verlauf mit höherer Zustimmung zu dieser Frage mit zunehmender Anzahl der besuchten Workshops. Diese Rückmeldungen und Erfahrungen sind Gegenstand der Teambesprechungen und des fachlichen Austauschs mit der Londoner Partnereinrichtung, um die Wirksamkeit des Angebots weiter zu optimieren.

Über die hier präsentierten Zahlen hinaus erhalten wir zustimmende Rückmeldungen aus den Kommentaren der betroffenen Familien und ermutigendes Feedback von anderen Institutionen im Hilfesystem. So berichtete eine Mutter von ihrer Entlastung in krisenhaften Familiensituationen durch die mit dem Angebot verbundene gegenseitige Vernetzung. Eine andere Mutter betonte den positiven Effekt, »einfach mal wieder öfter rauszukommen«, da die Workshops den Tendenzen zu sozialem Rückzug und Vereinzelung entgegenwirkten – gerade kurz nach der Geburt ihrer jüngsten Tochter. Dieselbe Mutter erlebte ihre Teilnahme an den Workshops persönlich als sehr stabilisierend. Wie viele Familien uns berichtet haben, verwenden sie im Familienalltag tatsächlich die bei uns kennengelernten Erklärungsmodelle zu psychischer Erkrankung sowie die anhand der Filme entwickelten Metaphern, und dies erleichtert oder ermöglicht ihnen erst Kommunikation über psychische Erkrankung.

Ein betroffener Vater zeigte besondere Freude über den Umgang der Kinder und Jugendlichen untereinander. Sein eigener Sohn ziehe sich in Schule und Freizeit häufig zurück oder wirke traurig – beides habe er in den Kidstime-Workshops gar nicht erlebt! Alle Familien zeigten zudem eine rege Beteiligung an der Reflexion der gemeinsam angeschauten Videos und benannten Parallelen zu ihrem Alltagserleben. Damit war häufig der Eindruck eines verbesserten gegenseitigen Verständnisses verbunden. Insbesondere in dieser Phase erweisen sich Besonderheiten des multifamilientherapeutischen Ansatzes als hilfreich. So erfolgt die Reflexion des Videogeschehens häufig unter Anwendung der Methode »Innen- und Außenkreis« (Asen & Scholz 2012), wodurch Feedbackschleifen zwischen Erwachsenen und Kindern angeregt und unterstützt werden. Besonders deutlich wurde, dass die Kinder und Jugendlichen die spielerischen Elemente und die gemeinsam verbrachte informelle Zeit besonders schätzen. In diesem Sinne erfährt auch die in der Pausensituation angelieferte Pizza eine hohe Wertschätzung. Zu beobachten ist, dass sich die Familien gerade hierbei untereinander mischen und verbinden und so in alltagsnaher Weise Wege aus der Isolation finden.

2.12.3 Ausblick

Das Projekt ist vom Landkreis Rotenburg/Wümme zunächst für den Zeitraum von 2 Jahren bewilligt worden. Im Jahr 2016 wurde es mit dem Niedersächsischen Gesundheitspreis ausgezeichnet. Geplant ist eine Ausweitung des Angebots, für das angrenzende Landkreise und weitere Einrichtungen bereits Interesse signalisiert haben. Seit Anfang 2017 bietet unsere Einrichtung in Kooperation mit der Londoner »kidstime-foundation« die Möglichkeit einer Fortbildung für Kidstime-Workshopmitarbeiter.

Mit den Kidstime-Workshops ist es gelungen, ein niedrigschwelliges Angebot für Kinder psychisch kranker Eltern und ihre Familien im Landkreis Rotenburg zu etablieren. Dieses wird von den betroffenen Familien erfreulich gut angenommen und in den Feedbackfragebögen als positiv erlebt. Deutlich zeigt sich dabei auch, das psychische Erkrankung in den betroffenen Familien nur wenig thematisiert wird und vielfach eine von Schuldzuweisungen und Schuldgefühlen geprägte Dynamik beobachtbar ist. Viele Familien berichten in den Workshops von ihrer Isolation und ihrem mit Scham verbundenen sozialen Rückzug. Die mit den Workshops verbundenen Möglichkeiten der Multifamilientherapie eignen sich in besonderer Weise, diesen Mechanismen entgegenzuwirken und Vernetzungen sowie Kommunikation innerhalb und zwischen den Familien zu fördern. Im Unterschied zu anderen Formen der Multifamilienarbeit ist bei den Kidstime-Workshops der zeitliche Anteil der parallel laufenden Eltern- und Kindergruppe hoch. Umso intensiver kann die gemeinsame Arbeit mit allen Familien bei der Reflexion der Videos wechselseitigen Austausch, Verbindungen und Feedbackschleifen schaffen.

Geringere Werte zeigen die ausgewerteten Fragebögen hinsichtlich neuer Lernerfahrungen zu psychischer Erkrankung. Dies liegt möglicherweise an dem noch recht kurzen Verlaufszeitraum, in dem die Etablierung und Konsolidierung der Gruppe zunächst Vorrang vor psychoedukativen Inhalten hatte. Daneben stellt sich allerdings die Frage, ob insbesondere in der Gruppe der Kinder- und Jugendlichen das zum Einsatz gebrachte Fragebogenverfahren die tatsächlichen Lernerfahrungen hinreichend erfassen und wiedergeben kann.

Eine wesentliche Unterstützung der Familien liegt gemäß den Rückmeldungen in der Erfahrung des Gruppengeschehens selbst. So äußerte eine Mutter in einem Familiengespräch bei akut belasteter Situation auf die Frage, ob sie am nächsten Workshop teilnehmen werde: »Wir kommen sehr gerne. Wir freuen uns darauf, einfach einmal wieder einen schönen gemeinsamen Nachmittag zu haben.« Diese zunächst trivial erscheinende Rückmeldung zeigt uns, dass komplex belastete und von sozialer Isolation bedrohte Familien auch in krisenhaften Situationen von diesem niedrigschwelligen Angebot profitieren.

Der vielleicht wichtigste Effekt besteht aus unserer Sicht jedoch darin, die betroffenen Kinder in den Mittelpunkt der Aufmerksamkeit zu rücken und ihnen einen Kontext anzubieten, in dem der Ausdruck von Gefühlen und der Austausch von Erfahrungen spielerisch möglich ist und Lernerfahrungen gemacht werden können. Dies erleben Familien, wenn sie in manchmal stürmischen Gewässern »gemeinsam in einem Boot sitzen« und in diesem Miteinander besser navigieren können.

2.13 Im Krieg und aus dem Krieg: MFT mit Kriegsveteranen[10]

Erie Hilliger[11]

2.13.1 Zusammenfassung

Im Jahre 2005 wurde das Psychotraumacentrum Süd-Niederlande (PTC ZN) vom Nationalen Gesundheitsdienst für Veteranen (LVZ) der Niederlande aufgefordert, ein neues Behandlungsprogramm für niederländische Kriegsveteranen und ihre Familien zu entwickeln. Bis zu diesem Zeitpunkt hatte man Veteranen, die therapeutische Hilfe benötigten, eine Einzeltherapie angeboten und manchmal zusätzlich eine Paartherapie, in die gelegentlich andere Familienmitglieder, auch die Kinder, einbezogen wurden.

Im Anschluss an eine MFT-Ausbildung der PTC ZN-Mitarbeiter wurde der obige Ansatz im Laufe der letzten 7 Jahre modifiziert und die Multifamilienarbeit mit 40 Familien möglich gemacht, die aus 40 Elternpaaren und insgesamt 98 Kindern bestanden. Der jüngste Teilnehmer war 2 Jahre alt, der älteste 32 Jahre. Die Multifamiliengruppe umfasste durchschnittlich sechs bis sieben Familien, und bisher wurden insgesamt sechs solcher Gruppen betreut. Wie die Auswertung der dabei gewonnenen Erfahrungen zeigt, waren die meisten Familien mit den Verbesserungen ihrer Beziehungen innerhalb der Familien und der Kommunikation zufrieden; außerdem waren die Aggressionsausbrüche in den Familien deutlich seltener geworden.

2.13.2 Historischer Kontext

Während des Bürgerkriegs im ehemaligen Jugoslawien (1991–1999) flohen viele Bewohner aus ihrem Heimatland. Eine große Zahl von Flüchtlingen kam in die Niederlande, und viele von ihnen litten unter einer posttraumatischen Belastungsstörung (PTBS). Zunächst bot man ihnen eine ambulante Behandlung in s'Hertogenbosch an, wo im Jahre 1993 speziell für solche Zwecke ein Service aufgebaut wurde. Aufgrund des stetigen Anstiegs der Zahl der Flüchtlinge und wegen der Schwere ihrer Probleme wurde im Jahre 1996 das PTC ZN gegründet. Dieses bot erstmals eine ambulante Betreuung und eine Tagesklinik für die Opfer von Kriegen und politisch motivierter Gewalt an. Die Interventionen bezogen sich sowohl auf die psychische Schädigung als auch auf die sozialen Auswirkungen einer Traumatisierung. Im Laufe der Jahre wurden im Psychotraumacentrum Süd-Niederlande Flüchtlinge aus vielen Teilen der Welt behandelt. Für Folteropfer wurden Gruppenbehandlungen

10 Besonderer Dank gebührt Sonja van Amende, Eia Asen, Elisa van der Ee, Marieke van den Heuvel, Aart van Norden, Derek Taylor und Edith van Zandvoort.

11 Aus dem Englischen von Theo Kierdorf.

entwickelt, die auch nonverbale Formen von Therapie einbezogen. Inzwischen sind mehrere Varianten von Gruppenarbeit entstanden, wobei der Respekt vor den kulturellen Wurzeln der Teilnehmer eine wichtige Rolle spielt.

Im Jahre 2005 bat das Nationale Gesundheitssystem für Veteranen (LZV) das PTC ZN, eine Behandlung für niederländische Veteranen zu entwickeln. Seit 1940 haben die Niederlande in drei Kriegen und fast hundert Friedensmissionen über 65.000 Soldaten eingesetzt. Ein großer Teil des niederländischen Militärs war während des Zweiten Weltkriegs und während der Entkolonisierung des ehemaligen Niederländisch-Ostindien eingesetzt. Im Jahre 2014 zählte das niederländische Verteidigungsministerium 117.450 Kriegsveteranen, von denen die Hälfte seit 1979 an Friedensmissionen und Kriegen teilgenommen hatte. Man schätzt, dass 20 % der Kriegsveteranen starke psychische Symptome entwickeln und dass etwa 5 % unter einer chronischen Form von PTBS leiden.

2.13.2.1 Militärkultur

Die meisten Soldaten entscheiden sich im Alter von etwa 18 Jahren für eine Karriere in der Armee. Wie andere Jugendliche ringen sie mit Identitätsproblemen. Die Ausbildung eines Soldaten beginnt mit dem ersten Tag des Militärdienstes, und von Anfang an stehen der Zusammenhalt der Gruppe, Vertrauen und Kameradschaft im Mittelpunkt. Einer der wichtigsten Grundsätze beim Militär lautet: »Beklage dich nicht, sondern erledige den Job.« Disziplin, Ordnung und Hierarchie zählen zu den wichtigsten Orientierungspunkten. Das Militär hat seine eigene Kultur, eine besondere Sprache, eigenwillige Abkürzungen, einen spezifischen Jargon und spezielle Standards für die soziale Interaktion. Es schätzt Voraussehbarkeit, Effizienz, Uniformen und Verfahren zur Gewährleistung von Sicherheit. Soldaten werden auch zur Anwendung von Gewalt und sogar zum Töten ausgebildet. Um dies zu können, müssen sie lernen, wie Automaten zu handeln und ihre Emotionen auszuschalten – diese Fertigkeiten sind für sie wichtig, weil sie ihre Chancen, ihre Missionen zu überleben, erhöhen.

Die Entwicklung von Jugendlichen, die den Anforderungen der westlichen Zivilgesellschaft gewachsen sein wollen, verläuft etwas anders: Sie müssen in der Lage sein, sich eine eigene Meinung zu bilden, gegen Konventionen zu rebellieren, Verantwortung für die eigenen Entscheidungen zu übernehmen und mit Intimität und Beziehungen zu experimentieren. Die militärische Ausbildung hat für die Identitätsentwicklung Vor- und Nachteile: Klare Strukturen und grundsätzlich gültige Regeln sowie die ständige unmittelbare Verfügbarkeit eines sozialen Netzwerkes bieten Vorteile. Nicht zu lernen, persönlich Verantwortung zu übernehmen, und täglich neue Entscheidungen in großen und kleinen Angelegenheiten zu treffen hingegen kann man als Nachteil ansehen. Für Soldaten, die diese Dinge während ihrer Dienstzeit nicht gelernt haben, kann sich der Übergang ins Zivilleben schwierig gestalten.

Soldaten sind meist sehr diszipliniert und körperlich fit, doch in der Zivilgesellschaft wird die Entwicklung intellektueller Fähigkeiten, persönlicher Autonomie und Individualität als wichtiger angesehen. Soldaten lernen, »cool, ruhig und gesammelt« zu sein, unerwünschte Emotionen »abzuschalten« und hart zu sein – wohingegen in der westlichen Zivilgesellschaft der freie Ausdruck von Gedanken und sanfte Gefühle selbst dann als positiv angesehen wird, wenn sie »unpopulär« sind. Der Soldat lernt, mit Waffen umzugehen und dass Sicherheit von höchster Wichtigkeit ist.

Die militärische Ausbildung zielt darauf ab, Soldaten Stolz auf ihren Beruf und Vertrauen in die eigenen Fähigkeiten einzuflößen. Dies kann sie für PTBS anfällig machen, wenn sie in einer sehr unsicheren Welt mit überwältigender Gewalt konfrontiert werden. Das typische Problem vieler Kriegsveteranen ist eine gestörte Emotionalität, wobei sie sogar »normale« Gefühle als überwältigend erleben können und sie sich oft nicht in der Lage sehen, mit ihnen umzugehen. Abgesehen davon haben sie in ihrer Ausbildung und Dienstzeit gelernt, so »effizient« und »direkt« wie möglich zu kommunizieren. Dies kann die Kommunikation mit Familienangehörigen und Zivilisten behindern, weil diese sie oft als »zu direkt«, »kalt« und »gefühllos« empfinden. Wenn Veteranen über ihre Gefühle reden, glauben sie oft, »keine Kontrolle« zu haben, was ihre Gefühle der Unsicherheit noch verstärkt. Und weil viele während ihrer Einsätze entsetzliche Erfahrungen gemacht haben, sehen sie die Welt als einen Ort, wo überall Gefahr lauert und wo es kaum Sicherheit gibt. Alltägliche Dinge und kleine Sorgen werden so von Kriegsveteranen oft als banal und als »Unsinn« abgetan. Dies kann zu Spannungen im Familienleben führen. Erhebliche Probleme entstehen auch, wenn Veteranen versuchen, Arbeit in der Zivilgesellschaft zu finden, denn viele Arbeitgeber schätzen Flexibilität und die Fähigkeit, sich auf veränderte Situationen einzustellen. Der Übergang ins Zivilleben ist für Veteranen auch in dem Maße problematisch, wie sie in ihrer aktiven Dienstzeit mit Gewalt konfrontiert wurden. Während gefährlicher militärischer Missionen werden bei ihnen Überlebensmechanismen aktiviert, die sie nicht plötzlich wieder abschalten oder vergessen können, sondern die noch lange, nachdem die Gefahr vorüber ist, aktiv bleiben.

Im Kontext der militärischen Ausbildung ist wenig Raum für die emotionale Entwicklung, und so findet die Persönlichkeitsreifung in einem sehr strukturierten militärischen Rahmen statt. Bei der Behandlung von Kriegsveteranen mit einsatzbedingten Symptomen ist es wichtig, den Einfluss der militärischen Ausbildung zu berücksichtigen und über Kenntnisse bezüglich solcher Einsätze, eventueller ungünstiger Ereignisse und des politischen Klimas dieser Missionen zu verfügen. Auch sollte man sich über die kontextuellen Unterschiede zwischen Zivilgesellschaft und Militär im Klaren zu sein, um die Anpassungsprobleme und die damit verbundenen Symptome zu erkennen, mit denen Veteranen zu kämpfen haben.

Im Einklang mit den beschriebenen Symptomen, die bei Menschen mit PTBS auftreten, werden die Familienmitglieder von Gefühlen der Entfremdung und Unverbundenheit sowie des empfundenen Mangels an Zuneigung geplagt. Außerdem machen ihnen die mit »hyperarousal« verbundenen Symptome des Veteranen zu schaffen – beispielsweise übertriebene Wach- und Furchtsamkeit, Reizbarkeit und Aggressionsausbrüche. Obendrein zeigen PTBS-Betroffene häufig Vermeidungsverhalten und ein starkes Bedürfnis, sich Gedanken, Gefühlen und Gesprächen zu entziehen, die sie traumatische Ereignisse wiedererleben lassen könnten. Das führt oft dazu, dass Kriegsveteranen fast alle sozialen Situationen scheuen. Dies beginnt mit dem Nichtfeiern des eigenen Geburtstages und reicht bis zum Vermeiden von Einkaufsgängen und der Teilnahme an gemeinsamen Aktivitäten.

Fallbeispiel 1

Bill ist mit Jill verheiratet; sie hat Kinder aus einer früheren Ehe mitgebracht. Die Familie erlebt ihn als einen guten Ehemann und Stiefvater. Allerdings ist niemandem klar, dass Bill jede Nacht im Haus »patrouilliert«, um dafür zu sorgen, dass er und seine Familie vor »dem Feind« sicher sind. Als der Sohn des Ehepaars geboren wird, ist die Freude zunächst groß. Aber das Baby weint jede Nacht, und Bill erlebt dies zunehmend als große Gefahr, weil er glaubt, das könne den (imaginären) »Feind« aufmerksam machen, der dann »hinter uns her sein« werde. Er entwickelt Gefühle des Hasses seinem Sohn gegenüber und starke Schamgefühle wegen seines Hasses. Bill wagt es nicht, seine Frau darüber zu informieren, was in seinem Kopf vor sich ging. Er fühlt sich immer einsamer und isolierter und wird sehr reizbar. Es kommt zu Aggressionsausbrüchen gegenüber Jill und ihren Kindern. Sie fangen an, sich vor Bill zu fürchten, fühlen sich verletzt und wenden sich von ihm ab. Sie respektieren seine Anordnungen nicht und kämpfen physisch gegeneinander. Jill verhält sich Bill gegenüber immer distanzierter – aus Furcht, Wut und Schmerz. Und er empfindet dies als Ablehnung.

Fallbeispiel 2

Jack ist buchstäblich besessen davon, sich zu vergewissern, dass seine Familie »in Sicherheit« ist. Er versucht nicht nur, ständig zu kontrollieren, was die Familienmitglieder außerhalb des gemeinsamen Zuhauses tun, sondern ist auch darauf aus, alle Aspekte des Familienlebens seiner Kontrolle zu unterwerfen. Jack zieht sich aus dem gemeinsamen Leben der Familie zurück und verbringt Tag und Nacht viele Stunden am Computer. Allerdings steht der mitten im Wohnzimmer, sodass Jack die anderen Familienmitglieder und ihre Interaktionen ständig »verfolgen« kann. Immer wenn etwas seiner Kontrolle zu entgleiten droht – wenn etwas sich anders entwickelt, als er es erwartet hat –, bekommt Jack einen starken Wutanfall. Seine Frau versucht, in friedlichen Phasen mit ihm darüber zu reden, aber ohne Erfolg. Sie entwickelt ein sehr enges Verhältnis zu ihrer ältesten Tochter, die zu ihrer Vertrauten wird. Dies verstärkt Jacks Isolation und Wachsamkeit noch weiter, weil er vermutet, sie hätten sich gegen ihn verschworen. Die jüngere Tochter sucht die Konfrontation mit ihrem Vater und reagiert ihm gegenüber mit Wutausbrüchen. Ihre Streitigkeiten werden massiv und gewalttätig. Die beiden jüngeren Brüder bleiben so oft wie möglich in ihrem Zimmer.

Reizbarkeit und Explosivität, Wutanfälle und Aggressionsausbrüche können traumatisierten Kriegsveteranen helfen, innere Spannungen abzubauen. In familiären Kontexten führen sie jedoch oft zu verbalen und/oder physischen Auseinandersetzungen. Manchmal herrscht auch eine trügerische Atmosphäre der Ruhe, während unter der Oberfläche die Wut kocht. Das führt dazu, dass die Familienmitglieder in einem Zustand ständiger Angst leben. Außerhalb der Familie können Veteranen ihre Wut ausleben und sie beispielsweise im Straßenverkehr zum Ausdruck bringen oder bei der geringsten (vermeintlichen) Provokation die Konfrontation mit Fremden suchen. Das Bedürfnis nach Kontrolle über die eigene Angst ist riesig und wird häufig in den Versuch verwandelt, jeden Aspekt des Familienlebens zu kontrollieren. Die gemeinsamen Mahlzeiten erinnern manchmal an die strengen Regeln in einer Armeeunterkunft: Niemand darf beispielsweise etwas sagen, und alles, was auf den Tisch kommt, muss aufgegessen werden. Im Allgemeinen reflektieren und verstehen Kriegsveteranen ihr Verhalten kaum, ganz zu schweigen von dessen Wirkung auf ihren Partner oder die Kinder. Sie verleugnen und/oder vermeiden jede Art emotionaler Verletzlichkeit wie Scham, Traurigkeit oder Trauer. Ihre Partner und Kinder werden von den Ängsten häufig angesteckt – von der Angst vor Suizid, der Angst vor nie endenden Konflikten, der Angst, emotional oder körperlich verletzt zu werden (Catherall 2004). Die Familienmitglieder bemühen sich, Situationen zu vermeiden, die Gewalttätigkeit verursachen oder eskalieren lassen können. Der Veteran wird immer isolierter, weil er sowohl von Aktivitäten im Haus als auch außerhalb ausgeschlossen wird. Weil alle Familienmitglieder Schamgefühle plagen, versuchen sie, die eigene Familie dem Blick der Außenwelt zu entziehen. Die sozialen Kontakte werden eingeschränkt, und irgendwann sind viele dieser Familien sozial sehr isoliert.

In Veteranenfamilien verändern sich die familiären Strukturen und Rollen: Die Partnerin des Veteranen wird zur Beschützerin der Kinder, zur Vermittlerin und Organisatorin der Familie. Auch die Kinder können, eine als »Parentifizierung« (Verelterlichung) bezeichnete Art von Elternfunktion übernehmen, weil sie ihre Eltern schützen wollen. Insgeheime Koalitionen mit der Mutter können entstehen, und jeder direkte Kontakt mit dem Vater wird vermieden. Das führt häufig dazu, dass die Partnerin und die Kinder auf der einen Seite und der Veteran auf der anderen Seite stehen. Dies macht ihn noch einsamer und gibt ihm das Gefühl, vernachlässigt zu werden. Entscheidungen, die gemeinsam getroffen werden müssen, werden verschoben und durch Tatenlosigkeit oder plötzliche und unüberlegte Spontanakte ersetzt. Allmählich gewinnen so Defätismus und Gefühle der Hilflosigkeit und Machtlosigkeit starken Einfluss auf die familiäre Dynamik.

Multifamiliale Arbeit bietet die Möglichkeit, sich mit der Isolation und Stigmatisierung auseinanderzusetzen und diese zu unterbinden. Sie ermöglicht Familien, Erlebtes auszutauschen und nach neuen Perspektiven zu suchen. Sie gibt Gelegenheit, sensible und schambesetzte Themen zu erforschen sowie Verständnis und Unterstützung von anderen Kriegsveteranen und ebenfalls betroffenen Familien zu erhalten, die Ähnliches erlebt haben. Die Familien können so neue soziale Kontakte aufbauen und gemeinsam ein soziales Netz knüpfen. Im Rahmen der Gruppenarbeit lassen sich typische problematische Situationen untersuchen, neue Möglichkeiten entdecken und zusammen mit den Mitgliedern anderer Familien entwickeln und erproben.

2.13.3 Aspekte der therapeutischen Arbeit

Ausschlusskriterien für eine Teilnahme sind sexueller Missbrauch innerhalb der Familie, körperliche Gewalt gegen Fremde und akuter Alkohol- oder Substanzmissbrauch. Nehmen Stieffamilien oder Patchworkfamilien teil, muss der an der Gruppe teilnehmende Elternteil vom nicht teilnehmenden Elternteil eine schriftliche Erlaubnis für die Teilnahme der gemeinsamen Kinder an der MFT einholen. Der nicht teilnehmende Elternteil wird zu einem eigenen Einführungstreffen eingeladen, bei dem vereinbart wird, wie er über die Arbeit und ihre Wirkung auf die gemeinsamen Kinder informiert wird.

Die Multifamilienarbeit mit Kriegsveteranen verläuft in zwei verschiedenen Phasen, einer sog. Intake-Phase und einer Behandlungsphase. Die *Intake-Phase* besteht aus einer Sitzung mit dem Elternpaar, einer Sitzung mit der ganzen Familie und einer weiteren Konsultationssitzung. Die Intake-Phase wird durch eine Informationssitzung abgeschlossen, in der frühere Teilnehmer einer MFT die Gruppenmitglieder über ihre Erfahrungen mit dieser Behandlung informieren.

Das Programm der anschließenden, insgesamt etwa 4-monatigen *Behandlungsphase* besteht aus 11 Behandlungstagen, die jeweils von 10 bis 16 Uhr dauern, aufgeteilt in fünf Arbeitsblöcke mit meist 2–3 aufeinanderfolgenden Tagen:

- Block 1 dauert 2 Tage.
- Block 2 folgt nach 2 Wochen und umfasst 3 Tage, von denen einer für die Elternpaare reserviert ist (Multipaararbeit, Abschn. 2.13.3.3).
- Block 3 findet 3 Wochen später statt, umfasst ebenfalls 3 Tage, und auch hier ist ein Tag für die Elternpaare vorgesehen.
- Block 4 findet abermals 4 Wochen später statt und dauert 2 Tage, ein Tag ist wieder den Elternpaaren vorbehalten.
- Block 5 folgt weitere 3 Wochen später und dauert einen Tag.

Falls angezeigt, können weitere Tage für die Elternpaare angesetzt werden, aber nicht mehr als 3 und in der Regel in Abständen von 2–3 Wochen. Die Schulen gestatten den Kindern immer, an diesem Programm teilzunehmen.

Zwischen sechs und acht Familien nehmen an einer Behandlungsgruppe teil, deren Größe zwischen 24 und 32 Personen schwankt. Zwei Therapeuten betreuen die Gruppe ganztägig, auch in den Pausen. Ein Behandlungstag ist in vier jeweils 1½-stündige Sitzungen unterteilt. Es besteht die Möglichkeit, die Gruppe an einigen Tagen aufzuteilen, an denen ein Kunsttherapeut und ein Spezialist für psychomotorische Therapie einbezogen werden. Nötigenfalls kann auch ein Psychiater konsultiert werden.

In Block 1 sollen die Gruppenmitglieder einander in erster Linie kennenlernen. In Block 2 geht es inhaltlich darum, erstarrte familiäre Muster zu identifizieren und sich mit der Beschaffenheit neuer Verhaltensweisen zu befassen. Block 3 beschäftigt sich mit familiären Skripts, ausweglosen Situationen in der Beziehung und der Entwicklung gewaltfreier Möglichkeiten des Zusammenlebens. Block 4 ist der Aufrechterhaltung erzielter Erfolge im häuslichen Leben und dem Erlernen des Umgangs mit Rückfällen gewidmet. In Block 5 wird das Erreichte gefeiert, und die Gruppe verabschiedet sich.

Neben der Multifamilienarbeit wird den Veteranen immer eine *Einzeltherapie* angeboten, um ihnen zu helfen, mit den starken Emotionen fertig zu werden, die während der Multifamiliensitzungen auftreten können. Benötigen die Partnerin und/oder die Kinder ebenfalls einzeltherapeutische Betreuung, werden sie an eine entsprechende lokale Einrichtung überwiesen. Allerdings liegt das Psychotraumacentrum Süd-Niederlande für manche Familien geografisch weit von ihrem Wohnort entfernt, was die Zusammenarbeit mit anderen Einrichtungen und Kollegen erschwert.

2.13.3.1 Allgemeine Techniken und Interventionen

Unsere Arbeit wird stark von der strukturellen Familientherapie (Minuchin et al. 1967) beeinflusst, die »im Hier und Jetzt« arbeitet und »Enactments« (Live-Darstellung problematischer Interaktionsmuster) in den Vordergrund stellt. Auch andere Techniken systemischer Familientherapie werden einbezogen, beispielsweise zirkuläres Fragen, Externalisieren von Problemen, *Reflecting-Team*-Szenarien und Genogrammarbeit. Neuerdings beschäftigen wir uns auch mit mentalisierungsbasierter Arbeit und benutzen Techniken, die helfen sollen, die Mentalisierungsfähigkeit von Kriegsveteranen und deren Familienmitgliedern zu verbessern. Abgesehen von diesen Methoden nutzen wir auch handlungsfokussierte Techniken, etwa Rollenspiel, »Sculpting«, Psychodrama, Kunsttherapie, psychomotorische Therapie und Psychoedukation. Weiterhin kommen Techniken der Kreativtherapie zum Einsatz.

Im ersten Behandlungsblock nehmen die Therapeuten zu allen Familien Kontakt auf, indem sie diese während verschiedener Übungen und Aktivitäten abwechselnd begleiten. Sie spielen in dieser Phase eine zentrale Rolle, bemühen sich aber von Anfang an, Untergruppen mit jeweils zwei oder drei Familien zu bilden und diese zur Zusammenarbeit einzuladen oder ihnen nahezulegen, einander bei der individuellen Arbeit in der Familie zu beobachten und gemeinsam über die Beobachtung der familiären Interaktionen zu reflektieren. Die Zusammensetzung der Untergruppen wird häufig verändert, sodass sich alle Familien mit ihren jeweiligen Stärken und Schwierigkeiten kennenlernen. Die Therapeuten kreisen wie Helikopter »über« der Gruppe und »landen« gezielt, um einzelne Gruppenmitglieder auf eine bestimmte (positive oder negative) Interaktion aufmerksam zu machen. Wir haben oft beobachtet, dass Familien nach den ersten Blöcken von anderen Familien vorgeschlagene Interventionen eher akzeptieren als von den Therapeuten initiierte.

Verschiedene Aufgaben und Aktivitäten, so wie Asen und Scholz (2015) sie beschreiben, eignen sich besonders für die Arbeit mit Kriegsveteranen und ihren Familien. Beispielsweise muss bei der *Konfliktlandschaft* jedes Familienmitglied in einem Diagramm darstellen, wer mit wem streitet – sowie wann, worüber und wo. Wenn die Familien paarweise über die Resultate dieser Arbeit sprechen, wird auch thematisiert, wie die Mitglieder der einzelnen Familien zusammengearbeitet haben. Wurde den verschiedenen Szenarien genug Raum gegeben? Waren alle in die Arbeit einbezogen? Wer hat entschieden, was im Diagramm festgehalten wird?

Fallbeispiel

Einmal berichtet ein Vater, seine Kinder seien nach seiner Auffassung für diese Arbeit nicht ausreichend motiviert gewesen; sie haben dabei mit offenen Augen auf ihren Stühlen geschlafen. Daraufhin teilen die Mitglieder der anderen Familie mit, ihnen sei aufgefallen, dass der Vater allein entschieden hat, was im Diagramm vermerkt wird, und dass er außerdem alles allein gezeichnet hat. Sie erklären, sie haben beobachtet, wie es gekommen sei, dass die Kinder das Interesse verloren, und wie sich der Vater gegenüber den Bemühungen der Mutter, die Kinder in die Arbeit einzubeziehen, taub stellte. Nachdem die Kinder die Kommentare der Mitglieder der anderen Familie gehört haben, erklären sie: »So ist es immer … aber wir wagen es nicht, das unserem Vater zu sagen, weil er dann sehr wütend wird.« Diesem Vater fällt es sehr schwer, sich den Bericht der Kinder anzuhören, aber aufgrund der Unterstützung eines anderen Vaters, der ebenfalls Veteran ist und sagt, er habe mit seinen eigenen Kindern ähnliche Probleme, die er selbst nicht erkenne, kann er die Sicht seiner Kinder schließlich akzeptieren.

Wir haben oft beobachtet, dass es Veteranen in den ersten Tagen der MFT sehr schwerfällt, ihren Partnerinnen und Kindern Gelegenheit zu geben, ihre Sicht der Dinge auszudrücken. Sie unterbrechen die anderen Familienmitglieder ständig, reißen das Gespräch an sich, sprechen über ihre Symptome und die Ungerechtigkeit der Welt, so wie sie diese wahrnehmen. Manchmal gelingt es ihnen nur dann zu erkennen, wie sehr sie die Gespräche dominieren, wenn sie sich eine aufgezeichnete Sitzung später per Video nochmals anzuschauen. *Videoaufzeichnungen* von Sitzungen helfen sehr, den Prozess der Selbstreflexion zu initiieren.

Die *Fischglastechnik* ist eine Möglichkeit, Kindern und Ehepartnern eine Stimme zu geben und die Veteranen zum Zuhören zu ermutigen. Beispielsweise sitzen alle Kinder der Gruppe im Innenkreis, während alle Eltern im Außenkreis ihnen zuschauen. Die Kinder werden dann aufgefordert, miteinander über ihr Leben in ihren Familien zu reden. Ein Ball oder Staffelstab, der weitergegeben wird, kann dafür sorgen, dass jedes Kind 1 oder 2 Minuten lang Gelegenheit hat, über seine Sicht der Dinge zu berichten. Sind alle mit ihrem Bericht fertig, werden die Kinder aufgefordert, die Haltung einer Statue einzunehmen, die darstellt, wie sie sich in ihrer Familie fühlen. Die Eltern dürfen nicht kommentieren, was sie sehen; sie sollen einzig und allein beobachten und können sich ihre Beobachtungen, Gedanken und Gefühle notieren.

Einmal schrieb ein Mädchen ein *Gedicht* über sein Leben als Tochter eines Veteranen. Es trug das Gedicht vor, und die anwesenden Kinder erkannten sich darin so genau wieder, dass sie anfingen zu weinen. Fast alle Kinder trauten sich, ihre Traurigkeit offen zu zeigen, was die Eltern tief berührte.

An den Tagen, an denen nur die Elternpaare arbeiten, kann die Gruppe aufgeteilt werden in die Partner (meist Frauen) im *Innenkreis* und die Männer (meist Veteranen) im *Außenkreis*, die in der ersten Phase als Beobachter fungieren. Die Partnerinnen werden aufgefordert, sich miteinander darüber zu unterhalten, wie sie sich in ihren Beziehungen zu ihren Männern fühlen, welche positiven Gefühle sie diesen entgegenbringen, in welcher Hinsicht sie sich verletzt und manchmal auch verzweifelt fühlen, ob sie einsam sind und wie sie meinen, dass ihre Kinder von der Situation betroffen sind. Außerdem werden sie nach ihren Meinungen über mögliche Gründe befragt, weshalb ihre Männer sich so verhalten, wie sie es tun. Sobald dies abgeschlossen ist, tauschen die Partner ihre Rollen und Plätze, sodass die Frauen nun die Männer im Innenkreis beobachten und später über ihre Beobachtungen berichten. So kommen alle zu Wort.

2.13.3.2 Spezifische MFT-Übungen und -Techniken

Die Kinder können ihre oft unterdrückten Gefühle mittels *Körperskizzen* zum Ausdruck bringen.

Fallbeispiel

Ein 11-jähriger Junge zeichnet, wie die Aggression seines Vaters sein Gehirn mit sehr wütenden Gedanken verwirrt. Er erklärt, sein Herz schmerze ihn sehr, und Tränen treten ihm in die Augen. Als er dies der Gruppe mitteilt, wendet er sich an seinen Vater und sagt ihm: »Ich möchte dir zeigen, wie wütend ich bin, aber das kannst du nicht ertragen, Papa. Weißt du das?« Alle Anwesenden sind berührt, weil der Junge seinen Schmerz so offen auszudrücken vermag. Sein Vater weint und bittet dann andere Väter, ihm Tipps zu geben, wie er lernt, seine Wut und Aggression unter Kontrolle zu halten.

Bei vielen Übungen in der Gruppe geht es um das Erkennen der eigenen Emotionen und von deren Verbindung zu beobachtbarem Verhalten. Der Austausch von Reflexionen mit anderen Gruppenmitgliedern kann die Empathiefähigkeit stärken, was sich wiederum positiv auf die Beziehungen auswirken und die Gewalttätigkeit verringern kann. Wie es scheint, vermag das Entwickeln von Empathie für ein Opfer der eigenen Aggression die Gefahr deutlich zu mindern, dass diese Person erneut Aggression erleidet.

Fallbeispiel

In einer der ersten Gruppen dieser Art kommt eine Familie einmal ohne den Vater, einen Veteranen, ins Zentrum. Die Frau und die beiden Kinder sind sehr aufgebracht, weil der Vater zuvor einen seiner Söhne quer durch das Wohnzimmer geworfen hat. Dann ist er ins obere Stockwerk des Hauses gelaufen und hat gebrüllt, er werde sich umbringen. Vor Beginn der Behandlung wären die Mutter und die Kinder im Wohnzimmer geblieben und hätten große Angst davor gehabt, dass der Vater tatsächlich Selbstmord begeht oder erneut gewalttätig wird. Doch in dieser Situation hat sich die Mutter dafür entschieden, an der Gruppe teilzunehmen. Die Familie erhält Zeit und Raum, um über ihre Erlebnisse und Gefühle zu berichten. Die übrigen Familien verhalten sich tröstend und sehr unterstützend. Viele erkennen Elemente des Geschilderten in ihrer eigenen Geschichte wieder. Die Veteranen in der Gruppe sind schockiert, als sie den Schmerz und die Verzweiflung der Familie sehen. Sie können dies mit ihrer jeweiligen Familie in Verbindung bringen und damit, wie auch ihre Angehörigen unter ähnlicher Angst und Verzweiflung leiden. Sie und ihre Partnerinnen sprechen offen darüber, welche Gefühle sie haben, wenn es in ihren eigenen Familien zu Gewaltausbrüchen kommt. Dann wenden sie sich den Therapeuten zu und bitten diese um Rat, wie sie dieses große Problem lösen können. Die Therapeuten antworten, die Gruppe wisse viel darüber, was zu tun sei, und fordern die Teilnehmer auf, ihre eigenen Ideen mitzuteilen. Das ist für die Mitglieder zunächst neu und ungewohnt, weshalb sie zögern. Die Therapeuten bleiben ruhig und ermutigen sie erneut. Die Veteranen sagen daraufhin, sie könnten den Ehemann verstehen und würden zu ihm Kontakt aufnehmen, ihr Verständnis zum Ausdruck bringen und ihn einladen, wieder in die Gruppe zu kommen. Zwei Männer schlagen vor, ihn anzurufen. Die übrigen Teilnehmer sind damit einverstanden. Anschließend beschließen sie, ihn zu

Hause aufzusuchen und in die Gruppe zu holen. Den Telefonanruf nimmt der Veteran mit großer Erleichterung auf. Er sagt, er habe sich sehr geschämt und gefürchtet, seine Frau und seine Kinder würden ihn verlassen. Ihn hat auch schockiert, dass seine Frau ihn in dieser Situation zurückgelassen und zur Gruppe gegangen ist. Er ist damit einverstanden, von zwei Veteranen abgeholt und in die Gruppe mitgenommen zu werden. Als er den Raum betritt, helfen die anwesenden Veteranen ihm, seine Frau und Kinder um Verzeihung zu bitten. Seine Frau erklärt, dies sei das erste Mal, dass er sich entschuldigt hat.

MFT-Übung: »Maskenmalerei«

Man kann mit dieser Übung Kindern helfen, sich in einen Affektzustand einzustimmen, in einen eigenen ebenso wie in einen ihrer Eltern. Alle Gruppenmitglieder erhalten dazu Pappschilder an einem Stock. Sie werden aufgefordert, auf beide Seiten der Pappe maskenartige Gesichter zu zeichnen – eines, das die Innenwelt eines Familienmitglieds darstellt, und eines für die Außenwelt. Die Eltern sollen dies für ihre Kinder tun – so, wie sie glauben, dass die Kinder ihre Welt sehen –, und die Kinder zeichnen Masken für ihre beiden Eltern. Anschließend übernehmen die Familienmitglieder die für sie hergestellten Masken, untersuchen sie und halten sie sich vors Gesicht, um die Reaktionen der anderen Anwesenden zu beobachten. Danach denken sie darüber nach, warum ihre Kinder, die diese Masken hergestellt haben, ihre innere und äußere Welt so und nicht anders gestaltet haben. Dies führt zu Gesprächen über offene und verborgene Gefühle und Gedanken und darüber, wie gefährlich es sein könnte, diese offenzulegen – oder sie zu verbergen.

Viele Veteranen und ihre Familien machen sich Sorgen, wenn ihnen klar wird, dass einige PTBS-Symptome chronisch sein und vielleicht nie wieder verschwinden könnten. Die folgende Übung wird oft in späteren Phasen der Multifamilienarbeit benutzt:

MFT-Übung: »Hindernisrennen«

Im Sportraum wird ein Hindernisparcours aufgebaut, der an entsprechende militärische Übungsplätze erinnert. Die Familien sollen sich vorstellen, sie befänden sich in einem Krieg und erhielten den Auftrag, einander zu retten; vorher müssten sie aber den Hindernisparcours überwinden. Die Familien tun das nacheinander, während die zuschauenden Familien dazu angehalten sind, die beobachtete Art, wie jede Familie diese Aufgabe gemeinsam bewältigt, anschließend zu kommentieren. Dann werden die zuschauenden Familien gebeten, für jede Familie, die den Hindernisparcours als Nächstes überwinden soll, eine zusätzliche Schwierigkeit zu erfinden. Dieses zusätzliche Handicap soll der Familie Gelegenheit geben, mit einem neuen Verhalten zu experimentieren und innovative Arten der Zusammenarbeit zu entwickeln.

Beispielsweise erhielt einmal eine Familie, die kaum miteinander kommunizierte, das »Handicap«, bei der Bewältigung des Parcours nur verbale Anweisungen zu benutzen. In einer anderen Familie hatte der Vater ständig die Führung übernommen, und seine Kinder hatten keine Möglichkeit, etwas beizutragen. Diese Familie erhielt den zusätzlichen Auftrag, den Kindern die Führung zu überlassen.

2.13.3.3 Multipaararbeit

Wegen der häufigen verbalen und physischen Konflikte zwischen Kriegsveteranen und ihren Partnerinnen werden in unserem Behandlungsprogramm besondere Tage für die Arbeit nur mit den Elternpaaren vorgesehen. In solchen Familien sind den Kindern die physischen und verbalen Streitigkeiten ihrer Eltern oft nur zu bewusst. Weil die Kinder während dieser Teile des Behandlungsprogramms nicht anwesend sind, haben die Eltern Gelegenheit, sich über die Wirkung ihres Verhaltens auf ihre Kinder klar zu werden und sich Gedanken darüber zu machen, wie sie die Kinder in Zukunft davor bewahren können, Zeugen häuslicher Gewalt zu werden. Ein Tag nur für Elternpaare gibt außerdem die Möglichkeit, über Themen zu reden, die Erwachsenen vorbehalten sind, unter anderem über sexuelle Fragen. Allerdings findet die Arbeit mit Elternpaaren nicht anfangs (also in Block 1) statt, da der Hauptfokus auf die ganze Familie, also einschließlich der Kinder, gerichtet ist. Erst in Block 2 findet der erste Paartag statt. Die Therapeuten laden die Eltern ein, ein Paar nach dem anderen, sich in die Kreismitte zu setzen und offen über ihre Stärken und Schwierigkeiten miteinander zu sprechen. Einer der Therapeuten »assistiert« den Elternpaaren und stellt Fragen, um das Gespräch anzukurbeln und auch schwierige Thematiken anzusprechen. Wenn jedes Paar einmal dran war, werden im Rahmen dieses Elterntages Elemente des »Halt-mich-fest«-Trainings (Johnson 2009) genutzt. Das Ziel ist Partnern zu helfen, negative Interaktionsmuster zu überwinden und emotionale Signale zur Bindungsförderung wahrzunehmen und zu senden. Oft werden die Paare aufgefordert, einander Ratschläge zu bestimmten Themen zu geben. Auch Vorschläge zu Hausaufgaben, die zwischen den Sitzungen zu erledigen sind, werden diskutiert. Dabei soll auch dazu angeregt werden, zu Hause mit »ungefährlicheren« Verhaltensweisen und Interaktionen zu experimentieren.

2.13.4 Abschließende Bemerkungen

Nach dem 3. Block findet eine formelle erste Evaluation der Arbeit durch die Gruppenmitglieder selbst statt. Familien und Therapeuten tauschen ihre Ansichten über die bisher erzielten Fortschritte aus, und Ziele für die weitere Arbeit werden definiert. Bei Stieffamilien ermöglicht dies, dem abwesenden leiblichen Elternteil Feedback zu geben. Am Ende der Behandlung erfolgt eine allgemeine Zufriedenheitsumfrage.

Die Therapeuten haben das Behandlungsprogramm als sehr anstrengend und herausfordernd erlebt. Insbesondere die ersten drei Gruppen dieser Art waren sehr intensiv, teilweise aufgrund des Schweregrades der vorliegenden Probleme, teilweise wegen des Mangels an Erfahrung mit dieser Methode. Deshalb bot der

Mitarbeiterstab des »Marlborough Family Service« Live-Supervision an. Außerdem fand regelmäßig Intervision statt. Anfangs fühlte sich diese Arbeit wie ein Experiment an, aber alle daran beteiligten Therapeuten waren mit den erzielten Resultaten sehr zufrieden und äußerten die Ansicht, MFT fördere die Genesung.

Die bisher vorliegenden Daten sind noch nicht besonders aussagekräftig und lassen es nicht zu, wissenschaftlich gesicherte Schlussfolgerungen daraus zu ziehen. Unsere Arbeit mit dieser Methode ist zwar noch nicht formell evaluiert worden, aber aufgrund unserer eigenen Erfahrungen fühlen wir uns von den erzielten Erfolgen inspiriert: Wir stellen einen deutlichen Rückgang intrafamiliärer Aggression und Gewalt fest und einen Zuwachs an Offenheit bei den Familienmitgliedern bezüglich bisher verborgener oder geleugneter Gefühle, insbesondere was die Kriegsveteranen und ihr Verhalten angeht. Außerdem haben wir eine deutlich verbesserte Zusammenarbeit der Elternteile beobachtet, mit sichtbaren Resultaten innerhalb und außerhalb des familiären Kontexts; viele Kinder konnten nach der MFT besser in der Schule mitarbeiten.

Das Psychotraumacentrum Süd-Niederlande und das Nationale Gesundheitssystem für Veteranen haben 2016 beschlossen, hilfesuchenden Veteranenfamilien MFT dauerhaft anzubieten, und zwar auch in anderen Regionen der Niederlande, damit mehr Veteranenfamilien davon profitieren können.

Die Familien der ersten Gruppe von Kriegsveteranen beschloss auf eigene Initiative, Presse, Hörfunk, Fernsehen, Parlament, Regierung und die niederländische Königsfamilie über das, was sie erlebt hatten, zu informieren. Sie wollten diese innovative Behandlungsform bekannter machen, damit die Familien anderer Kriegsveteranen ebenfalls Angebote nutzen können. Verschiedene offizielle Treffen mit der Presse und mit Politikern wurden anberaumt, und die Königsfamilie beglückwünschte die Gruppe zu ihren Erfolgen und ihrer Initiative. Die beteiligten Eltern beschlossen, ihre Kinder mit einer goldenen Nelke zu schmücken, um ihre Bemühungen um den Fortbestand ihrer Familien zu würdigen. Dieser Schmuck wird inzwischen allen Kindern gegeben, wenn ihre Eltern wegen ihrer Leistungen während eines Militäreinsatzes einen Orden erhalten.

2.14 Kinder aus der Klemme – Multifamiliengruppenarbeit bei hochstrittigen Trennungssituationen: vom Tunnelblick zur Reflexion

Justine van Lawick & Stephanie Schöne

2.14.1 Einleitung

Seit geraumer Zeit spricht und liest man viel über getrennte, hochstrittige und kämpfende Eltern. Sie streiten um den Aufenthalt der Kinder, die Besuchszeiten, die Ferien- und Feiertagsregelungen, den Kindesunterhalt, die richtige Schule für die Kinder, die richtige Versorgung, Pflege, Ernährung – sie streiten um alles, was die Betreuung der gemeinsamen Kinder betrifft. Das Besondere an diesen Streitigkeiten ist, dass nicht die Trennung oder der Paarkonflikt im Mittelpunkt stehen, sondern die Elternschaft und die Frage, wer der bessere Elternteil ist. Die Kinder erleben sich als gefangen im Dämonisierungsprozess ihrer Eltern.

Häufig versuchen Therapeuten, Lehrer, Richter, Mediatoren, Rechtsanwälte, Sozialarbeiter, Freunde, Familienangehörige etc. den Kindern zu helfen, indem sie schlichtend oder vermittelnd in den Prozess eingreifen. Sie werden in den Streit verstrickt, vollkommen einbezogen und müssen oft ihre eigene Machtlosigkeit erfahren.

In der niederländischen Stadt Haarlem haben das Lorentzhuis, ein Zentrum für Familientherapie, und das Zentrum für traumatisierte Kinder und Jugendliche (KJTC) die Methode »Kinder aus der Klemme« entwickelt, um mit diesen Eltern, deren Kindern und deren sozialen Netzwerken zu arbeiten. Seit 2014 gibt es auch in Deutschland erste Erfahrungen mit dieser Methode der Mehrfamilienarbeit.

2.14.2 Hochkonflikthafte Trennungen/Kampfscheidungen

Niemand findet es angenehm, sich zu trennen: Alles ändert sich, Selbstverständlichkeiten verschwinden, jedes Familienmitglied muss sich in den alten und neuen Beziehungen zurechtfinden und neu definieren. Trotz allem können etwa 70 % aller Trennungen gelingend gestaltet werden (van Lawick u. Visser 2017). Die getrennten Partner schaffen es, als Eltern ihre Kinder im Blick und in der Aufmerksamkeit zu behalten. Obwohl man sich als Partner getrennt hat, wird der andere in seiner Elternrolle geachtet. Die Eltern arbeiten im Interesse der Kinder zusammen, treffen Absprachen und schaffen einen Rahmen, in dem sich die Kinder gut entwickeln können.

Bei etwa 30 % der Trennungen gibt es Probleme und Schwierigkeiten, ungefähr 10 % dieser konflikthaften Trennungen gipfeln in sog. Kampfscheidungen (van Lawick u. Visser 2014). Die Eltern misstrauen sich gegenseitig und haben die Idee, ihre Kinder vor dem »schädlichen und schlechten« Einfluss des anderen Elternteils beschützen zu müssen. Sie vermuten, dass ihre Kinder den gleichen Schmerz erleben, den sie in den Auseinandersetzungen mit dem früheren Partner erfahren haben. Sie nehmen sich selbst als den guten, besseren und überlegenen Elternteil wahr, der den Kindern Sicherheit bietet und mit ihnen alles richtig macht. Oft haben sie für sich die Erklärung gefunden, der andere Elternteil sei psychisch auffällig oder krank. Sie suchen und finden hierfür Beweise im Internet. Mütter werden häufiger als »Borderliner« bezeichnet, Väter eher als »Autist«, »Narzisst«, »Psychopath« oder als Mischform dieser drei »Diagnosen«.

Eigene Freunde, Familienangehörige, neue Partner und teilweise professionelle Helfer stützen diese Sichtweise und sind häufig ebenfalls überzeugt, dass ein Elternteil gut und der andere schlecht und/oder psychisch krank ist. Beide Elternteile/Systeme denken hierbei ähnlich über die jeweils andere Seite. So liegen nicht nur zwei ehemalige Partner im Streit miteinander, sondern oftmals zwei Systeme, zwei Gemeinschaften. Es scheint nahezu unmöglich, die zwei Überzeugungen, Wahrheiten, Sichtweisen miteinander zu verbinden. Immer gipfelt es in der Suche nach der »echten«, der »richtigen« Wahrheit. Eltern, Verwandte und professionelle Helfer leiden unter einem »Tunnelblick« und versuchen ihre Sichtweise, ihren Monolog mit möglichst vielen zu teilen, möglichst viele von ihrer Wahrheit zu überzeugen.

Versucht man in dieser Situation beide Seiten zu verstehen, empathisch und unparteiisch zu bleiben, entsteht das Gefühl, zerrissen zu werden. Diese Erfahrungen machen auch die Kinder. Und als Folge dieser hochgradig emotional geführten Auseinandersetzungen geraten die Kinder aus der Wahrnehmung der Eltern, der Systeme.

2.14.3 Entwicklung des Programms

Lorentzhuis und KJTC entwickelten 2012 mit dem Projekt »Kinder aus der Klemme« ein Gruppenprogramm als Intervention für hochstrittige Eltern, ihre Kinder und Netzwerke (www.kinderenuitdeknel.nl). Fünf bis sechs Elternpaare und deren Kinder im Alter von 4 bis 18 Jahren können gemeinsam und gleichzeitig an der Gruppe teilnehmen. Zwei Therapeuten arbeiten mit der Gruppe der Eltern (mit bis zu zwölf Elternteilen), zwei Therapeuten in einem anderen Raum mit der Gruppe der Kinder.

Für eine verantwortungsvolle Arbeit mit den Eltern und im Interesse der Kinder ist es unabdingbar, dass die Therapeuten systemische Familientherapeuten mit Erfahrung in Mehrfamiliengruppenarbeit sind. Oft entstehen in den Sitzungen unvorhergesehene Dynamiken, die therapeutisch erkannt und aufgefangen werden müssen. Gelingt dies nicht, könnte sich die Situation der Kinder verschlimmern. Ebenso ist es für Therapeuten eine unabdingbare Voraussetzung, dass sie eine mehrtägige Weiterbildung zum Gruppenprogramm absolviert haben, um die Logik der aufeinander aufbauenden Sitzungen kennenzulernen. Für den Gruppenprozess empfiehlt sich eine supervisorische Begleitung – bestenfalls durch einen Supervisor mit Erfahrung mit diesem Programm und/oder mit MFT-Erfahrung.

Die Gruppe beginnt für jedes Elternpaar mit zwei vorbereitenden Vorgesprächen. Am zweiten Termin nehmen auch die Kinder und die Therapeuten der Kindergruppe teil. Darauf folgt ein Informationsabend für alle Eltern und deren Netzwerke (neue Partner, Freunde, Eltern und andere relevante Familienmitglieder). Zu den acht Gruppensitzungen kommen die Eltern dann gemeinsam mit ihren Kindern. Die Arbeit findet in getrennten Eltern- und Kindergruppen statt. Die Gruppensitzungen finden in der Regel 14-tägig statt. Häufig sind die Kinder diejenigen im System, die aufgrund vieler Problemerfahrungen symptomatisches Verhalten zeigen und teilweise schon von der Jugendhilfe in medizinische oder sozialpädagogische Einrichtungen überwiesen wurden. Dennoch liegt der Schwerpunkt dieses Gruppenprogramms bei der Arbeit mit den Eltern, weil bei diesen der Schlüssel für eine gesunde Entwicklung der Kinder liegt. In der Kindergruppe können sich die Kinder gegenseitig unterstützen, weil sie eines gemeinsam haben: Sie alle kennen die Situation mit streitenden getrennten Eltern. Mit den Kindern wird nicht problemfokussiert gearbeitet. Sie werden vielmehr dazu eingeladen, einen künstlerischen Ausdruck für ihre Erfahrungen als Kinder streitender Eltern zu finden. So erfahren die Kinder Entlastung und Gesehenwerden.

Das Programm »Kinder aus der Klemme« wurde speziell für die Arbeit mit hochstrittigen Eltern entwickelt. Aufgrund der Besonderheit der Zielgruppe ergeben sich im Rahmen dieses Konzepts spezifische Rahmenbedingungen:

- Der inhaltliche Ablauf der Gruppensitzungen ist vorgegeben, die Sitzungen sind stark strukturiert.
- Eltern und Kinder arbeiten getrennt voneinander. Die Anwesenheit der Kinder ist dennoch während der gesamten Arbeitsphase für die Eltern erlebbar, hörbar. Durch die permanente sinnlich und gedanklich bewusste Anwesenheit der Kinder werden für die Eltern emotionale Momente geschaffen, in denen sie ihre Kinder wieder wahrzunehmen lernen. Wichtiger Bestandteil jeder Gruppensitzung sind gemeinsame Pausen von Eltern und Kindern.

Diese Abweichung vom »klassischen« MFT-Setting (vor allem hinsichtlich der Einbeziehung der Kinder) ist in der Besonderheit der Zielgruppe begründet. Spezieller Fokus richtet sich auf die Entlastung und den Schutz der durch die teilweise jahrelangen Streitigkeiten der Eltern belasteten Kinder. In der Kindergruppe begleiten mindestens zwei Therapeuten die Kinder, schaffen entlastende Momente und bieten den Kindern Raum, Material und Gelegenheiten, ihre Gefühle und Gedanken darzustellen und auszudrücken.

Die Pausen mit den Eltern stellen für die Kinder äußerst wichtige Momente und Erfahrungen dar. Gerade in hochstrittigen Elternkonstellationen ist es den Kindern außerhalb der Gruppe nur selten bis gar nicht möglich, ihre Eltern im ruhigen Miteinander zu erleben. Zudem haben die Eltern die Gelegenheit, den anderen

Elternteil in seiner/ihrer positiv gelebten, zugewandten, fürsorglichen Elternrolle wahrzunehmen – etwas, das im Streit- und Dämonisierungsmodus oft nicht mehr gelingt.

2.14.4 Netzwerk-Informationsabend

Die Menschen, die die streitenden Eltern umgeben, spielen eine wichtige Rolle dabei, die Kämpfe auszudehnen oder zu begrenzen. Großeltern, Freunde und Geschwister, die den Trennungsschmerz miterlebt haben, verschlimmern möglicherweise die Vorwürfe gegen den ehemaligen Partner. Neue Partner unterstützen oftmals die eigene Position und sprechen meist nur von den augenscheinlich schlechten Eigenschaften des ehemaligen Partners. Daher ist es im Programm »Kinder aus der Klemme« wichtig, auch das Netzwerk, das Umfeld in die Arbeit einzubeziehen, deren Sichtweisen und Überzeugungen zu lockern, ihnen Perspektivwechsel zu ermöglichen, um so den Eltern Veränderungen zu ermöglichen.

Zu Beginn der Gruppe findet deshalb ein anonymer Informationsabend für das Netzwerk statt. Die Therapeuten stellen sich und die Arbeit vor. Es wird darüber gesprochen, was in den Gruppensitzungen geschehen wird und wie es den Kindern geht, die in der Klemme sind und leiden. Die Therapeuten verdeutlichen, welche Anforderungen in der Gruppe an die Eltern gestellt werden und wie wichtig das Netzwerk für den Erfolg der Gruppe ist. Alle Teilnehmer können Fragen stellen – ohne zu offenbaren, ob sie Elternteil oder Angehöriger des Netzwerkes sind. Im weiteren Gruppenverlauf kann es manchmal hilfreich sein, ein Netzwerktreffen einzelner Elternpaare einzuberufen, wenn sich die Streitigkeiten der Eltern nicht verändern.

2.14.5 Struktur und Inhalte der Elterngruppe

Ziel der Arbeit mit den Eltern ist es, sie wieder auf ihre Kinder und auf ihre Elternrolle zu fokussieren. Die eigenen persönlichen Trennungsgeschichten und die Verletzungen durch den ehemaligen Partner stehen nicht im Zentrum. Vielmehr gibt es eine Reihe von MFT-Übungen, Kleingruppenreflexionen, Austausch in Zweiergruppen, um die Eltern auf das Erleben ihrer Kinder und das Einfühlen in sie zu fokussieren. Die Eltern sollen sich gegenseitig unterstützen, andere, neue Lösungen für Konflikte mit dem ehemaligen Partner zu finden.

Die Eltern werden mit ihren Verletzungen, Schmerzen und Wunden wahrgenommen. Eine hilfreiche Metapher ist, dass sich die Eltern wie verletzte Tiere verhalten, die sich aufblasen, brüllen oder ihr Fell sträuben, wenn sie sich bedroht fühlen. So kann man kämpfendes Verhalten auch als Traumareaktion verstehen. Es ist zielführend, sich vorzustellen, die Beziehungen zwischen den Eltern seien eingefroren. Aufgabe in der Elterngruppe ist, Wärme zurückzubringen, damit diese Verbindungen wieder auftauen können. Gelingt dies, fließen manchmal Tränen als Symbol des Schmelzwassers. Infolge des Tauwetters werden die Monologe der einzelnen Elternteile lockerer, offener, weniger dominant, und es entwickelt sich ein Raum für Dialoge. In diesen Dialogen sprechen die Eltern vielstimmig mit verschiedensten Ideen und helfen sich so gegenseitig, Lösungen bei Fragen zu Ferien, Schularten, Feiertagen, Schlafenszeiten, Freizeitgestaltungen, Operationen etc. zu finden.

Die Gruppentreffen dauern in der Regel 2 Zeitstunden und verlaufen nach einem relativ festen Schema. In den ersten beiden Sitzungen erhalten die Eltern kurze theoretische Inputs zum Verständnis von destruktiven Kommunikationsmustern und deren Wirkweisen, einschließlich hirnorganischer Reaktionen unter Stress. Die Eltern werden aufgefordert, diese Erklärungsansätze schon während der Sitzung in Kleingruppen zu diskutieren, eigene Erfahrungen zu sammeln und erste Ideen zu den Wirkungen auf die Kinder und dazu, wie sie sich selbst (ver)ändern könnten, zu entwickeln. Jede Sitzung endet mit einer Hausaufgabe – entweder geht es darum, das Besprochene den Netzwerkpartnern zu erklären und mit ihnen weiter zu reflektieren oder die Arbeit der nächsten Sitzung vorzubereiten. Alle Hausaufgaben dienen dazu, die Netzwerkpartner, die für die Veränderungen der Eltern vielleicht wichtiger sind als die Gruppensitzungen, in die Arbeit einzubeziehen. Aufgaben zur Vorbereitung der kommenden Sitzung werden so gestellt, dass Eltern sich mit Blick auf den ehemaligen Partner aus der negativen Dämonisierungsdynamik lösen können. Beispielsweise werden alle Mütter und Väter aufgefordert, drei Symbole mitzubringen, die positive Elterneigenschaften des anderen Elternteils darstellen. Im Weiteren soll jeder Elternteil einen Brief zu rein therapeutischen Zwecken an das gemeinsame Kind formulieren, mit dem er ihm zu erklären versucht, warum sich die Eltern getrennt haben, ohne dabei den anderen Elternteil zu beschuldigen oder zu dämonisieren. Die Hausaufgaben werden in der Elterngruppe vorgestellt. Alle anderen Eltern geben dann Rückmeldungen aus der Kinderposition, wie das Gesagte/Geschriebene auf sie wirkt und welche Änderungen in den Sichtweisen und Formulierungen hilfreich wären.

Alle Eltern nehmen in den Sitzungen immer wieder die Kinderpositionen ein und werden angewiesen, sich vorzustellen, ein Kind zu sein (nicht das eigene und nicht sie selbst als Kind). In der Reflexion werden die Gefühle der in die Kinderrolle geschlüpften Erwachsenen erfragt. Die Eltern erfahren so sehr schnell und intensiv, welche Emotionen das eigene Verhalten bei den eigenen Kindern hervorruft. Die Eltern beginnen sich für ihr Verhalten zu schämen – ein für die Arbeit fruchtbares Gefühl von Scham, aus dem sich häufig starke Veränderungsimpulse entwickeln.

2.14.6 Kinder ins Zentrum

Exemplarisch wird an dieser Stelle die erste MFT-Übung mit den Eltern beschrieben. Durch diese erleben sie, was ihre Kinder wahrnehmen und empfinden, wenn sich die Eltern streiten, sich anschweigen bzw. sich gegenseitig ignorieren:

MFT-Übung: »Kindergefühle«

Vier Elternteile werden gebeten, auf kleinen Kinderstühlen in der Mitte des Raumes Platz zu nehmen. Die verbleibenden Eltern bilden stehend zwei Reihen vor und hinter den Kinderstühlen. Die Eltern, die in die Kinderposition schlüpfen, werden in ihre Kinderrollen »eingerollt«. Wichtig ist es hierbei, dass sie sich nicht in ihre eigenen Kinder oder in die eigene Kindheit hineinversetzen. Sie erhalten den Auftrag, auf ihre Gefühle zu achten. Die stehenden Eltern werden in einer 1. Runde gebeten, miteinander über die Köpfe der »Kinder« hinweg zu streiten, lautstark und durcheinander. Dabei achten die Therapeuten darauf, dass ehemalige Partner sich nicht gegenüberstehen. In der 2. Runde macht eine Reihe der Eltern Vorwürfe, während die gegenüberstehenden Eltern schweigen und abblocken. In der 3. Runde schweigen beide Seiten, die »Kinder« sitzen inmitten einer eiskalten Stille. Dann fangen die Eltern an, kurze, den anderen Elternteil disqualifizierende Botschaften an die Kinder zu flüstern (z. B. »Bitte bring unbedingt deine neuen Hausschuhe wieder mit!«, »Sag Papa, dass er endlich zahlen soll, damit du den Schulausflug mitmachen kannst!«, »Achte bitte darauf, dass Mama dir deine Tabletten gibt!«).

Nach jeder Runde werden die Eltern in der Kinderposition nach ihren Gefühlen und ihrem Erleben gefragt. Ihre Aussagen werden auf einem Flipchart notiert. Jeder Elternteil muss einmal in der Kinderposition gewesen sein. Erfahrungsgemäß fällt es Eltern, die in der Kinderposition waren, schwerer, lautstark und kraftvoll zu streiten.

Diese MFT-Übung ermöglicht es den Eltern, nicht nur darüber zu sprechen und zu hören, wie es den Kindern in strittigen Situationen geht, sondern es selbst zu erspüren und zu erleben. Die Kinderstühle sind in allen Gruppensitzungen im Behandlungsraum der Eltern präsent: Sie stehen für die Kinder, die sich im Nachbarraum befinden. Sie können für die Darstellung von Kinderpositionen in Übungen genutzt werden und werden in eskalierenden Streitsituationen umgeworfen, um die Situation der Kinder dramatisch zu illustrieren.

2.14.7 Präsentationen

Parallel zur Elterngruppe findet eine Kindergruppe statt, in der die Kinder kreativ arbeiten. In der 7. und vorletzten Sitzung zeigen die Kinder allen Eltern, was in der Kindergruppe entstanden ist. Oft sind es Bilder, Puppentheaterstücke, Kurzfilme, Tonfiguren oder Bilderbücher. Meist handeln die Präsentationen von der Situation der Kinder, manchmal mit Lösungsvorstellungen oder Wünschen an die Eltern. Die Kinder zeigen dadurch, wie die Spannungen zwischen den Eltern sie beeinflussen. Wenn sich die Eltern mit den Augen der Kinder sehen, fühlen sie Scham und Schuld. Es passiert, dass Eltern ihr Verhalten nach der Präsentation der Kinder plötzlich ändern.

Die Eltern werden gebeten, für die 8. und letzte gemeinsame Sitzung zu Hause eine Präsentation für das eigene Kind zu erstellen, und zwar darüber, was sie in der Gruppe gelernt haben und was sie ihren Kindern für die Zukunft wünschen. Die Eltern erzählen oder basteln in ihrer Präsentation wahlweise eine Geschichte, schreiben ein Gedicht, malen ein Bild, drehen einen Kurzfilm usw. Die meisten Eltern trauen sich zu zeigen, dass sie verstanden haben, was ihre Kinder erlitten haben und was sie sich für die Zukunft wünschen. Diese sehr emotionale und rührende Zeremonie hilft, den Tunnelblick zu weiten, wieder sehen zu können, was für die Kinder und die Eltern gut und hilfreich ist. Wenn dies gelingt, können die Eltern verstehen, dass die von ihnen ausgetragenen Konflikte und Streitigkeiten für die Kinder schädlicher sind als ein verpasster Geburtstag bei Oma oder ein verschobener Urlaub.

2.14.8 Erfahrungen

Nach den bislang durchgeführten Gruppen in den Niederlanden und in Deutschland lässt sich feststellen, dass etwa ein Drittel der teilnehmenden Eltern während der Gruppenphase zu deutlichen Veränderungen im Interesse ihrer Kinder gefunden hat. Ein weiteres Drittel benötigte einige weitere Einzel-Elternsitzungen, um diese Veränderungen zu erreichen und zu stabilisieren. Das letzte Drittel der Teilnehmenden schien derart verwickelt in den Dämonisierungsprozess und eigene Verletzungen, dass ihnen intensivere Unterstützung durch die Jugendhilfe oder Psychotherapeuten empfohlen wurde.

3 Multifamilienarbeit in der Jugendhilfe

Einführende Bemerkungen

Im ersten Kapitel dieser Sektion werden die Besonderheiten der Anwendung von MFT-Konzepten und -Praktiken im Jugendhilfebereich dargestellt. Kapitel 3.1 beschreibt ein eigenständiges ambulantes Angebot, bei dem MFT-Fachkräfte gleichzeitig die Einzelbetreuung der Familien bewerkstelligen. Ein intensives MFT-Modell wird im Kapitel 3.2 vorgestellt. Ein Beispiel für präventive Arbeit mit Vorschulkindern wird in Kapitel 3.3 dargestellt. Wie auch Familien mit fehlender Motivation durch aufwendiges und beziehungsstiftendes Engagement von MFT profitieren können, zeigt der Beitrag über die »Emo-Mädchen« (Kapitel 3.4). Schließlich beschreibt das letzte Kapitel Konzepte und Techniken in der Arbeit mit sog. Gewaltfamilien (Kapitel 3.5).

3.1 Multifamilientherapie in der Jugendhilfe

Karin Bracht, Christian Scharfe & Heidjer Schwegmann

3.1.1 Entwicklung der MFT in der Jugendhilfe

Die Arbeitsweise der MFT nimmt seit Jahren Kurs auf die Kinder- und Jugendhilfe. Bundesweit entstehen MFT-Projekte bei den freien Trägern. In vielen Jugendämtern ist MFT als Begriff bekannt. Praktisch ist jedoch die Haltung der MFT Lichtjahre von der ursprünglichen Idee der Jugendhilfe (Jugendwohlfahrtsgesetz) entfernt. Schon der Begriff »Hilfe zur Erziehung« impliziert, dass Eltern für die Erziehung ihrer Kinder Unterstützung von »Professionellen« brauchen.

In Deutschland wird MFT in den ambulanten, stationären und teilstationären Bereichen der Jugendhilfe angeboten und eingesetzt. In modifizierter Form wird MFT an Schulen als sog. *Familienklassenzimmer* erfolgreich praktiziert. Die ersten Erfahrungen mit MFT zeigen, dass sich einige der erhofften Ergebnisse eingestellt haben: Die Hilfen sind deutlich kürzer und nachhaltiger geworden. So setzt z. B. das Albert-Schweitzer-Kinderdorf in Wetzlar seit 2008 MFT zur Vermeidung von Fremdplatzierung in seinen beiden Tagesgruppen und der Wochengruppe um. Von 115 Kindern, die zwischen Januar 2010 und April 2013 entlassen wurden, konnten 98 Kinder in ihren Familien verbleiben (Rückführungsquote 85,2 %). Gleichzeitig wurde die Verweildauer der Kinder in der Einrichtung von 2,5 Jahren auf 1 Jahr reduziert.

Die Wirksamkeit der MFT belegt auch eine quantitative Untersuchung (Klein u. Fink 2016) zur Veränderung des innerfamiliären Beziehungserlebens bei mehrfach belasteten Familien. Nach Beendigung der MFT erlebten sich die Familienmitglieder selbstständiger, selbstbewusster, entschiedener und sicherer im Umgang miteinander. Die umfassendsten Veränderungen zeigten sich in der Beziehung zwischen den Jugendlichen und ihren leiblichen Eltern. Neben einer signifikanten Steigerung der individuellen Autonomie nahm die emotionale Verbundenheit signifikant zu. Interessanterweise erfuhren insbesondere die Väter durch MFT in ihrer Rolle eine Stärkung.

Die besondere Leistung, die die Träger der Jugendhilfe mit Einführung der Methode erbracht haben, ist die Adaption von MFT aus dem medizinischen Kontext in ihren pädagogischen Arbeitsbereich. Die Arbeit mit Familien gehörte immer schon zu den Kernaufgaben der Kinder- und Jugendhilfe. Die Wirksamkeit der unterschiedlichen konzeptionellen Ansätze steht seit vielen Jahren im Fokus der Diskussion zwischen öffentlichen und freien Leistungserbringern. Steigende Kosten im Bereich der Jugendhilfe führen regelmäßig zu Diskussionen in den Haushaltsberatungen von Städten, Landkreisen und Kommunen. Die Angebote im Pflichtkatalog der Leistungen nach dem Kinder- und Jugendhilfegesetz stehen dabei nicht selten in der Kritik, besonders kostenintensiv zu sein, ohne die entsprechenden Referenzen in der Wirksamkeit nachvollziehbar darlegen zu können.

Um die Wirksamkeit im Bereich der Kinder und Jugendhilfe zu verbessern, wurde zu Beginn der 1990er Jahre gesetzlich verankert, dass Familien aktiv an den zu gestaltenden Hilfeprozessen zu beteiligen sind. Die Position, Veränderungsprozesse in der Familie vor allem mit den verantwortlichen Erwachsenen erfolgreich zu gestalten, spielte dabei eine zentrale Rolle. Systemisch ausgerichtete Träger, wie z. B. das Albert-Schweitzer-Kinderdorf Hessen e. V. und die Leinerstift e. V. Evangelische Kinder-, Jugend- u. Familienhilfe, suchen deshalb am Bedarf der Familien orientierte Angebote und Methoden, die hilfreich scheinen, Familien aktiv in Veränderungsprozesse einzubinden. Damit war ein Wechsel von einer kindzentrierten zu einer familienorientierten Haltung notwendig, um Familien in ihrer Selbstwirksamkeit zu stärken, ihre eigenen Ressourcen zu aktivieren und die Verantwortung für den Hilfe- und Veränderungsprozess bei den Eltern zu belassen.

Selbstkritisch sehen wir Pädagogen heute, dass wir in unserer bisherigen wohlgemeinten kindzentrierten Haltung oft als Konkurrenz oder »Ersatzerzieher« die Lösungskompetenz der Sorgeberechtigten bzw. Familien implizit entwertet und damit ihre Verantwortungsbereitschaft gesenkt hatten. Auf der Basis dieser Erfahrungen hat sich das Verständnis in vielen Einrichtungen durchgesetzt, dass die Kompetenz der Familien nicht nur postuliert werden kann. Vielmehr soll die Wahrnehmung von Zielen und Veränderungen seitens der Eltern und Kinder die Grundlage der pädagogischen und therapeutischen Arbeit bilden. Dabei ist es erforderlich, grobe Richtungsziele in handlungsorientierte Teilziele zu differenzieren.

3.1.2 Haltung und Angebotsformate

Die Haltung der MFT-Fachkräfte ist neben der methodischen Kompetenz der entscheidende Aspekt zum Gelingen dieses Konzepts. Wichtige Grundlage für das Arbeiten ist die Zuversicht, dass sich die Familien mit ihren vielschichtigen Problemlagen verändern können. Die MFT-Fachkräfte müssen dazu den Familien auf Augenhöhe begegnen, ihnen Respekt und Wertschätzung entgegenbringen und Beziehungs- und Kommunikationsmuster wertfrei beobachten können. Sie sollten sowohl experimentierfreudig und kreativ in der Gestaltung der Gruppe sein und Reflexionsprozesse initiieren können als auch humorvoll und aktivierend vorgehen.

Es ist zudem das Ziel, dass einerseits die Familien im von den MFT-Fachkräften gesetzten Rahmen für die Abläufe in der Gruppe immer mehr die Verantwortung tragen und sich andererseits die MFT-Fachkräfte immer stärker zurücknehmen. Letztlich bedeutet diese veränderte Arbeitsweise über systemische Beratungskontexte hinaus auch für den Bereich der Kinder- und Jugendhilfe einen deutlichen Haltungswechsel. Damit kommen wir weg von der Fokussierung auf den Hauptproblemträger und die an ihn gestellte Anpassungserwartung und bewegen uns hin zu einem Prozess der Stärkung bestehender – wenn auch oft verschütteter – Kompetenzen und zu deren methodischem Erkennen durch multiperspektivisch orientierte Moderationen und verknüpfende, aktivierende und vor allem auch humorvolle Interventionen und Übungen. Diese Haltung der MFT eröffnet belasteten Familien eine ernsthafte Chance auf selbstreferenzielle Veränderungen aus einer neu gewonnenen positiven und ihr Selbstbewusstsein stärkenden Motivation.

Es gibt unterschiedliche Formate, in denen MFT in der Jugendhilfe umgesetzt wird. MFT-Gruppen werden im ambulanten, teilstationären und stationären Kontext angeboten. Die Gruppen können geschlossen, halboffen oder offen sein. Die Laufzeiten können unterschiedlich lang sein und richten sich nach der spezifischen Zielsetzung. Oft sind sie vernetzt mit anderen Hilfsangeboten. Zudem kann MFT als niederschwelliges und präventives Angebot in Kindertagesstätten und Schulen stattfinden. Die Gruppen werden geleitet von »Multifamilientherapeuten« und/oder »-Trainern« oder »-Coachs«. Die teilnehmenden Familien sollten ähnliche Problemlagen oder Veränderungswünsche haben, sodass sie sich miteinander identifizieren können und sozusagen im »selben Boot sitzen«.

Zu Beginn der Hilfe steht nicht selten eine gewisse Skepsis gegenüber dem Angebot im Vordergrund. Durch ungünstige Hilfeerfahrungen im Vorfeld fehlt den Familien häufig die Hoffnung auf Veränderung. Oft zeigen die betroffenen Familien Rückzugstendenzen und sind in ihrem sozialen Umfeld isoliert. Eltern sind oft belastet durch Gefühle des Versagens und der Scham. Durch MFT werden neue Beziehungen zu anderen Familien ermöglicht, Isolationen aufgebrochen und Vernetzungen gefördert. Familien sind meist schnell von dieser Art der Familienarbeit überzeugt und somit die besten »Botschafter« für dieses Angebot, dessen positive Möglichkeiten sie neuen Familien bestens erklären können. In vielen Projekten werden deshalb erfahrene Eltern als »Experten« in das Aufnahmeverfahren eingebunden. So entstehen bereits bei den ersten Kontakten zwischen den Familien verbindende Strukturen, die die Grundlage zur Vernetzung bilden.

Neben den Projekten in klassischen Feldern der Jugendhilfe wie Tagesgruppen und ambulanten Angeboten entwickelt sich die MFT in präventiven und sozialraumorientierten Bereichen. So werden Projekte beispielsweise in Kindertageseinrichtungen, zur Integration von Flüchtlingsfamilien, zur Unterstützung von Selbsthilfegruppen, in Kontexten von Trennungs- und Scheidungsverfahren und zur Unterstützung von Familien mit psychischen Erkrankungen etabliert.

3.1.2.1 Kooperation zwischen freier und öffentlicher Jugendhilfe

Um ein Projekt zu starten, bedarf es verschiedener vorbereitender Schritte. Hierbei spielt die Kooperation mit dem Kostenträger eine zentrale Rolle. Die Kommunikation über die Grundlagen, Haltungen, Zielsetzungen und Wirkweisen der MFT ist dafür ein wesentlicher Bestandteil. Durch gemeinsame »Start-up-Veranstaltungen«, etwa Vorträge und Workshops, kann eine erste Orientierung im Hinblick auf Anwendungsfelder, Konzepte und Finanzierungsfragen erfolgen. In Zusammenarbeit mit bereits praktizierenden Einrichtungen lassen sich Aspekte einer gelingenden Praxis darstellen und besprechen. Für die Implementierung ist es hilfreich, die MFT in bestehende Angebote der Einrichtung zu integrieren. Nach dem Projektstart bedarf es eines regelmäßigen und transparenten Auswertungsprozesses, in dem die Arbeitsstrukturen, -inhalte und -effekte beschrieben werden.

Neben den Handlungsschritten in Richtung der öffentlichen Jugendhilfe gilt es einen vergleichbaren Prozess der Überzeugung innerhalb der eigenen Organisation umzusetzen. Grundvoraussetzung hierfür ist eine klare Positionierung der Leitungsverantwortlichen in der Einrichtung für MFT. Dabei geht es nicht nur um eine weitere Methode im Portfolio bestehender Angebote, sondern um einen Paradigmenwechsel in der pädagogischen Grundhaltung. Dies erfordert wie die Arbeit in den MFT-Gruppen auch innerhalb der Organisation transparente und offene Strukturen, die Veränderungs- und Gestaltungsprozesse ermöglichen. Damit geht ein bewusster Haltungswechsel einher, der die Rolle der pädagogischen Mitarbeiter in der Funktion als Kontextmanager neu definiert. Hierfür bedarf es klarer Strukturen und verlässlicher Rahmenbedingungen seitens der Leitungsverantwortlichen, damit die pädagogischen Mitarbeiter ihre neue Rolle finden können. Unerlässlich ist eine formale MFT-Ausbildung der Leiter oder Coachs von MFT-Projekten und eine anschließende begleitende Super- und Intervision sowie institutionelle Austauschforen (z. B. Klausurtage) und die Möglichkeit zur Hospitation in Partnereinrichtungen.

3.1.3 Jugendhilfe neu erleben

Familien in der Jugendhilfe haben häufig bereits eine Palette von Hilfsangeboten erhalten. Oft sind sie im Jugendamt bereits in der zweiten oder sogar dritten Generation bekannt. Die Familien sind »jugendhilfeaffin«. Sie kennen die Sprache der Helfenden und können sozial gewünschte Antworten geben. Familien in der Jugendhilfe haben nicht selten die Erfahrung gemacht, dass alle anderen ihre Kinder besser erziehen können als sie selbst. Ihre Verantwortung als Eltern haben sie mit Betreten des Jugendamtes am Eingang abgegeben. Die Hilfen zur Erziehung sind oft so konzipiert, dass Eltern die Erziehungskompetenz abgenommen wird und kompensatorisch mit den Familien gearbeitet wird.

Nicht selten verläuft die erste Begegnung zwischen den MFT-Fachkräften und der Familie in der Helferkonferenz sehr ungewohnt: Sowohl die Mitarbeiter des Jugendamtes als auch die Familien sind irritiert von der Haltung der MFT-Fachkräfte. Schon im Erstgespräch werden die Eltern wieder in die Verantwortung genommen: Sie müssen Entscheidungen treffen und konkret benennen, was sie als Familie erreichen wollen. In der Hilfekonferenz wird meistens viel gelacht, die brisanten Themen werden angesprochen, die MFT-Fachkräfte sprechen eine klare, einfache und direkte Sprache. Beim ersten Termin sind die einzelnen Familien von den Fachkräften so »angefüttert« worden, dass sie den Schritt in die Gruppe wagen.

3.1.4 Themenvielfalt

In der Jugendhilfelandschaft wächst das Pflänzchen MFT langsam und beschaulich. Die MFT-Fachkräfte sind in der Situation, alle angefragten Familien in ihre Gruppen aufzunehmen, da die Wirtschaftlichkeit des Angebots gesichert sein muss. Die meisten Projekte sind weit davon entfernt, Wartelisten zu führen oder die angefragten Familien passgenau in einer Gruppe zusammenbringen zu können. Die schmale Belegungssituation führt vielmehr dazu, dass die MFT-Gruppen in der Jugendhilfe ein Sammelbecken äußerst schwieriger Multiproblemfamilien sind. In den Gruppen treffen Familien mit vielfältigen Problemlagen aufeinander: Sucht, Gewalt, Verwahrlosung, Vernachlässigung, mangelnde Versorgung der Kinder, mangelnde Alltagsstruktur, Schulprobleme, auffälliges Sozialverhalten der Kinder, aggressives Verhalten unter den Geschwistern, schwierige Patchwork-Familien, Umgangskonflikte nach Trennung etc. Die Themenpalette ist breit gefächert. Einziges Bindeglied in der MFT-Gruppe ist die Verbesserung der Erziehungskompetenz der Eltern. Die MFT-Gruppen haben keinen Themenschwerpunkt oder gemeinsamen Nenner. Die Gemeinsamkeit besteht darin, dass das Jugendamt die Versorgung und Förderung der Kinder für unzureichend hält.

Nur selten kommen Familien mit einer Problemeinsicht in die Gruppen. Sie wurden vom Jugendamt geschickt oder fühlen sich sogar von ihm verfolgt und sind weit davon entfernt, die Schwierigkeiten ihrer Kinder mit ihrer Verantwortung als Eltern in Verbindung zu bringen. Die Gestaltung des Kooperationsprozesses zwischen der neuen Familie, der bestehenden Gruppe und den MFT-Fachkräften ist das schwierigste Unterfangen im MFT-Geschehen.

3.1.5 Halboffene Gruppen

In der Jugendhilfe gibt es generell keine Diagnosen. Die Verantwortung für die missliche Entwicklung der Kinder liegt somit bei den Eltern. Die schwierige Belegungssituation in der Jugendhilfe führt dazu, dass die meisten MFT-Gruppen als halboffene Gruppen gestaltet sind, mit dem Vorteil, dass die MFT-Gruppe bereits kooperierende Familien enthält. Die neue Familie kommt in eine bestehende Gruppe, deren Atmosphäre von Vertrauen, Respekt, Ehrlichkeit, Hoffnung und Spaß bestimmt ist. Selbst augenscheinlich sehr widerständige Familien werden von der MFT-Gruppe eingefangen, wenn die MFT-Fachkräfte bereits ein tragfähiges Gruppengefüge geschaffen haben. Schnell stellt sich ein solidarisches »Wir-sitzen-alle-in-einem-Boot« ein, das zum Leitsatz der MFT-Gruppe wird.

Das Kommen neuer Familien und das Gehen der Alten macht es schwierig, einen gezielten Fahrplan für die MFT-Gruppe zu erstellen. So kann beispielsweise nicht jede neue Familie mit der MFT-Übung »*Familienwappen*« starten. Möglicherweise bringt eine alte Familie ein Thema ein, das spontan aufgegriffen werden muss, und den Neuen fehlt vielleicht die Zeit des »Anwärmens«. Es ist eine große Anforderung für jede MFT-Fachkraft, diesen Drahtseilakt auszubalancieren. Die neuen Familien dürfen nicht gleich am ersten Termin verschreckt werden, und bereits intensiv arbeitende Familien wollen nicht auf der Stelle treten. Manchmal lassen sich neue und alte Familien gut verbinden; in anderen Situationen ist es ratsam, die neuen Familien erst einmal unter den Fittichen der MFT-Fachkraft »mitlaufen zu lassen«, bis sie so weit sind, sich einzubringen. Der Schatz einer jeden MFT-Gruppe sind die Kinder. Sie lassen sich eigentlich immer sofort einbinden, machen mit, beobachten oder stören von Beginn an so sehr, dass die Eltern keine Zeit haben, ihr Familienthema »hinterm Berg zu halten«.

3.1.6 Altersmischung

Die Kinderanzahl einer MFT-Gruppe in der Jugendhilfe übersteigt in der Regel die Zahl der Erwachsenen. Die Konstellation »Vater, Mutter, Kind« kommt in der Jugendhilfe so gut wie nie vor. Eher treffen sich alleinerziehende Mütter mit vier Kindern von drei verschiedenen Vätern. Dies erzeugt in der Gruppe enorme Unruhe. Das Altersspektrum der Kinder liegt nicht selten zwischen 6 Monaten und 12 Jahren. Da die Familien in der Regel sozial isoliert sind, können sie ihre kleinen Kinder nicht von Bekannten oder Nachbarn betreuen lassen. Es bietet sich kaum eine Gelegenheit, nur mit dem schwierigsten Kind zu kommen. Die MFT-Fachkräfte müssen schnell Kontexte lesen und gestalten können. Für jede Altersgruppe müssen Spiele im Repertoire sein, die Übungen sind der Altersmischung anzupassen. Eine MFT-Gruppe mit solch einem breiten Altersspektrum kommt nur selten in ruhige Fahrwasser. Störungen halten die Gruppe auf Trapp. Die MFT-Gruppe in der Jugendhilfe bietet ein Setting zum Beobachten familiärer Alltagsgestaltung:

- Wie schaffen Eltern einen Rahmen, in dem ihre Kinder Regeln einhalten können, aufmerksam sind, Spiele mitmachen, Aufgaben erledigen, teilen lernen, Versagen oder Verlieren aushalten, Rücksicht nehmen und sich freundlich und offen in der Gruppe zeigen?
- Welche Rolle spielt das Verhalten der Eltern bei der Regulierung und Steuerung der Kinder?
- Wie motivieren Eltern ihre Kinder, wie setzen sie die Regeln durch, wie werden Konsequenzen umgesetzt, wie empathisch sind Eltern ihren Kindern gegenüber, wie wird gelobt, wie Trost gespendet?

Antworten auf diese Fragen geben Familien mit vielen Kindern unwillkürlich durch ihr Verhalten im MFT-Prozess unter den Augen der anderen Familien und der beiden MFT-Fachkräfte. Die Gruppe beobachtet, kommentiert und bewertet das Zusammenspiel der Familienmitglieder. Für die MFT-Fachkräfte ist das Gruppenfeedback der Aufhänger für den anstehenden Arbeitsprozess. Wie kann das Beobachtete verändert werden, sodass sich die Entwicklungsbedingungen der vielen Kinder durch verantwortungsvolle Eltern verbessern.

3.1.7 Verweildauer

Im Gegensatz zur Kinder- und Jugendpsychiatrie besteht im Rahmen der Jugendhilfe immer noch die Möglichkeit, Hilfen für die Familien über einen längeren Zeitraum zu gewähren. Die meisten MFT-Gruppen in der Jugendhilfe bestehen mindestens ein Jahr, häufig sogar länger. Dieser lange Zeitraum bietet viele Möglichkeiten für den Gestaltungsprozess. Die MFT-Fachkräfte können die MFT-Kontexte immer wieder neu rahmen, von wöchentlichen Sitzungen über Tagesworkshops bis hin zu mehrtägigen Reisen. Ebenso bietet die Jugendhilfe die Möglichkeit des aufsuchenden Arbeitens. Was sich in Räumlichkeiten der Träger einfach gestalten lässt, ist in den beengten Wohnungen der Familien oft eine Herausforderung. Schaut die MFT-Gruppe sich das Familienproblem im Hause einer Familie an, ergeben sich noch einmal weitere Möglichkeiten zur Veränderung. Die lange Zeit der Zusammenarbeit schafft ein starkes Zusammengehörigkeitsgefühl der Gruppe. Kaum eine Familie kann ihre Familienprobleme länger als 4 Wochen vor der Gruppe geheim halten. Über die Zeit eines Jahres kann eine Gruppenatmosphäre entstehen, die den Familien Kraft für Veränderungen bereitstellt.

Zunächst sind die Familien von der langen Verweildauer abgeschreckt. Aber schon nach wenigen Wochen entwickeln sich Freundschaften in den Gruppen, die Kinder freuen sich aufeinander, und sozial isolierte Familien lernen ein positives Gruppenklima kennen. Die lange Zusammenarbeit in einer Gruppe stößt Entwicklungen in der Familie an, die lange bestehen bleiben. Die meisten Kinder und Eltern im Jugendhilfekontext kennen Ausgrenzungserfahrungen aus früheren sozialen Gruppen, etwa in der Schule. Aus Vereinen werden die Kinder wegen mangelnder Regelakzeptanz häufig ausgeschlossen. Beziehungsabbrüche sind den Familien vertraut. Umso bedeutsamer ist die Erfahrung, über einen so langen Zeitraum von einer Gruppe, angenommen, gemocht und getragen zu werden. Das Zusammengehörigkeitsgefühl stärkt das Familiensystem nachhaltig. Auch nach Abschluss der MFT-Gruppe bleiben die Familien miteinander verbunden. Nicht selten statten »ehemalige Familien« der laufenden MFT-Gruppe einen Besuch ab. Viele Einrichtungen der Jugendhilfe organisieren jährliche »Ehemaligen-Treffen«. Die MFT-Fachkräfte sind bei diesen Terminen anwesend. Sie übernehmen an diesen Tagen die Rolle der Gastgebenden und bleiben gleichzeitig rahmend im Hintergrund. Das »Fest« lebt von den Gästen und dem, was sie mitbringen und zeigen wollen.

3.1.8 Ort und Zeit

Die banale Frage, wann und wo die MFT-Gruppe stattfinden soll, ist für den Kontext Jugendhilfe eine echte Herausforderung. Viele Träger in der Jugendhilfe verfügen nicht über ausreichend große Räume für MFT-Gruppen dieser Größe. Häufig werden öffentliche Räume aufgesucht, Kitas, Schulen oder Familienzentrum können genutzt werden. Für die Fachkräfte bedeutet das immer einen Auf- und Abbau für die MFT. Die schon beschriebene Altersmischung der Kinder macht einen geeigneten Zeitpunkt für das Gruppentreffen zu einem schwierigen Unterfangen. Die Kleinkinder gehen bis 15 Uhr in die Kita, die Babys sind zu Hause, die Grundschulkinder sind bis 16 Uhr in der Ganztagsschule oder im Hort, manche aber schon um 14 Uhr zu Hause. Die Oberschüler haben um 14.30 Uhr Schulschluss. Deshalb können MFT-Gruppen frühestens um 16 Uhr starten und dauern dann meist bis 19 Uhr. Am Spätnachmittag sind die Kinder erschöpft, und den Eltern graut besonders in der dunklen Jahreszeit vor dem späten Rückweg, denn Familien in der Jugendhilfe verfügen weder über Autos noch über Geld für den öffentlichen Nahverkehr. Schafft es eine Familie, zur MFT zu kommen, ist das eine große Leistung, die von den MFT-Fachkräften gewürdigt werden muss. Die Familien nehmen den Weg und die Zeit in Kauf, wenn die Gruppe sich für sie lohnt. Ansonsten finden Eltern schnell Ausreden und bleiben der Gruppe fern. Große Träger in der Jugendhilfe können Fahrdienste einrichten, um sicherzustellen, dass alle Familien erscheinen. Kleine Träger haben für diesen Service keine Ressourcen.

Viele Träger verlegen MFT-Gruppen wegen des Zeitproblems der Familien auf das Wochenende. Für die Kinder sind Gruppentreffen am Wochenende eine besondere Bereicherung. Befinden Familien sich im Gefährdungsbereich, ist die MFT-Gruppe eine Möglichkeit, den Zustand der Kinder auch am Wochenende zu überprüfen. Auf diese Weise wird die Familie die ganze Woche über im Hilfesystem gesehen. Das schafft Sicherheit und fordert von den Fachkräften im Hilfesystem enormes Engagement.

3.1.9 MFT und Kindesschutz

Im Gesetz zur Weiterentwicklung der Kinder- und Jugendhilfe (KICK 2006) wurde der »Schutzauftrag« bei Kindeswohlgefährdung konkretisiert und insbesondere die Zusammenarbeit zwischen Trägern der freien und der öffentliche Jugendhilfe differenziert und praxisorientiert im Sinne kooperativer Handlungsabläufe weiterentwickelt. Eine besondere Schwierigkeit bei der Abschätzung von Gefährdungsindikatoren ist bei sog. »Multiproblemfamilien« deren punktuelle Anpassungsleistung an das von den Vertretern der Jugendhilfe erwartete Verhalten zum Schutz der Kinder. Daher kommt es immer wieder zu Fehleinschätzungen seitens der öffentlichen Organe, weil Eltern im Kontext der öffentlichen Kontrolle oft keine *intrinsische* und damit nachhaltige und stabile Motivation zur Beendigung ihres gefährdenden Verhaltens zeigen. Die Wahrnehmung der sich im MFT-Setting aktualisierenden inner- und interfamiliären Verhaltens-, Kommunikations- und Beziehungsdynamiken ermöglicht Multifamilientherapeuten einen viel differenzierteren Einblick zur Einschätzung von Gefährdungen, wie er in anlassbezogenen Besuchs- und Beratungssituationen kaum zu gewinnen ist.

In das Gruppengeschehen werden viele realistische Alltagssituationen eingebaut und somit besteht ein unmittelbarer Bezug zum Alltagsleben der Familien. Dies können beispielsweise gemeinsame Spiel-, Lern- und Essenssituationen von Erwachsenen und ihren Kindern sein. Mit einem spezifischen Methodenrepertoire werden Interaktionen zwischen den Familienmitgliedern gezielt initiiert, um Konfliktmuster in den Kommunikations- und Beziehungsdynamiken sichtbar zu machen. Für eine genaue diagnostische Wahrnehmung ist die Teilnahme aller relevanten Familienmitglieder erforderlich.

Der Kontext der MFT ermöglicht es, den Erfordernissen des Kindesschutzes mit einer hohen Anerkennung der Lösungskompetenzen betroffener Familien zu begegnen. Grundlage für nachhaltige Veränderungsprozesse in Familien sollte eigentlich nur die Motivation der betroffenen Akteure sein. Das »Wächteramt« der öffentlichen Jugendhilfe und die damit zusammenhängenden Erwartungen generieren eine »Ambivalenz des Erwünschten«. So sind Probleme der Familien oft längst bekannt, wobei der »öffentliche« Blick nicht selten anhaltenden subtilen oder offenen Widerstand erzeugt. Eltern fühlen sich in der Erziehungskompetenz abgewertet und erleben die Interventionen als Angriff auf die Autonomie ihrer Erziehungsverantwortung.

Die unterstützenden Angebote der MFT ermöglichen in diesem Kontext eine Veränderung der Wahrnehmung, da alle Mitglieder der Familie eingebunden sind. Der gegenseitige Austausch unter den Familien über eigene Erfahrungen, Bedürfnisse und Erwartungen stärkt die Selbstwirksamkeit der Familienmitglieder und lässt sie die Hilfe anders bewerten und erleben. Neben der Aufwertung der Rolle der Erziehungsverantwortlichen erzeugt die MFT einen weiteren wichtigen Effekt: Es wird nicht nur die Beziehungsqualität in der eigenen Familie gestärkt, sondern es werden auch Beziehungen zu anderen Familien aufgebaut. Der Prozess der »Solidarisierung im Leid« und der Auflösung der Idee der »Exklusivität« der eigenen Problemsituation entlastet zum einen und generiert obendrein ein neues Beziehungsnetzwerk mit anderen Familien. Vergleichbar mit bekannten gruppenpädagogischen Prozessen entwickeln sich in diesem Netzwerk Gefühle der Zugehörigkeit, der Sicherheit und des Konsenses hinsichtlich positiver Werte und Haltungen. Die Aktivierung gemeinsamer Erfahrungen einer Hilfs- und Unterstützungskultur kann Folge der Vernetzung sein. Gerade dies sind Grundlagen eines nachhaltigen Kindesschutzes.

Motivationstheoretisch bewegen sich Familien im Kontext der erzieherischen Hilfen zunächst im Bereich der Defizitmotive. Motivationen für Veränderungen setzen daher sinnvollerweise gerade hier an. MFT bedient hier insbesondere soziale

Bedürfnisse (wie Teilhabe und Beziehungsgestaltung) und Ich-Bedürfnisse (Aufmerksamkeit, Wertschätzung). Im weiteren Hilfeprozess bedient MFT aber auch Wachstumsbedürfnisse (wie Kreativität, Perspektiventwicklung, Sinn).

In der MFT werden aus unserer Sicht nachvollziehbar vorrangig Motive, Wünsche und die Hoffnungen der Familien zum Gegenstand und zur Grundlage des gemeinsamen Prozesses in Richtung einer kindesschutzorientierten Gestaltung des familiären Alltags und Zusammenlebens.

3.1.10 Kindeswohlgefährdung

Viele der vom Jugendamt geschickten Familien befinden sich im Gefährdungsbereich. Die Risikofaktoren sowie die Indikatoren für eine mögliche Gefährdung sind im Rahmen der Hilfekonferenz vonseiten des Jugendamtes genannt worden. Zwischen der Familie, der Fallzuständigen des Jugendamtes und den MFT-Fachkräften sind Vereinbarungen getroffen worden, wie eine akute oder drohende Kindeswohlgefährdung abgewendet werden kann. Die Eltern bleiben auch in diesem schwierigen Prozess in der Verantwortung. Sie als Eltern müssen dafür Sorge tragen, dass ihre Kinder in ihrer Entwicklung nicht länger gefährdet sind. Die aufsuchenden Fachkräfte kontrollieren die Auflagen des Jugendamtes immer in Anwesenheit der Eltern. In der MFT-Gruppe macht die Familie mit Unterstützung der Fachkräfte ihre Situation transparent. Es wird wöchentlich besprochen, wie sie vorankommen, welche Unterstützung sie brauchen, um die Auflagen in der vereinbarten Zeit zu erfüllen.

Wird gegen die Auflagen verstoßen und teilen die Fachkräfte die Einschätzung, das Kindeswohl sei gefährdet, wird in der Gruppe mit der betreffenden Familie besprochen, wer das Jugendamt benachrichtigt und wie das weitere Vorgehen ablaufen wird. Die Gruppe unterstützt die Familie dabei. Es kann sogar so weit gehen, dass eine andere Familie die betreffende Familie ins Jugendamt begleitet. Auch im Gefährdungsbereich müssen die Eltern in der Verantwortung bleiben. Die MFT-Gruppe bietet dafür eine große Ressource. Viele andere Familien kennen die Situation, im Zwangskontext agieren zu müssen. Befinden Familien sich nicht mehr im Gefährdungsbereich und stuft das Jugendamt die Familie in den Leistungsbereich ein, feiert die Gruppe diese Entwicklung als großen Schritt. Für die MFT-Fachkräfte ist die Arbeit im Gefährdungsbereich ein hervorragender Rahmen, um ihre Haltung in der MFT auf den Prüfstand zu stellen. Der Leitsatz für Kinderschutz gilt auch im MFT-Kontext: »Wir handeln auch gegen Ihren Willen, aber niemals hinter Ihrem Rücken!«

3.1.11 Resümee

Trotz aller Widrigkeiten breitet sich das »MFT-Virus« in der Trägerlandschaft der Jugendhilfe aus. Wer »infiziert« worden ist, verbreitet die Haltung weiter. Viele MFT-

Fachkräfte beschreiben die Arbeit in MFT-Gruppen als neue Herausforderung und Bereicherung. Die enorme Anstrengung und Belastung wiegt die Zufriedenheit am Ende des Tages auf. Das konsequente Arbeiten an Lösungen, das Aktivieren von Ressourcen und das Suchen nach Veränderungen schafft sowohl bei den Familien als auch bei den Fachkräften ein zufriedenes Gefühl von Wirksamkeit. Das Vertrauen in die Selbstheilungskräfte der Familien wächst sowohl bei den Familien selbst als auch bei den MFT-Fachkräften. Es entstehen Respekt und eine Art Demut vor der Leistung der Familien.

Der Haltungswechsel der Fachkräfte umfasst mehr als nur die konsequente Verantwortungsübergabe an die Eltern. MFT-Gruppen mit Herz und Verstand führen zu können, erfordert mehr als nur eine gute Ausbildung. Wird in MFT-Sitzungen weder gelacht noch gespielt, kommen Familien nicht regelmäßig und gerne in die Gruppen. Die MFT-Fachkräfte lernen sich Stück für Stück weniger wichtig zu nehmen und stattdessen an Netzwerke, Freundschaften und die Fähigkeiten der Familien zu glauben. Die Arbeit mit MFT-Gruppen verlangt von den Mitarbeitenden ein hohes Maß an Selbsterfahrung. Sich über seine eigenen Vorurteile bewusst zu werden und darüber eine Kultursensibilität zu entwickeln, ist die Voraussetzung für eine konsequente wertschätzende Haltung den Familien und ihren Überlebensstrategien gegenüber. Nur mit neugierigen und offenen Menschen lässt sich ein MFT-Prozess gestalten.

Fallbeispiel

Zu Beginn des Hilfeprozesses ist die alleinerziehende Mutter mit vier Kindern von zwei Familienhelferinnen begleitet worden, um für das dritte Kind einen Hortantrag zu stellen. Nach einem Jahr MFT-Gruppe sagt die Mutter zu ihrer Familienhelferin, sie würde sich bei ihr melden, wenn sie Unterstützung beim Jobcenter benötigt. Statt zum Jobcenter zu gehen, fährt sie zusammen mit ihrem ältesten Sohn (16) mit einem Reisebus von Berlin nach München, um ihre 14-jährige, stark übergewichtige Tochter in einer im Umland von München gelegenen Adipositasklinik zu besuchen. Die beiden kleineren Töchter hat sie für den Zeitraum bei einer Familie aus der Nachbarschaft abgegeben. In München angekommen, stellen Mutter und Sohn fest, dass die Fahrkarten für zwei Personen hin und zurück im Ring um München mehr als 28 Euro kosten. Die Mutter hat nur 25 Euro dabei, mit Essen und Trinken für den Tag sind die beiden versorgt. Bei einem Telefonat sieht die Klinik keine Möglichkeit, Mutter und Sohn vom Hauptbahnhof abzuholen. »Schwarzfahren« schätzt die Mutter als zu gefährlich ein. Es gibt also keinen legalen Weg, um die Tochter in der Klinik zu besuchen. Mutter und Sohn fahren deshalb unverrichteter Dinge mit dem Nachtbus zurück nach Berlin.

Ohne die Teilnahme an der MFT-Gruppe hätte die Mutter kein Vertrauen gehabt, eine solche Reise ohne Begleitung von »Profis« überhaupt anzutreten.

Der durch die MFT entstandene Nachbarschaftskontakt hat es ihr ermöglicht, die anderen Kinder in der Zeit versorgt zu wissen. Dass der große Sohn eine Unterstützung sein kann, ist das Ergebnis einer langen Beziehungsarbeit zwischen Mutter und Sohn. Dass die Mutter sich zutraut, Klinikpersonal anzurufen und um einen Gefallen zu bitten, hat sie viel Überwindung gekostet. Die realistische Gefahreneinschätzung, dass man die bayrischen Fahrkartenkontrolleure besser nicht austestet, ist ein Erfolg für die Mutter.

3.2 Intensive Multifamilientherapie als ambulante Hilfe zur Erziehung

Petra Kiehl & Claudia Kollewe

3.2.1 Einleitung

Nachdem wir annähernd 3 Jahre sehr effektiv und erfolgreich in verschiedenen Jugendhilfesettings (Wochengruppe »proFam«, Beratungsstelle) multifamilientherapeutisch gearbeitet hatten, wuchs in uns die Idee für ein eigenständiges, ambulantes MFT-Angebot. Wir erarbeiteten eine Konzeption und begannen im Jahr 2011 mit dem bundesweit ersten ambulanten Intensiv-MFT-Jugendhilfeangebot. Davon soll in diesem Kapitel die Rede sein. In Zusammenarbeit mit dem Jugendamt Hanau wurde das Angebot ein Jahr als »Projekt« installiert und danach, aufgrund des fachlichen Erfolgs, als reguläres Angebot weitergeführt. Die Arbeit findet im Kontext des Albert-Schweitzer-Kinderdorfs (ASK), eines freien Trägers der Jugendhilfe, statt. Für die Kosten der jeweiligen Angebote (stationär, teilstationär, ambulant) gibt es Entgeltvereinbarungen mit den zuständigen Jugendämtern.

3.2.2 Charakteristika unseres Angebots

Wir arbeiten mit einem festen MFT-Team aus zwei MFT-Therapeutinnen. Dies ist eine tragende Säule, zeigte die Erfahrung in unseren anderen MFT-Gruppen doch, dass ein beständiges Team ein wichtiges (Vertrauens-)Element für die Familien ist. Unser Angebot ist für sechs bis acht Familien konzipiert. Wir arbeiten in einem Haus außerhalb der Einrichtung in einem Ortsteil von Hanau, das eigens für MFT-Bedürfnisse umgebaut worden ist.

Für die intensive Arbeit mit den Familien haben wir ca. 480 Arbeitsstunden (berechnet für zwei MFT-Therapeutinnen) angesetzt, die zurzeit jeden Sonntag von 9:30 bis 16:00 Uhr umgesetzt werden. In diesem Stundenumfang sind zwei Wochenenden enthalten, davon eines mit zwei Übernachtungen in einem Seminarhaus außerhalb. Diese beiden Einheiten verstärken den Aspekt der Verdichtung und Intensivierung der Arbeit und der Beziehungen der Familien untereinander.

Jeder Familie stehen zusätzlich 50 Stunden Einzelfallhilfe zu, die als weiteres wichtiges Charakteristikum von jeweils einer der beiden MFT-Therapeutinnen durchgeführt werden. Dabei bleibt die Zuständigkeit während des gesamten Prozesses bei derselben Therapeutin. Es geht in der Einzelfallhilfe darum, Prozesse zu begleiten, die in der Gruppe angestoßen werden.

Fallbeispiel 1

Ein Paar mit einem 4-jährigen Kind hat auf der Beziehungsebene große Probleme. In der MFT-Sitzung melden die anderen Eltern zurück, dass sie bei ihnen wenig Wertschätzung für den jeweils anderen erkennen. In der Elternrunde wird vereinbart, darauf in der nächsten Zeit zu achten. In der Woche danach kommt es im Einzelfamilienkontakt zu einer Situation, in der der Mann sehr liebevoll mit der Tochter umging. Die Frau bemerkt es, reagiert aber nicht darauf. Als ich sie frage, ob ihr eben etwas aufgefallen sei, benennt sie, ihr Partner sei sehr liebevoll zum Kind. Sie schaut die Therapeutin an und fragt: »Könnte ich ihn jetzt loben?«

Fallbeispiel 2

Eine Mutter hatte große Probleme im Umgang mit ihren drei Kindern. Oft redet sie im Beisein ihrer Kinder schlecht über sie. Dies meldet ihr die MFT-Gruppe kritisch zurück, da sie wahrnimmt, dass die Kinder darunter leiden. Die Mutter nimmt sich vor, darauf zu achten, dies nicht mehr im Beisein der Kinder zu tun. Während eines Termins mit der Familie – die Tochter machte am Esstisch Hausaufgaben – beschwert sich die Mutter über die neuesten »Untaten« ihrer Tochter. Eine kurze Erinnerung an ihr Vorhaben vom Sonntag genügt, dass sie sich zurücknimmt. Bald gelingt es ihr zunehmend besser, auf die Verletzlichkeit ihrer Kinder zu achten.

In der Einzelfamilienarbeit gibt es manchmal Themen, die die Eltern (noch) nicht in der Gruppe besprechen wollen. Für uns ist Geheimhaltung und Respekt vor der Privatsphäre des Einzelnen selbstverständlich. Erfahrungsgemäß sprechen die Eltern, wenn sie sich sicher fühlen, alle ihre Themen zu einem späteren Zeitpunkt an.

Fallbeispiel 3

Die größte Angst eines jungen Elternpaares ist, dass in der Gruppe bekannt wird, dass sie eine Zeit lang obdachlos waren. Schon nach 4 Wochen öffnen sie in der Familienübung »Lebensfluss« ihr Thema und sind berührt, wie einfühlsam die Gruppe damit umgeht.

3.2.3 Zielsetzung

Das primäre Ziel der ambulanten MFT-Hilfe besteht darin, die Entwicklungsbedingungen der Kinder zu verbessern, indem die elterlichen Ressourcen aktiviert und erweitert werden. Dies geschieht durch die positive Nutzung des Gruppendruckes im Sinne einer gegenseitigen Unterstützung und Rückmeldung der Familien untereinander. Die Familien sehen sich in den anderen gespiegelt, können voneinander lernen und neue Kompetenzen entdecken. Neue Verhaltens- und Erziehungsmuster lassen sich im Schonraum der Gruppe einüben. Ziel ist, die Familien zu befähigen, die begonnene Arbeit im Alltag weiterzuführen. Gleichzeitig können Stigmatisierung und schambedingte Isolation überwunden werden, und Hoffnung auf Entwicklung kann wieder geweckt werden.

Fallbeispiel 4

Einer alleinerziehenden Mutter fällt es trotz guter Vorsätze schwer, ihre Wohnung in Ordnung zu halten. Die größeren Kinder (10 und 12 Jahre) werfen der Mutter vor, dass sie deshalb keinen Besuch empfangen können. Sie argumentiert, sie könne dies als alleinerziehende Frau nicht leisten. Ein Vater aus der Gruppe macht den Vorschlag, ihr beim Aufräumen und Entrümpeln zu helfen, wenn sie im Gegenzug dafür seinen Sohn am folgenden Nachmittag betreut. Der alleinerziehenden Mutter ist es peinlich, ihr häusliches Chaos zeigen zu müssen. Eine andere Mutter versichert ihr, auch sie habe Probleme mit Ordnung in der Wohnung. Es kommt zu einer gemeinsamen Aufräumaktion von drei Familien, die weiterhin, Monate nach dem Ende der Gruppe, im Kontakt stehen.

Die Familien werden darüber hinaus in ihrem Lebensfeld durch die individuelle Einzelarbeit unterstützt, indem strukturelle Bedingungen (finanzielle Belange, Wohnsituation) geklärt und individuelle Familienprozesse (Psychiatrie-, Schul-, Arzttermine) begleitet werden.

Fallbeispiel 5

Während einer MFT-Sitzung äußert eine depressive Mutter zweier Kinder gegenüber einer anderen Frau aus der Gruppe Selbstmordgedanken, die Letztere uns voller Sorge mitteilt. Wir verwerfen unser geplantes Programm und treffen uns in einer Elternrunde. Dort stellt sich heraus, dass viele der Eltern bereits psychiatrieerfahren sind, und die Gruppe rät ihr zu einer stationären Aufnahme. Nachdem die Betreuung der beiden Kinder geklärt ist, sucht sie gemeinsam mit einer anderen Mutter und einer MFT-Therapeutin die Notaufnahme der psychiatrischen Klinik auf.

3.2.4 Zielgruppe und Auftragsklärung

Die Zielgruppe sind fast ausschließlich entstrukturierte Familien bis hin zu sog. Multiproblemfamilien, die Schwierigkeiten haben, ihren Kindern adäquate Entwicklungsbedingungen zu bieten. Die dabei entstandenen Problemlagen und lang andauernden Belastungen (Schulverweigerung, Selbst- und Fremdgefährdung, mangelnde Versorgung, finanzielle Überschuldung) fördern Fehlentwicklungen oder können auf Dauer zu Kindeswohlgefährdung führen. Wie sich gezeigt hat, können auch Eltern mit augenscheinlich schwachem Reflexionsvermögen oder eingeschränkter Kommunikationsfähigkeit das Hilfeangebot wahrnehmen. Denn einerseits arbeiten wir konzeptionell mit praktischen und handlungsorientierten Übungen, und andererseits bietet die Gruppe viel gegenseitige Unterstützung und Entwicklungsförderung. Ausschlusskriterien sind akute psychische Erkrankungen oder Suchtmittelabhängigkeiten, die einen Verbleib des Kindes in der Familie verhindern.

Das Aufnahmeverfahren sieht vor, die Problemlagen in einem Vorabgespräch mit dem Jugendamt, den Familien und einer Multifamilientherapeutin aus unterschiedlichen Perspektiven zu erfassen. Die Problembeschreibungen werden durch Ideen, Arbeitshypothesen und Zielvorstellungen aller Beteiligten ergänzt und münden in einen gemeinsamen Kontrakt. Als Ergebnis wird bei jeder einzelnen Familie eine konkrete Zielplanung festgeschrieben. Die Verfolgung dieser Ziele wird durch eine feste Zuordnung einer MFT-Therapeutin zu jeweils drei bis vier Familien sichergestellt.

3.2.5 Beschreibung der Arbeit

3.2.5.1 Tagesablauf

Uhrzeit	Aktivität
9:30 Uhr	Ankommen, informeller Austausch, Kinder spielen miteinander
10:00 Uhr	Eingangsrunde und Rückmeldung zu Zielen und Hausaufgaben
10:30 Uhr	Eingangsspiel
10:40 Uhr	Pause
	Die Therapeutinnen stimmen sich ab, ob die vorbereitete Übung passend erscheint oder an die aktuelle Situation angepasst werden muss
10:50 Uhr	Familienübung oder Elternrunde – Kinderrunde
11:30 Uhr	kurze Pause für Teilnehmer, die fertig sind, oder Zeit zum Weiterarbeiten
11:40 Uhr	Großgruppe: Rückmeldung zur Erfahrung beim Arbeiten

12:15 Uhr	Beginn der »Mittagspause«
	Vorbereitung des Mittagsessens (zwei Familien), oft mit Videofeedback
	Tischdecken
	Kinderbetreuung: Die Eltern klären untereinander, wie sie die unter 4-Jährigen während dieser Zeit beaufsichtigen (z. B. während die Eltern kochen)
	Zeit für: – individuelle kurze Beratungssituationen – gemeinsames Essen – Abräumen, Küchendienst
13:30 Uhr	kurzes Spiel
13:40 Uhr	Reflexion der Arbeit vom Vormittag
14:10 Uhr	Zeit für: – Übertragung der Erfahrungen aus der Übung auf den Alltag – Besprechung von aktuellen Themen, die anstehen – familienstärkende Aktivitäten (gemeinsames Spielen, Kooperationsübungen, Videofeedback)
15:15 Uhr	gemeinsames Aufräumen, Planung des nächsten Treffens
15:30 Uhr	Abschlussrunde

Tab. 8: Exemplarischer Tagesablauf

Die Zeiten werden an die Bedürfnisse und Situationen in der Gruppe angepasst. Unsere Erfahrung zeigt, dass es wichtig ist, nach intensiven Familienübungen Pausen und/oder Spiele einzusetzen. Nach emotional tief gehenden Übungseinheiten ist für Kinder wie Erwachsene eine Atmosphäre wichtig, die sie entlastet. Wir setzen Spiele und Pausen sehr individuell und spontan ein und nutzen sie häufig zum Auffüllen der Energie- und Aufmerksamkeitsreserven. Zu Beginn von MFT erscheinen die Spieleeinheiten den Eltern oft peinlich, wenn nicht sogar albern, bis sie erkennen, welche Arbeit ihre Kinder bei den Treffen leisten und was sie dann zum Ausgleich brauchen. Haben sie diese Erfahrung erst einmal gemacht, stehen der Spaß und die Freude am Spiel auch bei den Eltern im Vordergrund.

3.2.6 Gruppenkohäsion

Eine grundlegende Basis für unsere Arbeit ist die Implementierung einer tragfähigen Gruppenkohäsion. Erfahrungsgemäß ist es in einer neuen Gruppe zuerst am wichtigsten, dass sich die Mitglieder mit Namen ansprechen können und Hemmungen abgeschwächt werden. Spiele werden gezielt eingesetzt, um die Familien dabei zu unterstützen. Methodisch arbeiten wir mit Ballrunden, Sandsäckchen, Namen raten und allen Spielen, die uns oder den Familien zum Thema Kennenlernen einfallen. Familienübungen wählen wir anfangs unter dem Gesichtspunkt der Gruppenfindung aus, wie z. B. »Familienwappen«, »Steckbrief«, »Familienhände und -füße«, »Türschild«, »Werbeplakat für mein Kind/meine Familie« oder »Familiencollage«.

Von Anfang an ist es uns ein wichtiges Anliegen, dass die Familien ihre Ressourcen und Stärken wieder neu entdecken oder kennenlernen. Deshalb setzen wir auf das »Schatzkästchen«, das jede Familie sich selbst baut. In ihrem Kästchen sammeln die Familien positive Rückmeldungen, gelungene Momente, Stärken ihrer Kinder oder andere »Aha-Erlebnisse«. Durch das gemeinsame Gestalten des Schatzkästchens können selbst die Kleinsten ihr Kästchen immer wieder identifizieren.

Unsere Gruppe entwickelte sich von einer geschlossenen zu einer halboffenen: Nach 6-monatiger Arbeit mit unserer »Ur-Gruppe« wurden die ersten beiden Familien verabschiedet und neue Familien aufgenommen, und seither arbeiten wir als halboffene Gruppe. Die Integration neuer Familien unterstützen wir durch das Prinzip der Patenfamilien. Diese zeigen den Neuen die Räumlichkeiten, stellen sie den anderen Familien vor, erklären ihnen erste Besonderheiten von MFT und bleiben für die Familie Ansprechpartner in der ersten Zeit. In den Tagesablauf bauen wir zusätzlich die Einheit »Was Familie X. wissen muss, um hier gut arbeiten zu können« ein. Dazu tragen im Sinne eines Brainstormings alle Kinder und Eltern zusammen, welche Regeln sich die Gruppe gegeben hat, und erstellen gemeinsam ein Plakat.

Den Wert einer gelungenen Gruppenkohäsion erkennen wir unter anderem daran, dass Familien eigenständig und verantwortungsbewusst Aufgaben übernehmen und regeln wie z. B. die Organisation der gemeinsamen Mittagsmahlzeiten. Ein besonderes Erlebnis, das zeigt, wie viel Vertrauen die Familien sich entgegenbringen, hatten wir vor einem anstehenden Hilfeplangespräch zweier Familien mit derselben Jugendamtsmitarbeiterin. Beide Familien wünschten, das Gespräch gemeinsam zu nutzen, da sie sich in der Gruppe intensiv mit den Zielen der Familien auseinandergesetzt hatten. Für die Jugendamtsmitarbeiterin war ein solcher Wunsch völlig neu, und es überraschte sie positiv, wie ehrlich und kritisch sich die Familien gegenseitig Rückmeldung über ihre Ziele und Perspektiven gaben.

3.2.7 Stärkung des Selbstwertgefühls

Die Stärkung des Selbstwertgefühls von Eltern und Kindern wie auch die Förderung der Eigenverantwortlichkeit der Eltern für ihr Kind sind zentrale Schwerpunkte der Gruppenarbeit. Durch gegenseitige Rückmeldungen der Familien über beobachtete Schwierigkeiten, Stärken und Ressourcen entsteht eine Art »Treibhauseffekt«, der die Familien zur Erarbeitung eigener Lösungsideen aktiviert und zu ständigem Perspektivwechsel anregt. Die Familien erleben sich nicht nur als »Beratene«, sondern auch als »Berater« und Experten in Erziehungsfragen, was zu einer nachhaltigen und effizienten Hilfe führt.

Fallbeispiel 6

Eine Mutter von zwei entwicklungsverzögerten Kindern im Alter von 8 und 12 Jahren schildert im häuslichen Umfeld wenige Probleme. Im schulischen Kontext dagegen ist es zu wiederholten Unterrichtsausschlüssen aufgrund von nicht angemessenem Verhalten gekommen. Da beide Kinder Förderschulen besuchen, ist an einen Schulwechsel nicht zu denken. Frau X. erhält fast täglich Anrufe von den Lehrkräften oder muss ihre Kinder zur Schule begleiten, da es auf dem Schulweg zu problematischen Situationen gekommen ist. Frau X. ist sehr engagiert, sieht aber keinen Zusammenhang zwischen den schulischen Problemen und ihrer elterlichen Einwirkung. In der Gruppe wird ihr von den anderen Eltern rückgemeldet, sie ignoriere problematische Situationen mit ihren Kindern und müsse mehr Präsenz zeigen. Wochenlang arbeiten die Eltern mit ihr an dem Thema und zeigen ihr immer wieder alternative Handlungsmöglichkeiten auf. Frau X. wird dadurch ihren Kindern gegenüber sicherer und klarer und gewinnt zunehmend an Selbstbewusstsein. Sie fasst den Entschluss, besser für sich selbst zu sorgen und mehr auf ihre eigenen Bedürfnisse (Treffen mit Freundinnen, Arbeitssuche) zu achten. Erst am Ende unseres Hilfeangebots lassen die schulischen Probleme merklich nach, und die Kinder melden zurück, sie dürften sogar wieder an Klassenfahrten und Ausflügen teilnehmen.

3.2.8 Intensivierung und Stärkung der Bindung

Die Intensivierung und Stärkung der Bindung zwischen Kindern und Eltern ist eines unserer wichtigsten Anliegen, da viele innerfamiliäre Schwierigkeiten und Probleme Ausdruck fehlender Bindungssicherheit sind. Wir erfahren in der Arbeit mit den Familien, dass die Beziehungen in der Familie sich schon nach relativ kurzer Zeit zum Positiven verändern und dann nachhaltig tragfähig bleiben.

Fallbeispiel 7

Eine Mutter ist mit ihrem 3-jährigen Kind aus dem Frauenhaus direkt in unsere Gruppe gekommen. Im Aufnahmegespräch erleben wir sie ihrem Kind gegenüber sehr distanziert und abweisend. Sie erzählt, sie gehe mit ihrer Tochter nicht in die Öffentlichkeit, da diese immer wegläuft, schreit oder sie durch andere Verhaltensweisen in peinliche Situationen bringt. Die Mutter wirkt völlig überfordert, in sich gekehrt und hat kaum Kontakt zu anderen. Zu Beginn haben wir Bedenken, ob MFT für diese Familie eine Unterstützung sein kann. Die Mutter kommt anfangs nur schwer mit den anderen Familien in Kontakt und erlebt ihre Tochter meist als zu laut und zu störend. Andere Eltern machen ihr Mut und raten ihr, sich mehr Zeit für positive Erlebnisse mit ihrer Tochter zu nehmen. Die Mutter beginnt sich durch die MFT-Übungen und gemeinsamen Aktivitäten (Spielplatzbesuch in der Pause, kochen für die Gruppe) intensiver auf ihr Kind und die Gruppe einzulassen. Wir erleben sie zunehmend besser im Kontakt mit ihrer Tochter, und es ist für uns fast »unfassbar«, als wir sie eines Sonntags mit ihrer Tochter Fangen spielen sehen und erkennen, dass beide viel Freude dabei haben. Nach 7 Monaten hat sie sich ein kleines, soziales Netzwerk aufgebaut, nimmt auch minimale positive Veränderungen an ihrem Kind wahr und sagt: »Es ist gut, dass meine Tochter mir nicht mehr peinlich ist.«

Fallbeispiel 8

Eine Familie mit vier Jungen im Alter von 4 bis 16 Jahren berichtet in der MFT-Gruppe über Probleme mit dem ältesten Sohn und denkt über eine Fremdplatzierung nach. Die Mutter sagt: »Diese Maßnahme ist mein letzter Versuch, etwas zu verändern; wenn das nicht klappt, dann wird er untergebracht, und wenn sein jüngerer Bruder so weiter macht, dann auch er. Ich kann nicht mehr.« Die Familie eröffnet schnell viele anstehende Themen (nicht eingehaltene Versprechungen seitens der Eltern, Gefühle der Vernachlässigung, Eifersucht, Lügen). Durch die weitgefächerte Alterspanne der Kinder finden sich immer andere Familien, die diese Probleme kennen und mit der Familie gemeinsam an Lösungen arbeiten. Der Wendepunkt kommt, als die drei älteren Jungen den Muttertag »vergessen«: Die Mutter ist wütend, enttäuscht und fühlt sich zurückgesetzt und nicht anerkannt. Also arbeiten wir an diesem Sonntag in einer Mütterrunde, einer Väterrunde und einer Kinderrunde zum Thema »Gefühle und Enttäuschungen«. Alle Gruppen stellen fest, wie stark unausgesprochene Erwartungen und Gefühle wirken und unzufrieden machen können. Diese gemeinsame Erfahrung löst tiefe Emotionen aus und führt zu einer allgemeinen Bereitschaft, die eigenen Gefühle und die der anderen bewusster wahrzunehmen. Mit diesem Tag verändert sich die familiäre Atmosphäre gravierend: 3 Jahre später kommt die Rückmeldung, dass alle Familienmitglieder weiterhin zusammenleben, ihre Konflikte besprechen können und Individualität erlaubt und geschätzt wird – ursprünglich ein Ziel der Familie.

3.2.9 Bearbeitung von Konfliktsituationen

Zur Bearbeitung von Konfliktsituationen nutzen wir den Einsatz von Videofeedback. Dies erleichtert, Distanz zum eigenen Verhalten zu erleben sowie einen Perspektivenwechsel vorzunehmen.

Fallbeispiel 9

An einem MFT-Wochenende kommt es vermehrt zu Streitsituationen zwischen einem 10-jährigen Jungen und anderen Kindern. Sein 3 Jahre älterer Bruder sonnt sich in der positiven Aufmerksamkeit seiner Eltern. Während des Videofeedbacks zu einer Konfliktsituation wird deutlich, dass der ältere Bruder hinter dem Rücken der Eltern den Jüngeren animiert hat, ein anderes Kind zu schlagen. Für die Eltern ist diese Situation völlig neu, und sie wissen im ersten Moment nicht, wie sie dies bewerten und darauf reagieren sollen. Aus der großen Rückmelderunde nehmen die Eltern viele neue Ideen mit.

Erfahrungsgemäß gibt es immer wieder Situationen, in denen wir MFT-Therapeuten uns aktiv aus Prozessen zurücknehmen können. Eltern, aber auch Kinder lernen sich eigenständig und eigenverantwortlich mitzuteilen und auszutauschen. Wir verlassen ganz bewusst den Gruppenraum, um diese Prozesse zu forcieren.

Fallbeispiel 10

Einige Eltern thematisieren die ungleiche Beteiligung an den hauswirtschaftlichen Tätigkeiten (Spülen, Aufräumen, Saubermachen) vor und nach MFT. Dem Anliegen geben wir in einer Elternrunde Raum. Nach wenigen Minuten sind die Eltern so gut im Gespräch, dass wir uns zurückziehen. Nach 20 Minuten stellen uns die Eltern ihr Ergebnis im Rahmen eines »Plans« vor, der lange tragfähig umgesetzt wird.

Sehen die Familien Regelungsbedarf im Gruppenkontext, ist es uns wichtig, dass er zwischen den Familien verhandelt wird und nicht wir die »Bestimmer« sind.

Fallbeispiel 11

Einige Gruppenmitglieder äußern ihren Unmut über andere Eltern, die ständig ihr Handy in Gebrauch haben und fordern von uns eine Regelung. Wir geben die Entscheidung darüber an die Gruppe zurück. Nach einer hitzigen Diskussion einigen sich die Familien auf die Regel, Handys nur im Notfall in der Pause einzuschalten. Den Eltern ist wichtig, auch die Pausen zum gemeinsamen Austausch zu nutzen und nicht durch die Technik zu blockieren.

3.2.10 Verabschiedung

Nach 9 Monaten ist in der Regel das Ende der aktiven MFT-Zeit erreicht, und die Familien werden aus der Gruppe verabschiedet. Das letzte Gruppentreffen beinhaltet immer Übungen, die einen Rückblick auf das Erreichte und Geleistete und die gemeinsam verbrachte Zeit geben, wie beispielsweise das Legen einer »Timeline« oder Arbeiten mit Symbolen unter Beteiligung aller Gruppenmitglieder. Die scheidende Familie bekommt ein Album überreicht, das sie mithilfe von Fotos und Übungsbeschreibungen an ihre Zeit in der MFT-Gruppe erinnert. Das Schatzkästchen mit den gesammelten Ressourcen und Stärken ist ein weiteres Requisit, das die Familien nach Hause begleitet, genauso wie die Familienarbeiten und -plakate, falls sie nicht bereits mitgenommen worden sind.

Anschließend an die aktive Phase hat jede Familie die Möglichkeit, an den *Ehemaligen-MFT-Treffen* teilzunehmen, die einmal monatlich 3-stündig stattfinden, um sich weiterhin mit anderen »Ex-MFT-lern« auszutauschen, von Erfolgen zu berichten oder die Unterstützung der anderen in Anspruch zu nehmen. Dieses Angebot nutzen viele Familien sehr rege. Ursprünglich war die Dauer auf ein halbes Jahr begrenzt; da wir inzwischen mit einer halboffenen Gruppe arbeiten, können Familien aber auch länger daran teilnehmen. Einige Familien kommen seit Jahren immer wieder mal in das Treffen. Sie bringen ihre aktuellen Themen ein und besprechen sie mit den anderen Familien. Die Offenheit gegenüber anderen, »neuen« Familien erleichtert ihnen einerseits den Austausch, andererseits bietet es die Möglichkeit zur Erweiterung ihrer sozialen Kontakte.

Fallbeispiel 12

Eine Mutter berichtet, es falle ihrer Tochter schwer, sich eine Praktikumsstelle zu suchen (Hemmungen, mangelndes Selbstvertrauen). Im Austausch mit den anderen Familien bietet sich spontan eine 18-Jährige an, sie zum Bewerbungsgespräch zu begleiten. Schon am Tag darauf hat die Tochter einen passenden Praktikumsplatz. Beim nächsten Treffen beschreibt sie, wie leicht es für sie war, sich der Herausforderung gemeinsam mit einer anderen Jugendlichen zu stellen.

3.2.11 Therapeutisches Zusammenspiel

Seit fast 8 Jahren arbeiten wir als Team gemeinsam in unterschiedlichen MFT-Kontexten. Anfangs waren wir sehr darauf fokussiert, wer jeweils die Therapeutin und die Kotherapeutin ist. Wir planten jedes Treffen sehr dezidiert und legten vorab fest, wer wann welche Rolle einnimmt, erkannten jedoch bald, dass dies für uns gar nicht nötig war. Heute bewegen wir uns in einem Raum, der es uns möglich macht, sehr individuell mit den Familien zu arbeiten. Die Therapeutin weiß ihre Kotherapeutin als Unterstützung im Hintergrund, die die Gruppe im Blick hat und gegebenenfalls eingreifen kann, wenn sie denkt, dies sei erforderlich. Sie kann sich sicher sein, dass ihre Kollegin den Prozess wachsam verfolgt und ihr den »Rücken freihält«. Durch die jahrelange konstruktive Zusammenarbeit sind Absprachen meist nicht mehr erforderlich oder werden bewusst transparent vor der Gruppe diskutiert.

Auch heute noch gehen wir in jeden MFT-Termin mit einer genauen Planung, sind aber immer offen für die Themen der Familien und bereit, den Ablauf bei Bedarf neu zu strukturieren. Um diese Arbeit vertrauensvoll in einer Gruppe durchzuführen ist uns wichtig, möglichst konkurrenzfrei miteinander zu arbeiten.

Dazu war und ist es bedeutend, fachliche und kollegiale Supervision zur Unterstützung in Anspruch zu nehmen.

Deutlich wird dieser Prozess besonders an der Schnittstelle zur Einzelfamilienarbeit in der MFT-Gruppe. Kollegin A. kennt eine Familie, für die sie in der Einzelarbeit zuständig ist, intensiver und ist ihr oft emotional enger verbunden. Diese »Verbundenheit« kann im MFT-Prozess verhindern, dass Kollegin A. kritischer nachfragt als Kollegin B., die mehr professionellen Abstand zu dieser Familie hat. Diese Besonderheit reflektieren wir immer wieder neu und entwickeln daraus eine gemeinsame Arbeitsstrategie. Dabei kommt uns zugute, dass wir offen miteinander umgehen und uns konstruktiv kritisch auseinandersetzen können.

3.2.12 Bilanz

Unsere positiven Erwartungen an die ambulante MFT-Arbeit haben sich nach 7-jähriger Praxis mehr als erfüllt. Besonders beeindruckend ist es immer wieder zu sehen, wie schnell sich Familien miteinander vernetzen und austauschen. So sagte eine Mutter einmal in der zweiten Sitzung: »Ich habe mich jetzt schon mehr geöffnet und mehr von uns erzählt als in 2 Jahren Familienhilfe!«

Wir stellen immer wieder fest, dass Familien mit unvorhergesehenen Themen andere Familien finden, denen diese Thematik vertraut ist. So gab es z. B. einmal einen Austausch unter »Experten«, der uns bis heute beeindruckt:

Fallbeispiel 13

Eine Mutter spricht über ihre eigene Alkoholabhängigkeit; das hilft einem Vater, sich als »trockenen Alkoholiker« zu outen, bei drohender Fremdplatzierung seines Sohnes; und dies wiederum motiviert zwei andere Eltern offenzulegen, dass auch eines ihrer Kinder aus der Familie genommen und fremd untergebracht worden ist.

Faszinierend ist für uns, immer wieder zu sehen, mit wie viel Freude und Engagement die Familien die gemeinsame Zeit gestalten, obwohl belastende Familienthemen und innerfamiliäre Konflikte bearbeitet werden.

In der Eingangsrunde fällt von Kindern oft der Satz »Mir geht es gut, weil heute MFT ist.« Die Ernsthaftigkeit und Ausdauer, mit der sich auch die Kinder in die MFT-Arbeit einbringen, ist jede Woche aufs Neue erfahrbar. Die tief gehenden und qualifizierten Rückmeldungen der Kinder sind immer wieder bemerkenswert.

Fallbeispiel 14

Ein 7-jähriger Junge zieht sich nach einem Konflikt mit seinem Vater in den Nebenraum zurück und lässt sich weder von den eigenen noch von anderen Eltern zur weiteren Teilnahme an der Gruppe bewegen. Ein 12-jähriges Mädchen macht den Vorschlag, von »Kind zu Kind« mit ihm zu reden, da Kinder eine eigene Sprache untereinander hätten und ein eigenes Verständnis füreinander. Ihr gelingt es, den Jungen innerhalb von 3 Minuten in die Gruppe zurückzuholen.

Dies alles bestätigt uns immer wieder, wie wichtig es ist, mit der ganzen Familie und im Multifamilienkontext zu arbeiten. Uns ist bewusst, dass MFT sicherlich kein »Allheilmittel« für jede Familie sein kann. Wie unsere Erfahrungen jedoch zeigen, sind bei den Familien, die sich auf diese Hilfeform einlassen, nachhaltige positive Veränderungen zu beobachten.

3.3 Multifamilienarbeit im Kita-Bereich

Heike Lukas

3.3.1 Entwicklung

Im Rahmen eines gemeinsamen Pilotprojekts des Leinerstift e. V., Kinder-, Jugend- und Familienhilfezentrum in Großefehn, Niedersachsen, und des niedersächsischen Landkreises Aurich, wurde 2014 beschlossen, MFT im Bereich Kindertagesstätten versuchsweise anzuwenden.

Zunächst sammelten interessierte Kita-Teams Beobachtungen und Besorgnisse: Wie sie berichteten, brachten einige Familien morgens ihre Kinder und holten sie mittags schnell ab, ohne bei den Übergaben irgendwelche Gespräche zu führen. Diese Eltern wirkten gehetzt, genervt oder schienen sozial isoliert zu sein, ohne sichtbare Kontakte zu anderen Eltern. Weiter stellten die Erzieher fest, dass manche Eltern sich nur schwer zu intensiveren Gesprächen über ihre Kinder einladen ließen. Zudem beobachtete das Kita-Team oft problematische Kommunikations- und Verhaltensmuster zwischen Eltern und Kind. Des Weiteren beklagte das Team, dass einige Eltern sich aus allen gemeinschaftlichen Aktionen herauszogen und kein Interesse zeigten, sich im Rahmen der Kita für ihr Kind zeitlich überhaupt zu engagieren. Bei einigen Müttern wurde völlige Überlastung und Stress beobachtet. Aus den Erzählungen einiger Kinder ließ sich schließen, dass im häuslichen Bereich kaum noch Zeit zum Spielen, Vorlesen oder Anschauen eines Buches vorhanden war. Andere Kinder wiederum schienen überbehütet zu sein und von ihren Eltern wenig Möglichkeiten zum Explorieren und Experimentieren zu erhalten.

Zusammen mit dem Kita-Team wurden vier Multifamilienvormittage geplant, die alle 3 Wochen stattfinden sollten. Das Team gestaltete eine Einladung unter dem Motto »Denn Zeit ist das größte Geschenk« und bat jede Familie, etwas für ein gemeinsames Frühstück mitzubringen. Spiel und Spaß, aber auch Austausch und Bewegung sollten den Schwerpunkt des Vormittags bilden. Die Erzieher waren anfangs sehr unsicher und mussten immer wieder motiviert werden, bei diesem Experiment mitzumachen. Auflockerungsspiele sollten einen Schwerpunkt bilden, entweder ritualisiert eingesetzt oder spontan dem Gruppengeschehen angepasst. Das gemeinsame Frühstück war recht früh angesetzt, da die 3- bis 5-jährigen Kinder im Alltag gewohnt waren, früh zu essen. Danach sollte es mit einem Spiel weitergehen, gefolgt von einer Familienübung. Nach einer kurzen Reflexion sollte der Familienvormittag mit einem Abschlussspiel und einem gemeinsamen Abschiedslied enden.

Die Erzieher der Kita hatten große Bedenken, ob die Eltern das Angebot annehmen. Ihre größte Besorgnis war, dass sie sich in einer ungewohnten und neuen Rolle befinden würden und sich nicht verantwortlich für die Kinder fühlen dürften. Sie meinten, viele Eltern würden therapeutische Angebote in den Räumlichkeiten einer Kita nicht akzeptieren. Weiter konnten sich die Erzieher nicht vorstellen, mit 10–15 Familien – also insgesamt 20–35 Teilnehmern – in einem Raum zusammen einen Vormittag zu verbringen. Die klare und sichere Haltung der Multifamilientherapeutin war sehr wichtig, um die Kita-Mitarbeiter für dieses Angebot und zur Mitgestaltung zu motivieren. Schließlich konnten sich zwei Erzieher aus dem Kita-Team gut vorstellen, das Angebot zusammen mit zwei MFT-Trainerinnen durchzuführen. Ein Mitarbeiter des Kita-Teams verfügte über eine psychomotorische Zusatzausbildung und hatte fantasievolle Spiel- und Bewegungsideen, die heute noch das Angebot prägen.

3.3.2 Ablauf des Kita-Multifamilienvormittags

Uhrzeit	Aktivität
8:30–8:45	Aufbau des Frühstückbuffets mit den Eltern und Kindern
8:45–9:00	Eltern und Kinder werden getrennt:
	Elternrunde: Begrüßung der Eltern durch die MFT-Trainer, Vorstellung der Trainer, Information über den Tagesablauf, Fragen beantworten, Austausch
	Kinderrunde: Begrüßung der Kinder durch die ihnen bekannten Erzieher, Bewegungsspiel oder Lied
9:00–9:15	Verantwortungsübernahme im Kreis
9:15–10:00	Begrüßungslied als Anfangsritual (z. B. »Ecken und Kanten«)
	Spiel, z. B. »Löwenjagd« oder »Türmchenspiel« (Abschn. 3.3.2)
10:00–10:30	Pause mit Frühstücksbuffet
10:30–10:35	Rückmeldung über die Pause, mit Fokus auf gegenseitiger Wertschätzung
10:35–10:45	kurzes Spiel mit Hinführung zum Hauptthema und der entsprechenden MFT-Übung zum Konzentrieren
10:45–11:15	MFT-Übung, z. B. *»Traumhäuser«, »Familienwappen«, »Familie in Tieren«, »Wohlfühlblume«*

11:15–11:25	kurze Pause
11:25–11:45	kurzes Vorstellen der Familienarbeiten
11:45–11:55	Spiel, z. B. »Bello, Bello, dein Knochen ist weg« (Abschn. 3.3.2)
11:55–12:00	Abschlusslied

Tab. 9: Zeitlicher Verlauf des Kita-Multifamilienvormittags

Die Verantwortungsübernahme war für viele Eltern anfangs eine sehr schwierige Hürde. Sie waren manchmal sehr unsicher, und so machten die MFT-Trainerinnen die Verantwortungsübernahme sichtbar mithilfe eines Flipcharts und den beiden darauf geschriebenen Sätzen: »Ich bin heute für dich verantwortlich. Ich passe heute auf dich auf.«

Die Kinder genossen diese Situation meistens sehr, und es kam oft zu einer sehr positiven Entwicklung in der Art, wie sich Eltern und Kinder bei der täglichen Übernahme beim 1. MFT-Vormittag und an den folgenden MFT-Terminen verhielten: Einige Eltern waren anfangs sehr distanziert, bis hin zum 3. oder 4. MFT-Termin, an denen es oft zu innigen Umarmungen und Liebkosungen kam. Ein Junge, der anfangs große Probleme hatte, seine Mutter anzuschauen und anzufassen, berichtete ganz stolz: »Das machen wir jetzt auch abends, wenn ich ins Bett gehe.« Die Mutter bestätigte, dass die Verantwortungsübernahme abends zu einem innigen Ritual geworden ist. Sie berichtete, dass es nun zu Kuschelsituationen kommt, die früher nur sehr selten waren.

3.3.3 Beispiele für MFT-Übungen und Aktivitäten

MFT-Übung: »Türmchenspiel«

Einsatzmöglichkeiten: Wenn die Gruppe unruhig wird, nach einer Pause oder bei Nachlassen der Konzentration.

Ablauf: Alle Familien verteilen sich im Raum und bauen vor sich einen Turm aus Schuhkartons oder Schaumstoffbausteinen auf. Mit mehreren weichen Bällen versuchen die Familien, die Türme anderer Familien umzuwerfen, während sie den eigenen Turm davor schützen, umgeworfen zu werden.

Ziel: Bewegung in die Familien und die Gruppe bringen, Kinder können sich kurz austoben, Eltern werden an ihre Kinderzeit erinnert.

Materialien: Große Schuhkartons oder Schaumstoffbausteine, drei bis vier weiche Bälle.

Erklärung der Gruppenaktivität: »Liebe Kinder, liebe Eltern! Jede Familie darf jetzt einen Turm bauen. Gleich bekommt ihr Bälle, und dann könnt ihr, wenn ihr einen Ball gefangen habt, versuchen, mit dem Ball den Turm einer anderen Familie umzuwerfen. Die Türme dürft ihr ganz schnell wieder mit euren Eltern aufbauen. Ihr dürft eure Türme vor den Bällen auch schützen. Das Festhalten der Türme ist nicht erlaubt. Und los geht's!«

MFT-Übung: »Löwenjagd«

Einsatzmöglichkeit: Als regelmäßig eingesetztes Ritual geeignet.

Ablauf: Alle Eltern und Kinder sitzen im Kreis nebeneinander auf den Knien, sodass die Hände auf die Oberschenkel klatschen können.

Ziel: Die Übung ermutigt ängstliche Kinder, aus sich herauszugehen. Sie stärkt das Selbstbewusstsein und fördert die Koordination der Hände und Arme.

Erklärung der Gruppenaktivität: Der MFT-Therapeut spricht den *Text* laut vor und lädt alle ein, mitzusprechen und die Bewegungen (in Klammern) mitzumachen:

»Ich geh auf Löwenjagd, ich geh auf Löwenjagd, ich habe keine Angst, ich habe keine Angst, ich hab auch ein Gewehr dabei und auch ein großes Schwert. Uh!« (Im Takt auf die Schenkel klopfen, bei »keine Angst« Kopf verneinend bewegen, bei *»Uh«* die rechte Hand ruckartig nach oben strecken. *»Was ist denn das? Ein Fluss!«* (Wellenbewegung mit der Hand). *»Ich kann nicht rechts vorbei, Ich kann nicht links vorbei«* (Nach rechts bewegen, dann nach links bewegen.) *»Ich kann mitten durchschwimmen«* (Schwimmbewegung.) *»Ich geh auf Löwenjagd, ich geh auf Löwenjagd, ich habe keine Angst, ich habe keine Angst, ich hab auch ein Gewehr dabei und auch ein großes Schwert. Uh! Was ist denn das? Ein Berg«* (Einen Berg mit Spitze deuten.) *»Ich kann nicht rechts vorbei, ich kann nicht links vorbei«* (Nach rechts drehen, dann nach links drehen.) *»Ich kann oben drüber klettern«* (Mit Beinen klettern andeuten.) *»Ich geh auf Löwenjagd, ich geh auf Löwenjagd, ich habe keine Angst, ich habe keine Angst, ich hab auch ein Gewehr dabei und auch ein großes Schwert. Uh!«* (Bewegung wie oben.) *»Was ist denn das? Eine Höhle«* (Höhle andeuten.) *»Eine Mähne? Spitze Zähne? Ein Löwe?«* (Mähne formen, mit Zeigefingern am Mund spitze Zähne formen.) *»Ich war auf Löwenjagd. Ich war auf Löwenjagd. Ich hatte keine Angst! Ich hatte keine Angst! Ich hatte ein Gewehr dabei und auch ein großes Schwert! Uh!«* (Bewegung wie oben, nur sehr schnell.)

MFT-Übung: »Bello, Bello, dein Knochen ist weg«

Einsatzmöglichkeit: Diese Übung verstehen auch sehr kleine Kinder schnell und spielen begeistert, aber ruhig und konzentriert mit. Es ist ein sehr ruhiges Spiel und lässt eine unruhige Gruppe innerhalb kürzester Zeit zur Ruhe kommen.

Ziel: Dieses Spiel hilft kleinen Kindern dabei, sofort leise zu werden und sehr konzentriert zu sein.

Ablauf: Alle Kinder und eventuell ihre Eltern setzen sich in einen Kreis. Nun wird der erste »Hund« Bello ausgewählt. Das ausgewählte Kind legt sich in die Mitte des Kreises auf den Bauch. Es soll die Augen schließen und mit den Händen die Augen zusätzlich verdecken. Dann wird ein Kind ausgewählt, das den »Knochen« (einen kleinen Bauklotz) auf den Rücken von »Bello« legt. Dabei müssen alle ganz leise sein. Nun wird ein Kind ausgewählt, das Bello vorsichtig den »Knochen« wegnehmen darf und sich dann wieder zurück in den Kreis setzt. Den »Knochen« versteckt das Kind hinter seinem Rücken. Auch alle anderen Kinder verstecken ihre Hände hinter ihrem Rücken. Nun singen alle: »Bello, Bello, dein Knochen ist weg! Wer hat ihn nur versteckt?« Nun muss »Bello« den Knochen suchen. Das Kind, das den Knochen versteckt hatte, ist nun der neue »Bello«.

Materialien: Ein kleiner Bauklotz.

3.3.4 Erfahrungen des Kita-Teams und der Familien

Inzwischen ist das beschriebene Angebot in drei verschiedenen Kitas erfolgreich durchgeführt worden. Alle Kita-Teams waren erstaunt, wie positiv die Eltern das Angebot annahmen. Es gab zwar einige Eltern, die nur einmal kamen und bei denen dann meist wieder die angeblich fehlende Zeit im Vordergrund stand. Bei anderen Eltern waren die Erzieher sehr überrascht: Sie hatten die Eltern zusammen mit ihren Kindern noch nie so fröhlich und kreativ erlebt. Die Kontakte der Eltern untereinander intensivierten sich teilweise. Es wurden Tipps in jeglicher Hinsicht ausgetauscht und neue Kontakte geknüpft. Ausgegrenzte Familien trafen sich in der Freizeit mit sozial besser eingebundenen Familien. Kinder, die noch nie Besuch bekommen hatten, baten ihre Eltern, gegenseitige Einladungen auszusprechen und wahrzunehmen. Eltern, die vorher nur schwer vom Kita-Team zu erreichen waren, wurden offener und zeigten mehr Interesse an einem kurzen Gespräch bei der Übergabe und der Bring- und Abholsituation im Kita-Alltag. Die Verantwortungsübernahme, die alle zunächst als befremdlich empfunden hatten, gewann bei Eltern und Kindern immer mehr an Bedeutung. In allen drei Kitas fiel es den am Angebot direkt beteiligten Mitarbeitern nach eigener Aussage sehr schwer, bei Schwierigkeiten oder Fragen der Kinder *nicht* zu reagieren, sondern auf die Eltern zu verweisen und diese an ihre Verantwortung zu erinnern.

Eine Auswertung erfolgte durch einen anonymisierten Fragebogen, den die Familien bei der jeweils letzten Sitzung ausfüllten. Ein Elternpaar vermerkte darin: »Wir haben diese Zeit so sehr genossen … ich habe mein Kind mit anderen Kindern erlebt. Ich bin ganz erstaunt, wie meine Tochter klarkommt. Ich dachte, die ist schüchtern.« Eine Mutter berichtete, sie habe noch nie so lange mit ihrem Kind am Stück gespielt, getanzt und gelacht. Die Spiele hätten sie inspiriert, und sie würde jetzt auch zu Hause mit ihrem Kind mehr spielen, da alles viel einfacher sei: »Ich verspreche ihr ein Spiel, und dann klappt auch das andere, was sonst nicht gut klappte.« Einige Eltern berichteten, sie hätten viel über andere Familien erfahren und wüssten jetzt, wie andere Familien ähnliche Schwierigkeiten angehen und lösen: »Das hat uns Mut gemacht.« Andere Familien erzählten, sie hätten neue Freunde gewonnen und diese Familien auch schon besucht. Eine Mutter sagte: »Mein Sohn hat jetzt auch Freunde und besucht auch mal ein anderes Kind, sonst saß er nur vor dem Fernseher.« Ein Vater zeigte sich überrascht, dass sein Sohn so gut mitgemacht hatte und sich so lange konzentrieren konnte, denn zu Hause würde er sich nur verweigern. Eine Mutter sagte: »Ab jetzt wollen wir es zu Hause lockerer und mit mehr Spaß angehen … einfach mal als Mutter … Mutter sein ohne Stress. Es war richtig toll!«

3.4 Multifamilienarbeit mit Mädchen aus der »Emo-Szene«[12]

Heike Lukas

3.4.1 Einleitung

In diesem Kapitel wird ein außergewöhnliches Projekt vorgestellt – vier MFT-Sitzungen mit jugendlichen Mädchen aus der »Emo-Szene« und deren Eltern. Auslöser für dieses Projekt war die in den Fallbesprechungen der »Flexiblen Hilfen« (einer vorwiegend sozialpädagogischen Familienhilfe) sich häufenden Berichte von Eltern, die in der Erziehung ihrer Töchter am Ende ihrer Kräfte angelangt waren. Die durchgehend allein erziehenden Eltern dieser Mädchen waren völlig verzweifelt. Sie hatten keinen Zugang mehr zu ihren Töchtern, und die Beziehungen waren so stark belastet, dass die Kommunikation kaum mehr möglich erschien. Wie sie berichteten, dominierten ihre »Drama-Queens« die Situation im Elternhaus derartig, dass für alle Familienangehörigen ein Zusammenleben kaum noch tragbar war. Eltern, Kinder und das Jugendamt standen nicht selten vor der Entscheidung, die Mädchen stationär im Rahmen der Jugendhilfe oder der Psychiatrie unterzubringen.

So entstand im Team der Flexiblen Hilfen des Leinerstift e. V., Kinder-, Jugend- und Familienhilfezentrum in Großefehn, Niedersachsen, die Idee, für diese verzweifelten, allein erziehenden Eltern und ihre Mädchen ein Angebot zu schaffen, um Klarheit über die weiteren Chancen des Zusammenlebens zu erhalten.

Im Leinerstift wird MFT seit 2012 gezielt als fester Bestandteil zunächst in Tagesgruppen, später auch in Wohngruppen, ambulanten sozialpädagogischen Gruppen, Kindertagesstätten (Kapitel 3.3) und Schulen (als sog. Familienklassen) eingesetzt. Daher fiel der Vorschlag, ein spezifisches Projekt für »Emo-Mädchen« und ihre Familien zu gestalten, auf fruchtbaren Boden.

3.4.2 Zielgruppe und Überzeugungsarbeit für die MFT

Zielgruppe waren 14- bis 18-jährige Mädchen, die sich alle in der »Emo-Szene« in Aurich bewegten, und ihre belasteten Familien. Diese Mitglieder einer Peergroup treten extrem melancholisch und introvertiert in Erscheinung. Sie zeigen vergleichbare Auffälligkeiten in unterschiedlicher Ausprägung: emotionale Überreaktionen, permanente Eskalationen mit heftigsten Gefühlsausbrüchen im Elternhaus, Ritzen, teilweise starke Verwahrlosung, ständiges spontanes Verlassen des Elternhau-

12 Wikipedia: Emo (von »emotional hardcore«, teilweise auch als »Emocore« bezeichnet) ist ein Subgenre des Hardcore-Punks, das sich inhaltlich durch die stärkere Betonung von Gefühlen, wie z. B. Verzweiflung und Trauer, sowie durch die überwiegende Beschäftigung mit gesellschaftlichen, politischen und zwischenmenschlichen Themen auszeichnet (https://de.wikipedia.org/wiki/Emo [04.04.2016]).

ses (»Abhauen«), starker Alkoholkonsum und Untergewicht. Die Mädchen tragen ausschließlich schwarze Kleidung, haben extrem schwarz geschminkte Augen und hören spezielle Szenemusik. Die Emo-Musik hat ihren Ursprung in der Hardcore-Szene und transportiert tiefe negative Gefühle wie Trauer und Verzweiflung. In der Szene selbst gibt es eine ausgeprägte, sehr klare Hierarchie unter den Jugendlichen. Alle Mädchen unserer Zielgruppe hatten durch Fremdunterbringungen oder wiederholte kinder- und jugendpsychiatrische Aufenthalte bereits mehrjährige Trennungen beziehungsweise Abbrüche der Beziehung zu ihren Eltern erlebt – teilweise schon in der Grundschulzeit. Sie alle wohnten zum Zeitpunkt der MFT-Gruppe bei einem getrennt lebenden Elternteil.

Am Beginn aller ambulanten Multifamiliengruppen stand der Erstkontakt zwischen der MFT-Therapeutin und den Familien. Dies ist im Aufbau einer neuen Multifamiliengruppe oft der wichtigste Moment. Folgende Fragestellungen leiteten den Aufbau des Erstkontakts:

- Wie bekommt die Therapeutin die Familie ins Boot?
- Wie überzeugt sie jede einzelne Familie nach eventuell schwierigen Vorerfahrungen im Jugendhilfekontext?
- Können die Familien ein neues Angebot der Hilfe annehmen und einen weiteren Versuch unternehmen, indem sie sich auf das MFT-Konzept in einem gemeinsamen Arbeitssetting einlassen?
- Welche Informationen und Sicherheiten brauchen die erziehenden Elternteile und ihre Kinder, um sich auf eine Multifamiliengruppe einzulassen?

Die sozialpädagogischen Kollegen aus der Jugendhilfe machten der Therapeutin zunächst kaum Hoffnung, dass sie die Eltern für eine gemeinsame Gruppe gewinnt. Daher entschied die Therapeutin sich, mit jedem Elternteil telefonisch Kontakt aufzunehmen und über das Angebot zu informieren. Türöffner in allen Gruppen, die sie bislang durchgeführt hatte, war die persönliche Überzeugung der Eltern, dass es sich immer lohnt, dem eigenen Kind Zeit zu schenken, egal wie das Ergebnis am Ende aussieht. Diese Zeit haben Eltern und Kind dann wenigstens gemeinsam verbracht, und das gemeinsam Erlebte kann positiv in Erinnerung bleiben und die Beziehung und Bindung fördern. In den Telefonaten und teils persönlichen Gesprächen sprachen Eltern vorrangig über folgende Sorgen und Ängste:

- Scham hinsichtlich des äußeren Erscheinungsbildes der Tochter;
- Angst, dass die Tochter massive Streitigkeiten und handgreifliche Eskalationen provozieren könnte;
- Sorge, dass sie durch Darstellungen der Tochter aus dem häuslichen und privaten Familienkontext bloßgestellt werden könnten;
- Angst, in einer großen Gruppe zu sprechen.

Die Telefonate verliefen unterschiedlich intensiv, aber durchgängig erfolgreich. Entscheidend dafür war, dass die Befürchtungen der Eltern im Blick auf vergleichbare

Situationen in anderen Familien relativiert werden konnten und dass die nachhaltige Bestärkung für den Mut aller Beteiligten, sich zu engagieren, Hoffnung weckte. Am Ende sagten alle fünf Eltern zu, an der MFT-Gruppe teilzunehmen. Die Gespräche mit den Mädchen übernahmen die Eltern selbst und wurden dabei teilweise unterstützt von sozialpädagogischen Familienhelferinnen, die schon in den Familien eingesetzt waren und so einen guten, vertraulichen Zugang zu den Mädchen hatten.

3.4.3 Ressourcen, Zielsetzung und zeitlicher Ablauf

Durch die in der Vorarbeit erstellten Ressourcenkarten zeigte sich unter anderem, dass alle Mädchen sehr gut zeichnen konnten und für das Zeichnen sofort zu begeistern waren. Diese Ressource sollte den Zugang in den Gruppenübungen erleichtern und einen methodischen Schwerpunkt bilden.

Der Auftrag des Jugendamtes lautete, für alle Beteiligten ein Clearing durchzuführen, um die Möglichkeit eines Verbleibs der Mädchen in der Familie zu prüfen und neue Handlungsoptionen im Umgang miteinander zu entwickeln. Die Zeit drängte bei allen fünf Familien, da die häusliche Situation überall unerträglich war. Die MFT-Gruppe wurde auf vier Termine in einem Rhythmus von 14 Tagen festgelegt; jede Sitzung sollte 2½ Stunden dauern.

Hauptziel für die Familie in der MFT-Gruppe sollte sein, gemeinsame Zeit zu erleben ohne emotionalen Stress, ohne Streit, ohne Eskalation und ohne Weglaufen. Zudem sollte für die Eltern eine Möglichkeit geschaffen werden, sich auszutauschen, sich gegenseitig zu ermutigen und im Idealfall neue Perspektiven zu entdecken. Deshalb wurden spezielle Übungen ausgewählt oder entwickelt, die die Beziehungen der Mädchen zu ihren Müttern bzw. Vätern stärken und festigen.

Während der Arbeitsphase sollte es keine Pausen geben, um Brüche oder Leerlauf zu vermeiden. Es bestand die Befürchtung, einige Mädchen würden aufgrund mangelnder Motivation und Ausdauer »abhauen« oder extra lange Pausen einlegen. Dies hätte den Einstieg in die Arbeit blockieren oder Eskalationen provozieren können. Daher wurde für den Anfang bewusst eine längere offene Einstiegsphase gewählt und am Ende ein ebenso langer offener Ausklang vorgesehen.

In der praktischen Durchführung erwies sich dieser Ablauf als sehr sinnvoll. Die Pausen am Anfang und am Ende waren für alle Teilnehmenden sehr wichtig und wurden von allen wider Erwarten ausgiebig genutzt. Die Familien hatten eine halbe Stunde Zeit anzukommen, um Kaffee, Tee oder Kakao zu trinken. Die Mädchen nahmen teilweise mit den Keksen die erste Nahrung am Tag zu sich. Es entstanden bereits zu Beginn intensive Gespräche unter den Familien und Mädchen. Ebenso entwickelte sich der Ausklang des Gruppenangebots für Mädchen und Eltern zu einem wichtigen Abschlussritual.

Nur ein sehr enger persönlicher Kontakt zwischen der Multifamilientherapeutin und den Eltern ermöglichte es den Beteiligten, das Gruppenangebot regelmäßig wahrzunehmen. Jeweils am Tag vor jedem Gruppentreffen fand eine kurze therapeutische Einzelintervention statt: Alle Eltern wurden noch einmal angerufen. Stets mussten noch kurzfristig aufkommende »private« oder »berufliche« Termine umgelegt werden. Oder ein plötzlich auftretendes »Fahrproblem« wurde mit den Eltern geklärt, oder der Termin war nicht mehr präsent und wurde in Erinnerung gerufen. Viele »große Probleme« wurden auf »kleine Schritte« heruntergebrochen, die nun wieder überwindbar erschienen und von den Eltern gelöst werden konnten. Oft nutzten die Eltern das Telefonat als Gelegenheit, »kurz« über ihre derzeitige eigene Befindlichkeit zu sprechen bzw. die aktuelle häusliche Situation zu beschreiben.

Überraschenderweise mussten die Mädchen nach der ersten Sitzung nicht mehr angerufen und erinnert werden, obwohl sie manchmal nicht bei den Eltern schliefen oder über mehrere Tage keinen Kontakt zu ihnen hatten. Insgesamt fünf Eltern mit ihren Töchtern sowie ein Geschwisterkind (5 Jahre alt) nahmen an dem Angebot teil. Ein Vater konnte berufsbedingt nur an der ersten und dritten Sitzung teilnehmen, eine Mutter mit ihrer Tochter nur an den ersten drei Sitzungen.

3.4.4 Erste Sitzung

In der ersten Sitzung wurden zunächst ein »Kennenlernspiel« und ein »Eckenspiel« zur Auflockerung der Gruppe und zum Spannungsabbau durchgeführt. Zum Kennenlernen wurde das *Spinnennetz* gewählt:

MFT-Übung: »Spinnennetz«

Dabei wird nach Befolgung der Aufforderung »Nennt euren Namen« dem nächsten Mitspieler ein Wollknäuel zugeworfen. Als Zweites sollen alle Mitspieler den Satz »Mein Hobby ist …« vervollständigen, und als Drittes die Sätze »Mein Lieblingsessen ist …, und gar nicht mag ich …!« Dabei entsteht eine Art großes »Spinnennetz«, das die gesamte Gruppe anschließend mit viel Geduld und Spaß wieder entflicht.

Im Anschluss fand das Eckenspiel statt:

MFT-Übung: »Eckenspiel«

In drei Ecken des Raumes wird jeweils eine Karte mit einem Motiv platziert, z. B. einem Tier (Hund/Pferd/Ratte). Dann werden alle Familienmitglieder aufgefordert, sich in die Ecke ihres Lieblingstiers zu stellen. (Alle Mädchen wählen die Ecke mit der Ratte.) Nun sollen sie sich zu der Frage unterhalten: »Was klappt zu Hause richtig gut?« In den anderen Ecken standen jeweils zwei bis drei Eltern. In jeder Ecke entstand eine angeregte Unterhaltung. Anschließend berichtet ein Vertreter jeder Ecke der Großgruppe ohne Namensnennung, was er in seiner Kleingruppe gehört hat. Diese Übung wird dann mit neuen Karten wiederholt. Diesmal sind Lieblingsgerichte auszuwählen (Pizza/Spaghetti/Hamburger): »Stellt euch in die Ecke eures Lieblingsgerichts! Nachdem sich alle verteilt haben, wird die Frage gestellt: »Was habt ihr euch für die nächsten 2 Wochen als Ziel gesetzt?« Nun entsteht erneut eine angeregte Unterhaltung aller Familienmitglieder in einer neuen Kleingruppenkonstellation. Nach etwa 5 Minuten bekommen die jeweiligen Vertreter der Ecken die Aufgabe, der Großgruppe zu berichten, was sie in ihrer Kleingruppe gehört haben. Ziel dieser Übung ist, dass sich alle mit jeweils unterschiedlichen Mitspielern zu einem bestimmten Thema unterhalten und das Gesagte anonym der Großgruppe berichten. So kann sehr entspannt über »Zündstoff« gesprochen werden.

Anschließend wurden Eltern und Mädchen getrennt, die für das MFT-Setting gewünschten Regeln erarbeitet, danach in der Großgruppe zusammengetragen und auf einem Flipchart festgehalten. Später wurden bei einem Speeddating und mit dem »Adoptionsverfahren« (bei dem sich also nicht Mutter/Vater und zugehörige Tochter gegenübersitzen) weitere Regeln gesammelt, die in den Familien bestehen. In der anschließenden Reflexion bewerteten Eltern und Töchter, ob die Regeln sinnvoll und angemessen sind. Überraschenderweise verlief der Austausch innerhalb und zwischen den Familien sehr rege und dennoch ruhig. Eltern bestärkten sich gegenseitig darin, Regeln zu Hause trotz großer Anstrengung entweder wieder einzuführen oder ihnen wieder konsequent Geltung zu verschaffen. Die betroffenen Töchter erkannten, dass Regeln auch eine sorgende Zuwendung repräsentieren, und zeigten sich ihren Eltern gegenüber offener und kooperativer. Dabei war der Einfluss der anderen Eltern sehr stark: Eltern konnten sich besser mit Töchtern anderer Familien über die Bedeutung bestimmter Regeln austauschen, z. B. über begrenzte Ausgangszeiten am Wochenende.

Da die Abschlussrunde der ersten Sitzung mit dem Thema »Regeln« so bezeichnend für die erfolgreiche Methode MFT war, werden hier einige Antworten von Eltern und einzelnen Mädchen auf die Abschlussfrage der Therapeutin: »Was nehmen Sie heute für sich mit?« zitiert:

MUTTER: »Ich gehe mit einem guten Gefühl nach Hause und hätte nicht damit gerechnet, dass es so viel Spaß macht.«

MÄDCHEN: »Ich hatte heute viel Spaß mit meinem Papa. Er hat heute mal gelacht.«

VATER: »Als ich heute hierher fuhr, dachte ich: Was tue ich mir da eigentlich an? Aber ich wurde heute positiv überrascht, und ich werde selten im Leben positiv überrascht. Jetzt habe ich gesehen, dass ich nicht als Einziger mit so einem Kind bin. Es haben auch andere – entschuldigen Sie – ein Kind, das so durcheinander ist. Man sieht sich sonst nur allein, und hier sind noch andere Eltern.«

MÄDCHEN: »Ich hatte Spaß und habe neue Freunde gefunden.«

MUTTER: »Es gab heute zwischendurch Situationen, wo ich zu Hause gesagt hätte: ›Mist!‹ Das wäre zu Hause schwierig geworden, und hier kam es nicht dazu. Es eskalierte nicht und dass das möglich ist, das nehme ich heute für mich mit. Es wird respektvoll miteinander umgegangen. Es eskaliert nicht. Das finde ich gut.«

MÄDCHEN: »Ich finde es gut, dass hier Menschen sind, die ich kenne.«

MÄDCHEN: »Ich fand gut, dass hier keine Durchgeknallten sind wie in der Klapse und dass meine Mama so locker war und dass es hier so locker ist.«

MUTTER: »Ich fand es bei den Regeln ganz toll, dass es bei den anderen Eltern auch Regeln gibt. Und dass ich heute zu gewissen Namen Gesichter gesehen habe, die ich nur aus Erzählungen kenne.«

MÄDCHEN: »Meine Mutter und ich, wir hatten heute richtig Spaß bei den Spielen und auch so. Das geht zu Hause nicht. Das war toll.«

VATER: »Man sieht sich sonst ja nur allein, und es tut gut zu wissen, dass es noch andere mit so einem Kind gibt und mit solchen Problemen.«

3.4.5 Zweite Sitzung

In dieser Sitzung wurde mithilfe eines Speeddatings eine *Gruppenressourcenkarte* erstellt. Jedes Familienmitglied sollte beschreiben, was die Eltern bzw. die Töchter gut können. Die anschließende Familienaufgabe war die Erstellung der »*Trauminsel*« und zum Schluss die MFT-Übung »*Die geheimen guten Wünsche*«, bei der jedes Familienmitglied drei Wünsche für zu Hause auf einen Zettel schreibt, ohne seinen Namen anzugeben. Die Wünsche kommen in einen Topf und werden anschließend gezogen und vorgelesen.

Fallbeispiel

Ein kleiner Junge schrieb mit der Hilfe seiner Schwester auf seinen Zettel, er wünsche sich, dass seine Mutter abends da ist. Als dieser Wunsch in der Großgruppe vorgelesen wird, fängt die Mutter an, bitterlich zu weinen. Sie hat sofort gewusst, dass dieser »anonyme« Wunsch von ihrem kleinen Sohn kommt. Sie erklärt in der Gruppe, sie habe abends eine Putzstelle und lasse ihren Sohn mit sehr schlechtem Gewissen mit der unzuverlässigen großen Schwester allein. Anschließend verspricht sie ihrem Sohn, der inzwischen weinend auf ihrem Schoß sitzt, sie werde das ändern. Die Tochter, die abends oft weggeht und sich nicht um ihren kleinen Bruder kümmert, wirkt sichtlich betroffen. Sie hat nichts von seinen Ängsten, allein zu sein, gewusst. Später berichtet die Mutter in der vierten Sitzung, sie habe eine große Veränderung vorgenommen, ihre Putzstelle gekündigt und eine Arbeit am Vormittag angenommen. Die Reaktionen der anderen Mütter darauf sind äußerst wertschätzend. Die Mutter ist sehr stolz auf ihre Entscheidung.

3.4.6 Dritte Sitzung

In der dritten Sitzung standen die MFT-Übungen *Blindes Vertrauen* und als Familienaufgabe der *Zielebaum* auf dem Programm.

MFT-Übung: »Zielebaum«

Auf Plakaten malen Eltern und Töchter gemeinsam einen großen Baum als Symbol ihrer Ziele. Durch die Beschriftung der Zielebaumäste werden die kleinen und großen Ziele klar benannt. An die Wurzeln wird ebenfalls explizit geschrieben, welche Unterstützung die Beteiligten brauchen, um ihre jeweiligen Ziele zu erreichen.

Diese Aufgabe bearbeiteten alle Familien sehr intensiv. Es entstanden große, sehr bunte, ausdrucksstarke Zielebäume. Beeindruckend waren die dicken, langen Wurzeln, die die Voraussetzungen für das Gelingen benannten.

Ein Mädchen entschied zusammen mit seiner Mutter, dass es stationär in eine Wohngruppe aufgenommen werden möchte. Bei der Übung malten diese Tochter und ihre Mutter jeweils eigene Zielebäume. Das Mädchen hat einige Wochen später seinen Zielebaum mit der zuständigen sozialpädagogischen Familienhelferin abgeholt, in seinem Zimmer in der Wohngruppe aufgehängt und dort lange Zeit hängen lassen.

Am Ende dieser Sitzung war für die anderen vier Mädchen klar, dass sie mit weiterer Unterstützung durch Jugendhilfe und Tagesklinik bei ihren Eltern bleiben möchten.

3.4.7 Vierte Sitzung

Die vierte Sitzung bildete den Abschluss dieser MFT-Gruppe. In dieser Sitzung wurde erst ein Speeddating mit folgenden Fragen durchgeführt:

- Ist es wichtig, dass Eltern Verantwortung für ihre Kinder übernehmen?
- Woran haben Sie in Ihrer Kindheit gemerkt, dass Ihre Eltern Verantwortung für Sie übernommen haben?
- Woran merkt ihr, dass eure Eltern für euch Verantwortung übernehmen?

In der anschließenden Diskussion wurde den Töchtern noch einmal sehr deutlich, wie wichtig Regeln im Zusammenleben sind und dass Regeln nicht zum Ärgern aufgestellt werden, sondern Sorgen und Ängste der Eltern sowie Fürsorge und Liebe zum Kind ausdrücken. Die »*Eskalationsuhr*« war die letzte Familienübung. Deren Ergebnisse nahmen die drei noch anwesenden Familien als Idee mit, wie sie in Zukunft Streit vermeiden können. Eltern und Töchter erkannten ihre eigenen Anteile bei Konflikten und hatten spannende Ideen, wie sie in Zukunft wertschätzender miteinander umgehen und »anders« reagieren. Die Lösungen der jeweils anderen Familien wurden zustimmend als neue Ideen und Anregungen »aufgesaugt«.

3.4.8 Ergebnisse der Multifamiliengruppe und die Bedeutung für die familiäre Perspektive

Eltern und Mädchen haben das Angebot einer speziellen MFT-Gruppe für Familien mit Töchtern aus der »Emo-Szene« trotz einiger Schwierigkeiten angenommen und sehr erfolgreich gestaltet. Anschließend war für alle Beteiligten geklärt, ob eine neue Unterbringung ansteht oder am respektvollen Zusammenleben gearbeitet werden soll und was jeder Einzelne dafür an Unterstützung benötigt. Auch die Mädchen waren sich nach den vier Sitzungen sicher, auf was sie sich in den nächsten Wochen und Monaten einlassen können und wollen.

In der Reflexion haben Eltern immer wieder rückgemeldet, dass sie sich in den Gruppen und in den Gesprächen sehr sicher und wertgeschätzt fühlten. Der wertschätzende, klare und vertrauensvolle Umgang von Therapeutin und Familien war der wichtigste Faktor für einen positiven erfolgreichen Verlauf. Ein weiterer wichtiger Faktor war die Sicherheit, die die Therapeutin ausstrahlen und den Familien geben musste. Sind diese Voraussetzungen erfüllt, kann ein MFT-Setting Familien selbst bei schwierigsten Konstellationen neue Perspektiven, Klarheit, Hoffnung und Vertrauen vermitteln.

Aufgrund dieser und weiterer Erfahrungen werden im Leinerstift ambulante MFT-Gruppen angeboten und durchgeführt. Inhaltlicher Schwerpunkt ist immer die Stärkung der intrafamiliären Bindungen, oft im Kontext bestehender Trennungsproblematiken. Eine derart spezielle MFT-Gruppe wie mit den Mädchen aus der Emo-Szene hat sich aus der Praxis heraus bislang nicht wieder ergeben. Zurzeit arbeiten wir verstärkt daran, verschiedene spezifische soziale Kindergruppen konzeptionell mit Multifamilieneinheiten zu koppeln, um die Effektivität unserer Interventionen zu steigern.

3.5 Mentalisierungsinspirierte Arbeit mit gewalttätigen Familien

Eia Asen & Peter Fonagy[13]

3.5.1 Familiäre Gewalt und Arbeit mit mehreren Familien und mehreren Elternpaaren

Die Arbeit mit mehreren Familien gleichzeitig, die wegen innerfamiliärer Misshandlungen und anderer Formen von Gewaltanwendung und Vernachlässigung zur Therapie kommen, begann vor mehr als drei Jahrzehnten (Asen 1992; Asen et al. 1982, 1989, 2001) und wurde seither modifiziert und weiterentwickelt (Asen et al.

13 Aus dem Englischen von Theo Kierdorf.

2011; Asen u. Fonagy 2017a, 2017b). Ein »hinreichend sicheres« Setting zu garantieren ist die erste wichtige Aufgabe bei dieser Art von Arbeit. Deshalb muss jede Familie und müssen ihre sämtlichen Mitglieder vor der Aufnahme in eine Gruppe von Familien, in denen Gewalt die gültige »Währung« ist, daraufhin untersucht werden, ob sie eine Gefahr für sich selbst, für andere und vor allem für ihre Kinder sind. In diesen Familien, die oft auch »Multiproblemfamilien« genannt werden, geht soziale Ausgrenzung und Entrechtung in der Regel mit multigenerationalen psychischen Problemen und Bildungsmisserfolgen einher.

Viele dieser Familien haben meist »chronische« Kontakte zu Sozialdiensten, Gerichten und anderen für den Schutz von Kindern zuständigen Institutionen. Viele Multiproblemfamilien könnte man auch als »Multibehördenfamilien« bezeichnen, weil sie von einer Vielzahl verschiedenster Helfer und professioneller Berater betreut werden.

Lassen solche Familien sich auf die MFT ein und erhalten dieses Engagement über längere Zeit aufrecht, muss ihr Netzwerk professioneller Helfer darauf vorbereitet sein, und es müssen regelmäßig Besprechungen mit allen Beteiligten stattfinden, damit sie die Arbeit unterstützen und begleiten können. Deshalb ist es sinnvoll, zunächst ein Gespräch mit dem privaten Netzwerk der Familie zu arrangieren, an dem die wichtigen Erwachsenen teilnehmen, inklusive der Großeltern und anderer Mitglieder der erweiterten Familie sowie der involvierten professionellen Helfer und Berater (Asen et al. 2011). Ein Treffen dieser Art gibt allen Beteiligten die Möglichkeit, Informationen auszutauschen und sich über ihre Sorgen zu verständigen, was die Transparenz fördert. Sinn und Zweck solcher *Netzwerktreffen* ist:

- eine »Landkarte« aller am Leben der Familie teilnehmenden professionellen Helfer samt ihrer konkreten Sorgen, Aufgaben und Positionen aufzustellen;
- die Beziehungen zwischen professionellen Helfern und Familienmitgliedern zu verstehen;
- sich offen über die Besorgnisse der verschiedenen Helfer in Bezug auf das Kindeswohl auszutauschen;
- die Eltern ihre eigenen Sorgen und Bedürfnisse formulieren zu lassen und darauf reagieren zu können;
- Abstimmung und Einigung über die anstehende Arbeit und deren zeitlichen Ablauf sowie über die Folgen der zu erwartenden Veränderungen – und darüber, was geschehen wird, wenn es nicht zu positiven Veränderungen kommt.

Netzwerktreffen, die der Feststellung von Fortschritten infolge der Arbeit dienen, finden am besten in Abständen von 3–6 Wochen statt. Bei all dem sollten die Veränderungsfähigkeit der Eltern und ihr Vermögen, die Gewalt in ihrer Familie zu verringern, im Mittelpunkt stehen. Das ist vor allem wichtig bei gutachterlicher Tätigkeit im Rahmen von Multifamilienarbeit (Asen 2000).

Gutacherliche und/oder therapeutische Arbeit in einem Multifamiliensetting hat den Vorteil, dass natürliche innerfamiliäre Interaktionen sich spontan entwickeln. Indem man den Familien Beobachtungen solcher Vorgänge mitteilt und dabei speziell auf besonders positive Erscheinungen und Formen des Ausdrucks von Kompetenz, aber auch auf »negative« Erscheinungen, die Anlass zur Sorge geben, hinweist, hilft man den Familien, einige der erforderlichen Veränderungen zu bewerkstelligen. Dies ermöglicht einzuschätzen, wie die Eltern und andere Familienmitglieder Feedback nutzen und ob und wie sie zu Veränderungen bereit und in der Lage sind (Asen 2000, 2007).

Da es in vielen Fällen unrealistisch ist, von Eltern zu erwarten, dass sie gewohnte problematische familiäre Interaktionen sozusagen über Nacht und zudem von sich aus verändern, muss man unterstützende Interventionen erwägen. Das kann allerdings viel beinhalten: von einem simplen Rat über Psychoedukation bis hin zu »Coaching« und spezifischeren Interventionen, wie etwa mentalisierungsinspirierte systemische Arbeit. Nach solchen Intervention lassen sich Risiken erneut einschätzen, um festzustellen, ob sie sich im positiven oder negativen Sinne verändert haben oder gleich geblieben sind.

Ist die Arbeit mit einer Familie gerichtlich angeordnet worden und sind die Kinder der ausschließlichen Betreuung durch ihre Eltern entzogen und in Pflegefamilien gegeben worden, sollten die Begegnungen der Kinder mit ihren Eltern sowie generell jede auch nur ansatzweise Form von »Familienleben« ausschließlich im Kontext des Multifamiliensettings stattfinden. In solchen Fällen werden die Kinder von den Pflegeeltern, anderen Betreuern oder Sozialarbeitern zu den Gruppensitzungen gebracht und nach Abschluss der Sitzungen wieder abgeholt. Obwohl es grundsätzlich ein wichtiges Prinzip der Arbeit mit mehreren Familien zur gleichen Zeit ist, dass die Eltern während der Sitzungen allein für Sicherheit und Betreuung ihrer Kinder verantwortlich sind, haben auch professionelle Betreuer eine gewisse Verantwortung für das Wohl solcher besonders gefährdeter Kinder und dafür, sie vor Schädigungen zu schützen. Manchmal sind die Kinder und Frauen einer Familie Gefahren seitens der männlichen (manchmal auch der weiblichen) Mitglieder anderer Familien ausgesetzt; doch in der Regel erfordern intrafamiliale Gewalt und entsprechende Misshandlungen nur gelegentlich das Eingreifen von Therapeuten. Falls die Eltern ihre Kinder während einer Multifamiliengruppe nicht vor körperlicher und emotionaler Aggression oder Feindseligkeit schützen können und es nicht möglich ist, diese Gefahr zu verringern und zu modifizieren, kann schon die Fortsetzung der Teilnahme einer solchen Familie schädlich wirken, weil die Kinder weiterhin der schlechten Behandlung ihrer Eltern ausgesetzt sind. Deshalb müssen Therapeuten die mit der Haltung der Eltern verbundenen Gefahren immer wieder neu einschätzen und ihre Arbeit beenden, wenn es nicht gelingt, die Risiken zu minimieren.

Sitzungsfrequenz und Gesamtdauer der MFT mit gewalttätigen Familien können zwischen einmal wöchentlichen oder 14-tägigen Sitzungen von 2 Stunden Dauer bis zu monatlichen Sitzungen über einen Zeitraum von 12 Monaten variieren. Die Sitzungen können sich über ganze Tage erstrecken (an denen jeweils 6–8 Stunden lang gearbeitet wird) und entweder einmal wöchentlich oder häufiger stattfinden, und dies über 3 Monate oder länger. Frequenz und Dauer der MFT hängen von den verfügbaren Ressourcen, institutionellen Settings und Gepflogenheiten sowie vom Fokus und von den Zielen der Arbeit ab. In der Regel wird diese Intervention nicht separat durchgeführt, sondern in Verbindung mit anderer therapeutischer Arbeit und mit den Aktivitäten des Kinderschutzes.

Eine Möglichkeit, mit gewalttätigen Familien in einem Multifamiliensetting zu arbeiten, besteht darin, nur solche Familien in die Gruppe aufzunehmen, die ausdrücklich anerkennen, dass innerfamiliäre Konflikte für sie ein großes Problem sind, an dem sie unbedingt arbeiten müssen. Solche MFT-Projekte sind mit Titeln wie z. B. »Familiäre Gewalt besiegen«, »Gruppen für häusliche Gewalt in Familien« oder »Missbrauch/Misshandlungen überwinden« versehen worden. Den Fokus der Arbeit klar und unmissverständlich zu definieren hat den Vorteil, dass von Anfang an für Transparenz gesorgt wird sowie dafür, dass alle erwachsenen Gruppenmitglieder und die meisten Kinder genau wissen, warum sie an dieser Veranstaltung teilnehmen.

Hingegen könnten sich gewalttätige Eltern weigern, an Gruppen teilzunehmen, zu denen mit Titeln wie den oben genannten eingeladen wird, da sie zu leugnen oder vor anderen zu verbergen versuchen, dass in ihrer Familie Gewaltakte stattgefunden haben und/oder weiterhin vorkommen können. Diese Eltern fühlen sich von den sozialen Institutionen und Mitarbeitern von Kinderschutzbehörden und Jugendämtern zu Opfern gemacht oder verhalten sich, als wären sie Opfer. Die Teilnahme an einer Multifamiliengruppe, die familiäre Gewalt als den »gemeinsamen Nenner« für alle Teilnehmenden ausdrücklich benennt, käme für sie dem Eingeständnis von Fehlverhalten und Schuld gleich. Dies bedeutet nicht, dass MFT den betreffenden Eltern und ihren Familien verschlossen bleiben muss, erfordert aber, für das Projekt einen nicht stigmatisierenden Namen zu wählen, beispielsweise »Besseres Elternsein, bessere Kinder«, »Neue Fertigkeiten für erfahrene Eltern«, »Kinder zuerst« oder ähnlich.

Einige Eltern haben in der Vergangenheit etwas respektlos die Auffassung vertreten, eine passendere Beschreibung könnte folgendermaßen lauten: »Multifamiliengruppen für von Sozialarbeitern unfair verfolgte Eltern«. Angesichts solcher Dynamiken muss MFT bei innerfamiliärer Gewalt oft als »*Multielternarbeit*« beginnen. Denn einige Themen lassen sich am besten ansprechen, wenn die Kinder nicht anwesend sind – etwa wenn Misshandlungen und Vernachlässigung, die die Eltern selbst erlebt haben, oder andere Details der Familiengeschichte besprochen werden, die auf Kinder traumatisierend wirken könnten. Weil viele dieser Eltern selbst sehr hilfsbedürftig sind, kann ihre sofortige Einbeziehung in das Multifamiliensetting dazu führen, dass die Kinder und ihre missliche Lage nicht genügend im Fokus stehen. Deshalb finden bei vielen Multifamilienprojekten dieser Art die ersten drei oder vier Sitzungen *ohne Kinder* statt; diese werden erst einbezogen, wenn sich die Atmosphäre in der Gruppe beruhigt hat und über einige Bedürfnisse der Eltern gesprochen wurde. Außerdem werden in späteren Phasen der Arbeit oft einige der Sitzungen ausschließlich mit den Eltern durchgeführt. Dadurch werden hinsichtlich der Themen, die nur Erwachsene angehen, klare Grenzen gesetzt. In den Sitzungen ohne die Kinder können auch traumatische Geschichten bestimmter Familien und besonders komplexe familiäre Skripts untersucht und beleuchtet werden.

3.5.2 Familiäre Gewalt und Familienskripts

Innerfamiliäre Gewalt findet ihren Ausdruck meist in Form von Kindesmisshandlungen, Gewalt gegen Intimpartner sowie Gewalt von Kindern und Jugendlichen gegenüber Geschwistern und Erwachsenen. Hauptsächlich ereignen sich Gewalttätigkeiten dieser Art in Zusammenhang mit Konflikten zwischen den erwachsenen primären Bezugspersonen. Kinder, die familiärer Gewalt ausgesetzt waren, erdulden später im Leben eher Gewalt. Wahrscheinlich sehen sie Gewalt eher als »normal« und manchmal sogar als akzeptables Verhalten in Beziehungen an. Weil sie ihre Eltern sowohl einander lieben als auch gegeneinander kämpfen sehen, lernen sie mitunter, Gewalt und intime Beziehungen als wesenhaft miteinander verbunden zu sehen, was zur intergenerationalen Übermittlung familiärer Gewalt beiträgt. Das geschieht mit hoher Wahrscheinlichkeit in Familien, in denen die Reflexion über familiäre Überzeugungen und Muster und damit assoziierte subjektive Erlebnisse nur schwach entwickelt ist oder gar nicht stattfindet.

Charakteristisch für die Interaktion in gewalttätigen Familien sind ausgeprägte Kommunikationsmuster, die so regelmäßig und voraussehbar benutzt werden, als folgten sie einem festgelegten Skript. Diese *Familienskripts* sind eingebettete Geschichten, die von einer Generation an die nächste weitergegeben werden und die Überzeugungen und Handlungen beeinflussen. Ein Beispiel hierfür ist die Überzeugung mancher Eltern, körperliche Züchtigungen seien ein Zeichen von Liebe, also keineswegs gemeine oder gar sadistische Misshandlungen durch die Eltern. Ein anderes Beispiel ist die Überzeugung, dass »Brüder immer miteinander kämpfen« und dass sie dies »für spätere schwierige Situationen fit macht«.

Doch so machtvoll familiäre Skripts auch sein mögen, sie sind nicht »in Stein gemeißelt«, sondern können verändert, korrigiert oder völlig verworfen werden (Byng-Hall 1995). Für welche dieser Optionen sich Familien und ihre einzelnen Mitglieder entscheiden, hängt von vielen Faktoren ab, unter anderem von früheren und aktuellen Bindungsbeziehungen innerhalb der Familie und von deren unterschiedlicher Schwankungsanfälligkeit. Es ist möglich, dass durch frühere Erlebnisse familiärer Gewalt spezifische Sensibilitäten entstehen und dass Menschen, die in ihrer Kindheit der Feindseligkeit und Verbitterung ihrer Eltern ausgesetzt waren, bewusst vermeiden, sich auf Beziehungen einzulassen, die sie an die Beziehung ihrer Eltern erinnern, wodurch sie ein ihnen wohlbekanntes familiäres Skript zu korrigieren versuchen. Doch die Anziehungskraft des Vertrauten ist komplex: Einige mag die Herausforderung verlocken, sich auf Szenarien einzulassen, die denjenigen ähneln, in denen sich ihre eigenen Eltern befanden, und diese zu meistern, indem sie ein anderes Resultat erzielen. Andere haben, möglicherweise ohne sich darüber im Klaren zu sein, das Gefühl, sie dürften in ihrem Leben nichts besser machen als ihre Eltern.

Zu den *typischen Merkmalen von Familien,* die wegen körperlicher, emotionaler und/oder sexueller Gewalt zur Behandlung kommen, zählen (Asen a. Fonagy 2017a):

- »Hyperwachsamkeit« eines oder mehrerer Familienmitglieder: Die Kinder oder der Partner beobachten ständig das gewalttätige Familienmitglied, um frühzeitig Anzeichen emotionaler Dysregulation und eine unmittelbare Gefahr zu erkennen.
- Plötzliches und dramatisches Ansteigen des Erregungsniveaus bei einem oder mehreren Familienmitgliedern angesichts realen oder vorgestellten Verlassenwerdens oder weil eine nicht dem realen Kontext entsprechende Emotion überwältigend wirkt.
- Eine scheinbare »Sucht« nach Interaktionen, in denen es emotional oder physisch zu Missbrauch/Misshandlungen kommt, wobei alle Beteiligten den Eindruck haben, das einzige »echte Opfer« zu sein.
- Ausdruck des überwältigenden Gefühls, nicht gehört oder verstanden zu werden oder allein zu sein, durch ein oder mehrere Familienmitglieder trotz der Tatsache, dass es oder sie von Menschen umgeben sind, die beteuern, sie zu lieben.
- Rückzugsverhalten und selektives Verstummen oder »Taubwerden« und mangelnde Bereitschaft oder Fähigkeit, verbal zu antworten; dies führt zu noch stärkerer Distanzierung und Isolation, bis die Situation schließlich so unerträglich wird, dass die Betroffenen die Nähe ihrer Bindungsfiguren suchen. Das scheinbare Paradox besteht darin, dass die Betroffenen sich just an jene Bezugspersonen wenden, von denen sie schon Gewalt erfahren haben und bei denen weiter eine realistische Gefahr besteht, dass es erneut zur Gewaltanwendung kommt. Das biologisch verankerte Bindungsverhalten kennt eben keine »Logik«.

3.5.3 »Geistlosigkeit« (»mindlessness«) familiärer Gewalt

Familiäre Gewalt hat viele Wurzeln. Doch ein hohes Erregungsniveau und die Beeinträchtigung der mentalen Fähigkeiten im Kontext von Bindungsbeziehungen sind wichtige Gemeinsamkeiten vieler dieser Fälle. Intensive Erregungszustände hemmen das *kontrollierte, reflektierende Mentalisieren,* was zur Aktivierung des *automatischen Mentalisierens* führt, das durch reflexhafte und unreflektierte Annahmen über die eigene Person und andere Menschen charakterisiert ist. Der Geist (oder die Seele) der betroffenen Person schottet sich zeitweilig ab. Dies hat zur Folge, dass mental derart eingeschränkte Eltern ihre Kinder nicht aus einer anderen Perspektive als aus ihrer eigenen zu sehen vermögen. Spüren die Kinder, dass sie nicht gehört werden, dann intensivieren sie ihr Verhalten häufig – beispielsweise indem sie dem äußeren Anschein nach versuchen, die Aufmerksamkeit auf sich zu lenken, und/

oder indem sie provozieren, obwohl es sich in Wahrheit um verzweifelte Bemühungen handelt, zu den Eltern »durchzudringen« und ihnen eine Antwort abzuringen. Dieses Verhalten kann die Eltern allerdings noch wütender machen und ihre Mentalisierungsfähigkeiten völlig zum Erliegen bringen.

Obendrein kann das geschilderte Verhalten des Kindes bei den Eltern Erinnerungen an eigene traumatische Erlebnisse aktivieren, beispielsweise an selbst erlebte körperliche Misshandlungen, Schamgefühle oder Wut, was ihre Fähigkeit, sich auf ihr Kind »einzustimmen«, zusätzlich zu beeinträchtigen vermag. Beim Kind selbst entsteht dadurch leicht ein Trauma, das demjenigen des betroffenen Elternteils ähnelt. Solch ein traumatisches Gefühl, verlassen worden und entsetzlich isoliert zu sein, kann vor dem Hintergrund gewalttätiger familiärer Skripts über mehrere Generationen weitergegeben werden.

Die zeitweilige emotionale Unerreichbarkeit der Eltern erzeugt beim Kind einen weiteren starken Leidensdruck, der, sofern er mit den Erlebnissen der Eltern selbst in Resonanz tritt, den Erregungszustand der Eltern weiter verstärken kann, wenn sie ihre eigene Hilflosigkeit in der Kindheit wiedererleben, die nun bei ihrem Kind sichtbar zum Ausdruck gelangt. *Eskalierender nicht mentalisierender Austausch* kann Gewalt als die »Lösung« sehen, die es ermöglicht, einen zutiefst verstörenden Teufelskreis zu beenden. Gelingt es Kindern durch ihre Reaktionen nicht, ihren Leidensdruck zu verringern, reagieren sie oft körperlich. Dies hängt auch damit zusammen, dass ihre sprachlichen und symbolisierenden Ausdruckmöglichkeiten noch nicht weit genug entwickelt sind. Dieser Umstand erschwert es ihnen, ihre komplexen Gefühle in Worte zu fassen, weshalb sie ihren Körper »sprechen« lassen. Dies kann die Form von Gewalt gegen andere oder auch gegen sich selbst annehmen. Schlägt ein Kind einen Elternteil, um ihm sein Gefühl eigener Machtlosigkeit sowie vielleicht sein Bedürfnis, körperlich gehalten zu werden und physische Grenzen gesetzt zu bekommen, mitzuteilen, dann kann die Mentalisierungsfähigkeit des Vaters oder der Mutter temporär aussetzen und die Reaktion eher aggressiv als beruhigend oder besänftigend ausfallen.

Wenn wir andere Menschen effektiv mentalisieren, können wir sie kaum verletzen, weil wir sie dann sozusagen »von innen« empfinden. Die Ausführung impulsiver und explosiver Gewalttaten ist offenbar nur möglich, wenn die Täter die Opfer nicht als fühlende und denkende Personen wahrnehmen. Körperliche Gewaltakte sind vielleicht nur möglich, wenn die Mentalisierungsfähigkeit zeitweilig eingeschränkt oder ausgeschaltet ist, wenn ein dauerhafter Mangel der Mentalisierungsfähigkeit oder -bereitschaft besteht oder deren völliger Verlust zu beklagen ist.

Es gibt eine enge Beziehung zwischen Bindung, der Nutzung körperlicher Aggression und dem Zusammenbruch der Mentalisierungsfähigkeit. Der Begriff »Aggression« leitet sich von lat. *aggredere* (*ad* + *gredere*) her, was »sich nähern« oder »ausfindig machen« bedeutet und auf eine Verbindung zum »Suchen von Nähe« hindeutet. Bietet der familiäre Kontext dem Kind oder einem Elternteil nur ein sehr beschränktes Maß an psychischer Aufmerksamkeit, können physisches »Annähern«

und aggressives Verhalten dem Kind gegenüber paradoxerweise eine adaptive Reaktion sein, ein biologisches Signal, das auszusenden Eltern genetisch prädisponiert sind.

Zusammenarbeit mit anderen erfordert die Priorisierung ihrer subjektiven Zustände, was den Drang, das Verhalten schwächerer Mitglieder der Gruppe durch Gewalt zu dominieren, einschränkt. Im Falle dysfunktionaler Machtdynamiken basiert die Kontrolle über andere auf Zwang und Demütigung. Ein System – eine Familie oder eine andere soziale Gruppe –, das durch Blindheit für die eigenen mentalen Zustände sowie für die mentalen Zustände anderer Menschen charakterisiert ist, neigt dazu, Systeme sozialer Beeinflussung zu kreieren, in denen Zwang und Demütigung Schlüsselrollen spielen. Wird die Fähigkeit, in einer Familie auf Vertrauen basierende Verbindungen zu kreieren, brüchig oder bricht sie völlig zusammen, werden Erlebnisse in der Familie für deren Mitglieder immer schwerer einzugrenzen oder zu verarbeiten. Dies ist in der Regel der unmittelbare Trigger für den Verlust der Fassung und für den Ausbruch von Gewalt.

Aus der Mentalisierungsperspektive ist Gewalt kein isoliertes Problem des gewalttätigen Einzelnen und/oder das Resultat einer Erkrankung seines Geistes, sondern die Manifestation eines Systems, in dem das erwartete epistemische Vertrauen zerbrochen ist (Fonagy et al. 2014). Das gewalttätige Mitglied der Familiengruppe hat das Gefühl, dass seine Verbindungen zu anderen Familienmitgliedern verloren gegangen sind und es nicht davon profitieren kann, sein individuelles Erleben in einem sozialen, familiären Kontext zu dämpfen und die Erregung herunterzuregeln. Zu Gewalt in der Familie kommt es eher, wenn Mentalisieren bei familiären Interaktionen zeitweilig keine Rolle spielt. Außerdem unterminiert und zerstört Gewalt das Gefühl der Sicherheit, das für das Mentalisieren der eigenen Person und anderer Menschen erforderlich ist. Zur Unterbindung dieses *zirkulären Prozesses* ist ein Spektrum von Multifamilien-Interventionen entwickelt worden, die Familien helfen sollen, angesichts drohender Gewalt *die eigene Mentalisierungsfähigkeit zu stärken.*

Ein wichtiges Ziel der Arbeit mit Familien, für die innerfamiliäre Gewalt charakteristisch ist, besteht darin, die Mentalisierungsfähigkeit in Situationen zu stärken und zu erhalten, in denen der stark emotionalisierte Diskurs innerhalb der Familie Gewalt hervorruft und aufrechterhält. Letztlich zielen therapeutische Interventionen in solchen Fällen darauf, den Familienmitgliedern zu helfen, sich der Auslöser gewalttätiger Auseinandersetzungen, der zutage tretenden Dynamiken und der gewaltauslösenden Interaktionen bewusst zu werden. Der Fokus der Arbeit ist auf Kontexte gerichtet, die bestimmte Gefühle, Bedürfnisse, Wünsche, Überzeugungen und Gedanken hervorrufen, welche zum Zusammenbruch der Mentalisierungsfähigkeit beitragen können. Es geht darum, den *Feedbackzyklus des Nicht-Mentalisierens zu durchbrechen,* der zu aggressiven und destruktiven Interaktionen zwischen Familienmitgliedern führt. So wie der Feedbackzyklus des Nicht-Mentalisierens einen höchst problematischen Hintergrund für physische Handlungen schafft, die an die Stelle eines Diskurses über mentale Zustände treten, kann auch die Arbeit an der Entwicklung der Mentalisierungsfähigkeit im Familiensystem und in der Multifamiliengruppe zum Bestandteil eines *positiven Zyklus* werden: Hier befördert die Mentalisierungsfähigkeit einiger Beteiligter den Diskurs in der Gruppe auf eine höhere Ebene, was die Gefahr des Kollabierens der Mentalisierungsfähigkeit als systemisches Risiko verringert.

3.5.3.1 Stärkung der Perspektivenübernahme

Die Fähigkeit, sich durch die Augen anderer zu sehen und zu würdigen, dass andere die Welt manchmal – oder oft – anders sehen als wir, sind zwei Aspekte, die bei der Multifamilienarbeit im Mittelpunkt stehen. Bei MFT halten sich viele unterschiedliche Menschen im gleichen Raum auf. Dadurch wird es möglich, viele verschiedene Perspektiven kennenzulernen.

In Familien, in denen es häufig zu Gewalttätigkeit kommt und in denen Schuldzuweisungen an der Tagesordnung sind, ist die Fähigkeit, sich in die Sicht anderer hineinzuversetzen, oft stark beeinträchtigt oder fehlt sogar völlig. Besonders deutlich wird dies bei hohem Erregungsniveau: Gruppenmitglieder aufzufordern, sich kritisch zu betrachten oder zu versuchen, andere zu verstehen, kann sich als fruchtlos erweisen, wenn aktuell hitzige Streitgespräche stattfinden. Außerdem kann es sein, dass Gruppenteilnehmer fürchten, von anderen falsch verstanden oder wahrgenommen zu werden. Fühlt sich beispielsweise ein Vater von der Mutter einer anderen Familie, die ihm vorwirft, seine Kinder zu schädigen, kritisiert, so reagiert der Betreffende darauf oft so, dass er keine Form von Perspektivenübernahme mehr zulässt. Und wenn die Sichtweise einer anderen Mutter für ihn immer schmerzhafter oder abweisender wird, kann er immer nachdrücklicher darauf beharren, dass es nur *eine* Möglichkeit gibt, die Welt zu sehen – seine eigene. Versucht man dann, die Aufmerksamkeit auf andere Sichtweisen zu lenken, so kann sich dies sehr belastend anfühlen. Möglicherweise ist dies nur effektiv umsetzbar, wenn man es sehr strukturiert zu erreichen versucht. Um seine Mentalisierungsfähigkeit wiederherzustellen, muss der Vater vor allem spüren, dass seine Sicht der Dinge auch respektiert wird. Dies ist nie leicht, auch nicht in einer Multifamiliengruppe.

Rollenspiele können bei der Förderung der Perspektivenübernahme besonders nützlich sein: Indem man die Mitglieder einer anderen Familie – beispielsweise den Vater und die Kinder der Familie Roberts – dazu bringt, sich eine Zeit lang in die Situation des kritisierten Vaters der Familie Adams zu versetzen, wobei Herr Adams und seine Kinder nur als Beobachter einer dramatisierten Version ihrer Interaktionen fungieren, kann man neue Arten, sich selbst und andere zu sehen, erschließen. Praktisch kann dies wie folgt geschehen: »*Herr Roberts und Kinder, stellen Sie sich vor, Sie wären Herr Adams und seine Kinder und müssten eine kleine Szene aus deren Leben spielen, eine Szene der Art, die jeden aufgebracht hätte. Probieren Sie es einfach mal aus; und Familie Adams* soll sich zurücklehnen und sich diesen kleinen Sketch einfach *anschauen, ohne erst einmal etwas zu sagen.*«

Nach dem Rollenspiel können andere Gruppenteilnehmer die realen Familienmitglieder und ihre Repräsentanten im Rollenspiel nach ihren Erlebnissen befragen. Dies ermöglicht der Familie Adams, die in dieser »Szene« ursprünglich nur Zuschauer waren, sich eine Metaperspektive anzueignen, wozu sie bisher nicht bereit oder in der Lage waren. Andere Gruppenmitglieder können ein »reflektierendes Team« (Andersen 1987) bilden, das seine Beobachtungen beschreibt und den Mitgliedern der Familie Adams hilft, sich um die Integration verschiedener Perspektiven zu bemühen und vielleicht sogar eine gemeinsame Sicht zu entwickeln, welche die vielen zuvor geschilderten individuellen Sichtweisen ersetzt.

Vom bloßen Nachspielen der bisherigen Situation kann die in das Rollenspiel involvierte Familie Roberts dann dazu übergehen, eine *hypothetische Zukunft darzustellen,* in der sich die Situation wesentlich gebessert hat, wobei andere Gruppenmitglieder eingeladen werden, darüber nachzudenken, wie sich die Dinge positiv verändern könnten, und dies in Form der *Dramatisierung einer positiven Zukunft* darzustellen.

3.5.3.2 Mentalisierungsstimulierung mithilfe von Schnappschüssen des Affektzustands

Familiäre Gewalt basiert in der Regel auf dem Missverstehen oder einer Fehldeutung des mentalen Zustands eines Beteiligten: Ein aufrichtig gemeintes »glückliches« Lächeln eines Vaters kann von seinem Sohn, einem unsicheren Teenager oder von der Mutter eines anderen Teenagers in der Gruppe als »verächtlich« missverstanden werden. Ein trauriger Blick kann fälschlich als Ausdruck von Wut gedeutet werden. Die Augen gelten als »Fenster« des mentalen Zustands eines Menschen, und »den Geisteszustand von den Augen ablesen« (»Reading the Mind in the Eyes Test«, Baron-Cohen et al. 2001) ist ein sehr geschätztes Verfahren, das, wenn therapeutisch adaptiert, helfen kann, den mentalen Zustand eines anderen Menschen aufgrund seiner Mimik und seines Gesichtsausdrucks effektiver zu lesen und zu verstehen.

Solche Zustände zutreffend zu erkennen ist für Menschen, deren Mentalisierungsprobleme in Gewalttätigkeit zum Ausdruck kommen, oft außerordentlich schwierig. Man kann den Gruppenmitgliedern Sammlungen von Gesichtsfotos geben, die verschiedene emotionale Zustände zeigen; damit können sie üben, bestimmte mentale Zustände wie »wütend«, »traurig«, »glücklich« usw. zu erkennen. In einer Multifamiliengruppe kann man aus den Kindern und den Eltern zwei Teilgruppen bilden, die man auffordert, einige der dargestellten Zustände selbst auszudrücken und darzustellen. Daran kann sich ein Gespräch anschließen über die Fähigkeit jedes einzelnen Beteiligten, sich auf die übrigen Teilnehmer einzustimmen. Die Beschäftigung mit der Aufgabe, die mentalen Zustände *hinter dem Gesicht* zu lesen, kann helfen, jene *Überbetonung des Äußeren* zu verringern, die bei gewalttätigen Familien so häufig zu beobachten ist. *Hypersensibilität gegenüber der Mimik* kann dem unmittelbaren Ausdruck eine übertriebene Bedeutung beimessen.

Wir haben Techniken und Aktivitäten entwickelt, die darauf zielen, *den hinter dem Gesicht verborgenen geistig-seelischen Zustand zu lesen*. Alle Gruppenmitglieder werden dabei aufgefordert, ihnen bekannte Gefühle zu benennen, und alle diese werden vom Therapeuten jeweils auf eine Karte geschrieben. Gewöhnlich werden etwa 15 bis 20 Gefühlszustände genannt. Dann zieht jeder Teilnehmer, eventuell die Kinder zuerst, eine Karte und stellt das darauf vermerkte Gefühl ohne Worte dar. Die übrigen Gruppenmitglieder raten, um welches Gefühl es sich handelt. Der Therapeut hält mit Digitalkamera oder Smartphone die Darstellungen der Gefühlszustände fotografisch fest. So werden buchstäblich viele Bilder »erstarrter mentaler Zustände« konserviert, die sich später erneut betrachtet und reflektieren lassen. Meist wird bei diesem Spiel viel geraten und gelacht, und es folgen Diskussionen darüber, wie sich Gefühle korrekt identifizieren lassen oder auch nicht – und wie verschiedene Gruppenmitglieder ein bestimmtes Gefühl so unterschiedlich ausdrücken können.

Nach mehreren Wiederholungen dieses Vorgangs ist oft eine Fotosammlung von 20 oder mehr Gesichtsausdrücken zusammengekommen, die sofort ausgedruckt und an eine Wand des Raums gehängt werden wie Ausstellungsstücke in einer Kunstgalerie, sodass die Familien sich diese Aufnahmen anschauen und darüber diskutieren können. Die Integration in das Alltagsleben wird zusätzlich gefördert, indem einzelne Gruppenmitglieder befragt werden, in welchen Situationen sie sich so gefühlt haben, wie es auf den Fotos dargestellt ist, und ob ein anderes Familienmitglied den Zustand der Befragten bemerkt hat – und falls nicht, ob dies besser war oder nicht. Die Gruppenmitglieder können auch einige oder alle Fotos mit nach Hause nehmen und dort bestimmte Aufnahmen gut sichtbar an eine Wand hängen mit dem Ziel, die Personen daran zu erinnern, dass Schnappschüsse mentaler Zustände ihnen ermöglicht haben, nützliche Gespräche zu führen – und vielleicht dadurch ihre Neugier auch zwischen den Sitzungen auf das Befassen mit mentalen Zuständen zu stimulieren.

Weil die Fähigkeit zu mentalisieren in gewalttätigen Familien oft gestärkt werden muss, lässt sich die Übung erweitern: Man bittet dazu jedes Gruppenmitglied, drei Fotos von sich zur nächsten Sitzung mitzubringen. Die Teilnehmer werden in der Sitzung aufgefordert, »Sprechblasen über jeden der auf den drei Fotos abgebildeten mentalen Zustände« auszufüllen, zuerst bezogen auf ihre Wahrnehmung der Gefühle und Gedanken anderer. Anschließend sollen sie sich in andere Gruppenmitglieder hineinversetzen und sich vorstellen, wie diese wohl die verschiedenen Fotos untertiteln würden.

Insbesondere wird ständig auf Fotos geachtet, die einen Konflikt, Wut oder Aggression zu implizieren scheinen und die Gefahr von Gewalt signalisieren. Das soll helfen, die Gefahr plötzlich zutage tretender Gewalttätigkeit zu erkennen. Beispielsweise werden die Gruppenmitglieder zu einer »Gefahreneinschätzung« aufgefordert: *»Woher wissen Sie, dass dieser Vater nicht jeden Moment explodieren kann? Wann hat er das letzte Mal so ausgesehen, und haben Sie dieses Signal übersehen?«* Anschließend wird der Vater in unserem Beispielfall aufgefordert, sich in den mentalen Zustand eines Kindes und in den anderer Gruppenmitglieder hineinzuversetzen, wenn er mit der Unberechenbarkeit seiner explosiven inneren Zustände konfrontiert wird.

Ziel dieser Arbeit ist, der natürlichen Neigung, Gedanken und Gefühle zu vermeiden, entgegenzuwirken, wenn diese sich unmittelbar mit dem Erleben familiärer Gewalt in Verbindung bringen lassen.

3.5.3.3 Den Geist hinter der Maske finden

Masken aller Art – theatralische, neutrale oder fantasievolle – können in einer Therapie zur *Anregung und Verstärkung der wohlwollenden Neugier* genutzt werden, des wichtigsten Antriebs für das Mentalisieren. Dass Menschen, wenn sie eine Maske tragen, oft nach anfänglicher Verlegenheit bei der Erkundung von privaten Gedanken und Gefühlen, die sie gewöhnlich im Alltag nicht ohne Weiteres offenbaren, weniger gehemmt sind, ist allgemein bekannt. Aber abgesehen davon können wir manchmal auch ehrlicher sein, wenn wir eine Maske tragen, und eher bereit sein, uns öffentlich über Ideen und Vorstellungen zu äußern, die uns soeben in den Sinn gekommen sind. Masken haben mehrere Funktionen, unter anderem die der Verschleierung, die des Sich-Verbergens und die des Schutzes. Sie können uns helfen, unkenntlich zu machen, wer wir in einem bestimmten Augenblick sind, und uns selbst und andere vor unseren wahren Gefühlen schützen. Masken eröffnen uns auch die Möglichkeit, zu experimentieren und zu versuchen, eine Zeit lang eine andere Person[14] zu sein; sie können uns in Erregung versetzen und unserer Imagination zur freien Entfaltung verhelfen; Masken laden zum Geschichtenerzählen ein.

Wie kommt es zu diesem Erleben einer relativen Befreiung? *Erstens* brauchen Menschen in einem Inkognito-Zustand keine offensichtlichen Anzeichen von Missbilligung zu fürchten. *Zweitens* befreit uns eine Maske – insofern unser aller Selbstbild durch die Reaktionen anderer auf uns entsteht – zeitweilig davon, uns in anderen wiederzufinden, verhindert im betreffenden Augenblick, dass wir uns von den positiven Reaktionen anderer Menschen auf uns abhängig machen. *Drittens* können wir mit einer Maske möglicherweise eine Identität entdecken, die über das, was wir bisher gewesen sind, hinausgeht, ohne dass wir fürchten müssen, andere durch unsere eigene Befangenheit, unsere Aggression oder unsere Abscheu zu ängstigen. Und *viertens* brauchen wir, wenn wir eine Maske tragen, nicht zu fürchten, dass unsere Identität verzerrt wird, weil wir uns fälschlich im Anderen gespiegelt sehen.

Furcht vor Neugier und Unberechenbarkeit kann bei gewalttätigen Familienmitgliedern eine schwer überwindbare *Barriere gegen Veränderungen* sein. Die Hypervigilanz des Kindes den mentalen Zuständen seiner Eltern gegenüber, die Angst des Partners vor einer gewalttätigen Reaktion, das Bedürfnis des Täters, Furcht und Schmerz

14 Interessanterweise ist das lateinische Wort »persona« gleichbedeutend mit »Maske« und leitet sich ab von »personare«, dt.: »durchtönen«.

wahrzunehmen, um sich anerkannt zu fühlen, tragen alle zur *Stagnation oder angstbesetzten Erstarrung der Familiendynamik* bei. Aufgrund der Interdependenz von privater und sozialer Identität in Familien besteht eine Empfindlichkeit gegenüber dem prüfenden Blick der Öffentlichkeit. Dies kann die Entstehung einer *virtuellen Maske der Heimlichkeit* verursachen, welche die Familienmitglieder abschirmen und eine sozial akzeptable Pseudoidentität schützen soll, was seinerseits zur augenscheinlichen Erstarrung der familiären Dynamik beiträgt und die Gefahr verstärkt, die mit echter Neugier verbunden ist. In solchen Familien kann das zeitweise Tragen von Masken »in der Öffentlichkeit« der Multifamiliengruppe die Augen öffnen (siehe weiter unten), weil die Betroffenen in dieser Situation momentan das intersubjektive Ziel aufgeben, mittels sozialer Interaktion ihr Identitätsempfinden zu entwickeln. Die Familienmitglieder können auf buchstäblich »versteinerte« und stereotype Rollen fixiert sein. Fällt es Teilnehmern schwer, Emotionen offen zu zeigen – möglicherweise aus Angst, sich dadurch verletzlich zu machen oder missverstanden zu werden –, können sie sich mit ausdruckslosem Gesicht, erstarrtem Lächeln oder niedergeschlagenem Blick präsentieren. Selbst Mitglieder der eigenen Familie haben dann manchmal Schwierigkeiten herauszufinden, was in den Betroffenen vor sich geht, und sie geben es auf, diese zu mentalisieren. Dies verstärkt jedoch die erstarrte Haltung des Familienmitglieds mit der permanenten Maske, hinter der alle seine Gedanken, Wünsche und Sehnsüchte verborgen sind. Auf andere Familien- und Gruppenmitglieder kann das beängstigend wirken, weil die Person hinter dem erstarrten Gesicht unerreichbar zu sein scheint.

Den Versuch, die eigene permanente »Maske« zu überwinden, kann eine Theatermaske unterstützen. Tragen Gruppenmitglieder in Sitzungen schützende Masken, werden sie durch die ausbleibenden Reaktionen der übrigen Anwesenden weniger stark am Denken und Fühlen gehindert und haben die Chance, die geistig-seelische Verfassung hinter der Maske zu erkunden und zu erspüren. In MFT kann man die Gruppenmitglieder auffordern, verborgen hinter Masken und somit in einer relativ sicheren Situation, mit verschiedenen Gefühlszuständen zu experimentieren und ein Spektrum von Emotionen mimisch auszudrücken, was ihnen vielleicht bisher als zu gefährlich erschien. Beispielsweise kann man ein gewalttätiges Familienmitglied, das eine »Schutzmaske« trägt, bitten, mit dem Ausdruck verschiedener Gefühle zu experimentieren: »*Machen Sie das Gesicht eines glücklichen Menschen und jetzt das eines wütenden Menschen. Ist das etwas anderes als das Gesicht eines aggressiven Menschen? Und jetzt versuchen Sie es mit dem Gesicht eines gemeinen Menschen und jetzt mit dem eines liebevollen.*« Während des Experiments des Ausdrucks verschiedener Emotionen spekulieren die übrigen Gruppenmitglieder darüber, wie die Gesichter hinter der Maske aussehen könnten und wie sie darauf reagieren würden, wenn sie diesen unterschiedlichen Gesichtsausdrucksformen ausgesetzt wären. Das gewalttätige Familienmitglied kann hinter der Maske mit einem Spektrum emotionaler Erlebnisse experimentieren, ohne sich den unmittelbaren Reaktionen der anderen Gruppenmitglieder auszusetzen und sich durch diese hemmen zu lassen. Fühlt sich die betreffende Person »sicher genug«, kann sie die Maske ablegen und der ganzen Gruppe und der eigenen Familie ihren authentischen Ausdruck eines spezifischen Affekts offenbaren, sei es nun Scham, Angst vor Demütigung oder einfach Verlegenheit. Dem kann ein Gespräch darüber folgen, wann und warum es wichtig ist, Emotionen offen zu zeigen, statt sie zu maskieren.

Unerforschte emotionale Erlebnisse zutage zu fördern weckt die *Neugier* der Gruppenmitglieder und der betroffenen Person selbst. *Die Masken schaffen einen spielerischen Rahmen für gemeinsames Forschen.* Sie überwinden Barrieren, die durch Furcht vor sozialer Missbilligung, Spott und Anschuldigungen entstehen. Im Kontext der Reaktionen anderer wird die Emotion real. Die Einschränkung des emotionalen Ausdrucks bei gewalttätigen Menschen ist eine Folge ihrer übermäßigen Sensibilität gegenüber solchem Feedback – und dieses lässt sich durch eine Maske ausschalten. Viele gewalttätige Menschen fürchten, irgendein Zeichen von Schwäche oder ein starkes Gefühl, das sie haben, könnte von den Menschen in ihrer Umgebung lächerlich gemacht oder als belanglos hingestellt werden, und ihre natürliche Furcht könnte auf eine für sie unerträgliche Weise als echt erscheinen und sie überwältigen.

Gewalttätige Individuen rufen bei anderen Menschen Furcht hervor, was sie selbst dem Erleben von Schrecken so nahe bringt, wie sie es ertragen können. Das Tragen einer Theatermaske ermöglicht ihnen, die Macht der ausgedrückten Emotionen zu erleben und sich damit zu konfrontieren, einschließlich der damit manchmal verbundenen positiven und erwünschten Auswirkungen.

3.5.4 Nicht-mentalisierenden Gruppenmitgliedern helfen, sich symbolische Denkweisen anzueignen

Als Therapeuten sind wir versucht, dem Nicht-Mentalisieren durch Mentalisieren entgegenzutreten. Wir ertappen uns oft dabei, dass wir Familien mit Gewaltproblemen auffordern, ihre Überzeugungen zu »reflektieren« und über Alternativen zu ihren momentanen Kognitionen nachzudenken. Aber bloßes Mentalisieren vermag dem Nicht-Mentalisieren in solchen Fällen nicht adäquat zu begegnen, weil der Geist in einem nicht mentalisierenden Zustand die komplexen Zusammenhänge einfach nicht vollständig verarbeiten kann. Um dies zu erreichen, müssen Therapeuten ganz spezielle Strategien und Übungen entwickeln, die nicht mentalisierend Denkende dazu bringen können, sich symbolische Denkweisen zu eigen zu machen.

Es gibt einige spielerische Übungen und Aktivitäten, welche die physische mit der mentalen Welt verbinden mit dem Ziel, das mentalisierende Denken durch Strukturen zu stützen, die dem Bereich des Physischen entstammen und deshalb anfangs wenig Mentalisieren erfordern. Diese Übungen beziehen zunächst den Körper ein, wobei der Geist buchstäblich im physischen Körper und im Gehirn platziert wird; daraufhin geht der Geist dazu über, physische Repräsentationen von Konflikten zu schaffen und schließlich relationale Konstrukte aus der Sprache des Physischen in die Sprache des Psychischen zu übersetzen. Konkrete physische Strukturen als potenzielle Repräsentationen mentaler Zustände, als Grundlage aufmerksamen Denkens, lassen sich dazu nutzen, das Mentalisieren bezogen auf affektive und somatische Zustände zu fördern, sodass diese Zustände dem Mentalisieren erschlossen werden. Bei der Arbeit an der Überwindung familiärer Gewalt können besonders intensive Zustände der Wut und Scham sowie starke Ängste ins Zentrum der Therapie rücken.

Das Vermerken von Affektzuständen auf einer »Körperlandkarte« ermöglicht Familienmitgliedern, mentale Zustände zu erkennen und zu untersuchen:

MFT-Übung: »Body-Scan«

Bei dieser Übung wird jedes Gruppenmitglied einzeln aufgefordert, sich auf ein großes Blatt Papier oder auf ein Stück von einer Papierrolle zu legen. Dann werden die Umrisse aller Teilnehmer mit einem dicken Stift auf das Papier gezeichnet, und jedes Gruppenmitglied zeichnet seine Gefühle mit verschiedenen Farben und Formen in die Umrisse des eigenen Körpers ein und benennt sie. Therapeuten geht es insbesondere um jene Gefühle, die unmittelbar mit der familiären Gewalt verbunden sind – entweder als ihr Auslöser (z. B. das Erheben der Faust löst Furcht, dann Aggression usw. aus) oder als Folge familiärer Gewalt (z. B. auf Machtlosigkeit folgt Panik, Rage, Depression usw.). Dann werden die Gruppenmitglieder aufgefordert, ihre Landkarten zu vergleichen, sich gegenseitig über die dargestellten Gefühle und ihre Lokalisierung zu »interviewen« und nach Ähnlichkeiten und Unterschieden ihrer Darstellungen zu suchen. Anschließend erörtern sie, wie man mit unerwünschten Gefühlen umgehen oder diesen sogar den Boden entziehen kann und wie sie angenehme Gefühle mitteilen oder erkennen und stärken können.

Irgendwann werden dann Wut und aggressive Empfindungen und Gedanken zum Fokus der Arbeit. Beispielsweise können die Gruppenmitglieder darüber sprechen, wie sie Wutgefühle aufspüren können, bevor diese zu dominant werden, wie man über sie kommunizieren kann und wie man mit ihnen umgehen und sie kontrollieren kann, um weitere Gewalttätigkeit zu verhindern. Die gemeinsame Untersuchung der Körperzustände ermöglicht die Distanzierung von physischem Erleben und versetzt die Teilnehmer in die Position von Betrachtern, was der Entwicklung notwendiger neuer Sichtweisen zugutekommt. Auf diese Weise kann Mentalisieren angekurbelt werden.

Einer der Marker für familiäre Gewalt sind generelle Schwierigkeiten der Familienmitglieder, sich die mentalen Zustände anderer Menschen vorzustellen. Vereinfacht gesagt, kann es bei Neigung zu körperlicher Gewalt und zu allgemeinem Kontrollverlust zu belastend sein, sich in diese Zustände einzustimmen. Deshalb sollte erstens einem gewalttätigen Familienmitglied die Möglichkeit erschlossen werden, über die Auswirkung seiner Handlungen auf andere nachzudenken und, was noch schwieriger sein kann, zweitens sollten Familienmitglieder versuchen, die geistig-seelische Verfassung des Täters vor, während und nach seiner gewalttätigen Handlung zutreffender wahrzunehmen. Um hierfür eine Grundlage zu entwickeln, müssen die Familienmitglieder das, was ihr gewalttätiger Angehöriger erlebt, zutreffend mentalisieren können – was sehr beängstigend wirken kann.

Eine spezielle Variante der oben genannten MFT-Übung »Body-Scan« ist das »Gehirnscanning« (oder »Mind-Brain-Scan«; Asen u. Scholz 2015, S. 131), das zur Unterstützung der Vergegenwärtigung von Gedanken und Gefühlen dienen kann (vgl. Abb. 2 in Abschn. 2.6.3 sowie die Abschn. 1.4.13, 2.11.5 u. 2.5.3):

MFT-Übung: »Gehirnscanning«

Jedes Gruppenmitglied erhält zu diesem Zweck einen Papierausdruck eines Diagramms, das einen Querschnitt durch das menschliche Gehirn darstellt. Der Querschnitt ist so modifiziert, dass statt der normalen vier Hirnkammern (Ventrikel) insgesamt zehn größere und kleinere Räume abgebildet sind. Alle Beteiligten werden aufgefordert, sich vorzustellen, was im Kopf eines anderen Familienmitglieds vor sich geht, und in den verschiedenen Räumen die Gefühle, Wünsche, Überzeugungen oder Gedanken einzutragen, die sie bei der anderen Person vermuten. Intensive und potenziell beängstigende Emotionen auf der »Landkarte des Geistes« zu vermerken hilft den Gruppenmitgliedern, sich mit der innerfamiliären Gewalt auseinanderzusetzen und ihre Auslöser zu untersuchen.

Gewalt in einer Familie lässt sich nicht allein durch das Vermeiden von Konflikten verhindern; Konfliktvermeidung ist kein ausreichendes Ziel, weil die Gefahr einer Eskalation des Konflikts durch Schwächung der stärksten Waffe gegen Gewalt, des Mentalisierens, größer werden kann. Eine Möglichkeit der *gefahrlosen Konfrontation mit einem Konflikt* statt seiner Vermeidung besteht darin, ihn zu konkretisieren, indem man seine allmähliche Eskalation auf spielerische Weise untersucht:

MFT-Übung: »Vulkanausbruch«

Die Metapher eines Vulkanausbruchs eignet sich ganz besonders für die Arbeit mit Familiengruppen, in denen sich Kinder im Alter unter 10 Jahren befinden. Die Kinder können gemeinsam und mithilfe der Eltern eines anderen Kindes »das geheime Leben der Vulkane« erforschen, wobei es letztlich darum geht, einen unmittelbar bevorstehenden Vulkanausbruch vorauszusagen. Der Fokus kann anfangs auf die unterirdischen Schichten gerichtet sein, bevor er zu den kleineren Erschütterungen wechselt, die einem Ausbruch vorangehen. Alle Kinder werden gebeten, eine farbige Zeichnung des Vulkans im Ruhezustand vor seinem Ausbruch anzufertigen. Anschließend können sie ihn ausbrechen lassen und darstellen, wie die ersten kleineren Eruptionen aussehen könnten, was geschieht, wenn die ersten Felsbrocken emporgeschleudert werden, wie man sich in dieser Situation in Sicherheit bringen kann, wohin man wann laufen kann, um Schutz zu suchen, und wie sich der Fluss der Lava eindämmen lässt. Danach werden mehrere Gruppenmitglieder eingeladen, die Metapher in ihre Alltagsrealität zu übersetzen, indem sie sich an die letzte »Eruption« von Gewalt zu Hause erinnern. Diese »retrospektive Mentalisierung« beinhaltet, dass sie darüber nachdenken, was sie selbst und die anderen Familienmitglieder in den verschiedenen Phasen der Eskalation gedacht oder gefühlt haben, Stufe um Stufe.

3.5.5 Ausblick

Spielerischen Aktivitäten und Übungen, die man bei der Multifamilienarbeit zur Stärkung der Mentalisierungsfähigkeit und zum Erreichen verschiedener heilsamer Ziele nutzen kann, sind keine Grenzen gesetzt: Es geht darum,

- die Beziehungen und Bindungen zwischen den Familienmitgliedern zu stärken;
- individuelle und familiäre Strategien, die familiärer Gewalt entgegenwirken, zu nähren;
- Opfer und Täter der Gewaltakte darin zu unterstützen, mit deren Folgen fertig zu werden und den Teufelskreis, der die Gewalttätigkeit in Familien erhält, zu durchbrechen.

Es ist sehr wichtig, jede dieser Aktivitäten einzugrenzen und mit einem starken einschränkenden Rahmen zu versehen, der es den einzelnen Familienmitgliedern ermöglicht, die Gedanken und Gefühle von anderen Gruppenmitgliedern zu erforschen. Ohne einen solchen festen Rahmen, der legitimes Spiel abgrenzt, können sich manche Aktivitäten und Spiele als gefährlich anfühlen, und sie können chaotisch werden, wenn die entstandene Erregung die Gruppenmitglieder an- und befeuert – was schon allein das Mentalisieren hemmen kann.

Viele Mentalisierungstechniken in der MFT sind erlebensorientiert. Positive therapeutische Wirkungen sind zu erwarten, wenn die Beteiligten sich in dem durch die Techniken initiierten Prozess engagieren. Die Techniken sind *nicht* lösungs- oder zielfokussiert und deshalb *nicht* als Selbstzweck anzusehen. Konkrete Interaktionen im therapeutischen Setting lassen Beziehungsprobleme wieder aufleben und ermöglichen »Hier-und-jetzt-Erlebnisse«. Das Erlebnis entsteht in der Therapie und kann in Echtzeit unterbrochen und reflektiert werden, und spezifische Aktivitäten können genutzt werden, um solche Enactments zu stimulieren. Werden diese audiovisuell aufgezeichnet, können die Gruppenmitglieder sie sich zu einem späteren Zeitpunkt anschauen, wenn ihr Erregungszustand die normale Funktionsfähigkeit nicht mehr beeinträchtigt, sodass die Gruppenmitglieder sich in eine durch die Mentalisierungsfunktion gestützte Metaperspektive versetzen können.

Die starren und scheinbar geistlosen Muster, die wir in gewalttätigen Familien beobachten, werden verständlich, wenn man ihre Entstehungsgeschichte und die aktuelle Funktionsweise der Familie kennt, die mit der Fähigkeit, flexibel auf sich verändernde Umstände einzugehen, nicht vereinbar sind. Ein mentalisierungsinspirierter Ansatz kann die Entstehung einer vertrauensvollen Haltung in der Familie und zwischen den Gruppenmitgliedern fördern, das Ausmaß geistloser Gewalt verringern, indem er allen Beteiligten ermöglicht, sich die relevanten Mitteilungen von innerhalb wie von außerhalb der Familie anzuhören. Die echte Adaptation neuer Arten, Dinge zu sehen, und die Fähigkeit, flexibler auf wahrscheinliche zukünftige

Veränderungen zu reagieren, vermögen alternativen gewaltfreien Strategien und Handlungen den Weg zu bereiten. Grundsätzlich verstärkt effektiveres Mentalisieren epistemisches und familiäres Vertrauen, indem es die Bereitschaft und Fähigkeit verbessert zu erwarten, dass der eigene Geist, indem er etwas über den Geist anderer Menschen herausfindet, beeinflusst, überrascht, verändert und aufgeklärt werden kann.

4 Familienklassenzimmer und Familienschule

Einführende Bemerkungen

Der erste Beitrag dieser Sektion beschreibt die Konzepte und die Entwicklung der ersten Familienklassenzimmer und Familienschulen, wie sie in London entstanden (Kapitel 4.1). Der folgende Beitrag ist reich an erarbeiteten Materialien, die sehr hilfreich bei der praktischen Umsetzung des Familienklassenzimmers sind (Kapitel 4.2). Der Beitrag über das *FiSch-Modell* zeigt, wie pragmatisch und praktikabel dieser Ansatz ist, der auch in eigener Verantwortung von Pädagogen umgesetzt werden kann (Kapitel 4.3). In den beiden folgenden Beiträgen werden Konzept und Praxis der Familienschule in ländlichem Raum (Kapitel 4.4) bzw. unter den Bedingungen einer Großstadt beschrieben (Kapitel 4.5). Die beiden letzten Kapitel schauen über die Grenzen Deutschlands hinaus und berichten über Multifamilienarbeit in Familienschulen und Familienklassenzimmern in Dänemark (Kapitel 4.6) und der Schweiz (Kapitel 4.7).

4.1 Elternpräsenz in der Schule: Vom Familienklassenzimmer zur Familienschule

Neil Dawson & Brenda McHugh[15]

4.1.1 Einleitung

In diesem Kapitel stellen wir ein innovatives Projekt vor, *The Family School (TFS)* in London, das im Rahmen einer Ganztagsschulsituation den Multifamilienansatz verfolgt. Es handelt sich um eine Weiterentwicklung des Konzepts, Eltern in die Arbeit in Schulen einzubeziehen und sie bei der schulischen Erziehung ihrer Kinder zu Partnern zu machen. Der Ansatz baut auf der Arbeit auf, die vor nunmehr fast 4 Jahrzehnten beim »Marlborough Family Service« in London begann, und wendet sich gezielt an besonders benachteiligte und »schwer erreichbare« Schüler aus Problemvierteln.

TFS wurde von uns im Jahre 2014 als einzigartige alternative Familienschule in Central London für Schüler im Alter von 5 bis 14 Jahren gegründet. Sie ist konzipiert für Schüler, die wegen schwerwiegender emotionaler und Verhaltensprobleme sowie anderer psychischer Schwierigkeiten nicht in Regelschulen beschulbar sind. Im TFS wird ein vollwertiger konventioneller Unterricht mit einer psychosozialen Betreuung in einer nicht stigmatisierenden Umgebung verbunden. Die Schule verfügt über ein engagiertes Lehrerkollegium, das von Familientherapeuten, Psychiatern und Psychologen des »Anna Freud National Centre for Children and Families« (AFC) unterstützt wird. TFS versucht, Lernblockaden durch Einbeziehung neuester integrativer therapeutischer Interventionsansätze in den Unterricht (darunter Einzelfamilientherapien, MFT und mentalisierungsbasierte Therapien) und mithilfe der Eltern zu verringern und den Schülern Möglichkeiten zu erschließen, die ihrer allmählich wiederauflebenden Lern- und Leistungsfähigkeit im schulischen Alltag entsprechen. Die Schule eröffnete im September 2014 mit zwölf Kindern und deren Eltern sowie wahlweise anderen Familienmitgliedern. Die Kapazität ist seitdem gestiegen – im Schuljahr 2016–2017 waren es bereits 32 Kinder, und bis 2018 sollen es 48 sein. Es ist vorgesehen, diese in vier parallelen Multifamiliengruppen von je zwölf Kindern und deren Eltern psychosozial zu betreuen.

Es wird angestrebt, alle Kinder entsprechend dem nationalen Schulcurriculum ihrer jeweiligen Altersstufe zu unterrichten. Die Lehrer planen und evaluieren die Umsetzung des nationalen englischen Schulcurriculums und konzentrieren sich dabei auf die zentralen Themen und die Arbeit an der Entwicklung grundlegender Lernfertigkeiten. So wird anfangs evaluiert, was die einzelnen Kinder am Lernen hindert, und aufgrund dieser Analyse werden zusammen mit den Kindern und ihren Eltern Strategien entwickelt, die Engagement und Motivation fördern sollen. Die Fortschritte der Kinder werden dokumentiert, um sicherzustellen, dass sie jeweils ihrer speziellen Situation entsprechend behandelt und gefördert werden.

15 Aus dem Englischen von Theo Kierdorf.

4.1.2 Präsenz der Eltern in Schulen – eine historische Perspektive

Anfang der 1980er Jahre entwickelte der »Marlborough Family Service« in London einen neuen Ansatz des Umgangs mit Kindern, die Gefahr liefen, aus Regelschulen ausgeschlossen zu werden, oder die bereits ausgeschlossen worden waren: Es handelte sich um das »Marlborough Model« mit dem Konzept der Elternpräsenz in Schulen (Dawson a. McHugh 1994, 2000). Die Idee, die Eltern in die Auseinandersetzung mit den schulischen Problemen ihrer Kinder einzubeziehen, hatten wir aufgrund unserer Erfahrungen als Lehrer in Regelschulen entwickelt: Brenda McHugh in einer Sekundarstufenschule in London, wo sie 11- bis 18-Jährige unterrichtet hatte, und Neil Dawson in einer Grundschule für 5- bis 11-Jährige.

In unserer eigenen Lehrerausbildung waren damals Eltern nie auch nur erwähnt worden. Als wir im Unterricht mit Kindern mit schwierigsten Verhaltensstörungen konfrontiert waren, wurde uns schnell klar, dass wir kaum mit Aussicht auf Erfolg auf ein Kind einwirken konnten, das in der Schule ein solches Verhalten zeigt. Später begannen wir im Rahmen des »Marlborough Family Service« zu arbeiten, einer systemisch orientierten kinder- und jugendpsychiatrischen und kinder- und jugendpsychologischen Einrichtung mitten in der Londoner Innenstadt. Damals kam uns die Idee, dass es mit einem familienzentrierten Therapieansatz gelingen konnte, substanzielle und dauerhafte Veränderungen bei diesen Kindern und ihren Familien zu erreichen. Daraufhin beschlossen wir, *familienfokussierte Interventionen in Schulen* zu integrieren.

Zunächst experimentierten wir, indem wir jeweils mit einer Familie auf diese Weise arbeiteten. Nachdem wir nach und nach erlebten, dass sich die gelegentliche Anwesenheit eines Elternteils im Klassenzimmer als förderlich erwies, bezogen wir zunehmend mehr Eltern in unsere schulische Arbeit ein, bis schließlich pro Kind ein Elternteil oder ein anderes Familienmitglied an unseren sich entwickelnden Projekten teilnahm. Wir gründeten das »Marlborough Family Education Centre« (MFEC), eine Einrichtung, zu der aus Regelschulen ausgeschlossene Kinder und ihre Eltern 3–4 Tage pro Woche jeweils morgens kamen. Am Nachmittag besuchten die Kinder – ohne ihre Eltern – die Regelschule, erst nur für 1–2 Stunden, und dann zunehmend länger (Asen et al. 2001; Dawson a. McHugh 2005). So versuchten wir auch Stigmatisierung, Scham und Beschuldigungen zu überwinden, die Eltern oft erleben, wenn sie in rein psychiatrischen oder psychotherapeutischen Einrichtungen behandelt werden. Hilfe in einem schulischen Umfeld und fokussiert auf die schulischen Probleme der Kinder anzubieten ist häufig akzeptabler und besser zugänglich für Eltern, die diese Unterstützung in einer rein therapeutischen Einrichtung kaum akzeptieren würden.

Nachdem es sich zeigte, dass sich auf diese Weise tatsächlich Veränderungen erreichen ließen, wandten sich lokale Schulleiter an uns, die miterlebt hatten, wie wir mit Kindern, die ihre Schulen besuchten, gearbeitet hatten. Sie fragten uns, ob wir unseren neuen Ansatz so modifizieren könnten, dass noch mehr von ihren

Schülern von diesem Ansatz profitieren. Da durchschnittlich bei jedem zehnten Kind aus diesem sozialen Umfeld psychische Probleme diagnostiziert werden, war es für unser »Marlborough Family Education Centre« (MFEC) verständlicherweise nicht möglich, die Wünsche aller lokalen Schulen zu erfüllen.

Deshalb wagten wir uns an ein neues Experiment und luden eine Lehrerin aus einer der Schulen, mit deren Schülern wir regelmäßig arbeiteten, dazu ein, 3 Monate lang bei uns mitzuarbeiten. Später entwickelten wir mit ihr zusammen an ihrer Schule die erste Multifamiliengruppe. Zu unserer Freude nahmen acht Familien mit ihren Kindern einmal wöchentlich an dieser Arbeit teil. Sie kamen jede Woche zu den Treffen, und wir beobachteten in relativ kurzer Zeit, innerhalb von 3–4 Monaten, einige erstaunliche Veränderungen. Ähnliche Erfolge wurden auch von den Eltern berichtet, die wir zur Multifamilienarbeit der Kategorie »geringe Intensität« (Option 1, siehe weiter unten) in einer Regelschule einluden. Sie erklärten beispielsweise:

> »Zuerst war ich mir unsicher, was da auf mich zukommt, aber nachdem ich die anderen Eltern kennengelernt hatte, die mit den gleichen oder ähnlichen Problemen zu kämpfen hatten wie ich, war ich beruhigt. Ich habe erlebt, wie sich mein Kind im Laufe der Wochen allmählich veränderte, und ich habe mehr Vertrauen in meine Fähigkeit als Mutter/Vater entwickelt. Ich bin sehr dankbar dafür, dass die Schule mir diese Möglichkeit geboten hat, meinem Kind zu helfen.«

Dieses Modell wurde dann zur aktuellen Form von »family groups«, also Familiengruppen – so wird das »Familienklassenzimmer« in England meist bezeichnet – in Schulen weiterentwickelt. Der nächste Schritt war der Aufbau der aktuellen Family School (TFS). Sie entstand aufgrund des Drängens von Kollegen aus dem schulischen und psychiatrischen Bereich, den Multifamilienansatz zu einer eigenständigen, ausschließlich dieser Intervention gewidmeten Schule weiterzuentwickeln.

Konzeptionell haben wir im Laufe der Jahre ein ganzes Spektrum multifamilialer Interventionen für Erziehungs- oder Schulsettings entwickelt, um den Bedürfnissen der Kinder und ihrer Familien gerecht zu werden und auf verschiedene Situationen, Einrichtungen und Organisationen einzugehen. Deshalb gibt es heute vier Angebote mit unterschiedlicher Intensität:

- *Option 1 – Geringe Intensität:* Multifamiliengruppe in einer Schule, einmal wöchentlich für 2–3 Stunden
- *Option 2 – Mittlere Intensität:* Multifamilien-Klassenzimmer in einer Schule, 2–3 Morgen pro Woche für 2–3 Stunden
- *Option 3 – Hohe Intensität:* Multifamilien-Klassenzimmer im Rahmen einer spezialisierten psychosozialen Einrichtung, an 4–5 Morgen pro Woche für bis zu 3 Stunden
- *Option 4 – Sehr hohe Intensität:* Familienschule an 5 Tagen pro Woche von 9.00–15.00 Uhr.

4.1.3 Unser Umgang mit psychischen Problemen

Inspiriert von der Maxime der Weltgesundheitsorganisation WHO hat TFS eine eigene *Grundsatzerklärung* für den Umgang mit psychischen Problemen entwickelt:

> »Psychische Gesundheit ist ein Zustand des Wohlbefindens, in dem jeder Mensch sein Potenzial realisiert, produktiv und fruchtbar arbeiten kann und in der Lage ist, zu der Gemeinschaft, in der er lebt, einen Beitrag zu leisten.«

Wir haben uns zum Ziel gesetzt, die psychische Gesundheit *aller* Mitglieder unserer Schulgemeinschaft zu fördern, auch die der Eltern. Wir verfolgen dieses Ziel, indem wir sowohl normale schulische Ansätze als auch Möglichkeiten nutzen, die speziell für besonders verletzliche Schüler und ihre Familien entwickelt wurden.

Die Grundsatzerklärung unserer Familienschule erwähnt folgende anzustrebende *Zielsetzungen:*

- die psychische Gesundheit des Mitarbeiterstabs und der Schüler zu stärken
- typische psychische Gesundheitsprobleme zu verstehen und wahrzunehmen
- die Mitarbeiter anzuhalten, auf frühe Warnzeichen für psychische Probleme zu achten
- das Lehrerkollegium bei seiner Arbeit mit Schülern, die unter psychischen Problemen leiden, zu unterstützen
- Schüler mit psychischen Problemen sowie ihre Freunde und Eltern/Betreuer zu unterstützen.

Den Mitgliedern des Schulkollegiums wird vermittelt, auf *Warnzeichen* wie die folgenden zu achten:

- körperliche Anzeichen für Verletzungen, die wiederholt beobachtet werden und nicht auf Unfällen zu beruhen scheinen
- Veränderungen der Ess- und Schlafgewohnheiten
- verstärkte Isolation von Freunden oder Familienangehörigen, was einem sozialen Rückzug gleichkommt
- Veränderungen hinsichtlich der Aktivitäten und der Grundstimmung
- Nachlassen der schulischen Leistungen
- Drogen- und Alkoholmissbrauch
- Äußerungen über Versagensgefühle sowie die eigene Nutz- und Hoffnungslosigkeit
- Verschlossenheit
- Vermeiden des Schulsports oder Befangenheit/Heimlichkeit beim Umziehen;
- Zuspätkommen oder Fehlen in der Schule
- wiederholtes Berichten von Schmerzen oder Übelkeit ohne plausiblen Grund.

Zu den speziellen Interventionen zählen Gespräche mit einzelnen Kindern, den Mitgliedern einer Familie oder mehrerer Familien, mit denen systemisch und mentalisierungsbasiert gearbeitet wird. Konzepte wie Wechselwirksamkeit, Perspektivenübernahme, Neugier, »sichere Ungewissheit«, »einer nach dem anderen« und »vergeben können« eignen sich ausgezeichnet für den Lehr- und Lernkontext einer Schule und insbesondere für den einer Familienschule.

Kinder und Jugendliche, die TFS besuchen, haben oft Mentalisierungsschwierigkeiten, meist vor allem in entscheidenden Situationen in ihrem Schul- und Familienleben. Beispielsweise sagen sie sehr Verletzendes zu Mitschülern, ohne sich über die Wirkungen ihrer Äußerungen bewusst zu sein. Oft gelingt es ihnen nicht, Dinge aus der Perspektive ihrer Lehrer oder Mitschüler zu sehen.

4.1.4 Das Bedürfnis nach einer Familienschule und anfängliche Probleme

Nachdem wir in mehr als 3 Jahrzehnten Erfahrungen mit unserer ersten kleinen Familienschule und zahlreichen Familienklassenprojekten gesammelt hatten, wollten wir das Modell erweitern. Denn wir hatten immer wieder erlebt, dass gewisse schwer gestörte Kinder und ihre Familien nicht von MFT profitierten, weil sie offensichtlich eine intensivere Form der Arbeit brauchten. Diese Schüler waren aus Regelschulen ausgeschlossen worden und besuchten häufig Sonderschulen mit wenig Erfolg. Ein Erziehungsberater der britischen Regierung forderte uns auf, über die Entwicklung einer Ganztagssonderschule nachzudenken, in der neben dem vollständigen Lehrplan der Regelschulen die zentralen Elemente des Multifamilienansatzes zur Geltung kämen. So sahen wir uns mit der Herausforderung konfrontiert, eine Schule zu planen, die diesen verletzlichen und randständigen Kindern und Jugendlichen helfen würde, ebenso schnell die erforderlichen schulischen Leistungen zu erreichen wie ihre Altersgenossen ohne problematische Verhaltensweisen und/oder psychische Probleme. Dem Erziehungsministerium schwebte jedoch eine Schule vor, deren Schwerpunkt auf der schulischen Erziehung und *nicht* auf therapeutischer Arbeit lag. Das bedeutete allerdings für uns, dass wir nicht die Möglichkeit hätten, die unzureichenden schulischen Leistungen primär als Folge der psychischen Probleme des Kindes zu erklären und auch so zu behandeln.

Nachdem wir so lange in primär therapeutischen Settings gearbeitet hatten, war unser Wissen über schulisches Lehren und Lernen und über die pädagogische Fachsprache nicht mehr auf dem neuesten Stand, insbesondere was die Umsetzung der aktuellen Lehrpläne betraf. Obgleich wir beruflich sowohl Lehrer als auch Therapeuten sind und im Rahmen unserer vorherigen MFT-Projekte ständig eng mit Schulen und Lehrern zusammengearbeitet hatten, waren wir ein wenig »eingerostet« und realitätsfern, was den aktuellen Diskurs im Erziehungsbereich mit all den »neuen« und sich ständig ändernden Schlagwörtern und technischen Begriffen betraf.

Die Regierungsberater und -sachbearbeiter, die darüber zu entscheiden hatten, ob wir kompetent genug sind, eine »Familienschule« zu eröffnen, waren von unserer schulischen Kompetenz keineswegs überzeugt, und sie begegneten unseren therapeutischen Konzepten und der damit verbundenen eigenen – und für sie eigenartigen – Fachsprache mit einigem Misstrauen. Sie verhielten sich oft herablassend oder bestenfalls skeptisch, wenn wir über Kinder im Sinne familientherapeutischer oder systemischer Theorien sprachen. So steht der Begriff »Kontext« bei der britischen Schulaufsicht nicht in besonders hohem Ansehen. Auch der Vorstellung, Eltern sollten in Schulen eine zentrale Rolle spielen, standen die Vertreter des Erziehungsministeriums äußerst misstrauisch gegenüber: Ob uns denn nicht klar sei, dass Schulen dafür da seien, dass Lehrer in diesen unterrichteten und Kinder dort etwas lernten? Wir mussten also alle unsere Vorschläge den Vorstellungen der staatlichen Schulbehörde anpassen. Wir lernten – und lernen weiterhin –, Begriffe und Ausdrücke wie »akademischer Fortschritt«, »Schließen der Leistungslücke«, »Curriculumplanung« und viele andere zu benutzen, um uns bei den Kollegen aus dem Erziehungsbereich zumindest ein gewisses Maß an Glaubwürdigkeit zu sichern. Angesichts der finanziellen Summen, die der Staat in unser Familienschulmodell zu investieren erwog, und angesichts der Risiken, welche die Bürokraten durch die Unterstützung eines zwar innovativen, aber noch völlig unerprobten Schulmodells einzugehen gedachten, war es durchaus verständlich, dass Behörden und Beamten, die über dieses Vorhaben letztlich zu entscheiden hatten, nervös waren und unsere Kompetenzen gründlich prüfen wollten. Und das taten sie, sogar mehr als das!

4.1.5 Ambivalente Anpassung an den politischen Kontext

Aus verschiedenen Gründen entschied sich das englische Erziehungsministerium dennoch dafür, unseren Vorschlag, eine völlig neue Art von Schule zu entwickeln, die sich von allen bis zu diesem Zeitpunkt in Großbritannien existierenden Schulstrukturen deutlich unterschied. Einer dieser Gründe war die Tatsache, dass es in England über 1 Mio. Kinder und Jugendliche gibt, die unter psychischen Problemen leiden und behandlungsbedürftig sind. Von diesen erhält jedoch nicht einmal ein Viertel psychologische, psychiatrische oder psychotherapeutische Hilfe von Spezialisten des britischen Gesundheitsdienstes (National Health Service, NHS). Unter den gegenwärtigen Voraussetzungen würden also nie genügend Psychologen und Psychotherapeuten vorhanden sein, um diesen immensen Behandlungsbedarf auch nur annähernd zu decken.

Die Wirkung des problematischen Verhaltens und der psychischen Störungen von Kindern und Jugendlichen ist in der Schule am stärksten spürbar, und sie betrifft nicht nur das Wohlbefinden der Kinder selbst und ihre schulischen Leistungen, sondern hat oft auch negative Auswirkungen auf die Mitschüler – und die Lehrer. Weil mit ausreichender Hilfe »von außen« nicht zu rechnen ist, müssen Schulen ihre eigenen Lösungen finden. Angesichts des Ausmaßes der Hilfsbedürftigkeit haben die Schulbehörden in Großbritannien ein ganzes Spektrum von Interventionen für die Arbeit in Schulen entwickelt, um Kindern mit den genannten Problemen möglichst effektiv zu helfen. Allerdings haben sich diese Ansätze generell als nicht ausreichend erwiesen. Kinder und Jugendliche, die mit dem Regelschulsystem nicht zurechtkommen, werden in kleineren Spezialklassen, manchmal auch in Sonderschulen (*Pupil Referral Units*) zusammengefasst und von Lehrern unterrichtet, die so gut wie keine spezielle Ausbildung für den Umgang mit den meist sehr schwierigen familiären Situationen dieser Kinder haben. Diese Sonderschullehrer fühlen sich bei der Erfüllung ihrer anspruchsvollen Aufgabe oft nicht genügend unterstützt und erleben deshalb häufig ein Burn-out. Obendrein engagieren viele Schulleiter fast »blind« Therapeuten und Berater, ohne zu wissen, ob diese nun wirklich geeignet sind oder nicht.

Um vom englischen Erziehungsministerium akzeptiert zu werden, mussten wir die Effektivität des MFT-Modells nachweisen. Dies gelang mithilfe von über mehrere Jahre gesammelten Daten, darunter eine vielversprechende wissenschaftliche Untersuchung (Morris et al. 2014). Gutachten lokaler Schulleiter und Amtsträger, die schon unsere Dienste in Anspruch genommen hatten, halfen ebenfalls dabei, die Behörden zu überzeugen. Außerdem wurden wir von »gestandenen« Eltern, die mit ihren Kindern und Jugendlichen in der Vergangenheit an unseren MFT-Angeboten erfolgreich teilgenommen hatten und die für deren Qualität aus eigener Erfahrung bürgten, sehr unterstützt.

Bei der Arbeit am Entwurf einer Familienschule ging es in erster Linie darum, sehr erfahrene Schulpädagogen, die keine vorherige Kenntnis des MFT-Modells hatten, davon zu überzeugen, dass dieses sich auf eine größere Struktur übertragen lässt und auch in einem völlig neuen – und bislang unerprobten – Kontext wirksam sein kann. Ließ sich das Modell aus seinem bisherigen sehr überschaubaren Rahmen, der Arbeit mit zehn Kindern und deren Familien, auf die völlig autonome Situation einer größeren staatlichen Schule übertragen und an diese anpassen, sodass bis zu 48 Kinder an 5 Tagen wöchentlich an einem Programm teilnehmen? War es möglich, ein Teilzeitprojekt in ein Programm für eine Ganztagsschule umzuwandeln, das der staatlichen Schulaufsicht unterstand? Konnte ein Teilzeitprojekt in einer Einrichtung des nationalen Gesundheitsdienstes NHS, an dem ständig viele Therapeuten beteiligt gewesen waren, in ein Projekt umgewandelt werden, bei dem der Mitarbeiterstab die volle Verantwortung für alle Aspekte der Erziehung des Kindes hatte, also für Lehrtätigkeit und Lernen, das psychische Wohl und die schulischen Leistungen? Es war offensichtlich, dass die große Zahl der Betreuten und Betreuer viele praktische und logistische Probleme mit sich bringen würde, die so gut wie möglich bewältigt werden müssten.

Nach 3-jähriger harter Arbeit »vor und hinter den Kulissen« gelang es uns, unser Projekt in die Tat umzusetzen: »The Family School« eröffnete im September 2014 in der Londoner Innenstadt. Wir sahen uns mit vielen beängstigenden Herausforderungen, sowohl beruflicher als auch persönlicher Art, konfrontiert. Wir stellten uns vor, was die Beamten des Erziehungsministeriums über unseren Plan denken würden. An trüben Tagen hatten wir manchmal das Gefühl, es sei zu schwierig, zweifelnde Kollegen zu überzeugen, und es wäre besser, aufzugeben und das Weite zu suchen. Uns war klar, dass wir tief verwurzelte schulische Praktiken und einige gängige erzieherische Überzeugungen infrage stellten. Dennoch war es manchmal erforderlich, sich zu vergegenwärtigen, warum wir uns dies alles vorgenommen hatten. In solchen Situationen schöpften wir neuen Mut aus unseren vielen Erlebnissen, wie Kinder und ihre Eltern oder andere Familienmitglieder dramatische Veränderungen erreicht und ihr Leben transformiert hatten. Unser Glaube an die Wirksamkeit des von uns entwickelten Ansatzes und unser Wunsch, diese Möglichkeit noch viel mehr Kindern und ihren Familien zu erschließen, versetzte uns in die Lage, unser Ziel trotz aller Schwierigkeiten weiterzuverfolgen.

Wir mussten uns nicht nur mit der im Erziehungswesen üblichen Sprache, sondern auch mit den dort gängigen Verfahrensweisen und Strukturen vertraut machen. Es wirkte beängstigend, sich der komplexen finanziellen und organisatorischen Aspekte des Neuaufbaus einer Schule bewusst zu werden. Zwar würde diese Schule, verglichen mit den gängigen »Sonderschulen«, relativ klein sein. Doch mussten für sie die gleichen organisatorischen und finanziellen Strukturen geschaffen werden wie für jede andere Schule. Obwohl wir ausgebildete Lehrer sind, entsprach unser pädagogisches Fachwissen nicht mehr dem neuesten Stand. Deshalb haben uns Erziehungsexperten bezüglich der Anforderungen des aktuellen Curriculums beraten. Und deshalb war es für uns bei der Planung der Schule besonders wichtig, einen erfahrenen Schulleiter zu engagieren, der unsere Vision zu schätzen wusste und zu unterstützen bereit war und der außerdem seine an anderen Schulen gesammelte fachliche und organisatorische Erfahrung in unser Projekt einbringen wollte.

Sehr wichtig für die Eröffnung unserer Schule war, dass wir genügend Kinder und Familien fanden, die bereit waren, sich vom ersten Tag an darauf einzulassen. Aus finanziellen Gründen hatten wir nicht die Zeit, unser Projekt allmählich aufzubauen und wachsen zu lassen. Hätten wir nicht genügend Kinder für die Arbeit interessieren können, wäre die Schule nicht lebensfähig gewesen und hätte schon bald wieder schließen müssen. Zunächst galt es, zwölf Kinder und ihre Familien für die Teilnahme an unserem neuen Programm zu gewinnen: Sechs Kinder wurden von Schulen zu uns geschickt, die unsere frühere Arbeit schon kannten. Sechs weitere kamen aus einer Gegend in London, in der die lokale Schulbehörde fast von einem Tag auf den anderen beschlossen hatte, die eigene Sonderschule zu schließen, mit der Folge, dass niemand wusste, wie die betroffenen Kinder auf einer geeigneten Schule untergebracht werden können.

Den Eltern dieser Schüler teilte man am Tag vor der Eröffnung unserer Schule mit, sie müssten mit ihren Kindern zu dieser »neuen Schule« gehen, die ziemlich weit von ihrem Wohnort entfernt lag. Deshalb wurde vorgeschlagen, sie zu uns und von unserer TFS zurück nach Hause mit einem Minibus zu transportieren. Außerdem erklärte man den Eltern, sie würden diese Schule mit ihren Kindern gemeinsam besuchen müssen. Die Kinder waren alle zwischen 6 und 7 Jahre alt, vom Unterricht in der für sie zuständigen Regelschule dauerhaft ausgeschlossen worden und gewöhnt, von den Mitarbeitern der Sonderschule physisch »gehalten«

zu werden. Das übliche Verhaltensmuster, um nicht zu sagen die »Routine« dieser Kinder bestand bisher darin, zu schlagen, zu treten, zu beißen, zu fluchen und dann wegzulaufen, bis jemand vom Lehrpersonal sie physisch »unter Kontrolle« brachte.

Zu Beginn unserer Arbeit konzentrierten wir uns darauf, den Kindern zu helfen, ihr Verhaltensmuster zu ändern, was eine ziemlich große Herausforderung war, weil wir gleichzeitig auch den neu eingestellten Lehrern helfen mussten, sich mit dem MFT-Modell vertraut zu machen. Ein Paradigmenwechsel musste initiiert werden, der darin bestand, nicht mehr das Kollegium dafür sorgen zu lassen, dass die Kinder »unter Kontrolle« blieben, sondern die Verantwortung dafür auf die Eltern rückzuübertragen. Diese anfänglichen Probleme konnten wir im Laufe des ersten Schuljahrs weitgehend überwinden. Gegen Ende des ersten Jahres hatten wir schon eine Warteliste von Kindern und Familien, der Ansatz unserer Schule wurde allmählich anerkannt, und es gelang uns, uns einen guten Ruf zu erarbeiten.

4.1.6 Phasenbezogene Schwerpunkte der TFS

Im Folgenden geben wir einen Überblick über die vier Phasen der Teilnahme an TFS:

- Phase 1: Vorgespräche
- Phase 2: Hauptuntersuchung
- Phase 3: Intervention
- Phase 4: Reintegration

Phase 1: Vorgespräche

Um uns sicher sein zu können, dass TFS für ein bestimmtes Kind und seine Familie die beste Möglichkeit ist, führen wir in Zusammenarbeit mit der zuweisenden bisherigen Schule zwei Treffen zum Kennenlernen durch, die dazu dienen, eventuelle schulische Probleme der Kandidaten zu erkennen und ihr Verhalten und die Situation in der Familie sowie die psychische Situation der Familienmitglieder einzuschätzen. Das Resultat ist ein *vorläufiger Interventionsplan.*

Phase 2: Hauptuntersuchung

Sobald ein Kind erfolgreich in die Schule integriert worden ist, wird es zusammen mit seinen Eltern einer 4-wöchigen Hauptuntersuchungsphase unterzogen. In dieser Zeit wird ein umfassendes Profil des Kindes und der Familie erstellt – von seinen schulischen Fähigkeiten bis zur psychischen Gesundheit sowie von sozialen und kulturellen Faktoren und Gegebenheiten. Das führt dann zur Erstellung von Lern- und Verhaltenszielen für Kind und Familie und zu einem konkreten *Plan für die Reintegrationsstrategie.*

Phase 3: Intervention

Kind und Familie beteiligen sich an einem Programm zielorientierter Aktivitäten. Dabei geht es für das Kind darum, seine schulischen Leistungen zu verbessern, regelmäßiger am Unterricht teilzunehmen und seinen Hang zu problematischem Verhalten zu reduzieren. Die Arbeit mit den Eltern zielt darauf, die psychische Gesundheit und das Wohlbefinden durch Resilienz und psychosoziale Erziehung zu fördern. Das Programm besteht aus Multifamiliengruppen, Einzelfamiliensitzungen, Elterngruppen und Einzelsitzungen mit Eltern (die auf psychische Gesundheit und Wohlbefinden fokussieren). Es gibt einen phasenorientierten Ansatz für die Teilnahme der Eltern, und wenn das Kind gewisse Fortschritte erzielt hat, wird die Beteiligung der Eltern an der Arbeit in der Schule verringert. Die erzielten Fortschritte werden alle 6 Wochen überprüft, und die Arbeit wird so lange fortgesetzt, bis die Schwelle zur Reintegration erreicht ist.

Phase 4: Reintegration

Die letzte Phase befasst sich mit der konkreten Reintegration des Kindes in die Regelschule.

Tagesplan und Ansatz von TFS ist, zumindest dem äußeren Anschein nach, weniger stark auf therapeutische Interventionen fokussiert als unsere frühere Arbeit beim »Marlborough Family Service«. Wir mussten uns auf diesen Kompromiss einlassen, um den Erwartungen und Gepflogenheiten des englischen Schulsystems gerecht zu werden. Um uns die erforderliche Anerkennung als »richtige« Schule zu sichern, mussten wir unser Modell so modifizieren, dass jedes Kind volle 5 Tage unterrichtet wird. Bei unserem früheren Modell nahmen die Schüler gewöhnlich nachmittags auch am Unterricht in der für sie zuständigen Regelschule teil. Das Modell sah vor, dass die Schüler die Fertigkeiten, die sie sich am Morgen angeeignet hatten, am Nachmittag anwenden konnten. Dadurch entstand eine wichtige Verbindung und zu den Regelschulen eine entsprechende Feedbackschleife. Dies ist in TFS nicht möglich. Stattdessen können die Kinder und ihre Familien in unserer Schule an 5 ganzen Tagen die Wirkung der Interventionen über längere Zeitspannen erleben. Allerdings ist eine parallele Beschulung viel schwieriger durchzuführen, und in den ersten 2–3 Monaten gibt es keine Teilnahme an der Regelschule, dafür aber einen intensiven, täglichen Schulbesuch in TFS. Nach einigen Monaten ist dann eine moderate Teilnahme in der Regelschule möglich, anfangs nur für ein paar Stunden pro Woche. Ist bei einem Kind eine so deutliche Veränderung eingetreten, dass seine Reintegration entweder in seine ursprüngliche Regelschule oder in eine neue Schule nun konkret erwogen werden kann, dann lassen sich Häufigkeit und Verweildauer seines Besuchs der Regelschulklasse erhöhen bzw. verlängern, bei gleichzeitiger Reduzierung seiner Teilnahme im TFS. Die Reintegration steht bei unserer Arbeit mit Kindern und ihren Familien weiterhin an erster Stelle. Alle unsere Aktivitäten zielen darauf ab, dass das Kind so kurz wie nötig bei uns bleibt, bevor es dauerhaft in die von ihm und den Eltern bevorzugte Regelschule zurückkehrt.

Wir können und werden ein Kind nicht aus TFS ausschließen, wenn seine Eltern mit der familienorientierten Arbeit nicht einverstanden sind. Wir bemühen uns, unsere familiensystemische Perspektive in jedem Fall beizubehalten, aber wir müssen in diesem Falle die volle Verantwortung für die Erziehung eines Kindes übernehmen. Manchen Eltern fällt es sehr schwer, sich um ihre Kinder zu kümmern. Sie brauchen das auch nicht jeden Tag zu tun, aber mindestens einen ganzen Tag pro Woche. Unsere »graduierten« Eltern – Experten durch eigene Erfahrungen – haben oft den besten Erfolg, unmotivierte Eltern von der Teilnahme an der Multifamilienarbeit zu überzeugen. Sie wissen und erklären, dass das Resultat für die Kinder umso besser ausfallen wird, je intensiver Eltern selbst sich an der Arbeit beteiligen. Das wird von verdrossenen und widerstrebenden Eltern besser verstanden, als wenn unsere MFT-Fachkräfte ihnen das erklären.

Wir haben die Multifamilien-Zusammenkünfte im Laufe einer Woche so gestaltet, dass sie sich sowohl mit dem Lehrprogramm der Schule als auch mit den beruflichen Verpflichtungen der meisten Eltern möglichst gut vereinbaren lassen. Wir haben uns darauf einzustellen, dass keine 2 Tage gleich sind und unter Umständen an jedem Wochentag unterschiedliche Konstellationen von Eltern an unserer Arbeit teilnehmen. Wir müssen deshalb sehr anpassungsfähig und gut organisiert sein, damit alle teilnehmenden Elternteile an den Tagen, an denen sie dabei sind, einen gerechten Anteil an Aufmerksamkeit und Interventionen erhalten. Die Verteilung der Multifamilienarbeit über die ganze Woche hilft, dieses Ziel zu realisieren. Gruppen können jederzeit »ad hoc« zusammengerufen werden, um über bestimmte Themen oder Probleme zu sprechen.

Die Teilnahme der Eltern an einem bestimmten Tag pro Woche ist Pflicht. Tabelle 10 zeigt, wie der Tageszeitplan aussieht.

Die Eltern treffen um 9.30 Uhr ein und setzen sich zum gemeinsamen Frühstück und Gespräch zusammen. Um 10 Uhr beginnt ein 1-stündiger »Kurs«, das *»Parent Learning Programme«* (*Eltern-Lernprogramm*). Dieses maßgeschneiderte Programm wird gemeinsam mit den Eltern zusammengestellt, damit es genau auf die The-

Uhrzeit	Tätigkeit
9.30 Uhr	Frühstück und informelle Gespräche
10.00 Uhr	»Parent Learning Programme« (Eltern-Lernprogramm)
11.00 Uhr	Pause
11.20 Uhr	Eltern-Transfergespräch
12.00 Uhr	Mittagspause
13.15 Uhr	MFT-Aktivität
15.00 Uhr	Eltern und Kinder gehen nach Hause Feedbackrunde mit allen Lehrkräften und MFT-Fachkräften

Tab. 10: Tageszeitplan

men eingeht, die für sie selbst und ihre Kinder wichtig sind. Dieser Kurs findet wöchentlich statt und erstreckt sich über 20 Wochen, sodass neu hinzukommende Eltern im Laufe eines Schuljahres zu verschiedenen Zeitpunkten hinzustoßen können. Der Kurs soll Eltern helfen, ein umfassenderes Verständnis für ihre eigenen mentalen Zustände und für die ihrer Kinder zu entwickeln, und Eltern über Probleme der psychischen Gesundheit informieren. Darüber hinaus befasst er sich mit verschiedenen anderen wichtigen Themen des Familienlebens. Ein weiteres Ziel ist die Stärkung des Selbstwertgefühls der Eltern beim Durcharbeiten des Materials. Denn viele Eltern, die mit ihren Kindern zur TFS kommen, waren in der Schule selbst nicht sonderlich erfolgreich, leiden deshalb unter mangelndem Selbstvertrauen und glauben oft nicht so recht daran, etwas aus eigener Kraft erreichen zu können.

Bisher hat die Teilnahme an unserem Eltern-Lernprogramm viele elterliche Ängste, Phobien und Geheimnisse zutage gefördert, die sich auf die Erziehung bezogen und die gewöhnlich mit nie offen eingestandenen Leseproblemen zusammenhängen. Außerdem hat der Kurs einige Eltern dazu gebracht, verborgene Talente und Ressourcen zu reaktivieren, die scheinbar »eingerostet« oder durch ihre eigenen emotionalen Probleme und/oder die ihrer Kinder überdeckt worden waren. Der Elternkurs wird von einer staatlichen Organisation, dem »Open College Network« zertifiziert, das Lernprogramme für Erwachsene in ganz Großbritannien begutachtet. So wird regelmäßig teilnehmenden Eltern formell eine »Qualifikation« bescheinigt, für viele die erste, die sie in ihrem Leben erhalten haben.

Um das *Curriculum des Eltern-Lernprogramms* gemeinsam mit den Eltern zu gestalten, fragen wir sie, welche Inhalte in ihrem Kurs angesprochen werden sollen. Typische Wunschthemen sind z. B. Impulskontrolle, Verhaltensschwierigkeiten, Umgang mit Stress, Grenzziehungen, Empathie, Internet- und Onlinesicherheit sowie Substanzmissbrauch. Sehr oft wollen Eltern auch mehr über Diagnosen und deren Relevanz Bescheid wissen. Es folgt ein typisches Beispiel, wie wir mit solch einem Thema umgehen.

Die Kursstunde beginnt mit einer Präsentation, in der wir z. B. einen Ausschnitt aus einem Spiel- und Dokumentarfilm zeigen, der eine typische psychische Störung darstellt – wie z. B. ADHS, Depression, Verhaltens- oder Autismusspektrumstörung (ASS). Die Eltern sollen dann debattieren, inwieweit das eben Gesehene ihnen bekannt vorkommt und wie sich gewisse Problematiken auf andere Familienmitglieder ausgewirkt haben. Das führt zu Gesprächen und zur Meinungsbildung darüber, ob das Stellen einer Diagnose sich beim betroffenen Kind positiv auswirkt und was die Vor- und Nachteile von Diagnosen sind. Die Themen sind sozusagen Katalysatoren, welche die gesunde Neugier und das Austauschen von Meinungen stimulieren. Unsere Erfahrung ist, dass Eltern sich öffnen und miteinander auch allmählich darüber sprechen können, wie sie selbst zu den Problemen beitragen, die ihre Familie dazu gebracht haben, die TFS zu besuchen.

Nach einer 20-minütigen Pause um 11 Uhr, in der die Eltern meist etwas Zeit mit ihren Kindern verbringen, kommen die Eltern zum *Eltern-Transfergespräch* wieder zusammen und diskutieren, wie sie das Erlernte an ihre Kinder weitergeben können. Ihre Aufgabe ist es also, den Transfer zu gestalten. Am Nachmittag können die Themen in der MFT-Gruppe mit Übungen und Aktivitäten aufgegriffen werden. Wie diese gestaltet werden, ist der Gegenstand der Transfergespräche.

Beispiel für die Gestaltung eines Familienschultages

Das Thema »Wertschätzung anderen gegenüber« begann im Eltern-Lernprogramm (10–11 Uhr) mit einer Diskussion, wie man sich respektvoll begegnen kann. Die Eltern sprachen über viele pragmatische Ideen und erzählten von ihren eigenen positiven und negativen Erlebnissen in dieser Hinsicht. In den Eltern-Transfergesprächen (11.20–12 Uhr) entwickelten sie dann konkrete Ideen, wie sie ihre eigenen Erkenntnisse sinnvoll an ihre Kinder weitergeben. Zusammen mit den MFT-Fachkräften dachten sie darüber nach, wie sie das Thema Wertschätzung interessant und spielerisch gestalten können. Der entwickelte Konsens sah so aus: Alle Familien gehen mit ihren Kindern zum Markt in der Nähe der TFS. Jedes Kind erhält etwas Kleingeld (2 britische Pfund), um ein Objekt zu kaufen mit dem Auftrag, damit jemandem zu zeigen, wie er ihn wertschätzt. Die Familien, im respektvollen Abstand begleitet von den zwei MFT-Fachkräften, gingen gemeinsam um 13:15 Uhr auf den Markt. Dort begannen die 6- bis 13-Jährigen im Beisein und unterstützt von ihren Eltern mit verschiedenen Händlern zu feilschen. Die Eltern achteten darauf, dass das respektvoll vor sich ging. Um 14 Uhr versammelten sich alle Familien wieder in unserer Schule. Hier nun zeigte und sprach jedes Kind über sein gekauftes Objekt, darüber, wie es erhandelt worden war und wem es überreicht werden sollte und warum. So hatten einige Kinder ein Mitbringsel für einen Elternteil gekauft, andere etwas für einen Lehrer oder Mitschüler. Die Beschenkten waren generell sehr berührt und sprachen bewegend über ihre Gefühle und darüber, was die Wertschätzung bei ihnen ausgelöst hatte. Als Transfer-»Hausaufgabe« wurden alle Teilnehmenden einschließlich der MFT-Fachkräfte aufgefordert, bis zur nächsten MFT-Gruppe einen »Akt der Wertschätzung« in der eigenen Familie durchzuführen und davon zu berichten.

Fallbeispiel

Anthony, 7 Jahre alt, und seine Eltern nehmen 4 Monate lang an TFS teil. Der Junge ist von einer lokalen Grundschule zu uns geschickt worden, weil er sich im Unterricht extrem oppositionell und aufsässig verhalten hat. Als er zu uns kommt, ist die Beziehung zwischen der Grundschule und der Familie zerrüttet – die Lehrer und die Eltern beschuldigen einander nur noch.

Wie die Vorgespräche und Hauptuntersuchungen ergeben, hat Anthony große Schwierigkeiten, mit Stress umzugehen; er ist hyperaktiv und hat Konzentrationsprobleme. Außerdem werden Probleme in der Beziehung zu seiner Mutter und seinem Vater identifiziert sowie hinsichtlich seiner Selbstregulationsfähigkeit, vor allem wenn er sich in der Klasse »*ungerecht*« behandelt fühlt.

Familienbezogene Arbeit zur Verbesserung der intrafamiliären Kommunikation und der Beziehungen erfolgt in Form von MFT und Einzelfamilientherapie. Die so vermittelten neuen Fertigkeiten werden dann im Klassenzimmer weiter geübt. Nachdem Anthony deutliche Fortschritte bei seinen schulischen Leistungen und in seinem Verhalten macht und Lernerfolge erzielt, bessern sich auch sein psychischer Zustand und sein Wohlgefühl deutlich. Er kann die Phasen 1 und 2 seines Plans zur Reintegration in die Regelschule nach 3 Monaten abschließen. Phase 3 schließt sich an mit dem Versuch, wieder in die Regelschule zu gehen, dort allmählich mehr Zeit und schließlich 5 Tage pro Woche zu verbringen.

Eine erneute Evaluation ist in 3 Monaten geplant. Dann soll entschieden werden, ob Anthony wieder ganz in die Regelschule zurückkehrt. Bevor er zu TFS gekommen ist, war er nur bei 91,5 % der Unterrichtszeit in der Regelschule anwesend. Dieser Wert ist in der TFS-Zeit auf 98,25 % gestiegen. In den ersten 3 Monaten seiner Teilnahme am TFS-Programm hat er 11 % Fortschritte beim Lesen, 13 % beim Schreiben und 10 % in Mathematik erzielt. Sein Schulleiter erklärt: »Wir haben seit Anthonys Rückkehr in die Regelschule eine starke Verbesserung hinsichtlich seiner Wut und seines Verhaltens feststellen können, und ich freue mich schon darauf, demnächst mit allen darüber diskutieren zu können, wann er wieder voll und ganztägig in unsere Schule zurückkommt. Vielen Dank für die Unterstützung, die Sie der Familie gegeben haben – sie war sehr hilfreich.«

4.1.7 Ausblick: Chancen und Kompromisse

Durch die Schaffung der TFS haben wir uns dem staatlichen Erziehungssystem Großbritannien angeschlossen. Dies ermöglicht uns, deutlich mehr Einfluss auszuüben im Vergleich zu der Zeit, als der nationale britische Gesundheitsdienst NHS unsere klinische Basis war. Alle Seiten sind sich einig: Die derzeitige akademische und psychotherapeutische Versorgung in Großbritannien reicht nicht aus, und ein multifamilialer Ansatz schulischer Betreuung lässt auf ein effektiveres Engagement und bessere Resultate für alle hoffen. Gleichzeitig haben wir uns durch die Anbindung an das staatliche Ausbildungssystem auf einen Kompromiss eingelassen: Wir arbeiten nicht mehr außerhalb des etablierten Erziehungssystems oder parallel zu ihm, in einer Art von Metaposition – wir sind ein Teil von ihm. Trotzdem haben wir mit TFS eine Institution geschaffen, die ein deutlich eigenständiges Interventionsmodell fördert, das zwar in seiner Essenz ebenfalls multifamilial orientiert ist, aber auch nicht so »exotisch« ist, dass die Vertreter des etablierten Erziehungssystems unseren Ansatz ablehnen. TFS soll eine kritische Lücke im Ausbildungsangebot für sozial randständige Kinder und marginalisierte Familien schließen und erhält von Erziehungsexperten zunehmend Anerkennung als innovatives neues Modell. In den nächsten Jahren wird sich erweisen, ob dieses Modell im ganzen Land übernommen werden kann, um den schwierigsten und am schwersten zu erreichenden Schülern und ihren Familien durch verstärkte Präsenz der Eltern im Schulsystem zu helfen.

4.2 Familienklassenzimmer – Strukturen, Werkzeuge und Methoden

Joerg Hauel

4.2.1 Arbeitskontext und -konzept

Familienklassenzimmer (FKZ) an Grundschulen ermöglichen, frühzeitig auf bestehende Schwierigkeiten der Kinder zu reagieren. Durch die aktive Teilnahme der Eltern erleben Kinder und Eltern ihre Wirksamkeit. Auf der kognitiven wie der sozialen Ebene lassen sich Lernprozesse der Kinder anbahnen. Da Eltern verantwortlich für ihr Kind sind, erleben sie sich zunehmend als dessen direkter, erfolgreicher Unterstützer. Auf der Eltern-Lehrer-Ebene können sich mithilfe des FKZ neue, gelingende Formen des Zusammenarbeitens entwickeln und die häufigen gegenseitigen Schuldzuweisungen abgebaut werden.

Die Eltern werden durch ihre Teilnahme am FKZ aktiv in die schulische Entwicklung ihrer Kinder einbezogen und gestalten diese mit. Sie werden allerdings auch mit dem schwierigen Verhalten ihrer Kinder im schulischen Kontext konfrontiert und anschließend darin unterstützt, Verantwortung für die Probleme ihres Kindes zu übernehmen und mithilfe der Gruppe Lösungsansätze zu erarbeiten. Die Eltern machen die Erfahrung der Selbstwirksamkeit und erkennen, dass sie in der Lage sind, ihre Kinder zu unterstützen. Dafür verbringen die Eltern(teile) einen Vormittag in der Woche mit ihren Kindern im FKZ im Unterricht. Ziele, an denen im Unterricht gearbeitet wird, beziehen sich auf die Lernorganisation, die Hausaufgabenbewältigung sowie das Sozialverhalten. Für jedes Kind werden individuelle Verhaltens- und Lernziele erarbeitet. Ein weiterer Fokus der MFT-Therapeuten liegt auf der Beziehung und dem Miteinander von Eltern und Kind.

Die Idee der Installation eines FKZ entstand durch die Zusammenarbeit der Regelschulen mit den Tages- und Wochengruppen des Albert-Schweitzer-Kinderdorfes Hessen e. V. (ASK) in Wetzlar. Kinder und ihre Eltern nahmen an MFT teil, und bei Einsetzung von Konsequenzenplänen wurden im schulischen Bereich deutliche Verhaltensänderungen bei vielen Kindern beobachtet. Die Förderschullehrer machten diese Erfolge transparent, und das führte zu konstruktiven Gesprächen mit der Schulleitung und dem Entschluss, ein FKZ einzurichten. Die erste Grundschule wurde auf der Grundlage der hohen Schülerzahlen und sozialer Indikatoren ausgewählt. Dies sollte sicherstellen, dass das Projekt während eines langen Zeitraumes über genügend teilnehmende Familien verfügt.

Das FKZ findet für Schüler aus der Vorschule und bis zur 4. Klasse einmal wöchentlich in den Räumen der Grundschulen statt. Das Projekt dauert zwischen 3 und 6 Monate. Am MFT-Schulvormittag nehmen simultan fünf bis neun Familien teil. Dieser besteht aus 5 Schulstunden à 45 Minuten. Die Kinder verschiedener Altersstufen sind für diesen Zeitraum vom regulären Unterricht befreit und erhalten von ihrem jeweiligen Stammlehrer den Lernstoff, den sie in dieser Zeit bearbeiten sollen. Das MFT-Team besteht aus einer Lehrkraft der Schule und einem Therapeuten. In unserem Konzept ist die Lehrkraft eine Förderschullehrerin. Sie ist die »Nabelschnur« zum System Schule, unterstützt die Gruppe bei schulischen Belangen und ist verantwortlich für die Vermittlung der Lerninhalte.

Die Familien werden von den Klassen- und Förderschullehrern auf die Möglichkeit der Teilnahme am FKZ angesprochen, wenn die sozial-emotionale und schulische Entwicklung der Kinder durch Auffälligkeiten gefährdet ist. Voraussetzung für die Teilnahme ist der Veränderungswunsch der Eltern. Ihre Kinder fallen in der Regel durch Konflikte in den Pausen, mangelnde Konzentrationsfähigkeit, ängstliches Verhalten, Leistungsabfall oder regelmäßige grenzüberschreitende Schikane sowohl in Opfer- als auch Täterrolle auf. Neben dem »Indexkind« bietet es sich an, die Geschwisterkinder in die Familienklasse einzubinden, um das Familiensystem als Ganzes im Blick zu haben. Meist zeigt sich schnell, dass das Kind nur Problemträger ist und die Schwierigkeiten in verschiedenen Bereichen begründet sind. Um das sichtbar zu machen und Lösungen für das Problem zu finden, bietet sich die MFT als erfolgreiches Konzept an.

MFT wird erfahrungsgemäß nicht nur von sozial benachteiligten Familien genutzt, sondern von Familien aller Bildungsschichten. Trotzdem sind stereotype Vorurteile sowohl bei Eltern wie auch bei Lehrern vorhanden, die es abzubauen gilt. Berufstätige Elternteile nehmen in der Regel abwechselnd Urlaub, um am FKZ teilzunehmen. Je nach Einzugsgebiet der Schule nehmen sehr unterschiedliche Familien teil. Den mitwirkenden Familien hilft es sehr, Gegenüber mit ähnlicher gesellschaftlicher Stellung zu haben, um in Austausch zu kommen. Für die Planung eines FKZ ist es von Bedeutung, klar zu formulieren, für wen die Hilfe zugänglich sein soll. Die Bildung homogener Gruppen nach Kriterien wie Problemfeld, sozialer Hintergrund, etc. ist möglich. Ebenso lassen sich heterogene Gruppen gezielt bilden. Wie unsere Erfahrungen zeigen, nehmen Familien mit mittlerem Problemschweregrad für die Dauer von etwa 14 Wochen am FKZ teil. Bei Familien mit hohem Problemschweregrad liegt die Verweildauer bei etwa 21 Wochen.

Für eine erfolgreiche Teilnahme der Familien am FKZ ist die Haltung der Regelschulklassenlehrer sehr bedeutsam. Sie müssen das Projekt verstehen und unterstützen. Deshalb ist es wichtig, sie möglichst als »Zuschauer« an einer MFT-Sitzung teilnehmen zu lassen, um ihnen zu ermöglichen, die Prinzipien des Konzepts persönlich zu erleben. Für viele Lehrkräfte sind der ressourcenorientierte Ansatz und der Kontakt des MFT-Therapeuten mit den Familien auf Augenhöhe oft neu.

4.2.1.1 Zeitliche und inhaltliche Struktur des Familienklassenzimmers

Stunde	Aktivität	Werkzeuge und Methoden
1.	Eingangsrunde: »Wie geht's? «, Stuhlkreis (Eltern-Kind-Eltern-Kind-Sitzordnung; Familienmitglieder sitzen zusammen) Auswertung der Wochenziele der Kinder Eltern nehmen sich ein Tagesziel vor	Pokal, Goldmünzen, Danke-Schild, rotes oder grünes Gefühl aus letzter Woche Werkzeuge: Elternziele, Laufmappe
2.	Unterricht: Stammklassenlehrer gibt Kindern Arbeitsmaterial (Tagesplan); Lehrkraft und Eltern unterstützen Kind beim Erledigen des Tagesplans	Werkzeuge: Biofeedback, Statistik
Pause	Kinder gehen in die Pause	Austauschmöglichkeit mit Lehrern (auch z. B. über Perspektiven)
3.	Unterricht: Stammklassenlehrer gibt Kindern Arbeitsmaterial (Tagesplan); Lehrkraft und Eltern unterstützen Kind beim Erledigen des Tagesplans Frontalunterricht mit Aufgaben an die Eltern	Werkzeuge: Biofeedback, Besprechen der Statistik
4.	MFT-Einheit	Methoden: »Schulspiel«, »Das Ei in der Schule«
Pause	Kinder gehen in die Pause	Einzelgespräche (ggf. mit Stammklassenlehrer)
5.	MFT-Abschlussrunde Auswertung der Tagesziele der Kinder und Eltern	Werkzeuge: Laufmappe, Auswertung der Elternziele

Tab. 11: Aufbau der Schulstunden

Erste Schulstunde

Wir beginnen mit einer Eingangsrunde und der Frage »Wie geht's?«. Anschließend wird z. B. ein Schild mit dem Begriff »Danke« gezeigt und ein Kind gefragt: »Wann hast du das letzte Mal ›Danke‹ zu Mama/Papa gesagt? Wofür könntest du dich bei Mama/Papa bedanken, was hat sie/er in der letzten Woche für dich gemacht?« Anschließend werden die Elternteile befragt: »Wofür haben Sie sich bei Ihrem Sohn / Ihrer Tochter das letzte Mal bedankt?« Den Eltern und Kindern fallen meist besondere positive oder negative Ereignisse ein, die sie in diesem Zusammenhang nennen können und mit denen sie dem Therapeuten Einblick in familiäre Situationen geben. Als weiteres Symbol eignet sich ein Pokal: »Wofür bekommt man Pokale? Was würde auf einem Pokal für Ihren Sohn/Tochter stehen?«

Im Anschluss lesen die Kinder die Noten des besten Tages der vorherigen Woche aus der Laufmappe der Woche vor. Es gibt Applaus von der Gruppe bei positiven Noten (1 bis 3); bei negativen sucht die Gruppe nach dem Grund und sammelt Lösungsmöglichkeiten. Die Eltern wählen aus vorgefertigten Elternzielen (Abschn. 4.2.2.3) eines aus oder formulieren ein eigenes für diesen MFT-Tag. Ein kurzes Entspannungs- und/oder Konzentrationsspiel kann bei Bedarf eingesetzt werden, z. B. »Bop it«. Es gibt unterschiedliche Spielvarianten, die verlangen, dass man nach Ansage des Geräts reaktionsschnell an einem bestimmten Knopf drehen, ziehen oder drücken muss.

Zweite Schulstunde

In dieser Stunde bekommen die Familien die vom Stammklassenlehrer vorbereiteten Arbeitsaufträge. Bei deren Erarbeitung unterstützen die Eltern ihre Kinder. In dieser Phase lässt sich vieles beobachten. Die Kinder genießen überwiegend die alleinige Zuwendung ihrer Eltern. In der Gruppensituation zeigen sich die vorhandenen Probleme zeitnah. Die Lehrkraft unterstützt Eltern und Kinder bei den schulischen Belangen. Während dieses Zeitraumes erstellt der Therapeut die Wochenstatistik (Abschn. 4.2.2.1 s. dort die Erklärung der Laufmappe) und gibt eine neue Laufmappe für die folgende Woche aus. Wenn es sich empfiehlt, kann in dieser Zeitspanne in Einzelsettings das Biofeedback-Verfahren genutzt werden (Abschn. 4.2.2.4).

Dritte Schulstunde

Die Kinder arbeiten weiter an ihren Schulaufgaben. Wenn die Lehrkraft Frontalunterricht macht, kann der Therapeut mit den Eltern gesondert arbeiten und z. B. Beobachtungsaufgaben vergeben. Ein möglicher Auftrag an die Eltern könnte lauten, ihre Kinder unter einer bestimmten Fragestellung zu beobachten und das gezeigte Verhalten mithilfe eines Einhandzählers zu markieren. Mögliche Fragestellungen sind z. B.:

- »Klicken Sie jedes Mal, wenn Sie denken, dass die Situation für den Klassenlehrer problematisch ist.«
- »Klicken Sie jedes Mal, wenn Sie denken, dass Ihr Kind unaufmerksam ist.«
- »Klicken Sie jedes Mal, wenn Sie merken, dass Ihr Kind gut mitarbeitet«.

Langfristige und regelmäßige Anwendung und Dokumentation können Veränderungen und Entwicklung sichtbar machen. Der Therapeut kann mit den Familien die statistisch erfassten Ziele besprechen, und es folgt eine gemeinsame Auswertung mit Eltern und Kind.

Für die kommende Woche gibt der Therapeut eine neue Laufmappe (Abschn. 4.2.2.1) mit den Zielen der Kinder heraus. Tauchen in den Schulstunden Schwierigkeiten auf, werden diese aufgegriffen und kurz in die Gruppe gegeben: »Habt ihr eine Idee, wie sich Max jetzt fühlt? Was müsste geschehen, damit es ihm wieder besser geht?«

Vierte Schulstunde

Hier werden spezifische MFT-Spiele und -Aktivitäten eingesetzt, wie z. B. »Das Schulspiel«, »Das Ei in der Schule« oder »Die magische Fernbedienung«. Einige Methoden, die im Rahmen der praktischen Arbeit entwickelt wurden, werden in Abschn. 4.2.3 ausführlich vorgestellt.

Fünfte Schulstunde

Während der Schulwoche benoten die Lehrer die in der Laufmappe gesammelten Ziele der Kinder. Am MFT-Tag nehmen die Eltern die Benotung dieser gleichen Ziele bezüglich des Unterrichts im Familienklassenzimmer vor. Im Stuhlkreis erfolgt jetzt die Auswertung vor der Gruppe. Positive Noten werden mit Applaus verstärkt. Bei negativen Noten wird mit der Gruppe nach Lösungen gesucht. Die Elternziele werden auf die gleiche Art und Weise ausgewertet.

Zum Abschluss folgen Entspannungssequenzen mittels Übungen zur progressiven Muskelrelaxation (PMR) oder in Form von kleinen Massagen: Diese können mit Igelbällen vorgenommen werden – die Eltern massieren die Kinder und umgekehrt. Bei den PMR-Übungen werden kurze Entspannungsgeschichten eingesetzt, die die Kinder und ihre Eltern anleiten, bestimmte Muskelgruppen anzuspannen und wieder zu entspannen. Das Erleben von An- und Entspannung im Wechsel sensibilisiert die Übenden für die unterschiedlichen Körperempfindungen und lässt sie erleben, wie sie diese Zustände steuern können.

4.2.2 Werkzeuge für die Familienklasse

Damit die Familienklasse funktionieren kann, bedarf es verbindlicher Regeln. Es empfiehlt sich, diese aufzuschreiben und für alle sichtbar aufzuhängen. Einige Regeln können in der MFT-Gruppe erarbeitet werden, andere werden als Rahmenbedingungen des MFT-Konzepts vorgegeben, z. B. Pünktlichkeit, Schweigepflicht, respektvoller und gewaltfreier Umgang miteinander, Eltern gehen nicht mit auf den Pausenhof, Handyverbot. Dabei liegt die Verantwortung für die Einhaltung der Regeln bei der Gruppe selbst.

4.2.2.1 Werkzeug Laufmappe

Ein wichtiges Werkzeug der Familienklasse ist die Laufmappe des Kindes (Abb. 3). Bei Aufnahme in die Familienklasse arbeiten die Lehrer und Eltern mit Unterstützung des MFT-Therapeuten drei Verhaltensziele heraus. Diese Ziele werden von allen Lehrern des Kindes während der gesamten Schulwoche in jeder Schulstunde mit Schulnoten beurteilt und am Tag des FKZ von den Eltern der Kinder.

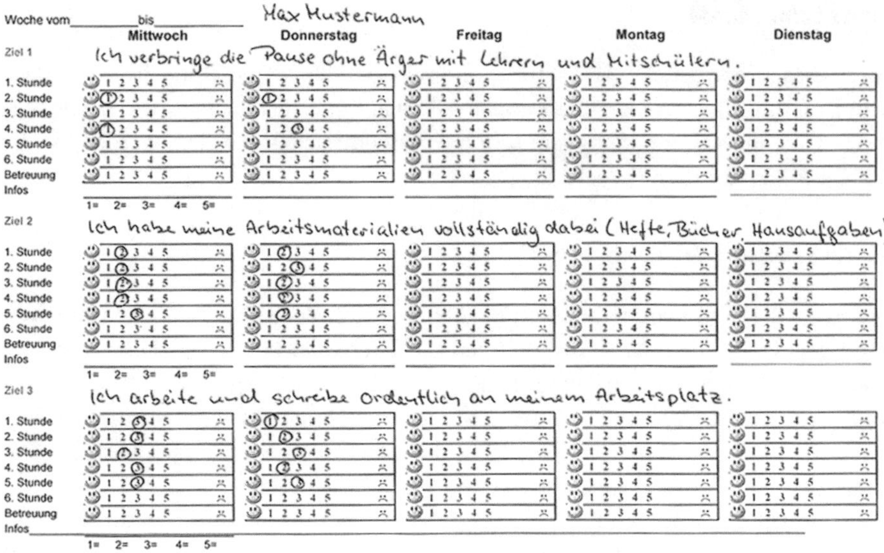

Abb. 3: Laufmappe

In der Laufmappe befindet sich ein schönes oder treffendes Foto der Familie. Der Lehrer kann das Foto während des Unterrichts nutzen, um beim Kind nachzufragen: »Was glaubst du, würden deine Eltern zu deinem Verhalten jetzt sagen?« oder »Was würden deine Eltern von dir erwarten/sich wünschen?« Jedes Kind hat zudem ein Foto in der Mappe, auf dem es konzentriert arbeitet. Dieses kann im Schulalltag genutzt werden, indem man es dem Kind bei Schwierigkeiten zeigt und sagt: »Schau, du kannst es doch!«

Bei der Aufnahme des Kindes in die Familienklasse gibt der Lehrer zu jedem Ziel eine durchschnittliche Note an. Dies ist der Anfangswert des Problems. Dieser Wert ergibt sich durch Umrechnung der benoteten erreichten Ziele in Prozent. Beispielsweise wird die Summe der Noten von Ziel 1 einer Woche dividiert durch die Anzahl der Noten. Erfahrungsgemäß liegt der durchschnittliche Wert zu Beginn der Maßnahme bei 30 %. Jede Woche nach der Aufnahme werden die von den Lehrern benoteten Ziele wieder in den Durchschnittswert umgerechnet und in eine Tabellengrafik eingetragen. Diese macht den zeitlichen Verlauf für Kinder und Eltern deutlich. Die positiven Veränderungen werden mit der Familie wöchentlich besprochen. Bei vielen Kindern erleben wir in den ersten 2 Wochen eine enorme Steigerung, oft in dem Bereich um 80 %.

4.2.2.2 Werkzeug Konsequenzenplan

Für die Tage, an denen keine MFT stattfindet, erhalten die Eltern zur Kontrolle der schulischen Situation täglich den Konsequenzenplan (Abb. 4). Die Eltern schauen

Konsequenzen Plan von Familie:		
	Konsequenz	Besonderheiten
Wenn Ihr Kind nur gute Noten an einem Tag hat! 1 2 3 4 5		
Wenn Ihr Kind nur schlechte Noten an einem Tag hat! 1 2 3 4 5		
Wenn Ihr Kind die ganze Woche nur gute Noten hat! 1 2 3 4 5		
Wenn ihr Kind die ganze Woche nur schlechte Noten hat! 1 2 3 4 5		

Bitte versuchen Sie materielle Konsequenzen möglichst selten einzusetzen. Was passiert wenn ihr Kind gegen die Konsequenz ankämpft?

Abb. 4: Konsequenzenplan

täglich mittags in die Mappe, signalisieren Interesse und reagieren auf die Ereignisse bzw. auf das Verhalten des Kindes am Schulalltag, das die Lehrkraft benotet hat. Als Belohnung werden den Eltern Beziehungsangebote für die Kinder empfohlen (z. B. gemeinsames Spielen, Vorlesen). Als negative Konsequenzen könnte z. B. Computerverbot eingesetzt werden. Gelingt es den Kindern, die negativen Konsequenzen zu akzeptieren, ist es wichtig, dass die Eltern genau das an ihren Kindern loben.

Abb. 5 verdeutlicht, wie eng Lehrer, Kind und die Eltern über die Laufmappe miteinander vernetzt sind und im Austausch über die schulische Situation stehen. Die Eltern sind verantwortlich für die Umsetzung positiver und negativer Konsequenzen.

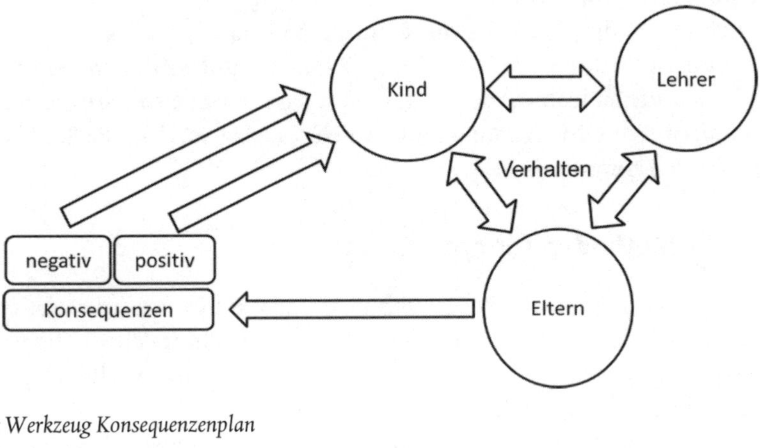

Abb. 5: Werkzeug Konsequenzenplan

4.2.2.3 Werkzeug Elternziele

Es empfiehlt sich, den Eltern vorformulierte, ausgedruckte Lernziele anzubieten. Hier einige Beispiele:

- »Ich lobe mein Kind mindestens vier Mal.«
- »Ich lobe mein Kind für erfüllte Aufgaben.«
- »Ich formuliere Vorwürfe in Wünsche um.«
- »Ich bleibe Königin/König«.

Die Eltern sollen in der Elternrolle bleiben. An dieser Aufgabe wird am meisten gearbeitet. Jedes Elternteil sucht sich zu Beginn ein Elternziel. Am Ende des MFT-Tages erfolgt die Auswertung und Reflexion in der Gruppe. Haben die Eltern ihr Ziel erreicht, werden sie mit Applaus bestärkt und erhalten sie von ihren Kindern als weitere Verstärkung einen Aufkleber (beschriftet mit dem jeweiligen erreichten Ziel), den sie in die Laufmappe einkleben dürfen. Dabei ist den Kindern oft anzusehen, wie stolz sie auf ihre Eltern sind.

4.2.2.4 Werkzeug Biofeedback

Biofeedback soll Kindern helfen, Anspannung und Stress wahrzunehmen sowie Stressreaktionen zu beeinflussen, indem sie lernen, sich bewusst zu entspannen. Das kann durch direkte Rückmeldung biologischer Signale per Computer erreicht werden. Das Kind sitzt am Laptop, und über einen Sensor am Ohr wird der Herzschlag aufgezeichnet. Durch das Einfühlen in entspannte und stressreiche Ereignisse werden die körperlichen Reaktionen auf Stress und Entspannung für das Kind am Bildschirm sichtbar. Das Kind lernt so, sich im jeweiligen Bereich – entspannt oder angespannt – wahrzunehmen und einzuordnen.

Ein Beispiel für die praktische Umsetzung am Computer ist das indirekte »Steuern« eines Heißluftballons – dieser nimmt Fahrt auf, wenn das Kind eine entspannend wirkende Atemtechnik anwendet; stellt es sich dagegen eine stressreiche Situation vor, verändern sich seine Atmung und sein Herzschlag so, dass die Software den Ballon zur Ruhe kommen lässt.

4.2.3 MFT-Methoden für das FKZ

Die Planung und Einsatz von MFT-Methoden und -Aktivitäten erfordert eine genaue Analyse, welche Methode zu welcher Gruppe und zu welchem Thema passt, um eine gute Arbeitsbasis für alle Beteiligten zu schaffen und so alle Gruppenteilnehmer in den Prozess zu integrieren und »mitzunehmen«.

Abb. 6 zeigt die Schritte, die für das Planen der Methoden/Übungen sinnvoll sind. Sie schaffen Klarheit über folgende Fragen: Welches Thema soll angesprochen werden? Welche Fähigkeiten und Ressourcen gibt es in der Gruppe? Welche

Übungen bieten sich an? Welche Lösungsvorschläge bieten sich an? Für jede Kategorie gibt es spezifische Fragen, die das Planen der Arbeit erleichtern. Diese sind im nächsten Abschnitt stichwortartig dargestellt.

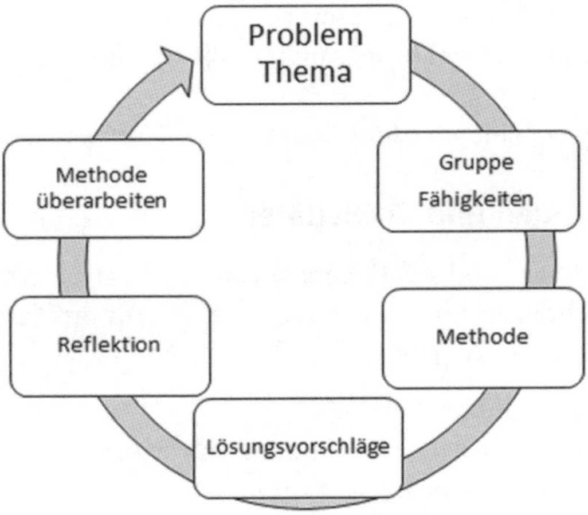

Abb. 6: MFT-Methoden

Problem/Thema:

- Welche Probleme haben die einzelnen Familien (bzw. Familienmitglieder)?
- Welche Themen gibt es seitens der Sozialisationsinstanzen?
- Haben Familien Themen eingebracht, die sie in der Gruppe bearbeiten wollen?
- Welche Probleme habe ich beobachtet?

Fähigkeiten der Gruppe:

- Wie setzt sich die Gruppe zusammen?
- Wer bringt welche Ressourcen mit?
- Welche kognitiven Fähigkeiten haben die Eltern?
- Alter der Kinder?
- Größe der Gruppe?
- Deutschkenntnisse der teilnehmenden Personen?
- Räumliche Gegebenheiten?
- Religiöse Hintergründe der Familien?
- Migrationshintergrund?

Methode:

- Was möchte ich mit der Übung erreichen?
- Welchen zeitlichen Rahmen habe ich?
- Wie ist die Gruppenatmosphäre?
- Ist die Gruppenkohäsion ausreichend?
- Wann fange ich mit der Arbeitsphase an?

- Kann ich mit Sprache arbeiten, oder muss ich spielerischer vorgehen?
- Was mache ich gern, welche Fähigkeiten bringe ich als Coach mit?

Lösungsvorschläge:

- Lässt sich das Fünfschrittemodell anwenden?
- Ist das Sammeln möglicher Lösungsansätze, die Gruppenmitglieder vorschlagen, machbar?
- Sollte der Therapeut einen »Lösungsblumenstrauß« anbieten?

4.2.4 MFT-Übungen und -Aktivitäten

Die MFT-Arbeitsphasen sind auf 45 Minuten ausgelegt. Die Methoden sind speziell für Schulthemen entwickelt bzw. angepasst worden. Für die Planung ist die Beachtung folgender Fragen wichtig und hilfreich:

- Welchen zeitlichen Rahmen habe ich?
- Wie viel Zeit braucht die neue Gruppe zum Anwärmen?
- Wann fange ich mit der Arbeitsphase an?
- Welche Materialien muss ich besorgen?
- Bei welchen Personen aus der Gruppe muss man gegebenenfalls »verwässern« und verstärken?
- Wer kann mit wem arbeiten? Empfiehlt sich Kleingruppenarbeit?
- Lassen sich Kinder unterschiedlicher Altersgruppen einbeziehen?
- Wie können Mentalisierungsübungen spielerisch umgesetzt werden?
- Wie kann der Transfer gestaltet werden? Können die Familien sich etwas mit nach Hause nehmen (»Take-away«)?

MFT-Übung: »Schulspiel«

Ablauf: Der Therapeut unterteilt die Gesamtgruppen in drei Untergruppen mit mindestens je zwei Familien und einem Lehrer. Dabei ist darauf zu achten, dass jede Familie bei der Einteilung zusammenbleibt und dass die Familien so zugeteilt werden, dass auch sprachlich ein gemeinsames Arbeiten möglich ist. Alle Personen übernehmen abwechselnd die Rolle von Lehrer, Kind und Elternteil. Die Gruppe wird mit Platzkarten in drei kleine Stuhlkreise gesetzt. Die maximale Spieldauer beträgt 45 Minuten. Mindestteilnehmerzahl: sechs Familien.

Ziel: Offene Darstellung und Bearbeitung typischer schulischer Konflikte aus unterschiedlichen Sichtweisen; Hineinversetzen in die unterschiedlichen Positionen und Sichtweisen, um Empathie und Verständnis zu entwickeln; Entschärfung möglicher Konflikte zwischen Lehrern und Familien durch den Perspektivenwechsel; Schaffen von Veränderungswünschen; Ermöglichung des Zugangs zu Gefühlen.

Materialien: Würfel, drei Spielfiguren (z. B. Flaschen), Spielplan mit roten/blauen/grünen Feldern (Abb. 7);

- grünes Feld: Ereigniskarte der Lehrer, Probleme aus Sicht der Lehrer;
- rotes Feld: Ereigniskarte der Eltern, Probleme aus Sicht der Eltern;
- blaues Feld: Ereigniskarte der Kinder, Probleme aus Sicht der Kinder;

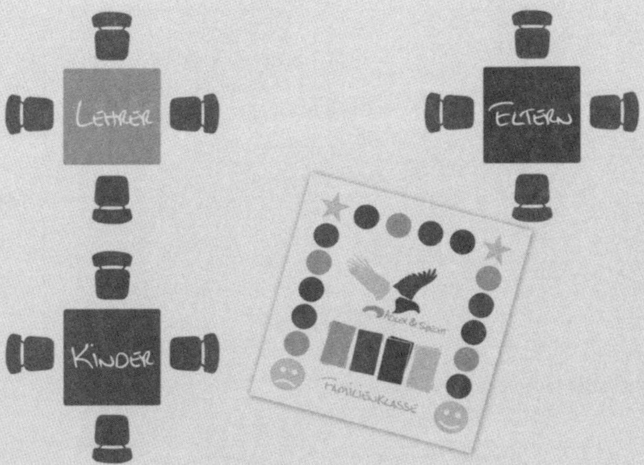

Abb. 7: Schulspiel: Spielplan und Aufteilung der drei Stuhlkreise

Platzkarten und Ereigniskarten für Lehrer, Eltern, Kinder (Abb. 8, 9, 10); Gefühlskarten (Abb. 11).

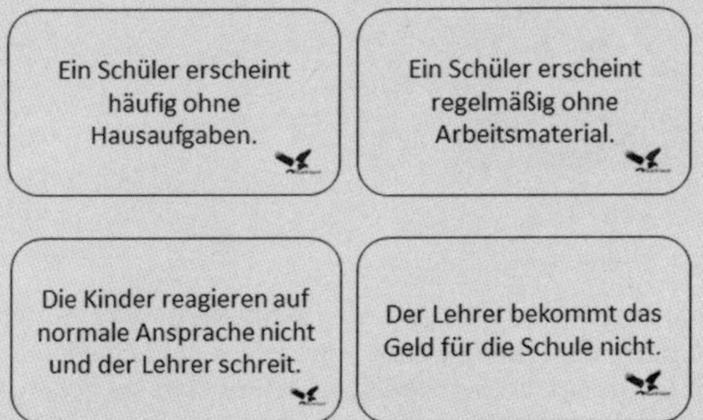

Abb. 8: Beispielhafte Ereigniskarten der Lehrer

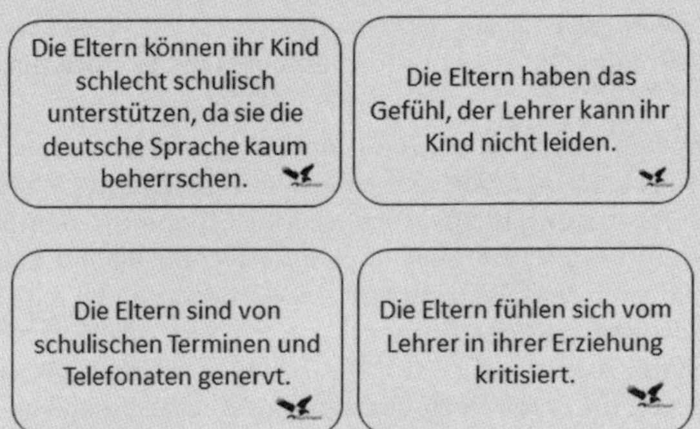

Abb. 9: Beispielhafte Ereigniskarten der Eltern

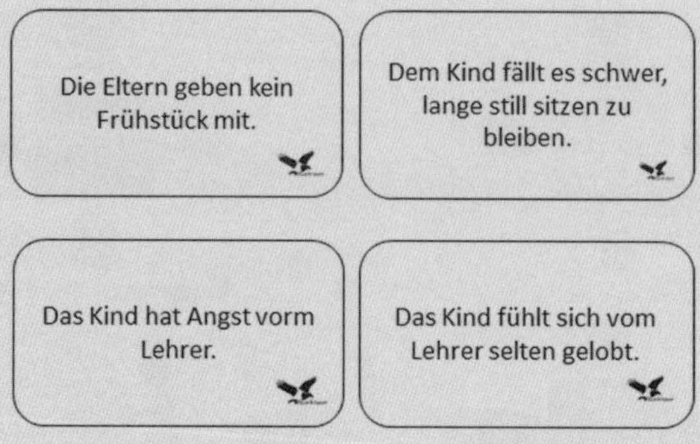

Abb. 10: Beispielhafte Ereigniskarten der Kinder

Abb. 11: Gefühlskarten

Erklärung der Gruppenaktivität: »Wer von Ihnen kennt Brett- oder Würfelspiele? Ich brauche jetzt drei Gruppen: eine Lehrergruppe, eine Eltern- und eine Kindergruppe. Familie Meier, Sie würde ich bitten, im Stuhlkreis der Lehrer Platz zu nehmen.« Nach diesem Schema folgt anschließend die Zuweisung der Familien zu den anderen beiden Stuhlkreisen (Kinder, Eltern), die sich neben dem Spielplan befinden.

THERAPEUT: »Für jede Gruppe liegen hier drei Gefühlskarten. Gleich muss die Gruppe sich auf ein Gefühl einigen. Blau ist ein mittleres Gefühl, rot ein schlechtes, grün ein gutes Gefühl. Wer hat ein Beispiel für ein grünes Gefühl? Gibt es noch ein Beispiel für ein rotes Gefühl?«

Im Anschluss kommen Aufgaben auf die Gruppen zu: Würfeln, Lesen der Ereigniskarten, Stellen der Spielfigur. THERAPEUT: »Sie einigen sich als Gruppe, wer welche Aufgabe übernimmt.« Der Therapeut gibt dann vor, welche Gruppe mit dem Würfeln beginnt und begleitet den ersten Zug mit Erklärungen: »Das grüne Feld ist ein Lehrerproblem. Kommt jemand auf ein blaues Feld, zieht er eine Kinderkarte und auf einem roten eine Elternkarte. Jetzt würfelt die erste Gruppe, rückt mit ihrer Spielfigur entsprechend der gewürfelten Zahl vor, zieht die zur Feldfarbe gehörige Ereigniskarte und liest sie vor. Jede Gruppe hat jetzt die Aufgabe, zu überlegen und auszudiskutieren, welches Gefühl das Problem auslöst – aus Lehrersicht hier bei Ihnen im Stuhlkreis, aus Kindersicht bei euch und bei Ihnen als Lehrer an der Schule.«

Zu Beginn des Spiels und während des Arbeitens bietet es sich an, dass der Therapeut zu den einzelnen Stuhlkreisen geht und rollenspezifische Fragen stellt, damit es den Teilnehmern gelingt, »sich einzurollen«. Therapeut zum Lehrerstuhlkreis: »Was unterrichten Sie hier an der Schule? Wie viele Fächer?« Therapeut zum Elternstuhlkreis: »Wie alt sind Ihre Kinder? Sind Sie berufstätig? Haben Sie sich auf ein Gefühl geeinigt? Alle Karten mit dem Gefühl bitte hochhalten.« Für jeden »Spielzug« ist insgesamt maximal 5 Minuten Zeit, dann ist der nächste Stuhlkreis dran! Zum Abschluss werden alle Teilnehmer »entrollt«.

Spielvarianten: Hat die Stuhlkreisgruppe, die gewürfelt hat, Lösungsvorschläge, dann darf sie diese den anderen Stuhlkreisgruppen mitteilen. Wenn sich das Gefühl der anderen daraufhin positiv verändert, darf dieser Stuhlkreis ein Feld vorrücken. Das gelbe Ereignisfeld kann für Aktionskarten genutzt werden (z. B. um die Sicht des Jugendamtes einzubringen).

Auswertungsfokus: Gemeinsamkeiten und Unterschiede erfahren; sich in die andere Position hineinversetzen, um deren Standpunkt, Gefühl und Verhalten besser nachvollziehen zu können. »Lösungsblumenstrauß« anbieten. Wohlwollend neugierige Fragen stellen: »Hätten Sie gedacht, dass die Lehrer sich so schlecht fühlen, wenn das Kind regelmäßig kein Material dabei hat?« »War es schwierig für Sie, sich da als Gruppe einig zu werden?« Nach Veränderungsschritten fragen: »Was glauben Sie, könnte Frau Mustermann helfen, damit sie in besseren Kontakt mit Lehrer Müller kommt? Was glauben Sie, könnte Frau Mustermann helfen, damit ihr Kind seine Materialien in der Schule dabeihat? Lassen Sie uns einmal gemeinsam sammeln …«

Kritische Therapiesituation: Keine angemessene Einigung innerhalb der Stuhlkreise in Bezug auf das Würfeln; Kinder wechseln sich nicht ab: → Der Therapeut kann das Thema mit zirkulärem Fragen in die Klein- oder in die Großgruppe geben: »Wie wäre es für dich, wenn du nicht drankommen würdest? Was würdest du dir wünschen? Wer übernimmt die Verantwortung in den Gruppen, wenn die Kinder sich nicht einig werden?« Wenn sich eine Gruppe innerhalb des Stuhlkreises nicht auf ein Gefühl einigt, kann der Therapeut andere Gruppen oder einen anderen Stuhlkreis bitten, sie zu unterstützen, indem sie den Perspektivenwechsel vornehmen.

MFT-Übung: »Das Ei in der Schule«

Ablauf: Wichtigster Bestandteil dieser Übung sind Bilder, die unterschiedliche Problemsituationen aufgreifen und von den Familien individuell gestaltet werden können. Die Übung kann einmal oder auch mehrfach eingesetzt werden und bietet dann die Möglichkeit, unterschiedlichste Themen wiederholt anzusprechen, um sie stets auf gleiche Art und Weise zu bearbeiten. Die Themen werden von den Therapeuten in Zusammenarbeit mit der Gruppe und den teilnehmenden Familien ausgewählt. Die Familien bekommen immer die Möglichkeit, ihre Bilder der Gruppe vorzustellen. Dadurch entsteht ein »Lösungsblumenstrauß« als Angebot neuer Lösungsstrategien für die Familien.

Ziel: Offene Darstellung und Bearbeitung typischer schulischer Konflikte aus unterschiedlichen Positionen, Hineinversetzen in die unterschiedlichen Positionen und Sichtweisen, Arbeiten mit Gefühlen, Lösungsblumenstrauß füllen.

Materialien: Bunt- oder Filzstifte, Kopiervorlagen, Mappe.

Erklärung der Gruppenaktivität: »Wer kennt von Ihnen/euch ein Bilderbuch? Was ist Ihr/dein Lieblingsbilderbuch? Und welches mögen Sie? Welches du? Ich habe euch heute ein Ei mitgebracht – ich zeichne das mal an die Tafel. Dieses Ei (mit lachendem Gesicht gemalt) hat ein Gefühl. Welches? Kennt ihr das? Wer kann dem nächsten Ei ein trauriges Gesicht malen? Wer ein wütendes?« Das wird in der Gruppe gemalt und besprochen. »Hier bekommen Sie jetzt zwei Blätter. Auf dem ersten Blatt können sie üben: Malen Sie eine Eierfamilie (Abb. 12), zeichnen Sie Gefühle ein, oder gestalten Sie das Blatt so, wie Sie es möchten.« Es folgt eine kurze Vorstellung und Auswertung im Stuhlkreis.

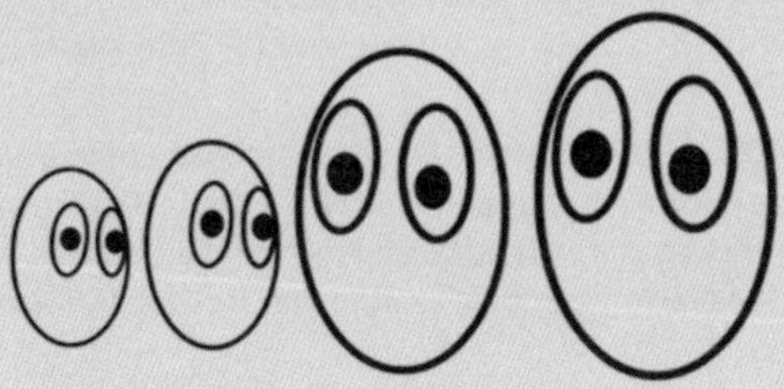

Abb. 12: Deckblatt: »Das Ei in der Schule«

»Das erste Blatt unseres Bilderbuches heißt ›Der erste Schultag‹. Auf dem Blatt sehen Sie ein Ei mit einer schwarzen Fliege um den Hals. Das soll immer der Lehrer sein. Dann sehen Sie ein großes Ei: Das ist ein Elternteil, und die kleinen Eier sind die Kinder. Über den Eiern sind so komische Wolken. Wer kennt denn so was? Was soll denn da rein? Wer hat eine Idee? Ja, da schreiben wir die Gedanken rein. Unten rechts auf die Linien kommt eine Beschreibung der Situation, so wie man es aus Bilderbüchern kennt. Kennt jemand ein Beispiel? Jede Familie soll jetzt ihr Blatt gestalten – die Eltern beschriften und die Kinder können zusammen mit den Eltern malen. Jede Familie füllt ihr Blatt in der Sprache aus, die zu Hause gesprochen wird.«

Weitere Beispiele für Überschriften von Arbeitsblättern: »Die Hausaufgaben«, »Der Elternsprechtag«, »Der Schulweg«, »Die Pause«, »Die Unpünktlichkeit«, »Das kranke Kind, »Das Frühstück« (Abb. 13) etc.

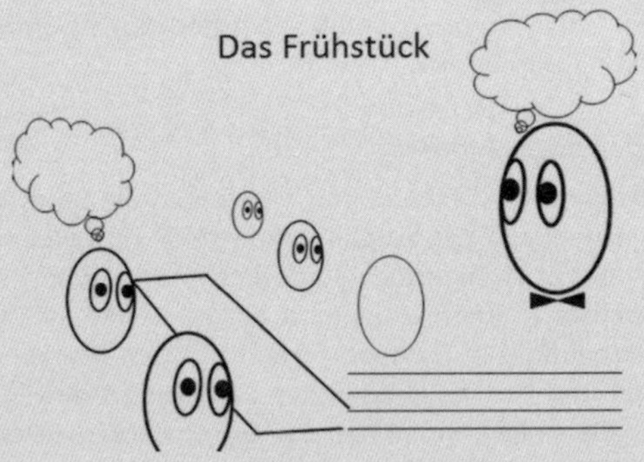

Abb. 13: Arbeitsblatt: »Das Frühstück«

Auswertungsfokus: Sich in andere Positionen hineinversetzen; kritische Situationen, die sich in den Bildern zeigen, aufgreifen und in der Gruppe über die mit der Situation verbundenen Gefühle und Lösungsansätze ins Gespräch kommen. Therapeut: »Wie würde es dir in der Situation gehen? Kennst du das? Was hat dir geholfen, um …?« Bei der Auswertung der Bilder von Familien mit Migrationshintergrund werden diese gebeten, es in ihrer Muttersprache vorzulesen. Die Gruppe bekommt den Auftrag zu erraten, welches

Gefühl mit der Situation verbunden ist, z. B. anhand der Stimmlage. Dann wird es in die deutsche Sprache übersetzt und miteinander abgeglichen. Beispiele für Auswertungsfragen: »Oh, der Junge hat aber ein trauriges Gesicht? Kennt das jemand von euch? Warum haben die Eltern denn Hörner auf dem Kopf? Hat jemand eine Idee? Wer erlebt denn Streit der Eltern? Kennst du das? Hätten Sie gedacht, dass ein Kind diese Gedanken mit in die Schule nimmt?«

Wichtig bei der Auswertung der Bilder ist das Sammeln von Lösungsmöglichkeiten. Therapeuten bewerten niemals die zeichnerische Ausgestaltung der Bilder!

Es bietet sich an, die Bilderbücher auch im Rahmen der Verabschiedung von Familien zu nutzen oder von »Expertenfamilien«, um den neuen Familien die Familienklasse und ihre Möglichkeiten vorzustellen. Veränderungsschritte und Entwicklungen der Familie können explizit in der Gruppe benannt werden. Therapeut: »Wie haben Sie sich gefühlt, als Sie zum ersten Mal in der Familienklasse waren? Was für ein Gefühl war es damals für dich? Wo steht ihr heute? Wie fühlt es sich heute an? Hat die Familienklasse euch etwas gebracht? Was glaubst du, wer hat mehr an sich gearbeitet – du oder deine Eltern? Was ist Ihnen aufgefallen, was die Familie verändert hat?«

Kritische Therapiesituationen:

- Eltern können nicht schreiben oder lesen: → Der Therapeut unterstützt, indem er aufschreibt oder vorliest;
- Eltern und Kinder können nicht zusammen zeichnen, streiten sich: → Der Therapeut kann das Thema in die Gruppe geben.

MFT-Übung: »Familie Mustermann und Familie Sonnenschein«

Ablauf: Die vorliegende Übung kann in verschiedenen Gruppenzusammensetzungen genutzt werden. Elterngruppe und Kindergruppe arbeiten in dieser Variante jeweils getrennt.

Ziel: Reflexion zur elterlichen Verantwortung in Bezug auf schulische Schwierigkeit und Entwicklungsaufgaben des Kindes anregen.

Materialien: Kopiervorlagen (Abb. 14–Abb. 16), Textmarker, Scheren, Klebestifte.

Erklärung der Gruppenaktivität (1): »Wir möchten Sie als Eltern bitten, sich in zwei Gruppen aufzuteilen. (Dabei darauf achten, dass in jeder Gruppe deutschsprachige und schreibende Elternteile sind). »Stellen Sie sich vor, Sie wollen auch Lehrer werden, wie meine Kollegin. Was möchten Sie unterrichten? (Angesprochene Person gibt Antwort.) … Oh, das ist ein interessantes Fach! Als angehender Lehrer haben Sie Beobachtungsaufgaben (Abb. 16). Jetzt möchte ich Ihnen zwei Kinder vorstellen: einmal das Kind »Sonnenschein«, das Ihnen sofort positiv auffällt; dann das Kind »Mustermann«, das Ihnen

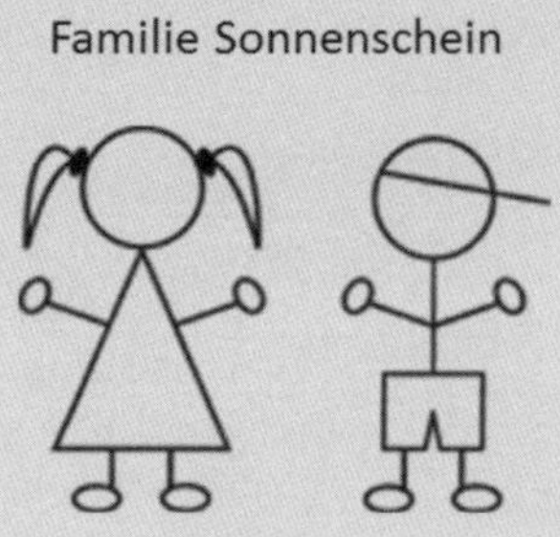

Abb. 14: Familie Sonnenschein

negativ auffällt. Jede Gruppe bekommt von mir zwei Kopiervorlagen: eine zu Familie Sonnenschein (Abb. 14) und eine zu Familie Mustermann (Abb. 15). Es gibt noch einen dritten Zettel, auf dem Eigenschaften und Beschreibungen stehen (Tabelle 12). Sie sollen sich bitte als Gruppe einig werden, welche der Beschreibungen zur Familie Mustermann und welche zur Familie Sonnenschein passt. Schneiden Sie bitte die Aussagen aus, und kleben Sie sie zur entsprechenden Familie. Sie haben dafür 15 Minuten Zeit.«

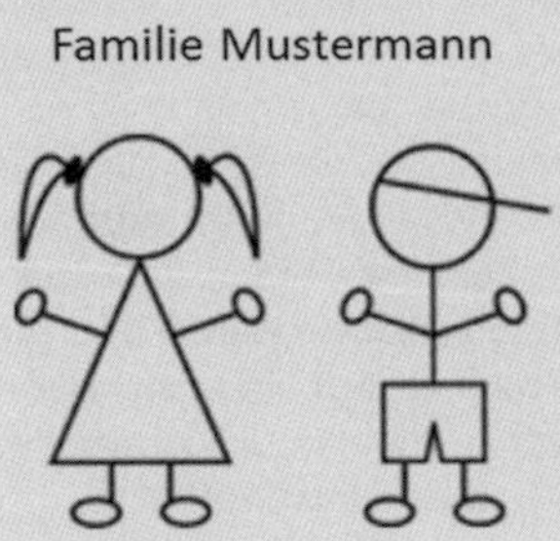

Abb. 15: Familie Mustermann

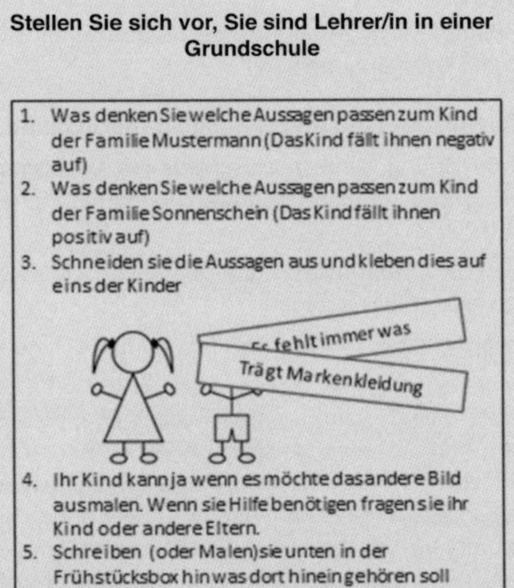

Abb. 16: Anleitung für Beobachtungsaufgaben

»Positive« Eigenschaften	»Negative« Eigenschaften
Hat ein Frühstück dabei	Hat kein Frühstück dabei
Trägt Markenkleidung	Trägt keine Markenkleidung
Kommt immer pünktlich	Kommt selten pünktlich
Schulranzen ist ordentlich	Schulranzen ist sehr unordentlich
Hat sein Arbeitsmaterial dabei	Immer fehlt Arbeitsmaterial
Kann gut Witze erzählen	Ist eher schüchtern

Hat seine Hausaufgaben erledigt	Macht seine Hausaufgaben selten
Trägt saubere Kleidung	Kleidung ist schmutzig
Hat viele Freunde	Ist oft sehr allein
Geht in viele Vereine	Hat außerhalb der Schule keinen Anschluss
Duscht sich regelmäßig	Riecht unangenehm
Hat ein gepflegtes Erscheinungsbild	Hat ein ungepflegtes Erscheinungsbild
Ist dem Wetter entsprechend gekleidet	Kommt im Winter im Shirt in die Schule
Besitzt ein teures Handy	Besitzt kein Handy
Eltern sind Akademiker	Beruf der Eltern spielt keine Rolle
Kann Konflikte ohne Gewalt lösen	Kann gut kämpfen, andere haben Angst
Geht auch krank in die Schule	Selbst die Eltern finden die Lehrer doof
Benutzt viel Deo	Arbeitsblätter liegen immer lose im Ranzen
Gibt das Geld für die Schule pünktlich ab	Die Schule erhält ihr Geld nicht regelmäßig
Eltern haben guten Kontakt zur Schule	Eltern haben keinen Kontakt zur Schule
Schreibt nur gute Noten	Einige Lehrinhalte fallen ihm schwerer
Beteiligt sich am Unterricht	Traut sich nicht, sich zu melden
Stört nicht im Unterricht	Stört im Unterricht, spielt gerne den Clown
Grüßt die Lehrer immer freundlich	Hat keine guten Umgangsformen
Eltern fahren ein teures Auto	Eltern haben kein Auto
Ist im Unterricht immer konzentriert	Ist im Unterricht oft unkonzentriert
Hat gute soziale Kompetenzen	Ist der Stärkste seiner Klasse
Seine Eltern zeigen Interesse an der Schule	Seinen Eltern ist die Schule gleichgültig
Spielt altersangemessene Spiele	Spielt schon Spiele für Erwachsene
Bringt den Lehrern Geschenke mit	Geht unhöflich mit den Lehrern um
Meldet sich im Unterricht	Hat immer Ausreden
Raucht nicht	Raucht bereits
Hat angemessenes Essen dabei	Bettelt in der Schule um Essen

Tab. 12: Positive und negative Eigenschaften und Beschreibungen

Auswertungsfokus (1): Zur Auswertung treffen sich die beiden Gruppen im Stuhlkreis. Der Therapeut vernetzt beide Elterngruppen miteinander und vergleicht die zugeordneten Beschreibungen: »Jetzt bin ich verwirrt. Was denken Sie, ab welchem Alter sollte ein Kind ein Handy haben? Was denkt die andere Gruppe? Warum haben Sie das teure Handy bei Familie Sonnenschein aufgeklebt, warum die andere Gruppe nicht?« Die zugeordneten Eigenschaften sind in der Regel relativ ähnlich. Diese Auswertungssequenz ist zeitlich sehr kurz (ca. 5 Minuten).

Erklärung der Gruppe (2): »Ich bitte Sie, nun wieder in ihre Gruppen zurückzugehen. Sie bekommen einen Textmarker. Ich bitte Sie als Gruppe, die Themen/Beschreibungen gelb zu markieren, bei denen Sie als Gruppe denken, dass die Eltern dafür die Verantwortung haben«.

Auswertungsfokus (2): »Ich sehe, es ist vieles gelb markiert geworden. Wer möchte seine Ergebnisse vorstellen? Hätten Sie gedacht, dass dafür die Eltern die Verantwortung tragen? Ab wann, denken Sie, ist ein Kind dafür zuständig, das Frühstück selbst zu machen? Warum haben die Eltern die Verantwortung dafür, dass das Kind pünktlich in die Schule kommt?« Erfahrungsgemäß ergeben sich in der Gruppe zu dieser Aufgabenstellung viele Diskussionen. Hierbei geht es weniger um das Sammeln von Lösungsvorschlägen, sondern vielmehr darum, Aha-Erlebnisse zu schaffen und dabei transparent werden zu lassen, dass Eltern für die Entwicklung und die Auffälligkeiten ihres Kindes in der Verantwortung stehen. Durch die Unterschiedlichkeit der Familien Sonnenschein und Mustermann werden Eltern für Zusammenhänge und Auswirkungen sensibilisiert, z. B. die Bedeutung eines Besuchs des Sportvereins, die Auswirkungen von Frühstück auf die Schule und von Pünktlichkeit und Unpünktlichkeit.

Kritische Therapiesituationen:

- Eltern werden sich bei den Markierungen nicht einig: → Verwässern, Verstärken und Neurahmen bieten sich als Techniken an: »Was denkt die andere Gruppe darüber? Wer hat nach Ihrer Meinung (als Gruppe) dafür die Verantwortung? Herr Müller, können Sie mitgehen, dass die Gruppe es markiert und Sie später noch einmal etwas dazu sagen? Ist das ok für Sie?«
- Ein Elternteil fühlt sich gezielt angegriffen: »Wollen Sie mir sagen, dass ich die Familie Mustermann bin?« → Der Therapeut kann die Person einladen, einen grünen Textmarker zu nutzen und auf der Kopiervorlage das anzustreichen, an dem schon gearbeitet wurde. Falls diese Einladung nicht angenommen wird, kann die Gruppe gebeten werden zu markieren, woran das Elternteil schon gearbeitet hat.

MFT-Übung: »Abreißzettel«

Ablauf: Die Kopiervorlage mit dem kleinen »Dankeschön« (Abb. 17) wird dreimal im Raum aufgehängt. Der Therapeut bittet eine Mutter, sich einen Abreißzettel zu nehmen und diesen ihrem Kind zu geben. »Wofür bedanken Sie sich bei Ihrem Kind? Weshalb sagen Sie »Danke«? »Wie fühlt sich das für Sie an? Wie fühlt es sich für dich an? Wie geht es Ihnen mit einer solchen Botschaft? Von wem möchten Sie das gerne hören? Von wem möchtest du es gerne hören?«

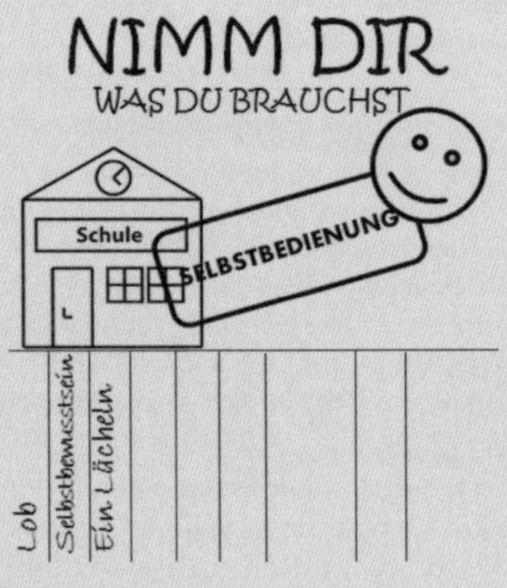

Abb. 17: Kopiervorlage Abreißzettel

Ziel: Eltern in Bezug auf Schule in Verantwortung bringen und ein Gespür für ihr Kind entwickeln lassen. »Was brauchen unsere Kinder von uns als Eltern, damit sie in der Schule gut sein können?«

Materialien: Kopiervorlagen, Stift, Schere.

Erklärung der Gruppenaktivität: »Jetzt habe ich für Sie als Familie etwas mitgebracht«. Der zweite Abreißzettel »Nimm dir ...« wird aufgehängt. »Was könnten Sie Ihrem Kind morgens mitgeben, bevor es in die Schule geht?« »Was würdest du dir morgens von der Mama wünschen? Was könnte die Mama auf einen Zettel schreiben, damit du gut in der Schule ankommst? Was wünscht sich Ihr Kind? Setzen Sie sich bitte als Familie zusammen und vervollständigen Sie gemeinsam den Zettel.«

Auswertungsfokus: »Bräuchte Ihr Kind das auch, was Frau Müller beschrieben hat, Spaß in der Schule? Was denken Sie, warum bräuchte Ihr Kind Spaß in der Schule? Was bedeutet Spaß? Was bedeutet das: Schule macht Spaß? Wie findest du das, wenn dir Mama jeden Morgen etwas für die Schule wünscht? Was wäre das Wichtigste, was der Papa dir morgens wünschen könnte? Woran würde der Lehrer erkennen, dass du besser mitarbeitest? Wer hat noch eine Idee?«

Ziel: Den Eltern verdeutlichen, dass die Kinder sie für den Veränderungswunsch in der Schule benötigen. Kindern das Gefühl geben, dass die Eltern sie auf dem Weg in die Schule und im Unterricht »begleiten«. Positive Bekräftigung von beiden Eltern statt Ermahnungen.

Kritische Therapiesituation: Eltern können keine Wünsche eintragen: → Mit Erlaubnis der betreffenden Familien wird die Unterstützung einer anderen Familie oder der Großgruppe erbeten: »Sie kennen Frau X. doch ganz gut, was, denken Sie, könnte sie ihrer Tochter morgens für die Schule wünschen oder mitgeben?« Was meinen die anderen? Haben Sie noch andere Ideen?«

MFT-Übung: »Das Schulmärchen«

Ablauf: Anhand dreier Kopiervorlagen werden drei Stadien eines sich aufbauenden und verstärkenden Konflikts zwischen Schule und Familie dargestellt. Die Großgruppe wird in zwei Arbeitsgruppen aufgeteilt.

Ziel: Entstehung und Dynamik eines Konflikts zwischen Schule und Familie visualisieren, verstehen und nach Lösungsmöglichkeiten suchen.

Materialien: Stifte, Magnete, Tafel, Märchenkarten, Kreide.

Erklärung der Gruppenaktivität: »Welches Märchen kennt ihr? ... Ich möchte Ihnen ein Märchen erzählen. Es war einmal ein Königreich namens Schule und eines namens Familie.« Der MFT-Therapeut zeichnet zwei Schlösser an die Tafel und führt mittels Märchenkarten (Fee, Zauberer) in die Situation ein: »Was, denken Sie, was denkt ihr, ist eine gute Märchenfigur für die Mama? Was, denken Sie, was Ihr, könnte eine Figur für den Lehrer sein? Welche Figur passt für die Prinzessin? ...« Der Therapeut zeichnet nun eine Kanone auf der Schulseite ein. »Oh, was passiert denn jetzt mit den Märchenfiguren auf der Familienseite? Was sagen die denn? Was machen die Märchenfiguren aufseiten der Familie, wenn geschossen wird? Warum fängt das Königreich der Schule oder das der Familie an zu schießen? Teilen Sie sich bitte in zwei Gruppen auf, und sammeln Sie mögliche Gründe.«

Einteilung der Gruppen: Es gibt die Möglichkeit gemischte Eltern-Kind-Gruppen oder reine Kinder- und Elterngruppen zu bilden. Bei der Aufteilung ist die gruppenspezifische Zusammensetzung (z. B. Sprachkenntnisse, Kulturen) zu berücksichtigen. Es folgt ein kurzer Austausch über die in beiden Gruppen erarbeiteten Gründe: »Hätten Sie gedacht, dass das ein Grund zu schießen ist? Was bedeutet es, auf die Schule zu schießen? Hat jemand eine Idee, wie das geht? Was ist das für ein Gefühl? Ein rotes (schlecht) oder ein grünes (gut)? … Es wird geschossen, alle rüsten auf und bekämpfen sich. Jeder stellt Kanonen und Wachtürme auf. Kennen Sie das? Die Tore sind jetzt zu. Die Prinzessin muss jetzt rüber in die Schule, in das Königreich Schule, und soll dort Spaß haben und lernen. Was denkt ihr, was sie will oder fühlt … wie fühlt sich das an? Welche Farbe hat das Gefühl der kleinen Prinzessin?«

Nächster Arbeitsauftrag für die Gruppen: »Was müsste geschehen, damit das Märchen gut für die Prinzessin ausgehen kann? Was müsste passieren, damit die Prinzessin mit einem grünen (guten) Gefühl in die Schule gehen kann?«

Beide Ergebnisse werden im Kreis ausgewertet. Bei der Einteilung in getrennte Eltern- und Kindergruppen empfiehlt sich die Nutzung des »Innenkreises«: Im Kreis wird ein Innenkreis gebildet, indem die Kinder miteinander ihre Ergebnisse besprechen und auswerten. In der Folge setzen sich die Erwachsenen in den Innenkreis.

Auswertungsfokus: Eltern verständlich machen, dass ihr Kind sie braucht; den Wunsch nach Klärung des Konflikts herausstellen, damit das Kind mit gutem Gefühl in die Schule gehen kann. Für das Problem sensibilisieren, dass ein Kind jeden Tag trotz Schwierigkeiten zwischen seinen Eltern und der Schule in die Schule gehen muss. Mögliche Intervention: »Sie haben vorhin besprochen, dass Brücken zwischen Königreich Schule und Familie gebraucht werden. Was wäre eine Brücke? Wie könnten Sie eine Brücke bauen? Woran würden Sie erkennen, dass die Schule nicht mehr schießt? Woran würde das Königreich Schule erkennen, dass Sie nicht mehr schießen? Ich habe eine Frage an die Eltern: Was denken Sie, wie fühlt es sich für die Kinder an, wenn weniger oder nicht mehr geschossen wird? Jetzt haben wir viele Lösungen gehört. Wer hat schon einmal etwas ausprobiert? Wer möchte eine Lösung ausprobieren?«

Kritische Therapiesituation: Eltern beziehen das Märchenbeispiel auf die eigene Situation und verlieren den notwendigen spielerischen Abstand. Beispielsweise wird über eine Lehrerin aus der Schule nicht wertschätzend gesprochen: → Der Therapeut verwässert, setzt sich kurz zu ihnen oder bietet eine »Stehung« an.

4.2.5 Ausblick

Die Umsetzung von MFT schafft neue Impulse und Kooperationsprozesse zwischen Familien und Schulen. Die Kooperation vonseiten der Schule wird nach unseren Erfahrungen mit MFT deutlich ressourcenorientierter. Auf der Seite der Schule und der Familie stellt sich jeweils eine Haltungsänderung ein. Die Eltern haben weniger Berührungsängste mit den Lehrkräften. Die Lehrkräfte zeigen mehr Verständnis für die Probleme der Familien. Es entwickelt sich »Teamgeist«, und unter den teilnehmenden Familien entstehen häufig soziale Netzwerke und Freundschaften.

Es ist wichtig, die MFT-Sitzungen in Bezug auf bedeutende Prozesse, Dynamiken, Themen und Besonderheiten zu dokumentieren, um die Planung der nächsten Sitzungen hinsichtlich der Methodenauswahl darauf aufzubauen. Es ist auch wesentlich, sich und der Gruppe schrittweise Ziele zu setzen. Denn die Motivation in der Gruppe bleibt nur erhalten, wenn Fortschritte erkennbar sind.

4.3 FiSch – Familie in Schule[16]

Ulrike Behme-Matthiessen & Thomas Pletsch

4.3.1 Einleitung

Die Verhaltensprobleme von Schülern nehmen zu, und es wird immer deutlicher, dass sie nur unter Einbeziehung und mit Unterstützung des Elternhauses lösbar sind. In England (Kapitel 4.1) und Dänemark (Kapitel 4.6) werden seit mehreren Jahren im Rahmen eines multifamilientherapeutischen Ansatzes Familie und Schule zusammengeführt. Dabei wird die Arbeit mit Familiengruppen auf den Schulalltag übertragen. Angeregt durch diese Modelle entwickelte die Tagesklinik Baumhaus des Helios Klinikums Schleswig gemeinsam mit der Schule Hesterberg/Schleswig das Programm »*FiSch* –Familie in *Sch*ule« zur Reintegration von Schülern mit sozial-emotionalen Auffälligkeiten. Dieser Ansatz stieß bei den Regelschulkollegen auf großes Interesse und den Wunsch, dieses Angebot nicht nur rehabilitativ, also bei der Reintegration von Schülern, zu nutzen, sondern auch präventiv einzusetzen. Dadurch sollte eine Möglichkeit geschaffen werden, Schüler möglichst frühzeitig zu unterstützen, die Zusammenarbeit von Eltern und Schule zu fördern und Ausgrenzung zu verhindern. Wir beschreiben hier die Praxis von »Familie in Schule«.

4.3.2 Familie in Schule: Ein Beispiel aus der Praxis

Fallbeispiel

Leon ist 10 Jahre alt und besucht die 4. Grundschulklasse. Seine Lehrerin berichtet, er sei eher ein Außenseiter in der Klasse. Zwar gäbe es einen Mitschüler, mit dem Leon die Pausen manchmal zusammen verbringe, ansonsten beobachte sie kaum Kontakte zu anderen Kindern. Leon habe große Schwierigkeiten damit, sich an die bestehenden Gesprächsregeln zu halten: Er ruft spontan in die Klasse, wenn ihm auf die Fragen der Lehrerin eine Antwort einfällt. Falls sie ihm dann nicht sofort das Wort erteile, reagiere Leon immer wieder mit Beschimpfungen. Mehrmals habe er ihr während des Unterrichts sogar Schläge angedroht. Bei neuen Aufgabenstellungen wirke Leon verunsichert, er kippe dann mit seinem Stuhl, stehe immer wieder von seinem Platz auf, gehe durch den Klassenraum und spreche dabei die anderen Kinder unaufgefordert an. Dadurch ziehe Leon sich regelmäßig den Spott oder Ärger der anderen Kinder zu. Seine Leistungen in Sport und Sachkunde seien sehr gut, in allen anderen Fächern zeige er eher

16 Wir bedanken uns bei unseren beiden Kollegen Kerstin Bock und Andree Nykamp, Lehrer an der Schule Hesterberg, für die vielen Jahre sehr guter Zusammenarbeit in der FiSch-Praxis und der stetigen Weiterentwicklung des Konzepts!

schwache Leistungen. Wie die Lehrerin weiter berichtet, sei Leon an der Schule kein Einzelfall. Auch ihre Kolleginnen beobachten zunehmend mehr problematische Situationen mit Schülern. Das träfe mittlerweile auch für Kollegen anderer Schulen zu.

Diese Aussage spiegelt sich auch in einer orientierenden Lehrerbefragung mit dem Titel »Kinder mit sozial-emotionalem Förderbedarf in der Eingangsphase«, initiiert vom Kreisfachberater schulische Erziehungshilfe, Pinneberg 2012, wider. Lehrer hatten dabei die Aufgabe, die Kinder ihrer Lerngruppe den drei Kategorien A (Kinder ohne besondere Probleme), B (Kinder mit Problemen) und C (Kinder mit massiven Problemen) zuzuordnen und die Problemschwerpunkte zu spezifizieren (Angst, Rückzug, motorische Unruhe, Aggression, weitere Probleme). Wie die Befragung ergab, haben in der Eingangsstufe 20,5 % der Kinder Probleme und 6,8 % massive Probleme! Auch wenn diese Befragung keinen Anspruch auf wissenschaftliche Exaktheit erhebt, bestätigt sie doch die Einschätzung vieler Pädagogen, dass Verhaltensprobleme der Kinder im Schulalltag immer größeren Raum einnehmen.

Bisher reagierten die Schulen auf die Zunahme von Verhaltensproblemen mit einer Palette unterschiedlicher schulbezogener Maßnahmen: von Beratungsangeboten für entsprechende Lehrkräfte, Inselprojekten, der Reduzierung der Beschulungszeiten bis hin zu Schulbegleitung oder Beschulung in Spezialklassen. Zunehmend setzt sich dabei die Erkenntnis durch, dass die Schule allein bei der Bewältigung dieser Probleme überfordert ist – Schule und Elternhaus müssen neue Formen der Kooperation entwickeln.

Fallbeispiel (Fortsetzung)

Zurück zu Leon. Leons Eltern berichten von erheblichen Problemen zu Hause. Leon komme meistens sehr gereizt von der Schule nach Hause und gerate dann regelmäßig mit seinem jüngeren Bruder in Streit. Die Hausaufgabensituation sei für Leon und für sie eine Tortur. Die Nachmittage seien gekennzeichnet von stundenlangen Kämpfen um Mathe und Deutsch. Leons Freunde zum gemeinsamen Spielen wechselten häufig, da Leon immer wieder in Auseinandersetzungen verwickelt sei. Es falle ihm sehr schwer, die Wünsche und Spielideen anderer Kinder zu akzeptieren. Leons Mutter fühle sich mit der Erziehung ihrer Kinder oft überfordert, zudem sei ihr Mann von Montag bis Freitag als Fernfahrer unterwegs, nur an den Wochenenden zu Hause und dann meistens sehr müde.

Auf Anraten ihres Hausarztes melden sich die Eltern schließlich in der Institutsambulanz der örtlichen Kinder- und Jugendpsychiatrie. Diese empfiehlt einen tagesklinischen Aufenthalt für Leon. Nach einem Vorgespräch und einigen

Monaten Wartezeit beginnt für Leon die tagesklinische Behandlung, und er wird in ein auf seine Bedürfnisse zugeschnittenes Behandlungsprogramm integriert. Neben Therapieangeboten für Leon und seine Eltern, darunter eine Multifamilientherapiegruppe, besucht er vormittags während dieser Zeit die Klinikschule. Hier nimmt Leon nach wenigen Wochen an FiSch teil. Das soll ihn dabei unterstützen, sich wieder angemessen in seine Regelschule zu integrieren.

4.3.3 Zusammenspiel der Kräfte: Multifamilientherapie

Im Rahmen der MFT wird den Familien Verantwortung zurückgegeben, die Rolle des Therapeuten/Beraters wird neu definiert. Ziel ist, dass sich die Familien gegenseitig stützen und beraten und dadurch wieder zunehmend ihre eigene Kompetenz erleben. Die Aufgaben der Berater und Therapeuten bestehen darin,

- hilfreiche Kontexte zu schaffen (Wer soll dabei sein? Wo soll das Ganze stattfinden? Wie soll die konkrete Situation gestaltet sein?),
- durch gezielte Fragen zum Handeln zu ermutigen,
- Ressourcen zu wecken und
- die Interaktion zwischen den Familien zu fördern.

MFT setzt dabei auf unterschiedlichen Ebenen an. Sie hilft, soziale Isolation zu überwinden, die bei Familien mit ausgeprägten psychosozialen Problemen häufig ist. Durch die gemeinsame therapeutische Arbeit mit anderen Familien werden Vorurteile abgebaut, und gegenseitiges Lernen wird angeregt. Dabei erweitern neue Sichtweisen die eigene Perspektive. Familien sehen sich in anderen Familien gespiegelt, geben und erhalten Unterstützung. Sie experimentieren mit neuen Verhaltensweisen und erleben sich dadurch immer weniger in der Opferrolle, sondern zunehmend mehr als »Gestalter« ihres Lebens.

Die Arbeit mit Familiengruppen im Schulalltag fördert eine enge Zusammenarbeit von Schule und Elternhaus. Die Eltern können anders am schulischen Leben ihrer Kinder Anteil nehmen, sodass sich gegenseitige Vorbehalte in der Regel auflösen und die Kinder erleben, dass Schule und Elternhaus an einem Strang ziehen. Durch die erhaltene Unterstützung in der Elterngruppe und während der gemeinsamen Reflexionsrunden werden die Eltern zunehmend sicherer in ihrer Erziehungsfähigkeit. Aus der Resilienzforschung ist bekannt, dass sich der autoritative Erziehungsstil günstig auf die Entwicklung von Kindern auswirkt. Eine entsprechende Haltung wird in den Multifamiliensitzungen gestärkt: das Interesse und die liebevolle Zuwendung, aber auch das Bestehen auf vereinbarten Regeln und deren Durchsetzung. Gerade das Durchsetzen von Vereinbarungen können die Eltern hier immer wieder »live« üben, jedoch nicht allein, sondern in einem unterstützenden Kontext.

4.3.4 Schulerfolgszirkel

Unser Anliegen mit FiSch ist, dass Schule und Eltern die Kinder bei auftretenden Schulproblemen unterstützen, um einen erfolgreichen Schulbesuch zu ermöglichen. Erfolg bedeutet dabei, über den regelmäßigen Schulbesuch einen Schulabschluss zu erlangen. Bei unserer Auseinandersetzung darüber, wie dieser Erfolg erreicht werden kann, kristallisierten sich viele Begriffe, ähnlich einzelner Puzzleteile, zu einem Bild heraus: dem des Schulerfolgszirkels (Abb. 18).

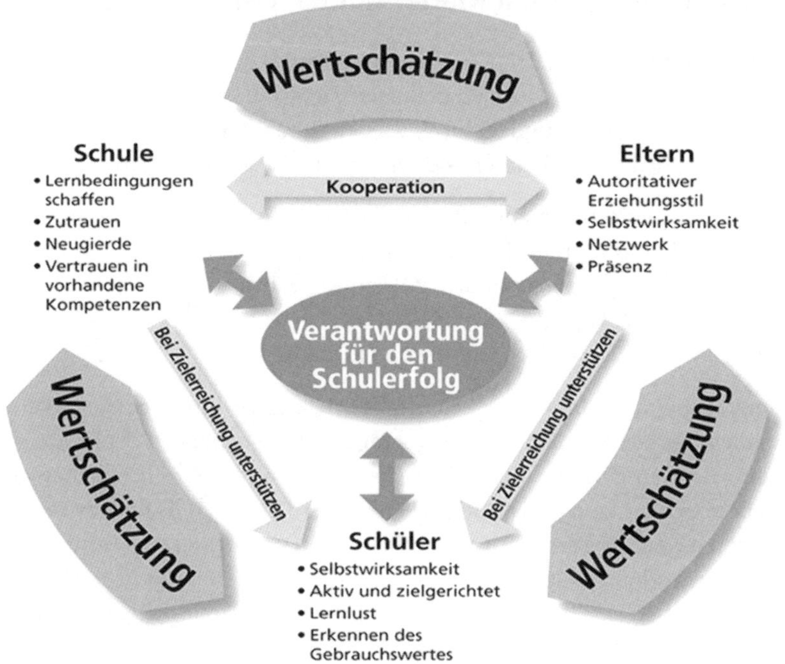
Wertschätzung
Schule
• Lernbedingungen schaffen
• Zutrauen
• Neugierde
• Vertrauen in vorhandene Kompetenzen
Kooperation
Eltern
• Autoritativer Erziehungsstil
• Selbstwirksamkeit
• Netzwerk
• Präsenz
Verantwortung für den Schulerfolg
Bei Zielerreichung unterstützen
Bei Zielerreichung unterstützen
Wertschätzung
Wertschätzung
Schüler
• Selbstwirksamkeit
• Aktiv und zielgerichtet
• Lernlust
• Erkennen des Gebrauchswertes

Abb. 18: Schulerfolgszirkel

Die Aufgabe der Schule besteht darin,

- Bedingungen für erfolgreiches Lernen zu schaffen,
- Zutrauen in die Schüler zu setzen,
- Vertrauen in die vorhandenen Kompetenzen zu haben und
- Neugierde zu wecken.

Hilfreich für die Eltern ist

- ein liebevoller autoritativer Erziehungsstil mit klaren Grenzsetzungen,
- das Erleben von Selbstwirksamkeit,
- Unterstützung durch ein Netzwerk zu erfahren
- und elterliche Präsenz zu zeigen.

Förderlich für die Schüler ist

- das Erleben von Selbstwirksamkeit,
- aktives und positiv zielgerichtetes Verhalten,
- Lernlust zu bewahren,
- einen »Gebrauchswert« in dem zu erkennen, was sie in der Schule tun.

Eltern und Schule müssen für den Erfolg der Schüler kooperieren und die Schüler bei der Zielerreichung gemeinsam unterstützen. Nehmen Schüler, Eltern und Schule diese Aufgaben und Hilfestellungen an, wird die Verantwortung für den Schulerfolg gemeinsam wahrgenommen.

4.3.5 Zielorientiertes Arbeiten

Ein Kernstück multifamilientherapeutischen Arbeitens in der Schule ist das zielorientierte Arbeiten. Die Ziele werden zwischen den Eltern, dem Lehrer der Familienklasse, dem Lehrer der Heimatschule und dem Schüler vereinbart. Sie sollen das Verhalten konkret beschreiben, das der Schüler mit Unterstützung der Eltern erlernen soll und das Voraussetzung für eine erfolgreiche Beschulung in ihrer Heimatklasse ist. Dabei ist darauf zu achten, dass diese Ziele

- positiv formuliert sind,
- konkretes Verhalten beinhalten, sodass sie Kindern und Eltern klare Orientierung bieten,
- mit den einzelnen Schritten so bemessen werden, dass das Kind sie auch erreichen kann, und
- komplexe Verhaltensweisen in überschaubare Schritte zerlegen.

Besonders die positive Formulierung des erwünschten Zielverhaltens fällt manchmal schwer, ist aber von großer Bedeutung. Bei der Formulierung »Leon stört die anderen Kinder im Unterricht nicht« ist die Frage nicht beantwortet, was Leon *stattdessen* tun soll. Doch gerade darum muss es gehen: das zu erreichende Verhalten (leise arbeiten, sich auf die eigenen Aufgaben konzentrieren) in den Fokus der Aufmerksamkeit zu rücken. Im Sinne des lösungsorientierten Ansatzes hat schon die Formulierung von positiven Zielen Effekte, da sie die Fokussierung auf die Probleme umwandelt in eine Orientierung auf Ziele – ein Schritt aus der »Problemtrance« heraus hin zur »Lösungstrance« (Gunther Schmidt). Wichtig ist zudem, dass diese Ziele für Kinder und Eltern nachvollziehbar sind und dass alle Beteiligten mit der Zielsetzung einverstanden sind. Gerade bei jüngeren Kindern müssen die Eltern die Ziele immer wieder an Beispielen verdeutlichen.

4.3.6 FiSch-Praxis

Einmal in der Woche ist »FiSch-Tag«. Die Gruppe besteht aus maximal sieben Kindern, ihren Eltern, einer Lehrkraft und einem Therapeuten. Für jedes Kind, das an FiSch teilnimmt, benennen die Lehrkräfte der Heimatschule Ziele, z. B.:

- Ich arbeite sauber.
- Ich konzentriere mich auf meine Aufgaben.
- Ich melde mich, bevor ich etwas sage.
- Ich arbeite leise.
- Ich folge den Anweisungen der Erwachsenen.
- Ich bin freundlich zu Kindern und Erwachsenen.
- Etc.

Während der gesamten Behandlungszeit besteht ein intensiver Kontakt zwischen FiSch-Klasse und Heimatschule. Kinder, die im Rahmen einer teilstationären oder stationären Behandlung an FiSch teilnehmen, besuchen stundenweise den Unterricht ihrer Heimatschule, zu Beginn in der Regel für 2 Unterrichtsstunden. Im Verlauf der folgenden Wochen wird diese Stundenzahl stetig aufgestockt.

FiSch als Prävention ist ein inklusiver Ansatz, das heißt, Kinder mit Unterstützungsbedarf werden nicht gesondert beschult. Die Kinder werden einmal wöchentlich in der FiSch-Klasse unterrichtet und arbeiten, unterstützt von ihren Eltern, an ihren Zielen. Sie verbleiben aber in ihrer Stammklasse und orientieren sich im Schulalltag an ihren Zielen, die täglich bewertet werden.

Um 8.30 Uhr treffen sich die Eltern mit dem Therapeuten zu einer Vorbesprechung. Ziel dieses Treffens ist unter anderem die Erklärung des Ablaufs für neue »FiSch-Eltern«. Hierbei werden die erfahrenen »FiSch-Eltern« mit eingebunden, manchmal verlassen die Therapeuten auch für kurze Zeit den Raum und übergeben diese Aufgabe an die Eltern. Zudem erhalten die Eltern die »FiSch-Mappe«: einen Hefter mit den Zielen und den zugehörigen Bewertungsergebnissen der letzten Schulwoche. Jetzt werden auch die Möglichkeiten und Ideen der Eltern besprochen, ihre Kinder während der nächsten beiden Unterrichtsstunden zu unterstützen. Es werden Unterstützungswünsche an andere Eltern formuliert, manchmal auch Tandems gebildet aus zwei Elternteilen, die sich gegenseitig besonders unterstützen. Dazu können die Eltern persönliche Ziele bezüglich ihres eigenen Erziehungsverhaltens für diesen Vormittag formulieren (z. B.: »Ich möchte ruhig bleiben, auch wenn Leon mich sehr fordert.«).

Parallel zur Elterngruppe sitzen die Kinder mit dem FiSch-Lehrer oder der FiSch-Lehrerin zusammen. In dieser Kindergruppe wird mit den Kindern das Unterrichtsmaterial vorbesprochen, FiSch-Ziele werden wieder aufgefrischt oder Spiele (Mikado, Turm von Hanoi) gespielt, oder gemeinsam wird etwas gelesen. Kinder, die zum ersten Mal dabei sind, gestalten ein persönliches DIN-A3-Plakat, auf dem im Verlauf der FiSch-Zeit Komplimente der Eltern gesammelt werden.

Uhrzeit/ Thema	Kinder	Eltern	Lehrer	Elterncoach
8.30 Uhr: Einstieg	Morgenrunde: Ankommen im Klassenraum, Platz suchen, Geschichte hören etc.	Elternrunde: Kennenlernen, Bewertungen besprechen, Austausch über Aktuelles zur Schule und Prognose	Gestaltung der Morgenrunde mit den Kindern	Moderation der Elternrunde
9.15 Uhr: Anfangsrunde	Begrüßung, Aufwärmübung, Betrachtung der Wochenbewertung, Vorstellung der Ergebnisse im Plenum		Moderation der Anfangsrunde	
9.45 Uhr: Pause	Spielen auf dem Schulhof	Begleitung der Kinder in die Pause	Eventuell Gespräche mit Eltern/ Lehrer Elterncoach	
10.00 Uhr: 1. Unterrichtsstunde (Deutsch)	Arbeiten an den Lerninhalten	Unterstützung ihrer Kinder beim Erreichen der Ziele	Verteilen, Kontrollieren der Aufgaben; Beobachtung der Schüler; Unterstützung bei fachlichen Problemen; Unterstützung der Eltern bzgl. der Hilfestellungen	Elterncoaching
10.45 Uhr: Pause	Spielen auf dem Schulhof	Begleitung der Kinder in die Pause	Eventuell Gespräche mit Eltern/Lehrer/Elterncoach	
11.00 Uhr: 2. Unterrichtsstunde (Mathe)	Arbeiten an den Lerninhalten	Unterstützung ihrer Kinder beim Erreichen der Ziele	Siehe 1. Unterrichtsstunde	Elterncoaching
11.30 Uhr: Bewertung & Abschluss Circa 12.15 Uhr: Ende des FiSch-Tages	Interview zur Selbsteinschätzung	Elterntausch, Interview mit den Kindern durchführen und vortragen, Bewertung des eigenen Kindes	Bewertungen geben und ggf. erläutern	Moderation der Bewertungs- runde

Tab. 13: Ein FiSch-Tag im Überblick

In größeren Abständen malen die Kinder sich selbst oder das anwesende Elternteil. Die Eltern suchen in der anschließenden Eltern-Kind-Runde das passende Bild und geben Rückmeldung, woran sie das Kind oder sich selbst erkannt haben. Häufig werden diese Besprechungen zu Runden, in denen Komplimente ausgetauscht werden.

Um 9.15 Uhr treffen sich Eltern und Kinder gemeinsam, um das Wochenergebnis der Kinder zu besprechen und zu würdigen. Dieses Treffen dient auch der Intensivierung des Austauschs zwischen Kindern und Eltern. Bei neuer Zusammensetzung der Gruppe geht es um das spielerische gegenseitige Kennenlernen. Es werden z. B. die Plätze gewechselt entsprechend bestimmter Kriterien (alle, die rote Strümpfe tragen, gerne Sport treiben, ein Haustier haben, gerne zur Schule gegangen sind etc.). Dies bringt Dynamik in die Gruppe und schafft Anknüpfungspunkte für spätere Gespräche. Der Platzwechsel wird dabei abwechselnd von den Erwachsenen und von den Kindern dirigiert. Um gegenseitiges Wahrnehmen und Einfühlen anzuregen, setzen wir unterschiedliche Mentalisierungsübungen ein. Die MFT-Übung »Speeddating« (Abschn. 4.3.6.1) eignet sich in diesem Rahmen zur Bewertung des bisher bei FiSch Erreichten, aber auch um bestimmte Themen zur Gruppenkohäsion einzubringen (z. B. frühere Berufswünsche der Eltern im Kindesalter, eigene Schulerlebnisse der Eltern) oder um Mentalisieren in der Gruppe anzuregen (»Was wollte Herr Meier wohl werden, als er 10 Jahre alt war?«). Stilleübungen (Abschn. 4.3.6.1) können durch Schaffung einer konzentrierten Arbeitsatmosphäre eine gute Vorbereitung für den folgenden Unterricht sein. In einigen FiSch-Klassen findet eine ritualisierte Verantwortungsübergabe mit Gongschlag statt, um die Zuständigkeit der Eltern auch im Schulkontext deutlich zu machen. Anschließend folgen 2 Unterrichtsstunden mit den individuellen Arbeitsprogrammen der Kinder, die möglichst dem Lernstoff der Heimatschulen angepasst werden. Die Eltern begleiten den Unterricht, je nach Anforderung, unmittelbar bei ihrem Kind im Klassenraum oder beobachtend aus einem Nebenraum heraus. An dieser Stelle setzt bei Bedarf das Elterncoaching an (Abschn. 4.3.6.2).

Tabelle 13 zeigt einen FiSch-Tag im Überblick.

4.3.6.1 Übungen

Wir haben über die Jahre viele MFT-Übungen und -Aktivitäten entwickelt und gesammelt (Behme-Matthiessen u. Pletsch 2016), von denen hier einige erwähnt werden.

MFT-Übung: »Wer ist wer?«

Während die Eltern in einem separaten Raum miteinander im Austausch sind, malen die Kinder Selbstporträts. Dabei wird die Aufmerksamkeit jedes Kindes auf eigene besondere Merkmale gerichtet, sowohl was die Selbstbetrachtung der Kinder betrifft als auch die gegenseitigen Wahrnehmungen. Hierbei ist im Besonderen auf einen wertschätzenden Umgang frei von gegenseitigen Abwertungen zu achten. Betreten dann die Eltern den gemeinsamen Gruppenraum, liegen die Porträts der Kinder auf Stühlen, während die Kinder an der Seite des Raumes stehen. Die Eltern haben jetzt die Aufgabe, sich selbst dem Porträt ihres Kindes zuzuordnen und dabei auf die besonderen Merkmale zu achten.

Die Übung lässt sich auch in der Weise abwandeln, dass die Kinder Porträts ihrer Eltern malen und sich die Eltern dann ihrem eigenen Porträt zuordnen müssen.

Dauer: ca. 30 Minuten.

Material: Papier, verschiedene Bunt-/Filzstifte.

MFT-Übung: »Fragenwürfel«

Diese Übung ist durch die »FangFragen-Bälle« von Manfred Vogt angeregt worden.[17] Die Gruppe steht im Kreis, auf dem Boden liegen kleine, laminierte Karten, die auf einer Seite ein bis sechs Würfelaugen zeigen, auf einer Karte immer nur ein Zahlenwert. Auf der Kartenrückseite steht jeweils eine Frage an die Gruppe:

- Hat dein linker Nachbar Geschwister? Wenn ja: wie viele?
- Was ist das Traumreiseland deines rechten Nachbarn?
- Wer in dieser Gruppe schwimmt gerne?
- Wer in dieser Gruppe klettert gerne?
- Wer in dieser Gruppe mag Lagerfeuer?
- Wer in dieser Gruppe würde gerne einmal Fallschirmspringen ausprobieren?
- Wer in dieser Gruppe geht gerne ins Kino?
- Wer in dieser Gruppe spielt ein Musikinstrument?
- Wer in dieser Gruppe macht Sport?
- Nenne zwei Personen aus der Gruppe, die gerne singen!
- Nenne drei Personen aus dieser Gruppe, die gerne Ski fahren!
- Rate bei zwei Personen aus dieser Gruppe, was deren Lieblingsessen ist!
- Wer in dieser Gruppe kocht gerne?
- Wer in dieser Gruppe fährt gerne Fahrrad?

Die Familien würfeln nun reihum mit einem großen Schaumstoffwürfel, decken die Karte mit der betreffenden Augenzahl auf und versuchen, die Frage zu beantworten, ohne dabei Tipps aus der Gruppe zu bekommen. Nach dem Raten löst die Gruppe das Ergebnis auf: Jedes Gruppenmitglied positioniert sich zu der gestellten Frage.

MFT-Übung: »Namen & Bälle«

Alle Teilnehmer stehen im Kreis. Eine Teilnehmerin wirft einen kleinen Ball zu einer anderen Teilnehmerin und nennt dabei deren Namen. Diese wirft den Ball weiter zu einer anderen Teilnehmerin und nennt deren Name. So geht es weiter, bis alle Namen einmal genannt wurden und der Ball wieder bei der Ausgangswerferin angekommen ist. Diese beginnt jetzt mit der zweiten Runde, wirft wieder den Ball zu der Teilnehmerin, zu der sie ihn vorhin geworfen hat, und nennt wieder deren Namen und so weiter, jetzt allerdings mit der Ergänzung, dass sie einen weiteren Ball direkt nach dem ersten wirft, dabei wieder den Namen der Fängerin nennt und so fort. Das kann mit drei bis vier Bällen wiederholt werden: Jeder fängt den Ball von der gleichen Person auf und wirft ihn immer der gleichen Person zu wie in der Vorrunde.

17 http://www.mvsv.de/die-fangfragen-baelle/ [30.04.2017].

MFT-Übung: »Berufswunsch-Speeddating«

Die Eltern sitzen im Stuhlkreis mit dem Rücken zueinander, und jedem Elternteil sitzt ein Kind (nicht das eigene) mit Blickkontakt direkt gegenüber. Jetzt hat jedes sich gegenübersitzende Eltern-Kind-Paar die Aufgabe, 3 Minuten darüber zu sprechen, was der Erwachsene werden wollte, als er so alt war wie das Kind, das ihm gerade gegenübersitzt.

Nach 3 Minuten wechseln die Kinder einen Platz im Uhrzeigersinn weiter und sprechen 3 Minuten mit dem nun gegenübersitzenden Erwachsenen über das gleiche Thema. Nach dem nächsten Wechsel sprechen Elternteil und gegenübersitzendes Kind darüber, was das Kind später einmal werden möchte. Auch zu diesem Thema erfolgt ein Platzwechsel. Anschließend versammelt sich die Gruppe im Plenum, und die Kinder versuchen zu rekonstruieren, welcher Erwachsene welchen Berufswunsch hatte.

Stilleübungen

Diese Aktionen haben sich besonders bei unruhigen Gruppen und zur Fokussierung auf das Geschehen im Hier und Jetzt bewährt. Die Gruppe steht im Kreis. Eine »ocean drum« wird jetzt im Kreis weitergereicht oder »sternförmig« zum jeweiligen Gegenüber einmal herumgereicht. Oder: Alle Teilnehmer sitzen. Wie bei einer Laola-Welle stehen jetzt alle der Reihe nach auf und setzen sich wieder hin. Oder: Ein Schlüsselbund wird im Kreis herumgereicht. Wichtig: Bei allen Stilleübungen darf nicht gesprochen werden. Alle achten auf die Geräusche, die sie hören – es soll möglichst *ohne* Geräusche agiert werden!

4.3.6.2 Elterncoaching

Coaching im beraterischen und therapeutischen Setting ist ein Verfahren zur Unterstützung beim Erreichen von Veränderungen und Zielen. Elterncoaching im Unterricht hat das Ziel, die Eltern für das Verhalten der Kinder zu sensibilisieren, sie im Umgang mit ihren Kindern zu unterstützen und die elterlichen Handlungsmöglichkeiten zu erweitern. Hierbei hat die Einbeziehung der Elterngruppe große Bedeutung. Der Coach setzt einen Impuls und eröffnet dann das Gespräch in der Elterngruppe (»Haben Sie ähnliche Erfahrungen gemacht?« »Kennen Sie das von Ihren Kindern?« »Wie war das bei Kevin?«). Er moderiert das Gespräch zwischen den Eltern und zieht sich nach einer Weile wieder zurück.

Elterncoaching lässt sich in folgende fünf Stufen operationalisieren:

1) aktuelles Verhalten thematisieren
2) Problem definieren
3) Handlung konkretisieren
4) zielfokussiert moderieren
5) Beobachtung des Kindes

Stufe 1 – Aktuelles Verhalten thematisieren: Das augenblickliche Verhalten des Kindes ist Gegenstand der Reflexion in FiSch (keine »ollen Kamellen«, keine »Ist-es-nicht-schrecklich-Spiele«).

Fallbeispiel

Leon sitzt gerade ruhig auf seinem Stuhl und macht dabei einen sehr konzentrierten Eindruck (Abb. 19). Die begleitende Therapeutin beschreibt diese Beobachtung der Mutter gegenüber und fragt sie, ob sie dies bestätigen kann. Leons Mutter bestätigt diese Beobachtung mit dem Zusatz, dass es ja die ganze letzte Woche so schwierig gewesen ist. Sie könne sich gar nicht vorstellen, dass Leon in 4 Wochen wieder jeden Tag die Heimatschule besucht. An dieser Stelle fokussiert die Therapeutin wiederholt die aktuelle Situation, in der Leon ein gelingendes Verhalten zeigt. Dabei »lädt sie die Mutter ein«, ihren Fokus ebenfalls auf diese positive Situation zu richten und sich nicht mit vergangenen Problemen oder zukünftigen Befürchtungen zu belasten. Auch die anderen Eltern werden aufgefordert, kurz einen Blick auf Leon zu werfen und Beobachtungen zu äußern.

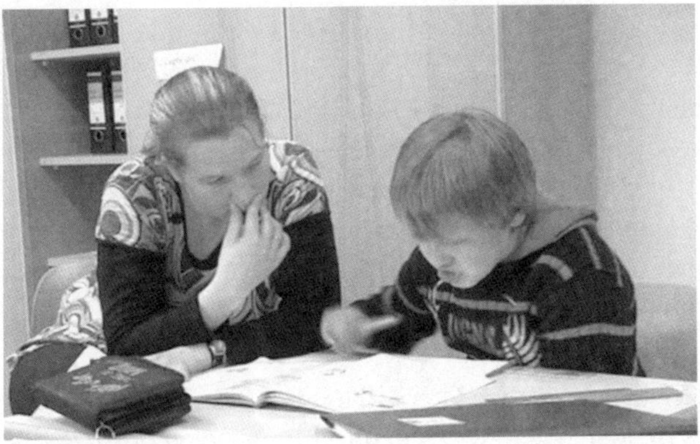

Abb. 19: Gemeinsames Üben, Frust auszuhalten

Stufe 2 – Problem definieren: Das Verhalten des Kindes wird vor dem Hintergrund der Ziele mit den Eltern beschrieben. Daraus kann ein Konsens über die Bewertung des Verhaltens des Kindes geschaffen werden.

Fallbeispiel

Therapeutin: »Ich sehe, dass Leon häufig aufsteht, zum Mülleimer geht, um seinen Anspitzer auszuleeren (Verhaltensbeschreibung), und dadurch die andere zu stören scheint (Verhaltensbewertung). Was ist Ihre Wahrnehmung? Wie sehen es die anderen Eltern? (Konsensschaffung)«

Stufe 3 – Handlung konkretisieren: Diese Option beabsichtigt die Klärung der Frage: *Was* genau kann jetzt *wer* gezielt tun? Dazu gehören Überlegungen, wie die Unterstützung des Kindes jetzt am sinnvollsten aussieht.

Fallbeispiel

Nachdem die Therapeutin und Leons Mutter einen Konsens über Leons Verhalten erreicht haben, wird geklärt, wie mit dieser Situation umzugehen ist. Vielleicht geht die Mutter zu Leon und begleitet ihn an seinen Platz mit einer Erklärung, wann Leon aufstehen und zum Mülleimer gehen darf. Oder die Therapeutin vermittelt zwischen Leon und seiner Mutter, was die Mutter tun kann, damit Leon an seinem Platz sitzen bleibt? Hierbei geht es um unmittelbare und klare Handlungsmöglichkeiten. Bei der Lösungssuche werden die anderen Eltern mit einbezogen, sie werden um Ideen gebeten, und Leons Mutter kann entscheiden, welche der Ideen sie ausprobieren möchte.

Stufe 4 – Zielfokussiert moderieren: Eine wichtige Aufgabe für den Therapeuten besteht darin, immer wieder auf die Ziele und möglichen Hilfestellungen zurückzukommen und sich nicht auf Phrasen und Nebenschauplätze einzulassen.

Fallbeispiel

»Klagegespräche« der Eltern über Schule und Gesellschaft oder die Organisation von Spielabenden der Eltern unterbricht der Therapeut. Im Vordergrund des Interesses steht der Weg vom passiven Verhalten zum aktiven zielgerichteten Denken und Handeln. Klagegespräche und private Themen unterbrechen Therapeutin daher nach wenigen Minuten aus einer wertschätzenden Haltung mit dem Hinweis auf die momentane Aufgabenstellung.

Stufe 5 – Beobachtung des Kindes: Eltern, die ihren Fokus auf unerwünschtes Verhalten des Kindes richten, regen wir zu Beobachtungen von positivem Verhalten ihres Kindes an.

Fallbeispiel

Leons Mutter wird aufgefordert, sich schriftliche Notizen darüber zu machen, welches positive Verhalten von Leon sie während der Unterrichtsstunden insbesondere bezüglich der Ziele beobachtet. Dabei kann sie sich Unterstützung von anderen Eltern holen.

Bei größeren Konflikten zwischen Kind und Elternteil (z. B.: *Leon beschimpft seine Mutter und ist durch Ansprache nicht zu erreichen.*) kann der Unterricht unterbrochen werden und für einige Minuten ein Gespräch in der Kinderrunde geführt werden.

Die Kinder werden aufgefordert, eigene Beobachtungen und Ideen zu der Situation zu äußern und Lösungsvorschläge für Leon und seine Mutter zu entwickeln. Zum Abschluss werden Leon und seine Mutter gefragt, welchen Lösungsvorschlag sie ausprobieren möchten. Diese Kinderrunden haben oft erstaunliche Effekte. Auch wenn Leon sich weigert, einen Vorschlag auszuprobieren, ist es nicht selten so, dass er nach einer Weile anfängt, sein Verhalten zu verändern. Während der beiden Unterrichtsstunden haben die Eltern außerdem die Aufgabe, sich unabhängig von den FiSch-Zielen ein Kompliment für ihr Kind zu überlegen. Dieses Kompliment wird auf einen Papierstreifen geschrieben, dem Kind in der Abschlussrunde vorgelesen und auf das vorbereitete DIN-A3-Plakat geklebt, das im Klassenraum an der Wand hängt.

4.3.6.3 Abschlussbewertung in der Eltern-Kind-Gruppe

Nach dem Unterricht trifft sich die Gruppe im Plenum zur Abschlusssitzung, die mit einem Interview beginnt. Dazu setzt sich jedes Kind mit einem *anderen* Elternteil zusammen (Abb. 20). Dieser Elterntausch hat sich besonders dann als sehr hilfreich erwiesen, wenn es während des Unterrichts zu Konflikten zwischen Elternteil und Kind gekommen ist. Im Interview erhält jedes Kind die Gelegenheit, sich selbst einzuschätzen (Abb. 21). (Diese Selbsteinschätzungen entsprechen meistens den Wahrnehmungen der beteiligten Erwachsenen!)

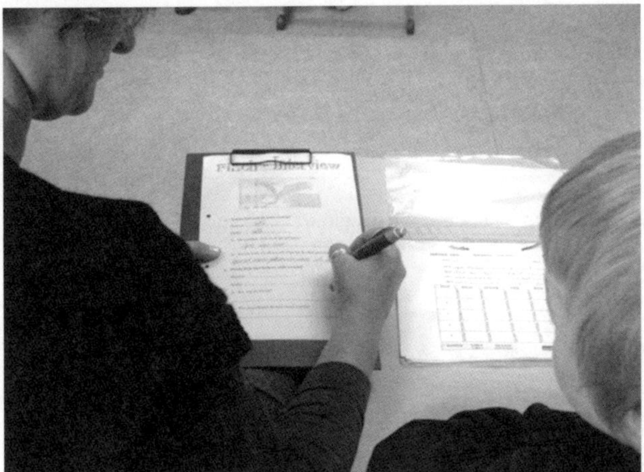

Abb. 20: Abschlussinterview

Die Eltern tragen die protokollierten Interviews vor, anschließend wird das Verhalten der Kinder vor dem Hintergrund der Zielsetzungen beschrieben und bewertet. Die endgültige Bewertung erteilt die Lehrkraft. Dabei sind Abweichungen von der Meinung der Eltern oder der Kinder im positiven oder negativen Sinne möglich.

FiSch
Familie in Schule

— Interview

Welche Ziele hast du heute erreicht?

Deutsch: ______________________

Mathe: ______________________

Mit welchem Trick ist dir das gelungen?

____

Welche Fähigkeit hat dir dabei geholfen?

____

Wie hat Mama oder Papa hat dir dabei geholfen?

____

Was kannst du noch besser machen?

____

Was können Mama / Papa noch besser machen?

____

Welches Ziel ist dir am wichtigsten?

____

Gibt es ein neues Ziel, an dem du arbeiten möchtest?

____

Abb. 21: Interviewbogen

War eine Bewertung *sehr* positiv, wird dies mit Applaus honoriert. Wir fragen dabei die Kinder immer wieder nach »Tricks«, die ihnen geholfen haben, ihre Ziele zu erreichen.

Bewertungssystem

Jedes Kind erhält wöchentlich einen Bewertungsbogen. Oben werden darin die Ziele A–D des Kindes eingetragen. In der großen Tabelle bewertet der Lehrer alle Ziele jeweils für jede Unterrichtsstunde (Abb. 22). Die Abstufungen 1 und 2 für »nicht geschafft« sowie 3 und 4 für »geschafft« haben den Zweck, den Kindern eine differenziertere Rückmeldung bei der Bewertung ihres Verhaltens zu geben, in der rechnerischen Auswertung wird lediglich mit »geschafft« oder »nicht geschafft« bewertet.

FiSch
Familie in Schule

Bewertungsbogen

Name: Leon Datum:

Ziel A	Ich arbeite leise
Ziel B	Ich konzentriere mich nur auf meine Aufgaben
Ziel C	Ich melde mich, wenn ich etwas sagen möchte
Ziel D	Ich folge den Anweisungen der Erwachsenen

Stunde		Mittwoch	Donnerstag	Freitag	Montag	Dienstag
1	A	2		2	3	4
	B	3		3	4	3
	C	4		2	4	3
	D	3		4	3	2
2	A	2	2	3	4	3
	B	4	3	3	2	4
	C	3	3	3	4	4
	D	2	2	3	4	3
3	A	2	2	3	3	4
	B	3	3	2	3	4
	C	3	3	3	4	3
	D	3	2	2	3	3
4	A	1	2	2	4	
	B	3	2	3	4	
	C	4	3	3	4	
	D	2	3	3	3	
5	A	1	1	1		
	B	2	2	2		
	C	3	3	3		
	D	4	4	4		

Bewertung: 3 oder 4 Ziel erreicht
1 oder 2 Ziel nicht erreicht

Abb. 22: Bewertungsbogen

Nach der wöchentlichen Auswertung sieht der Bewertungsbogen wie in Abb. 23 gezeigt aus. Pro Woche ist für jedes Ziel ein »Balken« gezeichnet. Die waagrechte 80 %-Linie beschreibt dabei die »Ziellinie«: Ab hier hat das Kind sein Ziel erreicht.

Wie sich herausgestellt hat, wirkt die Sichtbarmachung des persönlichen Erfolgs in den Säulendiagrammen auf die Kinder sehr motivierend, sodass wir auf die anfänglich eingeführten positiven Verstärker (Belohnungen) inzwischen verzichten.

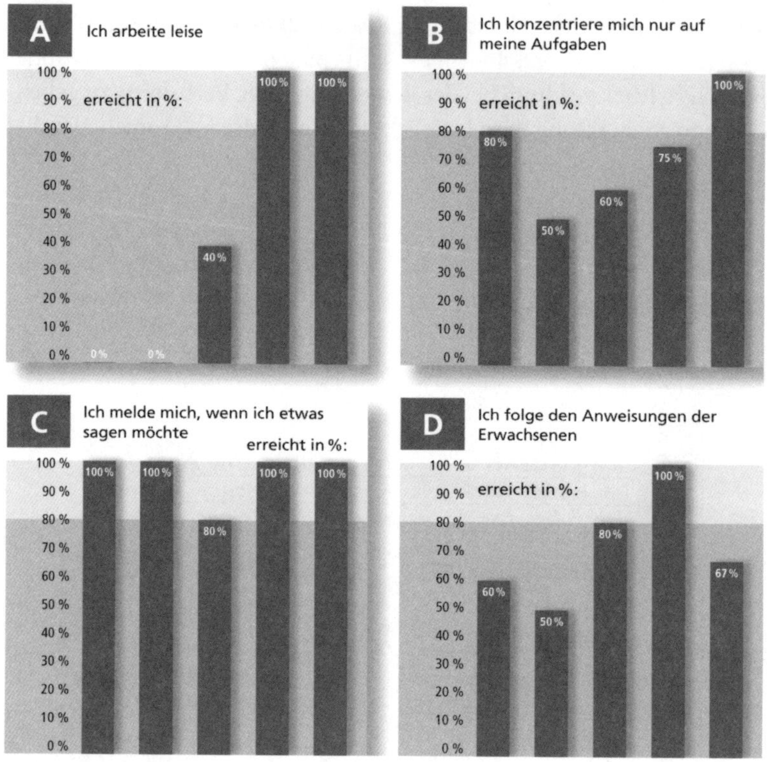

Abb. 23: Auswertungsbogen

4.3.7 FiSch in der Klinik – FiSch an Regelschulen

FiSch bietet einen Rahmen, in dem die Eltern in einer Elterngruppe im Unterricht angeleitet werden, selbstständig und situationsadäquater zu handeln und sich bei schwierigen Situationen gegenseitig zu unterstützen. Zusätzlich werden die Eltern für schulische Anforderungen sensibilisiert. Nach einer kurzen Planungsphase gehört FiSch seit dem Jahr 2005 als fester multifamilientherapeutischer Bestandteil zum Behandlungsangebot der Tagesklinik Baumhaus in Schleswig. Im Rahmen eines Kooperationsprojekts mit einer ortsansässigen Regelschule startete schließlich im Jahr 2009 die erste FiSch-Klasse außerhalb des klinischen Rahmens als Präventionsangebot. Zu dieser Zeit bildete sich auf Kreisebene (Kreis Schleswig-Flensburg) eine Arbeitsgruppe mit dem Titel »Nicht beschulbare Schülerinnen und Schüler«, an der Vertreter von Jugendamt, Schulamt, Gesundheitsamt, Klinik, schulpsychologischer Dienst und Vertreter der Förderzentren teilnahmen. Im Verlauf der nächsten

Monate arbeitete dieser Arbeitskreis an der konzeptionellen Umsetzung von FiSch als Präventionsangebot auf Kreisebene in den Regelschulen und an Förderzentren. Dazu gehörte neben der Schaffung von Stellen und der Bereitstellung geeigneter Räumlichkeiten auch die Fortbildung von Lehrern innerhalb eines Curriculums zum FiSch-Multifamiliencoaching in der Schule.

Das Ergebnis sind seit vielen Jahren erfolgreich arbeitende FiSch-Teams an verschiedenen Standorten in Deutschland. Interessante Rückmeldungen erhalten wir von klinisch arbeitenden Kollegen, die unsere Beobachtungen bestätigen: FiSch, eingesetzt im klinischen Rahmen als ein multifamilientherapeutischer Baustein, scheint gerade solchen Eltern den Zugang zur Teilnahme an therapeutischen Gruppen zu erleichtern, die sonst schwieriger einzubinden sind.

4.3.8 FiSch in der Forschung

Die erste wissenschaftliche Untersuchung zu FiSch erfolgte im Jahr 2009 bei der Übertragung des FiSch-Konzepts aus dem klinischen Kontext auf mehrere Grundschulen im Kreisgebiet (Bischof-Weiß 2012). Untersucht wurden unter anderem die Aspekte FiSch aus Sicht der Kinder sowie der Nutzen von FiSch aus Sicht der Eltern und Lehrkräfte. Hier seien nur einige Rückmeldungen von Eltern genannt:

- Ein neuer Blick auf die Kinder: »Man lernt sein Kind von einem ganz anderen Standpunkt kennen.«
- Solidarisierung der Eltern ist hilfreich.
- Aha-Effekt bei den Kindern: »Ich bin nicht der Einzige, der anders ist.«
- Wahrnehmung von Veränderungen beim Kind: »Ich dachte mir: Ist das mein Kind?«
- Wahrnehmung von Veränderungen bei sich selbst: ruhiger bleiben in schwierigen Situationen.
- Mehr Verständnis für Lehrkräfte.
- Einhalten von Regeln: Konsequenz im Erziehungsverhalten.

In nunmehr drei Masterarbeiten sind Nachhaltigkeit und Wirksamkeit der Elterngruppe untersucht worden. Die Hypothese, »FiSch unterstütze die Heranwachsenden, einen erfolgreichen Bildungsweg zu gehen« wurde indirekt bestätigt durch die Feststellung eines erhöhten Selbstwirksamkeitserlebens durch FiSch (Jürgensen 2013). Deutlich wurde aber auch zweierlei: FiSch stellt für die Regelschullehrer eine zusätzliche Belastung dar, und eine enge Kooperation zwischen FiSch-Klasse und Regelschule ist erforderlich, um Erfolge zu sichern. Um die Nachhaltigkeit von FiSch weiter zu verbessern, sind verschiedene Maßnahmen vorgeschlagen worden, wie gegenseitige Hospitationen, weitere Angebote für Eltern über die FiSch-Zeit hinaus, Fortbildungen für Lehrer der kooperierenden Schulen.

Wie aus einer anderen Studie (Helms-Daub 2014) hervorgeht, wurde der Austausch unter den Eltern durchgehend als sehr hilfreich beschrieben. Bei der Bewertung des Kontakts wurde dessen emotionale Qualität besonders hervorgehoben, also das Gefühl des Aufgehobenseins in der Gruppe. Auch die gemeinsame Suche nach Problemlösungen wurde als entlastend und bereichernd empfunden. Zusätzlich berichteten die Eltern über positive Veränderungen bei sich: Vor allem Kompetenzerweiterung und gewandeltes Erziehungsverhalten wurden hier beschrieben.

Eine Studie von Baldinger, Kraus und Murth (2016) fand heraus, dass die Eltern in Erziehungsfragen bei fremden Kindern oft sicherer wirkten als bei den eigenen und dass sie sich gegenseitig gut coachen konnten. Es zeigte sich auch, dass die Eltern die Hilfestellungen des Teams als wertvolle Erfahrung wahrnahmen.

4.3.9 Ausblick

Familie in Schule findet sowohl präventiv als auch rehabilitativ immer mehr Verbreitung und wird an unterschiedlichen Standorten und in Arbeitskreisen kontinuierlich weiterentwickelt. Auch die Eltern liefern ihre eigenen Ideen dazu: Eine Elterngruppe überarbeitete den Interviewbogen im Hinblick auf einige schwer verständliche Formulierungen. FiSch bleibt dadurch lebendig und wird an unterschiedliche Kontexte angepasst. So entstand in den letzten Jahren auch die Idee, FiSch für den Vorschulbereich zu adaptieren. Warum erst den Familien von Schulkindern diese Unterstützung anbieten? Durch Hospitation lernten wir das dänische Konzept der »Familienstube« (Frederikshavn Kommune) für Vorschulkinder kennen und entwickelten daraus ein eigenes Modell. Die ersten »Familienstuben« werden in Kürze starten, angegliedert an Familienzentren und in engem Verbund mit den umliegenden Kindertagesstätten. FiSch ist weiterhin »work in progress« – es bleibt spannend.

4.4 Familienschule im ländlichen Raum

Markus Föhl & Olaf Tietjen

4.4.1 Einführende Bemerkungen

Inspiriert durch die Londoner Erfahrungen mit MFT im Schulkontext, wurden auch in Deutschland erste Träger dazu ermutigt, sich in diesem anspruchsvollen Aufgabengebiet zu betätigen. Sowohl im städtischen als auch im ländlichen Raum bestehen inzwischen Konzepte, die neue Wege im Umgang mit scheinbar nicht oder nur schwer beschulbaren Schülern aufzeigen. In diesem Kapitel wird die Familienschule Cadenberge, Landkreis Cuxhaven, vorgestellt. Sie wurde 2015 als ein gemeinsames Kooperationsprojekt der kommunalen Jugendhilfe und der Landesschulbehörde gestartet. Inzwischen bildet sie eine wichtige Schnittstelle in der Zusammenarbeit beider Institutionen mit den betroffenen Familien. Nach eineinhalb Jahren Praxis können erste Ergebnisse betrachtet und eine erste inhaltliche Bewertung vorgenommen und vorgestellt werden. Wie sich zeigt, lassen sich nicht nur Menschen, sondern auch Systeme bewegen und verändern. Und zwar so weit, dass diese Konzepte zu einem festen Bestandteil werden und als Bindeglied für Familien, Schulen und Jugendhilfe sinnvolle Verzahnung und Hilfestellung für nachhaltige Lösungen darstellen.

4.4.1.1 Politischer Kontext

Seit der vom Bund im Jahr 2009 beschlossenen inklusiven Beschulung sind die Belastungen an Regelschulen deutlich gestiegen. Die Zahl von Kindern mit emotionalem und sozialem Förderbedarf hat in den letzten Jahren erheblich zugenommen. Im Zuge der Inklusion sehen sich die Schulen, aber auch die Jugendhilfe mit großen Herausforderungen konfrontiert. Um für alle Kinder ein Lernumfeld zu gestalten, bei dem auch Schüler mit sehr herausforderndem Verhalten und großen Schwierigkeiten in der sozialen Interaktion später auf eine erfolgreiche Bildungsbiografie zurückblicken können, sind deutliche Veränderungen im schulischen System und eine enge Kooperation mit anderen Systemen notwendig. Die momentane Situation erhöht den Druck auf das »System Schule«, und zwar sowohl auf die Lehrer als auch auf die Schüler. Die Klassengrößen, die zunehmende Zahl von Schülern mit Verhaltensauffälligkeiten, die stark begrenzten Ressourcen, die Unterversorgung mit Lehrkräften und die sich im Wandel befindende Situation der Förderlehrer in Niedersachsen führen angesichts der anstehenden Aufgaben zu einer Verunsicherung des Systems Schule.

Die Lehrkräfte der Regelschulen müssen im Unterricht mehr Kinder unterrichten, deren Verhalten im Schulalltag Lehrer und Mitschüler massiv herausfordert. Diese Entwicklung hat in den letzten Jahren dazu geführt, dass mehr und mehr Kinder vom Unterricht suspendiert oder teilsuspendiert werden oder dass für diese Kinder beim Jugendamt eine Schulbegleitung beantragt worden ist. Gleichzeitig drängt sich im Landkreis in den letzten Jahren aber auch das Problem der Schulvermeidung wieder stark in den Vordergrund. Häufig leiden die betroffenen Kinder unter verschiedenen Sorgen und Ängsten und ziehen sich zunehmend aus der Schule und aus ihren sozialen Beziehungen zurück.

Diese beiden Entwicklungen beeinflussen auch die Jugendhilfe, denn eskalierende Konflikte in der Schule und in der Familie resultieren in der vermehrten Einforderung von Jugendhilfemaßnahmen. Die ansteigenden Anforderungen haben dazu geführt, dass Institutionen wie Jugendhilfe und Schule gemeinsame Lösungen finden müssen und neue kreative Veränderungsprozesse angestoßen werden. Die Schulen wie auch die Jugendhilfe waren auf diese Entwicklung nur begrenzt vorbereitet. Die Zahl der Kinder, die eine Schulbegleitung bzw. einen Integrationshelfer nach § 35a SGB VIII (Drohung einer seelischen Behinderung) oder über andere Mittel der Jugendhilfe benötigen, ist in den letzten Jahren dramatisch angestiegen.

Insgesamt entwickelte sich eine zunehmende Unzufriedenheit aller Beteiligten mit der »Pauschallösung« *Schulbegleitung* bzw. Schulassistenz. Lehrkräfte sahen sich manchmal der Situation ausgesetzt, den Unterricht mit mehreren Schulbegleitern gleichzeitig im Raum gestalten und zusätzlich die Aufgaben und Verantwortungsbereiche der Schulbegleiter koordinieren zu müssen. Eine Schulbegleitung machte die Unterrichtsführung der Lehrer zwar häufig erst wieder möglich, weil sie das begleitete Kind an seinem Störverhalten hinderte oder es in Krisensituationen bei einer Auszeit begleitete. Dem Kind und der zugehörigen Familie fehlte jedoch häufig eine echte eigene positive Entwicklung. Vielfach führte die Schulbegleitung eher dazu, einen für das Kind unbefriedigenden Status quo zu erhalten. Familiäre Probleme, die Beziehung des Kindes zu seinen Eltern, die Erziehungspartnerschaft von Eltern und Schule, das Erleben von Selbstwirksamkeit bezogen auf das eigene Verhalten und die gemeinsame Arbeit an alternativen Lösungen bleiben dabei leicht unberücksichtigt.

4.4.1.2 Kooperationspartner Eltern und Schule

Aus systemischer Sicht sind Kinder in der Schule häufig Symptomträger für andere Probleme im Schul-, Peergroup- oder Familiensystem. Sie weisen so mit ihrem Verhalten auf ihre Not oder unerfüllte Bedürfnisse hin, und es entstehen dysfunktionale Muster, die sich nur unter Einbeziehung und Kooperation aller beteiligten Institutionen nachhaltig verändern lassen.

Gerade in Situationen, in denen die Konflikte zwischen den Beteiligten eskalieren, ist eine andere Herangehensweise notwendig. Die Kinder brauchen andere Strategien im sozialen Umgang und müssen sich in einem sicheren Rahmen erproben können. Sie benötigen die Präsenz und Unterstützung ihrer Eltern und ein sicheres Übungsfeld, um sich in herausfordernden Situationen zurechtzufinden, um den eigenen Umgang mit Stresssituationen zu erlernen und zum Training ihrer Mentalisierungsfähigkeiten. Ohne die Eltern ist eine positive Entwicklung nur schwer möglich.

Bei mangelhafter Kooperation zwischen Eltern und Schule entsteht häufig eine Situation, in der die Lehrer nur noch auf die negativen Verhaltensweisen des Kindes fokussiert sind, diese schriftlich notieren und die Eltern darüber informieren. Es entsteht ein negativer rekursiver Prozess aus Anklagen, Schuldgefühlen und Ablehnung. Die Eltern sehen sich den Vorwürfen der Schule ausgesetzt und befinden sich im Spannungsfeld zwischen Schule und Kind. Häufig erleben sie sich hilflos und voller Schuldgefühle, weil sie nicht wissen, wie sie auf die schulischen »Verfehlungen« ihres Kindes reagieren sollen und was die Schule von ihnen erwartet. Sollen sie sich an die Seite ihres Kindes und damit gegen die Schule stellen? Oder stehen sie lieber an der Seite der Schule und riskieren damit eine konflikthafte

Zuspitzung der Beziehung zu ihrem Kind? Manchmal versuchen Eltern einen Kompromiss zu finden, der es dem Kind jedoch keineswegs erleichtert, mit der schwierigen Situation zurechtzukommen: So sanktionieren sie z. B. einerseits ihr Kind zu Hause aufgrund der Vorkommnisse in der Schule, und auf der anderen Seite vermitteln sie ihm aber, dass die Lehrer unfähig seien, mit solchen Situationen umzugehen, und ihre Verantwortung nicht wahrnehmen. Das Kind erlebt sich bei solch einer »Double-bind-Botschaft« häufig orientierungslos und in seinen Sorgen und Nöten von seiner Familie *und* der Schule unverstanden. Es hat den Eindruck, in der Schule eher geduldet zu sein, als dass jemand wirklich an ihm interessiert ist. Die Beteiligten suchen die Verantwortung für diese sich zuspitzende Entwicklung dann immer mehr beim jeweils anderen. Das gegenseitige Abschieben von Verantwortung – »Das ist doch das Problem der Schule!« oder »Wie sollen wir die Erziehungsdefizite der Eltern in der Schule kompensieren?« – lähmt und verhindert einen Veränderungsprozess.

Zuständigkeitsfragen, die heterogene Qualifikation der Schulbegleiter, die Schwierigkeiten ihrer Anstellungsverhältnisse und der exponentielle Anstieg der Maßnahmen führten bei allen Beteiligten zu dem Wunsch, gemeinsam nach Alternativen zum bestehenden System zu suchen. Diese Ausgangslage erforderte also strukturell wie inhaltlich ein Umdenken, damit notwendige Veränderungen im Umgang mit herausforderndem Verhalten in den Schulen möglich und Eltern aktiver in den Prozess eingebunden werden.

4.4.1.3 Initiative Familienschule

2012 und 2013 wurden im Landkreis Cuxhaven im Rahmen präventiver Sozialraumarbeit durch die Jugendhilfe an verschiedenen Grundschulen »Familienklassenzimmer« eingerichtet. Ziel war es, gemeinsam mit den Kindern und ihren Eltern einmal wöchentlich daran zu arbeiten, wie die Kinder den schulischen Alltag besser bewältigen können. Drohende Schulvermeidung, häufige soziale Konflikte und Konzentrationsprobleme waren typische Indikationen für die Teilnahme am Familienklassenzimmer. Daneben nahmen sehr zurückhaltende Kinder und Kinder mit wenig Selbstvertrauen teil. Um vorab eine gemeinsame Basis für die Idee der Mehrfamilienarbeit in der Schule zu schaffen, fanden im Landkreis Cuxhaven zwei Fortbildungsveranstaltungen und eine Tagung statt, an denen Lehrer und Jugendhilfemitarbeiter gemeinsam teilnahmen.

Die positiven Erfahrungen mit den Familienklassenzimmern minderten anfängliche Zweifel an und Vorbehalte gegenüber der Familienschule deutlich: Hier kamen Eltern schon an einem Tag wöchentlich für und mit ihren Kindern in die Schule, die beteiligten Lehrer standen bereits hinter der Idee, es gab schon Erfolge mit der Mehrfamilienarbeit in der Schule und gute Kooperationserfahrungen. So war der Weg für eine intensivere Maßnahme mit den Familienklassenzimmern bereits gut bereitet.

Die Familienklassenzimmer zeigten einerseits sehr positive Ergebnisse und nachhaltige Veränderungen, andererseits offenbarte sich aber auch, dass sie Grenzen haben. Der wöchentliche Rhythmus reichte in sehr herausfordernden Situationen für eine nachhaltige Veränderung einfach nicht aus. McHugh und Dawson (2012) beschreiben in ihrem Beitrag zum »Handbuch Familienklasse« im Rahmen ihres Programms am »Marlborough Family Education Centre« (MFEC) ähnliche Erfahrungen. Die Erfahrungen mit den Familienklassenzimmern flossen in die weiteren konzeptionellen Überlegungen des Jugendamtes und der Landesschulbehörde ein.

Ausgehend von einem gemeinsamen Treffen zwischen Jugendamt und Landesschulbehörde wurde deswegen 2014 eine gemeinsame Arbeitsgruppe gebildet mit der Aufgabe, Vorschläge für die Weiterentwicklung des bestehenden Kooperationsvertrags zwischen dem Landkreis Cuxhaven und der niedersächsischen Landesschulbehörde, Regionalbezirk Lüneburg, zu entwickeln. Mit den Tandemteams, bestehend aus den Bezirkssozialarbeitern des Jugendamtes und den jeweils regional zugeordneten Förderlehrern des Cuxhavener Beratungs- und Unterstützungssystems (CuxBUS), gab es im Landkreis Cuxhaven schon seit einigen Jahren eine erfolgreiche Kooperationsgrundlage, die einen fallbezogenen Austausch zwischen den verschiedenen Institutionen ohne große Hürden und auf Augenhöhe ermöglichte. Ziel war es, gemeinsam auf Veränderung ausgerichtete Methoden zu entwickeln, welche die Beziehung zwischen Elternhaus und Schule in den Fokus nehmen. Gut ausgebildete Schulbegleitungen können zwar in verschiedenen Konstellationen, wie z. B. bei Kindern mit Aufmerksamkeitsstörungen, durchaus eine sinnvolle Intervention darstellen. Dennoch ist es wichtig, Alternativen zu entwickeln, welche die Beziehungen aller Beteiligten stärken und alle Beteiligten an eigenen Selbstwirksamkeitserlebnissen wachsen lassen. Dafür bietet die Mehrfamilienarbeit den idealen Rahmen.

Aufgrund der positiven Erfahrungen mit Familienklassenzimmern wurde gemeinsam beschlossen, das Angebot einer *Familienschule* als Pilotprojekt durchzuführen. Als weiterer Kooperationspartner wurde das Deutsche Rote Kreuz – DRK Cuxhaven/Hadeln gGmbH – gewonnen, da einige Mitarbeiter bereits in Multifamilienarbeit/-therapie fortgebildet waren und die Räumlichkeiten einer bestehenden Tagesgruppe einen guten Standort darstellten.

Bei der Familienschule handelt es sich um ein *teilstationäres Angebot* für Kinder und Familien, bei denen sich andere Maßnahmen, wie z. B. eine Teilnahme an einem der einmal wöchentlich stattfindenden Familienklassenzimmer, als nicht ausreichend erwiesen haben. Häufig wird im Rahmen der CuxBUS-Beratungen an den Schulen oder in den ambulanten Familienklassen (falls vorhanden) deutlich, dass zunächst ein Wechsel in die Familienschule sinnvoll ist. Die Familienklasse als ambulante Form der MFT-Arbeit in der Regelschule kann dann im Rahmen der Rückführung an die Herkunftsschule durchaus wieder ein Instrument sein, um das Kind weiter zu begleiten. Bei diesen Kindern und ihren Familien sind eine höhere Frequenz, eine temporäre Entlastung und eine höhere Arbeitsintensität notwendig. Um familiäre Themen anzusprechen und eventuell zusätzliche therapeutische Hilfen anzubahnen, ist der höherfrequente, intensivere Rahmen der Familienschule notwendig.

4.4.2 Konzeptionelle Rahmenbedingungen und Zielsetzung der Familienschule

Im Vorfeld wurde diskutiert und überlegt, wie eine Familienschule finanziert werden kann. Aufgrund der gemeinsam entwickelten Konzeption, bei der sich DRK und Jugendamt am Londoner »Marlborough-Modell« (Dawson a. McHugh 1994; Asen et al. 2001) sowie am Berliner FamilienANlauf (FAN) e. V. (Kapitel 4.5) orientierten, entstand ein Stellenplan mit einer Lehrerstelle und zwei Jugendhilfestellen. Die Landesschulbehörde stellte für die Arbeit in der Familienschule eine (auf zwei Kolleginnen aufgeteilte) ganze Förderlehrerstelle frei, das Jugendamt finanzierte zwei Stellen für die Familienschule, die auf drei Kollegen des DRK aufgeteilt wurden. Ein Ziel der Idee Familienschule war unter anderem, die Kosten für Schulbegleitungen zu senken und die eingesparten Mittel in die Familienschule umzusteuern. Gleichzeitig besteht so die Möglichkeit, frühzeitig zu reagieren, bevor überhaupt ein Bedarf an einer Schulbegleitung nach § 35a SGB VIII entsteht.

Die Familienschule sollte zunächst allen Schülern die *Reintegration in die Herkunftsschule* und damit einen normalen Schulbesuch ermöglichen. Wir gingen von zweierlei aus: Die massiven Schulprobleme belasten (auch) das Familiensystem, und die Verhaltensweisen des Kindes in der Schule sind Ausdruck innerfamiliärer Probleme. Deshalb war die *Stärkung der Familiensysteme* eine zweite wichtige Zielsetzung des Projekts. In der Familienschule erlebten die Kinder auch elterliche Präsenz und Interesse, weil ihre Eltern sich die Zeit nahmen, sie zu unterstützen. Die Kinder machen hier oft die Erfahrung: »Meine Eltern kommen nur meinetwegen! Ich bin es ihnen wert! Ich bin ihnen wichtig!« Das stärkt ihr Selbstwertgefühl.

Eine weitere Zielsetzung der Familienschule war es, einen *Beitrag zu gelingender Inklusion* zu leisten. Es galt, eine längerfristige Sonderbeschulung ohne Kontakt zur Herkunftsschule zu vermeiden und einen eskalierenden Kreislauf aus Konferenzen, gegenseitigen Schuldvorwürfen, Schulbegleitungen und Suspendierungen zu unterbrechen. Daher war es während der gesamten Verweilzeit von Kindern in der Familienschule Aufgabe der Mitarbeiter, engen Kontakt zur Regelschule zu halten und auf die vollständige Rückführung der Kinder in die jeweilige Herkunftsschule hinzuwirken. Die Kinder waren und blieben während des Besuchs der Familienschule Teilzeitmitglieder ihrer Regelschulklasse. Sie wurden nur in die Familienschule aufgenommen, wenn die Lehrer der Regelschulen bereit waren, aktiv mitzuarbeiten und den Schüler mindestens an einem Tag in der Woche im Klassenverband zu unterrichten – auch wenn das nur 2 Stunden gelang.

Die Ziele, an denen das Kind in der Familienschule arbeitete, wurden gemeinsam mit dem Klassenlehrer der Regelschule entwickelt und validiert. Fortschritte, neue Ideen und Entwicklungen des Kindes in der Familienschule wie in der Herkunftsschule mussten daher kommuniziert werden. Die Kinder und ihre Eltern brauchten das klare Signal, nicht ausgegrenzt zu werden, sondern dass alle gemeinsam an der vollständigen Rückkehr des Kindes in den Klassenverbund arbeiteten.

4.4.3 Zielgruppe und Struktur der Familienschule in Cadenberge

Die Familienschule nimmt Kinder vom Grundschulalter bis maximal zur 8. Klasse der weiterführenden Schule auf und beschult sie. Es handelt sich um Schüler, die in der Regelschule Verhaltensweisen zeigen, die eine Beschulung im Klassenverband nur schwer möglich machen. Symptome sind z. B. Gewalt gegen Lehrer und Mitschüler, Verlassen des Unterrichts, Verweigerung der Mitarbeit oder Schulabsentismus.

Dem MFT-Konzept entsprechend werden die Schüler an 3 Tagen in der Woche von einem Elternteil oder einer ihnen nahestehenden erwachsenen Bezugsperson begleitet. Am 4. Tag kommen die Kinder allein in die Familienschule, haben Unterricht und trainieren angemessenes Sozialverhalten bei gemeinsamen Kooperationsübungen. Am 5. Tag gehen die Kinder wieder in ihre Herkunftsschule, um vor Ort an ihren Zielen zu arbeiten und eine Rückmeldung aus ihrem schulischen Umfeld zu erhalten. Für die Kinder, die Klasse und den Lehrer wird so deutlich, dass die Schüler weiterhin zur Klasse und zur Schule gehören und dort (weiterhin) willkommen sind. Freitags ist deshalb Zeit für eine ausführliche Teambesprechung inklusive Reflexion der Interaktionen der Familien und der Rolle der Mitarbeiter anhand von Videosequenzen. Tabelle 14 bietet einen Überblick über den Wochenablauf der Familienschule.

Montag	Dienstag	Mittwoch	Donnerstag	Freitag
Schüler & Eltern	Schüler & Eltern	Schüler& Eltern	Schüler	Stammschule

Tab. 14: Wochenablauf in der Familienschule

Wie die ersten Erfahrungen jedoch gezeigt haben, sollen sich die Zeiten in gewissen Grenzen flexibel am individuellen Bedarf der Kinder orientieren. So kommen einige nur an 3 Tagen in die Familienschule und besuchen 2 Tage ihre Regelschule. Auch im Rahmen einer Rückführung erhöhen sich die Zeiten des Regelschulbesuchs sukzessive.

Der Tag in der Familienschule besteht jeweils aus einem Unterrichtsprogramm in den Kernfächern (Mathematik und Deutsch) sowie aus einer Multifamilienarbeit und/oder einer Kooperationseinheit (Tabelle 15). Die Eltern begleiten den Unterricht in unterschiedlicher Form, mal an der Seite ihrer Kinder, mal beobachtend und manchmal im »Adoptionsverfahren« an der Seite des Kindes einer anderen Familie. Parallel zum Unterricht der Kinder finden Elterngruppen zu spezifischen Elternthemen statt. Die Kinder arbeiten neben ihren Schulzielen immer auch an Tageszielen, die ihre aktuelle Situation und die aktuellen Probleme einbeziehen.

Uhrzeit	Themen
08:30–08:50	Start mit der »Gefühlsmonsterrunde« (Wie sind wir heute Morgen in der Familienschule angekommen?) Festlegung der Tagesziele Punkte aus der Stammschule verlesen
08:50–09:35	1. Unterrichtsstunde (Deutsch)
09:35–09:45	Pause
09:45–10:30	2. Unterrichtsstunde (Mathe) Elternrunde
10:30–10:45	Pause
10:45–12:00	Multifamilienarbeit
12:00–12:30	Abschlussrunde mit dem Verlesen der gesammelten Punkte (*Zielemappen und Tagesziele*)

Tab. 15: Tagesablauf in der Familienschule

4.4.4 Zugang/Aufnahmeverfahren

Gelangen Regelschulen an die Grenzen ihrer Ressourcen, können die Lehrkräfte die Förderlehrer des Cuxhavener Beratungs- und Unterstützungssystem (CuxBUS) in Anspruch nehmen. Gemeinsam wird zunächst im Rahmen einer Beratung nach schulsysteminternen Lösungen gesucht. Greifen diese jedoch nicht ausreichend, oder stagniert die Entwicklung des Kindes aus anderen Gründen, nimmt die CuxBUS-Fachkraft mit dem zuständigen Mitarbeiter des Allgemeinen Sozialen Dienstes (ASD) Kontakt auf und lotet gemeinsam mit Schule, Familie und Jugendhilfe Möglichkeiten zur Unterstützung aus. Neben Hilfsangeboten wie einer sozialpädagogischen Familienhilfe oder einer Schulbegleitung besteht nun auch die Möglichkeit der Teilnahme an der Familienschule.

Um Familien für eine Teilnahme an der Familienschule zu gewinnen und sie von den Vorteilen zu überzeugen, hat es sich gezeigt, dass eine wohlwollende, aber auch zielführende Beharrlichkeit (auch vonseiten der Schule) sinnvoll ist, da viele Eltern zunächst Hemmungen vor einem Gruppengeschehen haben und dazu neigen, eher eine passive Haltung einzunehmen und lieber das Kind »therapieren« zu lassen. Die Lehrer der Herkunftsschule bzw. der Klassenlehrer des Schülers sind in diesen Prozess von Beginn an eng eingebunden und müssen die Maßnahme der Familienschule aktiv unterstützen. Das Kind benötigt das klare Signal der Lehrkraft, welches Verhalten es verändern muss, aber eben auch die Botschaft: »Ich habe dich gerne in meiner Klasse und möchte, dass du bald wieder jeden Tag in meiner Klasse zurück bist. Wir arbeiten gemeinsam an dem Problem, gerade weil du ein wichtiger Teil der Klasse bist.« Um die Verbindlichkeit der Elternarbeit zu erhöhen und ein Signal zur Veränderung des ganzen Systems zu setzen, findet ein gemeinsamer

Hilfeplanprozess mit dem ASD statt. Die Eltern müssen also bei der Jugendhilfe einen Antrag auf Hilfen zur Erziehung stellen.

Nach den ersten Erfahrungen wird eine durchschnittliche Dauer von 6 Monaten in der Familienschule angestrebt. In einer Falleingangsphase dienen die ersten Intake-Gespräche mit den Lehrern und der Familie dazu, den Rahmen der Beschulung in der Familienschule abzustecken und erste Ziele zu formulieren. Diese Phase endet mit einem gemeinsamen Hilfeplangespräch und der Aufnahme in die Familienschule.

Mit Beginn des Besuchs der Familienschule wird zunächst ein Augenmerk auf das Ankommen der neuen Familie und die Gruppenkohäsion gelegt, bis dann nach einer intensiveren Arbeitsphase eine schrittweise Reintegration in die Herkunftsschule mit vermehrten Tagen an der Herkunftsschule erfolgt. In der Nachbetreuung findet gegebenenfalls eine Überleitung an ambulante Angebote statt, z. B. in eine sozialpädagogische Familienhilfe oder – falls vorhanden – in das Familienklassenzimmer der jeweiligen Schule.

Da die Familienschule gemeinsam von Jugendhilfe und Schule getragen wird, stellt sie eine Schnittstelle dar, um für die Familien weitere Hilfe und Unterstützung zu generieren. Der Weg, ergänzend zur oder im Anschluss an die Familienschule eine ambulante Jugendhilfemaßnahme oder eine therapeutische Maßnahme in Anspruch zu nehmen, fällt den Familien aufgrund der engen Kooperation dann leichter.

4.4.5 Aufgaben der Lehrer der Familienschule und der MFT-Berater

Die Familienschule beschäftigt sowohl Lehrer und Therapeuten. Die *Lehrer* sind verantwortlich für die Organisation des Unterrichtsablaufs sowie für die fachlichen Aspekte im Unterricht. Die Kinder werden jeweils alters- und leistungsdifferenziert in den Kernfächern unterrichtet. Die Lehrer der Familienschule halten den Kontakt zur Regelschule und sind zuständig für den regelmäßigen Transfer zwischen den beiden Schulen, weil sie bessere Einblicke in den schulischen Kontext haben und ihre Akzeptanz bei den Fachkollegen normalerweise höher ist. Es gibt einen intensiven Austausch darüber, welcher Unterrichtsstoff aktuell in der Regelschule vermittelt wird und wie aktuell die Entwicklung des jeweiligen Schülers in der Familienschule verläuft. Die Lehrer der Familienschule begleiten oder koordinieren auch die spätere Rückführung des Kindes in dessen Herkunftsschule. Der Kontakt zur jeweiligen Regelschule des Kindes ist von Beginn an entscheidend für den Verlauf der Maßnahme. Da die Kinder während der Familienschule ihre Regelschule mindestens an einem Tag pro Woche besuchen, ist es wichtig, dass die Lehrer der Herkunftsschulen die Botschaft an das Kind unterstützen: »Wir wünschen uns, dich hier wieder fest bei uns zu haben, und arbeiten gemeinsam darauf hin.«

Während die Lehrer für den Unterrichtsinhalt und Ablauf in der Familienschule hauptverantwortlich sind, fällt es den *MFT-Beratern* zu, die Interaktionen der Eltern und der Kinder im Fokus zu haben und hier den therapeutischen Kontext zu gestalten. In der MFT-Phase treten die Lehrer in den Hintergrund, werden aber aufgrund ihrer Vorbildung und der Personalsituation als Ko-Berater genutzt.

Die Rollenverteilung zwischen Lehrer und MFT-Berater ist – ähnlich wie in den ambulanten Familienklassenzimmern – während der Unterrichtszeiten klar definiert, kann sich jedoch während der Gruppenübungen verwischen. Wie unsere Erfahrungen bisher gezeigt haben, halten sich die Lehrer bei MFT-Übungen und -Aktivitäten zurück und können hier gut eine beobachtende Rolle einnehmen. Ein eingespieltes Team und die Rollenklarheit in der jeweiligen Situation haben sich als sehr hilfreich erwiesen. Doch um diese beiden Rollen sicher ausfüllen zu können, werden gut fortgebildete Lehrer benötigt, die mit den MFT-Prinzipien vertraut und bereit sind, ihre eigene Rolle zu reflektieren und gegebenenfalls zu adaptieren.

4.4.6 Ergebnisse und Evaluation

Aufgrund der ländlichen Struktur des Landkreises und der geringen Bevölkerungsdichte gab es zunächst die Befürchtung, viele Eltern würden den Weg in die Familienschule nicht schaffen, beziehungsweise wir müssten die geplanten Beförderungsmöglichkeiten ausweiten. Außerdem stellte sich die Frage, ob sich überhaupt genügend Familien bereit erklären, ein derart intensives Angebot wie die Familienschule zu besuchen, zumal es mit elterlicher Berufstätigkeit kollidiert, wenn ein Erwachsener 3 Vormittage anwesend sein muss. Andererseits barg eine drohende Suspendierung des Kindes von der Schule ebenfalls ein großes Risiko. Nach nunmehr einem Jahr hat sich das Angebot trotz ländlicher Strukturen und geringer Bevölkerungsdichte gut etabliert. Die maximale Gruppengröße ist vor Kurzem von acht auf neun Kinder heraufgesetzt worden, die nächsten Familien stehen auf einer Warteliste. Selbst die Sorge, ob es mit dem eingeplanten Fahrdienst gelingt, alle Familien rechtzeitig abzuholen, erwies sich als unbegründet – die Familien bildeten sehr schnell selbst organisierte Fahrgemeinschaften und machten einen Fahrdienst überflüssig. Die Eltern fanden also kreative Lösungen, und die Kooperation der Eltern bei der Organisation gemeinsamer Autofahrten war ein erster Effekt der Multifamilienarbeit und zugleich ein Schritt aus Vereinzelungs- und Isolationsgefühlen.

Wie die ersten Erfahrungen zeigen, ist eine halboffene Gruppe im Vergleich zu einer geschlossenen hilfreich für die Kontinuität der Gruppe und ermöglicht mehr Flexibilität bei neuen Anfragen. Nicht alle aufzunehmenden Kinder brauchen gleich intensive Angebote, und die jeweilige Rückführungsphase muss sich an den Bedürfnissen der Regelschule und der Kinder ausrichten. Dank der halboffenen Gruppe gelang es besser, die Rückkehr zur Herkunftsschule personell zu begleiten, als wenn alle Kinder einer geschlossenen Gruppe zeitnah parallel zurückgeführt werden. Außerdem verkörperten jene Kinder und ihre Familien, die bereits erste Schritte zurück in die Herkunftsschule unternahmen, für neue Familien auch die Hoffnung auf eine Lösung ihrer eigenen Probleme. Die halboffene Gruppe über die Sommerferien aufrechtzuhalten hat sich als pragmatisch und gut erwiesen, um Kontinuität zu gewährleisten: Gerade nach den Sommerferien dauert es eine Weile, bis die Schulen und die Schüler Bedarf anmelden, und so spitzen sich die Probleme in den Schulen wieder zu. Die Rückführung von Schülern direkt zum Schuljahreswechsel im Sommer mit 6 Wochen Pause stellt für die Kinder (gerade bei Themen wie Schulvermeidung) einen Bruch dar. Die halboffene Gruppe sorgt hingegen für eine Streuung der Rückführungstermine.

Die bereits bestehenden Familienklassenzimmer bieten die Möglichkeit, Kinder, die in diesem Rahmen nicht intensiv genug betreut werden können, direkt an die Familienschule weiterzuleiten und bei der Rückführung gegebenenfalls wieder die Familienklasse an der Regelschule einzubeziehen. Schulen mit eigenen Familienklassenzimmern sind schon mit der Multifamilienarbeit vertraut und daher auf die Kooperationserwartungen gut vorbereitet. Das Team hat das erste Vierteljahr benötigt, um sich zu finden und anfängliche Zweifel und Unsicherheiten abzuschütteln, da sich die Arbeit gerade für Lehrer deutlich verändert hat. Ein gutes Teamklima und persönlicher Einsatz tragen auch die Familien in der Familienschule. Daher war es von Anfang an wichtig, Lehrkräfte zu gewinnen, die sich konzeptionell auf die Arbeit einlassen und hinter der Idee der Familienschule stehen.

Bisher hat sich die Familienschule bei Kindern mit massiven Schulproblemen sowohl als gelungene Ergänzung wie auch manchmal als eine Alternative zur Schulbegleitung erwiesen, sodass eine Weiterführung und eventuell ein Ausbau der Maßnahme nach der Pilotphase wahrscheinlich ist. Durch die enge Zusammenarbeit mit den Schulen gibt es einen Transfer systemischer Ideen in die Regelschulen, die auch anderen Familien zugutekommen.

Folgende Aspekte sind bei der Auswertung der Pilotphase und der Weiterentwicklung des Projekts Familienschule zu berücksichtigen und zu diskutieren:

- Berücksichtigung der ganzen Familie (also beider Eltern und möglicher Geschwister), z. B. durch gemeinsame MFT-Tage,
- zusätzliche schulische Förderung außerhalb der Unterrichtszeiten bei leistungsschwachen Schülern,
- ergänzende einzel- und familientherapeutische Angebote.

Während der Pilotphase dieses Projekts fand eine Evaluation auf verschiedenen Ebenen statt. Neben den regulär und kontinuierlich eingesetzten Zielerreichungsbögen der Kinder wurden Fragebögen zur Zufriedenheit der Familien und der Klassenlehrer sowie zwei standardisierte Verfahren verwendet: Die Lehrereinschätzliste für Sozial- und Lernverhalten (LSL) und die Schülereinschätzliste für Sozial- und Lernverhalten (SSL) dienen zur Verlaufskontrolle – zu Beginn wird das Grundniveau erhoben, und nach Beendigung der Maßnahme werden die Bögen erneut ausgewertet, um Veränderungen zu registrieren. So bekamen wir mithilfe der standardisierten Fragebögen gleichzeitig Informationen, welche Kinder im Vergleich zur Normstichprobe für die Familienschule ausgewählt wurden. Inwieweit sich die

Beziehungsebene im Familiensystem positiv entwickelt hat, wurde mit Kundenzufriedenheitsbögen erfragt.

Zum Schluss wollen wir – wie traditionell in der MFT üblich – die Familien, die sich so sehr eingesetzt haben und dieses Projekt so wunderbar mit Leben füllen, angemessen würdigen und zu Wort kommen lassen. Es kostet viel Überwindung und viel Kraft, sich auf einen derart anstrengenden und belastenden Veränderungsprozess einzulassen. Oft vergessen wir Profis, welche Anstrengungen die Familienschule den Eltern und Kinder abverlangt. Wir haben einige ihrer Aussagen festgehalten:

Schüler P.: »Wenn wir in die Schule zurückgehen, ist das irgendwie anders: Nicht mehr das Gefühl, was wir davor hatten. Da war man ja ein bisschen … Ich kann das Gefühl nicht mehr beschreiben. Man fühlt sich jetzt ruhiger. Man fühlt sich irgendwie besser … ja.«

Schüler K.: »Generell … es geht mir manchmal besser auch. Weil … früher war das in der Schule auch richtig angespannt alles, und seitdem ich hier bin, hat sich das auch alles ein bisschen beruhigt und ist besser. Es läuft alles besser.«

Schüler P.: »Ganz am Anfang hatte ich das Gefühl zuerst, weil ich bin … so ein bisschen negativ denkend, dass ich ausgeschlossen werde und nicht wirklich was dazulerne, aber jetzt, seitdem ich ein bisschen länger hier bin, merke ich auch, ich habe Leute, die mir helfen.«

Schüler K.: »Also wenn ich in meine Schule gehe, dann ist das ein bisschen wie nach Hause kommen. Da habe ich meine Freunde und meinen Klassenlehrer, aber das bringt mir hier auch was … auf jeden Fall.«

Mutter von H.: »Er sagte, er hat daher jetzt wieder den Anschluss gefunden an die Klasse. Er hatte sich ja sozusagen selbst freigegeben. Er hat natürlich viel verpasst und sagte: Es macht jetzt auch wieder Spaß, mit den Lehrern zu reden, und die reden auch wieder mit mir und ich hab wieder Anschluss. Von den Lehrkräften gibt es auch eine ganz positive Rückmeldung. Er geht jetzt, seitdem er hier in der Familienschule ist, immer zur Schule.«

Mutter von I.: »Ja, das Reden, jetzt unterhalten wir uns wieder über Schule, wir können wieder Hausaufgaben machen, und wir haben wieder Gesprächsthemen über die Schule.«

Mutter von H.: »Es ist einfach viel entspannter. Sonst habe ich immer Angst gehabt, es kommt ein Anruf von der Schule, wenn das Kind zu Hause war und wenn ich gefragt habe: ›War alles gut in der Schule?‹ Und dann kam ja: ›Ja alles super!‹ Und dann klingelte eine halbe Stunde später das Telefon, und das fällt jetzt erst mal alles an Stress weg.«

Mutter von T.: »Wir haben wirklich nette Menschen kennengelernt!«

Mutter von P.: »Oh ja, ganz klar, da bin ich ganz ehrlich, für mich war das also eigentlich so die letzte Hoffnung, irgendwie. Es war für mich irgendwie … Also wenn's jetzt nicht klappt, dann sehe ich alles schwarz. Es war für mich also die letzte Hoffnung.«

4.5 Familienschule in der Großstadt

Sylvia Beuth & Cornelia Adolf

4.5.1 Arbeitskontext

Stellen Sie sich eine Neubaustadt mit 65.000 Einwohnern in Berlins Nordosten direkt an der Grenze zu Brandenburg vor, in der mehr als 50 % der Kinder in Familien mit Transferleistungsbezug (Sozialhilfe und Arbeitslosengeld) leben. Die jährlichen Einschulungsuntersuchungen der 5- bis 6-Jährigen zeigen deutliche Entwicklungsdefizite – sie seien »abgehängt«, sagen viele von denen, die sich hier als Verlierer fühlen. Zu den typischen Problemen gehören Erwerbslosigkeit, fehlende Zukunftsperspektiven und geringe wahrgenommene öffentliche Unterstützung bei häufig kaum ausgeprägten sozialen Netzwerken. Dazu kommen oft innerfamiliäre Konflikte und wenig Vertrauen in die eigenen Möglichkeiten – auch vor dem Hintergrund häufig jahrelanger Erfahrungen mit staatlichen Hilfesystemen. Zu den Kernerlebnissen gehören Ausgrenzung und Hoffnungslosigkeit – aber auch Kontrolle durch öffentliche Instanzen. Die Familien geraten so von vielen Seiten unter Druck.

Grundlage unserer Arbeit ist ein mischfinanzierter Kooperationsvertrag zwischen dem Jugendamt des Berliner Bezirks Lichtenberg, der Schulaufsicht des Landes Berlin (bezirkliche Außenstelle), dem Schulamt, der Schulleitung und unserem freien Jugendhilfeträger FamilienANlauf e. V., kurz FAN. Die Familienschule wird von den Beteiligten als gemeinschaftliches Projekt zur Bearbeitung der gemeinsamen Herausforderung »Schuldistanz« betrachtet. Mittlerweile ergeben sich auch intensive Kontakte an der Schnittstelle zum Gesundheitssystem, wenn wir beispielsweise sowohl mit niedergelassenen als auch in Kliniken beschäftigten Kinder- und Jugendpsychiatern zusammenarbeiten. Wenn Jugendamt und Schule sagen, es müsse sich etwas ändern, und Eltern entscheiden, sich die für die Familienschule notwendige Zeit für ihr Kind zu nehmen oder zu organisieren, damit dieses wieder in der Regelschule lernen kann, dann kann eine Familie einen Antrag auf Hilfe zur Erziehung stellen und nach Bewilligung durch das Jugendamt in die Familienschule gehen.

Die Familienschule in Berlin-Lichtenberg bietet zehn Plätze für Kinder mit ihren Familien auf Grundlage von § 32 SGB VIII. Die Gruppe ist eine sonderpädagogische Kleinstklasse des Bezirks. Das Land Berlin finanziert eine volle Lehrerstelle, die von zwei Lehrerinnen besetzt wird. Unsere Familienschule ist Teil einer Regelschule und liegt räumlich auf deren Schulgelände. Es gibt einen gemeinsamen, mit anderen Schülern und Lehrern geteilten Schulhof, einen Hausmeister, wie auch andere Eltern und Erziehern. So entsteht ein komplexer, realistischer Kontext, eingebettet in den Alltag eines Regelschulbetriebs, der auch den Eltern hilft, sich mit der Schulrealität auseinanderzusetzen.

Eltern nehmen dieses Angebot häufig nicht freiwillig an. Sie denken, die Lehrer allein sollten ihr Kind erziehen und in der Schule dafür sorgen, dass es lernt. Druck vonseiten der Schule, oft in Schulhilfekonferenzen wirksam, in denen Eltern hören, welche Sorgen sich Fachleute um die Entwicklung ihres Kindes machen, zusätzlich eventuell bisherige, kaum wirksame Hilfen lassen Eltern die Familienschule häufig zunächst sehr skeptisch angehen. Dabei spielt ihre Sorge und Scham, keine guten Eltern zu sein, eine große Rolle. Viele Eltern beschreiben, dass sie nicht wissen, was in ihrem Kind vorgeht, oft weil sie selbst zu sehr damit beschäftigt sind, ihre eigenen Probleme zu bewältigen. Der wachsam fürsorgende Blick auf das eigene Kind ist ihnen oft abhandengekommen.

4.5.2 Wie kommt eine Familie in die Familienschule?

Die Kinder, die uns zugewiesen werden, können meist nicht mehr in Regelschulen beschult werden. Sie sind suspendiert, weil sie andere Kinder oder auch Lehrer tätlich angegriffen und/oder massives Störverhalten im Unterricht gezeigt haben. Den zugewiesenen Familien wird erklärt, die Familienschule sei für Kinder, »die nicht lernen können, weil es andere Dinge in ihrem Leben zu bewältigen gilt, und für ihre Eltern, deren Unterstützung sie dringend brauchen«. Kinder im Alter von 6–12 Jahren besuchen die Familienschule. Wenn es bei ihnen so weiterginge wie vor Eintritt in die Familienschule, hätten sie wohl keine Perspektive, da sie höchstwahrscheinlich keinen Schulabschluss schaffen würden. Eben für diese Kinder und deren Familien gibt es das Kooperationsprojekt zwischen Schule und Jugendhilfe, und es nennt sich *SchulFAN*.

Eine Aufnahme in die Familienschule erfolgt nur, wenn die Regelschule des Kindes und die für die Familie zuständige Sozialarbeiterin des Jugendamtes darin übereinstimmen, dass der Familie die Zuweisung vorgeschlagen werden soll, weil das Kind in der Regelschule nicht mehr beschulbar ist. Nachdem die Familie sich unsere Einrichtung angesehen und – ohne anwesende Therapeuten! – mit den anderen Familien über deren Erfahrungen in und mit der Familienschule gesprochen hat, wird eine Schulhilfekonferenz einberufen. In dieser werden durch die Schule klare Verhaltensziele für das Kind sowie Ziele für die Eltern formuliert, und es werden mit möglichst allen Beteiligten Vereinbarungen zur Zusammenarbeit und zu Kommunikationsmöglichkeiten getroffen.

Dann beginnt die Arbeit mit den Eltern, dem Kind und seiner Regelschule. Wichtig ist von Beginn an das sehr verbindliche Einbeziehen der Regelschule, denn das Kind bleibt dort Schüler und besucht sie einen ganzen Tag pro Woche (mittwochs). So bleibt der Kontakt erhalten und damit auch das Netzwerk von Freunden und Lehrern.

Die Familienschule steht oft am Ende einer Kette von versuchten Hilfeangeboten, und so sind Familien bei ihrer Zuweisung mitunter von vielen Helfern umgeben. Bei den Beteiligten – auch und besonders bei der Familie selbst – entsteht dann oft der Eindruck, der Familie sei »nicht zu helfen«. Dieser Skepsis und Hoffnungslosigkeit begegnen wir in unserer Arbeit, indem wir in vor- und zwischengeschalteten Netzwerktreffen das relevante Umfeld einbeziehen und damit für gemeinsamen Austausch sorgen. Die Strukturierung der Hilfe beginnt mit der Auftragsklärung und Zielerarbeitung und der Verteilung der Zuständigkeiten in der Schulhilfekonferenz. Im gesamten Hilfeprozess ist es wesentlich, andere beteiligte Helfer von Anfang an einzubeziehen, um Unterstützung zu bitten und sich abzustimmen, wer wofür Verantwortung trägt. Krisen, die durch Veränderungen im Familiensystem zu erwarten sind, können in der Gruppe, in der Familie, im Schulkontext oder individuell bearbeitet werden.

Um die Reintegration des Kindes in die Regelschule zu gestalten, ist ein wichtiger Gelingensfaktor, wieder »Passung« zwischen Kind/Familie und Schule herzustellen. Es ist sehr hilfreich, wenn Schule als Teil der Lösung erlebt und gesehen wird. Das ist genauso wichtig wie die Sichtweise, dass die Eltern ein Teil der Lösung der Schulprobleme sind.

Wir haben erfahren, dass der tatsächliche und kontinuierliche Einbezug aller Beteiligten in die Erarbeitung der Lösung(en) mittlerweile zu großer Akzeptanz der Familienschule in der Hilfelandschaft geführt hat. Wir setzen uns immer mit Möglichkeiten der »Synchronisation« der Helfer im Hilfesystem und einer verstärkten Aktivierung des Umfelds der Familie auseinander. Vor der Aufnahme sprechen wir bereits darüber, wer aus dem sozialen Netzwerk der Familie unterstützend wirken kann: Wer kommt, wenn z. B. Geschwisterkinder erkranken; wer macht Mut; wer ist in Schulhilfekonferenzen an der Seite der Familie, da diese immer sehr stark professionell besetzt sind und damit potenziell starken Druck und Widerstand auslösen können. Nicht nur bei der Gestaltung des Überweisungskontexts, sondern auch während der Aufnahme und immer wieder im Verlauf des Hilfeprozesses sind wir darauf aus, dass alle Beteiligten ihre Rollen regelmäßig reflektieren und hinterfragen und, wenn notwendig, neu definieren.

4.5.3 Arbeit in Zwangskontexten

Eltern, deren Kinder in der Regelschule nicht beschulbar sind, erleben sich oft als machtlos. Sie geben die Kritik und Veränderungsaufforderungen gern zurück an die Institutionen, denn sie selbst erleben sich oft – und das nicht nur in ihrer Elternrolle – als machtlos und ohne Einfluss. Die Hoffnung auf eine Veränderung ist meist sehr klein, wenn nicht total verloren gegangen. Diese Haltung der Eltern wird von Außenstehenden oft als »Widerstand« gegen Einmischung, Veränderung und Kritik bezeichnet.

In der Familienschule liegt die Verantwortung für die Entscheidung, 4 Tage pro Woche zu kommen, sich zu verändern und die damit verbundenen potenziell positiven oder negativen Konsequenzen zu akzeptieren, immer bei den Eltern. Aus diesem Grund ist es nach unserer Erfahrung sehr wichtig für den gesamten

Hilfeverlauf, mit den Eltern und Kindern zu Beginn kleinschrittig und intensiv an Zielen und Aufträgen zu arbeiten. Hierfür ist es hilfreich, auch immer die Außenperspektiven des Jugendamtes, der Regelschule, und gegebenenfalls des Familiengerichts einzubeziehen, verbunden mit der Fragestellung: »Was, glauben Sie, müssen Sie tun, um diese Institutionen zu überzeugen oder auch loszuwerden?«

Unsere Haltung nimmt Eltern in ihrer Rolle ernst, und so betrachten wir »Widerstand« als folgerichtige Haltung von Menschen, die sich starker Kritik ausgesetzt sehen, und als Schutz vor allzu schnellen und möglicherweise unpassenden Veränderungen. Wir arbeiten mit Familien, die meist seit Jahren, wenn nicht Generationen, von verschiedenen Hilfesystemen begleitet, kritisiert, zu Veränderungen aufgefordert und nicht selten auch verwirrt worden sind. Zögern und die vorsichtige Entscheidung für eine Nichtveränderung, vielleicht für den Kampf gegen die als übermächtig erlebten »Helfer«, die die Definitionsmacht für Probleme und Veränderungsnotwendigkeiten innehaben, betrachten wir immer als eine Option, die Menschen in solchen Situationen zusteht. Wichtig ist, dass im Helfersystem immer klar bleibt, wer welchen gesellschaftlichen Auftrag hat, und dass wir uns entsprechend rollenkonform verhalten.

So ist die Botschaft an die Eltern deutlich: »Sie entscheiden, wie Sie mit den Rückmeldungen von außen umgehen! Sie entscheiden sich für oder gegen Veränderungen, wir arbeiten mit Ihnen, wenn Sie ein Anliegen und ein Ziel haben, weshalb Sie zu uns kommen – ohne das geht es nicht. Es ist auch eine Option, sich gegen Hilfe oder auch gegen Veränderung zu entscheiden.« Die Eltern sind dafür zuständig, ihre Entscheidungen mit dem Jugendamt und der Schule zu besprechen! Wichtig für eine gelingende Kooperation in diesem Konzept ist immer eine klare, an konkretem Verhalten der Eltern orientierte Veränderungsaufforderung aufseiten des überweisenden Jugendamtes, um Familien tatsächlich in der Verantwortung zu belassen und ihnen zu signalisieren, dass die Lösungsverantwortung bei ihnen liegt. Das führt in der Folge zur Motivation bei Eltern, die verstehen können, was genau Sorgen auslöst, was konkret erreicht werden muss und wer wann was tun wird, wenn das Ziel erreicht ist. Transparenz, Wertschätzung, Klarheit und ein gut miteinander interagierendes Hilfesystem sind Voraussetzung für gelingende Arbeit mit unfreiwilligen Klienten.

4.5.4 Strukturen, Haltungen und Methoden der Familienschule

Die Fachkräfte der Familienschule sind Sozialpädagogen, Familientherapeuten, Lehrer und Heil- und Musikpädagogen. Zwar stehen auch sie den Familien zur Seite, die zentrale Unterstützung entsteht jedoch auf einem anderen Weg: Eltern und Kinder treffen auf andere Eltern und Kinder, denen es ganz ähnlich geht wie ihnen selbst. Hier erleben sie Interesse, hier sprechen Familien miteinander; sie erkennen sich und ihre Schwierigkeiten in den anderen, und da fällt es ihnen leichter, über Probleme nachzudenken und Neues auszuprobieren. Ihr Nachdenken wird von den anderen Eltern und Kindern angestoßen. Deshalb kommt es anders und meist besser an, weil ja nicht »von oben gesprochen wird«, wie das eine der Mütter formulierte und dann hinzufügte: »Die Therapeuten sagen einem nicht, was man machen soll, man kommt da so ins Gespräch mit den anderen Familien.«

Unsere Haltung ist geprägt von Wertschätzung und dem Blick auf Positives. Eltern, deren Kinder Schulschwierigkeiten zeigen, befinden sich mit ihnen in einer Negativspirale. Der »andere Blick« auf das, was ein Kind gut kann, braucht Zeit und Vertrauen. Und manchmal braucht es noch mehr Zeit und Vertrauen, den »Blick von außen« als hilfreich zu empfinden. Die Familienschule ermöglicht diese Multiperspektiveneinnahmen. Die Arbeit in verschiedensten Kontexten, die sich ständig ändern, erfordert die kontinuierliche Reflexion unserer Rollen und Aktivitäten innerhalb dieser Kontexte. Das betrifft die Aufnahme und Auftragsklärung, den Unterricht, die MFT-Gruppen, Einzelsitzungen/-stehungen/-gehungen (Asen u. Scholz 2015), Pausen und therapeutenfreie Zeiten.

In unserer Arbeit mit Familien verbinden wir Konzepte, Methoden und Ideen aus den verschiedensten Ansätzen und Modellen, vornehmlich aus der systemischen Therapie. Wir nutzen lösungsorientierte Ansätze, die Konzepte »elterliche Präsenz« und »neue, gewaltfreie Autorität« (Omer u. von Schlippe 2010), relationale Sozialarbeit, Familienkonferenzen, aufsuchende und strukturelle Familienarbeit, traumazentrierte Beratung sowie sonderpädagogische Einzel- und Resilienzförderung. Eine typische MFT-Übung wird im Folgenden dargestellt.

MFT-Übung: »Seiltanz«

Die Übung eignet sich besonders für Familien, bei denen sich die Eltern konflikthaft getrennt haben oder eine Trennung im Raum steht. Eltern denken in diesen Situationen oft, ihre Kinder bekämen nichts von den Auseinandersetzungen mit, und sehen keinen Zusammenhang zwischen dem gestörten oder störenden Verhalten ihrer Kinder und den problematischen Elterndynamiken.

Um die Befindlichkeiten der Kinder für die Eltern erfassbar zu machen, nutzen wir ein Rollenspiel mit Seilen, das erst mit den Eltern – ohne die Kinder – durchgeführt wird. In der Elterngruppe werden verschiedene Rollen verteilt: Kinder- und Elternrollen. Ein zusammengeknotetes Seil wird von je zwei Elternteilen gehalten. Beide Elternteile bewegen und stellen sich in einer Art und Weise, die den Anfang ihrer Beziehung charakterisiert. Ein Elternteil in der Rolle eines Kindes kommt dazu, und die Eltern reagieren darauf. Danach werden sie aufgefordert, Streitsituationen zu spielen, die zur möglichen Trennung führen. Das »Kind« wird nun in den Konflikt einbezogen und soll reagieren. Die Eltern lassen anschließend das Seil los, und jeder reflektiert das Geschehene und das Erlebte, erst aus der Elternposition und dann aus der Kinderposition, mithilfe folgender Fragen:

Auswertungsfokus Elternrolle: Wie waren Sie am Anfang mit ihrem Partner im Kontakt? Wie war die Kommunikation? Was hat sich mit dem Hinzukommen durch das Kind verändert? Wie war die Kommunikation dann? Welche Beobachtungen haben Sie in Streitsituationen gemacht? Wie lief die Kommunikation bei der Trennung?

Auswertungsfokus Kinderrolle: Wie hast du dich in der Beziehung mit den Eltern gefühlt? Wie war die Kommunikation in der Familie? Wie hast du deine Eltern in den Streitsituationen erlebt. Wie war dein Gefühl/die Kommunikation? Wie ging es dir bei der Trennung? Wer hatte zu dir welchen Kontakt?

Diese Übung hat vor allem das Ziel, dass sich Eltern in das Erleben des Kindes versetzen – aber eben ohne dass die Kinder während dieser Übung anwesend sind. Sie kann dann in einem zweiten Durchgang zusammen mit Kindern durchgeführt werden:

Eltern- und Kinderrollen werden verteilt, und je zwei Elternteile und ein bis zwei Kinder gehen in den vom Seil umgrenzten Raum. Es hat sich bewährt, diese Übung im Adoptionsverfahren zu machen: So werden die rollenspielenden Kinder anderen Eltern zugeteilt und dazu angehalten, sich typischerweise so zu verhalten, wie sie das bei den leiblichen Kindern der Eltern im Rahmen der MFT beobachtet haben: Sie sollen also den Aufforderungen der Eltern ebenfalls nicht nachkommen, sondern schreien oder wegrennen. Die Kinder können aber auch angehalten werden, ganz spontan auf die Situation zu reagieren. Aufgabe der Eltern ist, die Kinder so im Seil zu halten, dass sie mit ihnen in Kontakt kommen und Sätze zu finden, auf welche die Kinder positiv reagieren können, wenn es z. B. zu einem Konflikt gekommen ist. Das Rollenspiel wird dann mit allen MFT-Teilnehmern diskutiert und ausgewertet.

Die Kinder und Eltern kommen an 4 Tagen pro Woche zu uns, an einem Tag besuchen sie ihre Regelschule, was sich für den Reintegrationsprozess als besonders wichtig erwiesen hat. Tabelle 16 zeigt den gegenwärtigen Tages- und Wochenplan.

Uhrzeit	Montag	Dienstag	Mittwoch	Donnerstag	Freitag
8.00–8.45	Wochenzielfindung Unterricht	Unterricht	Kinder in Regelschule Team/Supervision Aufsuchende Arbeit Kontextarbeit	Unterricht	Unterricht
Pause					
8.55–9.40	Unterricht / Elterngruppe	Unterricht		Unterricht	Unterricht
Pause					
10.00–10.45	Unterricht	Unterricht		Unterricht	Unterricht
10.55–12.10	MFT	MFT		Musiktherapie	Wochenzielauswertung / Familienkochen
Mittagspause					
Nachmittag	Förderunterricht / Heilpädagogik			Förderunterricht / Heilpädagogik	

Tab. 16: Tages- und Wochenablauf in der Familienschule

Die Arbeit in der Familienschule allein kann nicht alle bestehenden Probleme in einer Familie zum Gegenstand haben – im Kontext der Jugendhilfe und der Schule liegt der Fokus auf einer erfolgreicheren Ausübung der Elternrolle und auf der Bewältigung schulischer Anforderungen für die Kinder. Häufig finden parallel oder im Anschluss therapeutische Behandlungen einzelner Familienmitglieder oder des Elternpaares statt. MFT ist in unserem Konzept ein wesentlicher Baustein, allerdings kein Alleinverfahren. Es besteht immer eine enge Vernetzung mit angrenzenden Hilfesystemen. Veränderungen brauchen Zeit, und »Schuldistanz« ist immer ein multifaktorielles Phänomen, dem man nicht geradlinig mit einer Methode begegnen kann: Verschiedene Ebenen von Veränderungen und Neuorganisation müssen bewältigt werden. Die Reintegration erfolgt in enger Abstimmung mit den Regelschulen. Dabei wird eine schrittweise Erhöhung der Zahl der Tage des Regelschulbesuchs vereinbart. Grundlage sind immer Fortschritte in der Erreichung der zu Beginn vereinbarten Schulziele der Kinder.

4.5.5 Ergebnisse

Unsere eigenen Erhebungen in Rückkopplung mit den zuständigen Jugendämtern und Regelschulen ergeben derzeit folgendes Bild: In den letzten 5 Jahren haben wir 60 Familien begleitet, 53 Hilfen wurden beendet. Wir arbeiten durchschnittlich 11 Monate mit einer Familie, die Hilfedauer streut zwischen 2 und 24 Monaten. Insgesamt gelang es, 85 % der Kinder wieder in die Regelbeschulung zu integrieren. Bei zehn Familien war eine Anschlusshilfe notwendig, davon dreimal eine Überleitung in die Kinder- und Jugendpsychiatrie mit stationärer Unterbringung. Zwei Kinder erhielten weiterführend Hilfe in einer sozialen Gruppe, fünf Kinder wurden direkt stationär untergebracht, um eine Kindeswohlgefährdung abzuwenden.

Unsere MFT-Arbeit in der Familienschule und der vergleichbaren Einrichtung »neuanFANg«, die mit Familien mit Kleinkindern arbeitet, wird seit 4 Jahren wissenschaftlich begleitet. Der spezifische Fokus dieser Prozessforschung liegt auf Gemeinschaftsdynamiken sowie darauf, wie Familien sich und andere in der MFT erleben und wie dies zu signifikanten Veränderungen führen kann (Adolf et al. 2016).

Der formale Rahmen der Familienschule fordert von den Therapeuten, dass sie Verantwortung für die Einhaltung der Unterrichtszeiten und für einen sinnvollen Stunden- und Lehrplan übernehmen. Der augenscheinliche Zwangskontext – die Schulpflicht – führt dazu, dass viele Eltern anfangs meist passiv sind und den Unterricht hinnehmen, weil das die einzige Möglichkeit zu sein scheint, ihr Kind zu behalten oder um den Sorgerechtsentzug rückgängig zu machen. Bei manchen Eltern kommt es sogar zu schultypischem Verweigerungshandeln: Sie kommen zu spät oder sind des Öfteren mit nicht plausiblen Entschuldigungen abwesend.

Neben dem offiziellen Unterricht und den offiziell »therapeutischen« Übungen und Aktivitäten vollzieht sich soziales Geschehen – in den Pausen, beim Kochen und Essen, beim Aufräumen oder in Randgesprächen. Die Familienschule erstreckt sich über einen langen Zeitraum und bindet die Familien 4 Tage pro Woche. Sie nimmt also im Familienalltag einen bedeutenden Platz ein. Die täglichen Erfahrungen bekommen durch ihre Wiederholung Relevanz und können zu neuen Praktiken führen. Da Eltern sehr viel Zeit mit ihren Kindern verbringen, öffnen sie sich und achten mehr auf ihre Kinder – und das bringt ungewohnte und neue Erlebnisse.

Viele der Eltern sagen, sie hätten keine »Therapie« nötig, weil sie selbst wüssten, was gemacht und geändert werden müsse. MFT kann diese Selbstschutzhaltung nutzen: Die Eltern müssen den Veränderungsbedarf nicht an sich festmachen, sie können es als ihre Aufgabe sehen, anderen Familien zu helfen; sie können sozusagen selbst »Therapeuten« sein, was besser für das Selbstbewusstsein und das Gefühl der Selbstwirksamkeit sein mag als (»nur«) in der Rolle eines »Klienten« zu sein. Die Gegenseitigkeit – »dass man sich untereinander hilft und sich auch gegenseitig sagt, wenn was nicht passt«, wie das ein Vater formulierte – stärkt den Selbstwert. Im Schonraum können die Familien soziale Kontakte knüpfen. Das ist enorm wichtig für viele teilnehmende Familien, die ein ausgedünntes soziales Netz haben. Die sich entwickelnde Gruppenkohäsion mag sich auch manchmal gegen die MFT richten: Der gemeinsame (externalisierte!) »Gegner« MFT schafft Zusammenhalt in der Familie. Eine Mutter sagte: »Wir haben die MFT gemeinsam durchgestanden … Gruppen können nur zusammenhalten, wenn es sozusagen einen äußeren Feind gibt. Und das waren eben das Projekt und die Mitarbeiter.« Die Gruppe aus anfangs einander fremden Menschen entwickelt sich zu einer »posttraditionellen Gemeinschaft« (Honneth 1993), die nicht »natürlich« gewachsen ist, sondern durch den Zwangsrahmen der Familienschule »künstlich« erzeugt wurde. Multifamilienarbeit fördert und fordert eben ständigen Perspektivenwechsel, der zu wechselseitigen Interaktionen führt, zur Übernahme von Sichten und Einsichten, zu Freundschaften und zur Anteilnahme am Schicksal anderer.

4.6 Mentalisierungsinspirierte Arbeit an einer dänischen Familienschule

Tommy Hjordt, Pernille Vinther Christensen, Eva Glück Cadan, Torben Rasmussen, Anders Strand & Henriette Wilson

4.6.1 Arbeitskontext und -modell

»Meine Besuche in der Familienschule haben dazu geführt, dass ich mich nicht mehr so allein fühle«, sagt Louise, Mutter der 10-jährigen Sarah. »Die anderen Eltern in der Familienschule können mir dabei helfen, mehr an mich selbst zu glauben«, so Mette, Mutter der 6-jährigen Stine. Auf Louise, Mette und ihre Familien werden wir, die oben genannten Autoren und Familienberater einer dänischen Familienschule, später noch zurückkommen.

Den »Marlborough Family Service« und das zugehörige »Marlborough Family Education Centre« (MFEC) besuchten wir erstmals im Jahr 2004. Unsere Familienschule in Gladsaxe, einem Kopenhagener Außenbezirk, existiert seit nunmehr über 10 Jahren. Sie versorgt eine Gemeinde mit etwa 67.000 Einwohnern, elf Volksschulen und 65 Kindertagesstätten. In unserer Einrichtung arbeiten sechs Familienberater, die alle eine Mischung aus Sozialpädagogen und Lehrer darstellen. Wir verfügen sämtlich über eine systemische und narrative Ausbildung und Orientierung und arbeiten verteilt auf zwei Angebote, die eine Behandlungsdauer von je 6 Monaten haben:

- In der *Schulgruppe* arbeiten vier Familienberater mit insgesamt 15 Familien, bestehend aus Kindern im Alter von 6–15 Jahren und ihren Eltern. Eltern und Kinder kommen zusammen an zwei Wochentagen (Montag und Freitag) von 8.30–12.00 Uhr. An einem Tag der Woche (Donnerstag) kommen nur die Eltern, und zwar von 8.30–12.30 Uhr.
- In der »*Familienstube*« arbeiten zwei Familienberater mit sieben bis acht Familien, deren Kinder 2–6 Jahre alt sind. Eltern und Kinder kommen einmal in der Woche zusammen, an einem Montag von 8.30–11.30 Uhr; am Donnerstag von 9–11 Uhr kommen die Eltern ohne ihre Kinder.

Beide Angebote setzen voraus, dass die Eltern stets gemeinsam mit dem Kind an jeder Multifamiliengruppe teilnehmen. Ansonsten treffen sich die Eltern in beiden Projekten einmal wöchentlich ohne ihre Kinder. Dieses Treffen dient dazu, von den Eltern häufig selbst gewählte Themen in Abwesenheit der Kinder zu diskutieren. Oft geht es in den »Multielterntreffen« um eigene Erlebnisse von Misshandlung und Gewalt im Kindesalter, um vergangene und gegenwärtige Beziehungsschwierigkeiten mit Partnern und anderen Thematiken, mit denen die Kinder nicht belastet werden sollen.

Die Familienschule ist eine Maßnahme im Rahmen des dänischen Dienstleistungsgesetzes und wird von der lokalen Gemeinde finanziert. Familien werden generell vom Sozialberater des jeweiligen Kindes an uns verwiesen. In der Regel erfolgt die Überweisung, nachdem der Sozialberater Mitteilungen von der Kindertagesstätte, der Schule, den Nachbarn oder anderen Personen oder Institutionen erhalten hat, die mit der Familie in Kontakt stehen. Die Teilnahme in der Familienschule dauert ein halbes Jahr mit der Möglichkeit einer Verlängerung um 3 Monate. Wir arbeiten mit den Schulen und Kindertagesstätten zusammen, die die bei uns teilnehmenden Kinder normalerweise besuchen.

Die Eltern der bei uns angemeldeten Familien zeichnen sich zum überwiegenden Teil durch vielfältige schwere Herausforderungen im Leben aus, etwa körperliche und/oder seelische Gewalt in der Familie und/oder komplizierte und komplexe familiäre Verhältnisse, ein hohes Konfliktniveau zwischen den Familienmitgliedern, sexuelle Übergriffe, Tabletten- und Alkoholmissbrauch, psychische Leiden, allgemeines Misstrauen gegenüber öffentlichen Behörden, Depressionen, finanzielle Probleme etc.

Von den 22 Familien, die zurzeit bei der Familienschule angemeldet sind, haben sechs Familien einen nicht-dänischen ethnischen Hintergrund. Im Laufe der vergangenen Jahre haben wir mit Familien aus, u. a. Thailand, Deutschland, den

Färöer-Inseln, Tunesien, Rumänien, Grönland, Iran, Irak, Somalia, Syrien, Serbien und Ungarn gearbeitet. Häufig lassen wir die Eltern selbst bestimmen, ob sie einen Dolmetscher wünschen oder nicht. Gelegentlich entscheiden wir, wichtige Angaben mithilfe eines Dolmetschers weiterzugeben. Dolmetscher unterstützen ungefähr die Hälfte unserer zweisprachigen Familien in der Familienschule.

Neben unserer primär systemischen Orientierung haben wir uns in den vergangenen 4 Jahren insbesondere von mentalisierungsbasierten Ideen (Asen u. Fonagy 2014; Fonagy, Bateman u. Luyten 2015) inspirieren lassen. Uns beschäftigt meist die Frage, wie wir bei der therapeutischen Veränderungsarbeit gesunde Bindungen zwischen Eltern und Kindern unterstützen und/oder schaffen können und wie wir Kindern und deren Eltern spezifisch helfen können, neue Coping-Strategien zu entwickeln.

Im Laufe der letzten 10 Jahre haben wir unser Modell modifiziert und weiterentwickelt: Anfangs glaubten wir, die Veränderungsarbeit solle ausschließlich im Mehrfamilienrahmen erfolgen und es sei überaus wichtig, dass die Kinder in der Familienschule ihre Lernziele erfüllen. Bei diesem Fokus erlebten wir, dass Kinder oft eine zu große Verantwortung auf ihren Schultern trugen, selbst wenn ihre Eltern, Lehrer und Erzieher ihnen halfen. Innerhalb der letzten 5 Jahre haben wir unsere Auffassung geändert. Wir sind jetzt der Meinung, die Eltern sollten im Großen und Ganzen die Veränderungen in den Familienbeziehungen initiieren und nicht die Kinder. Während die Herausforderungen häufig beim Kind symptomatisch sichtbar werden, liegen die Lösungen nach unserer derzeitigen Überzeugung hauptsächlich bei den Eltern sowie bei anderen wichtigen Erwachsenen im Leben des Kindes.

Ausgehend vom Handlungsplan des Sozialberaters werden nun auch in Dänemark zunehmend Änderungsanforderungen an die Eltern gestellt. Die konkreten Ziele der Veränderung werden bei einem ersten Netzwerktreffen in Zusammenhang mit der Aufnahme der Eltern in die Familienschule entwickelt (Asen 2011). Wir versuchen dann bei den Eltern so viel Vertrauen zu schaffen, dass es ihnen möglich ist, in einem Mehrfamilienkontext offen über die Probleme zu sprechen. Im Verlauf der Behandlung finden zwei weitere Netzwerktreffen statt, sodass die Arbeit transparent und koordiniert ablaufen kann.

Im Folgenden werden wir versuchen, mithilfe konkreter Fallbeispiele einen Einblick in unsere Arbeit mit den Familien zu vermitteln – sowohl im Einzel- als auch im Mehrfamilienkontext. Der hier beschriebene Teil der Veränderungsarbeit stellt somit nur einen Bruchteil der vielen Kontexte dar, in denen wir täglich mit den Familien arbeiten. Wir möchten ein Bild davon vermitteln, welche Behandlungsmöglichkeiten der Mehrfamilienrahmen bietet und wie wir parallel individuelle Gespräche als wichtigen Zusatz nutzen.

4.6.2 Arbeit in der »Familienstube«

Fallbeispiel A

Die A-Familie besteht aus Stine (6 Jahre), Mette (Mutter) und Christian (Vater). Der Alltag der Familie ist durch viele gewaltsame Konflikte geprägt, insbesondere zwischen Christian und Stine, die häufig in Gewalt enden, wenn Christian seine Tochter an sich reißt, wegstößt oder durchs Zimmer wirft, während Mette passiv zusieht.

Christian hat während seiner gesamten Kindheit viel Gewalt erlebt. Als 7-Jähriger wurde er wegen häuslicher Gewalt und Alkoholmissbrauch seiner leiblichen Eltern von diesen getrennt und wohnte daraufhin in verschiedenen Pflegefamilien. Diese Aufenthalte endeten jeweils gewalttätig, und Christian wurde dann in eine andere Pflegefamilie weitergereicht. Mette ging die meiste Zeit ihrer Kindheit in eine Sonderschule. Sie berichtet, ihr Vater habe ihr ständig gesagt, sie tauge zu nichts. Bei ihrer Arbeit mit uns sagt sie fast nie spontan etwas und macht im Allgemeinen einen zurückhaltenden und unsicheren Eindruck. Während unserer einleitenden Gespräche schien sie des Öfteren regelrecht zu erstarren und kurzzeitig geistig abwesend zu sein, augenscheinlich ganz in ihre eigene Welt versunken.

Wir verwenden den ersten Teil unserer Arbeit mit der Familie darauf, eine Stabilisierung herbeizuführen, sowohl im Mehrfamilienrahmen als auch in Einzelgesprächen. Wir wollen gewährleisten, dass sich Mette und Christian erst einmal als individuelle Personen gesehen, gehört und akzeptiert fühlen. Das bedeutet, ihre Geschichten, Erlebnisse, Überzeugungen und Gefühle ernst zu nehmen, sowohl von uns Familienberatern als auch von den übrigen MFT-Teilnehmern. Auf diese Weise hoffen wir zu verhindern, dass es zu heftigen Diskussionen darüber kommt, was richtig und falsch ist. Anfangs sagt Mette mehrmals, wir sollten Christian fragen und nicht sie, da er »es« viel besser wisse als sie. Hier versuchen wir eine Position der »gesunden Neugier‹ (Cecchin 1987) einzunehmen, auch als ein Versuch, Mettes »Panzer« oder »Verteidigungsmauer« aufzuweichen.

In der Mehrfamiliengruppe sind zu der Zeit zwei jüngere Mütter, die schnell eine Beziehung zu Mette aufbauen. Wir denken, dass diese Mütter, inspiriert von unserem Ansatz, gleichzeitig fürsorglich und konfrontierend sein können. »Konfrontierend« bedeutet, dass wir die von uns festgestellten Interaktionsmuster häufig zur Sprache bringen. Dabei kann es sich um Muster handeln, die sich entweder in Einzelgesprächen oder bei Gelegenheiten in der Mehrfamiliengruppe offenbart haben. Entscheiden wir uns dazu, etwas von den individuellen Gesprächen mit Christian und Mette in der Mehrfamiliengruppe aufzugreifen, dann bitten wir sie jedes Mal zunächst um Erlaubnis und vereinbaren mit ihnen, diese Inhalte in der Gruppe anzusprechen.

Als Mette in der Gruppe sagt: »Fragt lieber Christian«, beginnen die anderen Eltern allmählich, Mette in einem freundlichen Tonfall damit aufzuziehen, dass es für sie vielleicht zu leicht ist, die »Redezeit« einfach an Christian weiterzugeben. Andere Eltern meinen: »Wir geben Christian eine kleine Pause. Wir möchten gern hören, was du denkst, Mette.« Oder: »Christian spricht die ganze Zeit. Er muss auch ab und zu mal warten können.« Wie Mette in diesen Situationen feststellt, nehmen die anderen Eltern an, dass sie selbst erzählen kann, und sind neugierig auf ihre eigene Geschichte und Geschichtchen. Als diese Gruppeninteraktionen sich einige Male wiederholen, wird deutlich, dass sich Mette in der Gruppe sicherer fühlt.

Einige Wochen später meint Mette in der Gruppe eines Morgens spontan, sie sei nun an der Reihe, vor allen zu ihrer eigenen Befindlichkeit befragt zu werden. Darauf sagt ein Vater, es sei eine tolle Leistung von Mette, sich selbst zu melden. Mette lächelt und schüttelt den Kopf: »Ich kenne euch und alle eure Fragen.« Sie berichtet dann von einem Erlebnis zu Hause. Anschließend fragen wir die übrigen Eltern, was sie gehört haben und was ihnen an Mettes Geschichte besonders aufgefallen ist und gefallen hat.

Eine der Stärken der MFT ist der Prozess der widerspiegelnden Reflexion: Wenn z. B. andere Eltern oder Kinder erzählen, was ihnen an Mettes Geschichte aufgefallen ist, hört Mette, wie ihre eigenen Erlebnisse wiedergegeben und vom Rest der Gruppe »bezeugt« werden. Dadurch bekommt Mette das Gefühl, dass sie »zuhörenswürdig« ist und man sie ernst nimmt. Gleichzeitig werden die Perspektiven der übrigen Eltern der Gruppe gestärkt, wenn jeder davon berichtet, was ihm an Mettes Geschichte aufgefallen ist und welchen Bezug Mette zu seinem Leben hat.

Eine spezifische Technik, die wir oft einsetzen, ist die »Übersetzungsarbeit«: Wir sehen es als unsere Aufgabe an, allen Gruppenmitgliedern dabei zu helfen, zu »hören«, was Menschen auch »zwischen den Zeilen« sagen. Mette hat z. B. irgendwann geäußert, sie lege sehr viel Wert darauf, dass *alle* Gruppenteilnehmer jedes Mal erscheinen, wenn die Familienstube geöffnet hat. Eines Morgens erscheint sie in der Gruppe und sagt seufzend: »Wie blöd, dass nicht alle kommen … und warum sind Rasmus und Rikke heute nicht da?« Da niemand auf ihre Äußerungen eingeht, fragen wir die Gruppe, was Mette wohl gedacht oder gefühlt hat: »Könnte es sein, dass Mette die fehlenden Teilnehmer tatsächlich vermisst? Oder ist sie vielleicht enttäuscht darüber, dass eine Person, auf die sie sich gefreut hat, nicht erschienen ist? Ist sie traurig oder sauer oder kritisch?« Diese so eingeschleusten Hinweise auf die möglichen mentalen Zustände eines Gruppenmitglieds sind eine Anleitung zum Spekulieren und Raten – und dieser Prozess vermag die Mentalisierungsfähigkeit aller anzukurbeln und zu stärken (Kapitel 1.4). Es kann Eltern helfen, Mettes Fragen als etwas anderes als nur reine Kritik zu verstehen. Diese Übersetzungstechniken sind von großer Bedeutung, da sie mittelfristig von den Eltern dazu verwendet werden können, ihr eigenes Kind zu mentalisieren und so besser zu verstehen.

4.6.2.1 Elternpaararbeit im Rahmen der MFT

Fallbeispiel (Fortsetzung)

Bei unserer Arbeit mit Mette und Christian wird schnell deutlich, dass sie sehr wenige positive Worte miteinander austauschen – und dies gilt auch dafür, wie sie mit ihren Kindern reden. Eines Tages sprechen wir mit den Eltern in der Gruppe darüber, wie man positive Gefühle seinem Partner und seinem Kind gegenüber ausdrückt. Die meisten Eltern lachten und antworteten, sie seien sich doch sehr sicher, dass ihr Partner schon wisse, was sie denken. Viele meinten, ihr Partner kenne sie so gut, dass es gar nicht notwendig ist, ihm die eigenen Gedanken direkt zu schildern. Allerdings entpuppt sich das bei näherem Nachfragen als ziemlich illusorisch.

Noch größere Schwierigkeiten haben Eltern oft dabei, sich die Auswirkungen ihrer Schwierigkeiten in der Paarbeziehung auf ihre Kinder auszumalen. Techniken aus der Welt des Theaters und Psychodramas können hier hilfreich sein. Während eines Einzelgesprächs mit Mette und Christian schaffen wir dazu einen Kontext, in dem Stine und ihre kleine Schwester Pernille in Form von Handpuppen anwesend sind – sie sitzen sozusagen beim elterlichen Paargespräch dabei. Die Eltern werden immer wieder aufgefordert, sich die Puppen über die Hand zu streifen und direkte Kommentare über ihre eigenen Befindlichkeiten abzugeben, in Kinder- oder Puppensprache. Übungen und Minirollenspiele wie diese helfen Mette dabei, sich die mentalen Zustände ihrer Kinder besser vorzustellen.

In einem Paargespräch erzählt Mette, was bei einem gewaltsamen Konflikt daheim ihrer Ansicht nach an Gedanken und Gefühlen in jedem einzelnen Familienmitglied vor sich geht. Für Christian ist es schwer, das zu hören. Es ist deutlich zu sehen, dass Christians Blick in die Ferne schweift und er mental wieder bei der besagten Situation ist und sie neu durchlebt. Unter anderem spricht Mette zum ersten Mal aus, dass Stine Angst vor Christian hat. Es wird offensichtlich, dass Mettes neu erworbene, zunehmende Aktivität und Nachdenklichkeit Christian nun die Möglichkeit gibt, in schwierigen Situationen um Hilfe und Unterstützung zu bitten, wenn er früher das Gefühl hatte, diese Situationen selbst lösen zu müssen, wenn Mette »erstarrt war«. Diese veränderte Familiendynamik scheint für Stine eine große Hilfe zu sein, da Mette langsam den Glauben an ihre eigenen Fähigkeiten zurückerlangt und in der Familie eine zunehmend aktivere und schützende Rolle für ihr Kind einzunehmen vermag.

Parallel zu der Einzelfamilien- und Einzelpaararbeit nehmen Mette, Christian und Stine an der Familiengruppe teil. Mette fühlt sich oft von den anderen Eltern in der Gruppe inspiriert. Einmal erzählt eine andere Mutter, sie habe damit begonnen, ihren Sohn hochzuheben und zu herzen, wenn sie sieht, dass es ihm nicht gut geht. Sie erklärt, dass sie sehen kann, dass er eine Umarmung braucht, selbst wenn er »ungezogen« ist. Mette entgegnet daraufhin, dass sie Stine nicht belohnen möchte, wenn sie sich nicht gut benimmt. Die andere Mutter hält dagegen: Sie gebe ihrem Sohn auch dann einen Kuss, wenn er sie ausschimpft. Sie erklärt, ihr Sohn vergesse dabei, worüber er eigentlich sauer war. Nach einigem Zögern lässt Mette sich darauf ein, dies einmal selbst auszuprobieren. Wir beobachten, dass Mette in der Gruppe zunehmend körperlichem Kontakt mit Stine aufnimmt: Sie hält Stines Hand, wenn gesungen wird, und mit ein wenig Nachhilfe von anderen Eltern zeigt Mette nun ihre Zufriedenheit, indem sie ihren Arm um Stines Arm legte oder das Kind manchmal auf ihren Schoß setzt. Es ist offensichtlich, dass die Umarmungssituation für Mette und Stine neu und noch etwas fremd sind. Allerdings spürt Mette körperlich, wie schnell Stine sich in ihrem Arm entspannt, und sie sieht und fühlt, wie ihre Tochter die Umarmungen genießt. Die Freude, die das Kind zeigt, bestärkt und motiviert ihre Mutter, ihm mehr zu geben. Dies führt dazu, dass sich Mette mit einer anderen jungen Mutter identifiziert, die schnell einen »guten Draht« zu Mette entwickelt hat. Diese Mutter erzählt der Elterngruppe bei mehreren Gelegenheiten, wie schwer es ihr gefallen sei, mit ihren Gefühlen in Kontakt zu kommen. Sie berichtet, dass es auf vielen Fotos von ihr so aussieht, als sei sie fröhlich, dass sie sich dieses Gefühl der Freude aber nicht in ihren Körper zurückrufen kann. Das hilft Mette, über ihre Beziehung zu ihren eigenen Gefühlen nachzudenken. Christian wiederum sieht sich dadurch veranlasst, sich seiner latenten Wut und der Tatsache bewusst zu werden, wie schnell er sich bei Konflikten oft mitreißen lassen hat. Er erinnert sich nun, wie Mette oft auf seine Wutausbrüche reagierte, indem sie scheinbar erstarrte, sobald sie einen Konflikt »roch«, in dessen Folge Christian höchstwahrscheinlich laut schreien und gewalttätig werden würde. Diese im Multifamilienkontext angekurbelten, wechselseitig ausgelösten, spiralförmigen Reflexionsprozesse können dann in Einzel- oder Paargesprächen weiterverfolgt werden.

4.6.3 Arbeit in der Familienschulgruppe

Fallbeispiel B

Die B-Familie besteht aus Sarah (10 Jahre), Louise (Mutter) und Peter (Vater). Sarah lebt seit ihrer Geburt mit ihrer Mutter und ihrem Vater zusammen. Peter ist seit Sarahs Geburt alkoholabhängig, worüber in der Familie nie gesprochen worden ist. Erst als Louise Peter im Sommer 2015 verlässt, wird der Tochter erklärt, warum sich Louise dazu entschieden hat, mit ihr allein zu leben. Seitdem hat Sarah ihren Vater nur zweimal im Jahr gesehen. Zu Hause verhält sich Sarah aggressiv und impulsgesteuert, wenn etwas schwierig wird. Ihre Stimmung schwankt sehr schnell, und sie zeigt viel Wut gegenüber ihrer Mutter und große Trauer über den Verlust ihres Vaters.

In den ersten Wochen, in denen die Familie in unsere Familienschule kommt, hat Sarah etliche gewaltsame Konflikte und Zusammenstöße mit ihrem Klassenlehrer in der Regelschule. Dies veranlasst die Schulleitung zu einer Mitteilung: Sarah benötige eine Behandlung und dürfe nur zwei Stunden am Tag in die Regelschule gehen, und zwar nur unter der Voraussetzung, dass ihre Mutter oder Großmutter mütterlicherseits in der Schule präsent ist. Als Sarah und ihre Mutter die ersten Male in unsere Familienschule kommen, entstehen regelmäßig gewaltsame Konflikte zwischen beiden.

Wir beginnen unsere Arbeit damit, zwei Einzelgespräche mit ihrer Mutter zu führen. Louise berichtet vom Zusammenleben mit Sarahs Vater und davon, wie sie die vergangenen 2 Jahre nach der Scheidung erlebt hat. Wie in den Gesprächen deutlich wird, war Sarahs Vater in seiner Herkunftsfamilie schwer missbraucht worden und hängt seine Alkoholabhängigkeit offenbar damit zusammen. Um mit Sarah darüber nicht sprechen zu müssen, hatte Louise ihr eine lange Reihe von Lügen erzählt. Bei der dritten Sitzung war Sarah nun dabei.

Wir haben Louise vorher erklärt, für Sarah sei es ganz wichtig, klare und wahre altersgemäße Erklärungen für die Geschehnisse zu erhalten, sodass sie nicht in ihrem eigenen Kopf Fantasien entwickeln muss, um die Welt um sich herum zu »verstehen«. Wir haben dabei spekuliert, dass Sarah sehr viel Wut gegen ihre Mutter richten wird, wenn sie herausfindet, dass ihr nicht die Wahrheit über ihren Vater und die Trennung gesagt worden ist.

Louise bittet daraufhin einen unserer Familienberater, ihrer Tochter in ihrer Gegenwart alles auf eine altersgerechte Weise zu erklären. Der Familienberater und Louise einigen sich auf die Auswahl der zu übermittelnden Fakten. Sarah hört die Worte ihrer Mutter also von einer neutralen Person. Louise kommt aber immer dann zum Zug, wenn der Familienberater abbricht und z. B. sagt: »Ich kann mich nicht so ganz erinnern, was deine Mutti mir erzählt hat« oder »Ich bin nicht sicher, ob das so richtig ist, aber …«. Sarah kann sich dann direkt an ihre Mutter wenden und um Klarheit oder weitere Informationen bitten. Sie kann den Bericht auch unterbrechen und kritisch sein. So sagt sie des Öfteren »So war es nicht« und erzählt daraufhin, wie sie eine bestimmte Situation erlebt hat. Gemeinsam mit Sarah und ihrer Mutter errichten wir in der Sitzung ein neues »Gerüst« für Sarahs Geschichte (Glistrup 2016), die bis dahin voller Lügen steckte. Langsam, aber sicher erwirbt Sarah also ein neues Bild von sich selbst und ihrer Familie.

In unserem nächsten Treffen mit Sarah, wieder in Gegenwart ihrer Mutter, fragen wir das Kind, ob es vielleicht zeichnen wolle, was in seinem Kopf so vor sich geht, wenn etwas schief läuft. Es ist unser Versuch, Sarahs Frustration und Wut zu externalisieren. Sie sagt, eine Ratte könne diese Gefühle am besten abbilden. Sarah zeichnet eine große Ratte und erklärt, diese befinde sich in ihrem Kopf und laufe bei ihren Armen und Beinen hinaus. Sarah beschreibt nun lebhaft, wie die Ratte bewirkt, dass ihre Arme und Beine ungewollt hauen und treten.

Wir fragen sie, wie es in ihrem Kopf aussieht, wenn die Ratte nicht zu Besuch ist. Darauf antwortet Sarah, in dem Fall sei dort eine Maus, die »ganz lieb« sei. Und sie wolle gern, dass die Maus stärker wird, um die Ratte zu besiegen. Sarah verbindet dann die Gefühle dieser Maus mit den fünf Gefühlen, die sie aus dem Film »Alles steht Kopf« kennt: Kummer, Angst, Wut, Freude und Ekel. Wir drucken jeweils ein Bild der Maus und der Ratte aus und laminieren beide.

Sarah hat selbst die Idee, diese Bilder jeden Tag bei sich zu tragen. Wir stellen Sarah Fragen wie: »Was ist deiner Meinung nach das Beste, was man tun kann, um die Ratte zu erschrecken? Was kannst du tun, was die Maus gern mag? Gibt es Zeiten in deinem Leben, in denen die Ratte gar nicht zu Besuch ist?« Diese Fragen sollen Sarah dabei helfen, ein Gefühl dafür zu bekommen, die Kontrolle über ihre Gefühle und Gedanken zurückzuerlangen. Langfristig soll dies Sarah dabei helfen, Probleme als etwas Äußeres, Isoliertes und nicht als Teil ihrer Person zu betrachten. Ihre Mutter ist auch bei diesem Gespräch anwesend. Louise am Gespräch zu beteiligen hat den Vorteil, dass sie sehen kann, was Sarah alles schaffen und verarbeiten kann, wenn sie sieht, dass ihre Mutter mit ihren starken Gefühlen umgehen kann, selbst dann, wenn es für Sarah selbst schwer ist.

4.6.3.1 Von der Einzelfamilien- zur Multifamilienarbeit

Fallbeispiel B (Fortsetzung)

Ein paar Tage später sprechen Louise und Sarah in der Familiengruppe über ein gemeinsames Erlebnis vom Vortag. Sarahs Vater hat sie im Auto verfolgt und Sarah berichtet, dass sie große Angst hatte und sich geduckt im Auto versteckte. Sie erzählt uns das gemeinsam mit ihrer Mutter, die ergänzende Bemerkungen macht. Einer der Familienberater fragt, ob und wie andere in der Gruppe einmal ähnliche Angstzustände erlebt haben. Verschiedene Kinder berichten von angsterregenden Situationen, in denen sie sich sehr unsicher fühlten. Unser Ziel ist, dass Louise Sarah dabei hilft, ihr Erlebnis und ihre Gefühlslage anderen mitzuteilen, und dass Sarah durch ihr Erzählen darin bestärkt wird, dass ihr Erleben ernst genommen wird, wichtig ist und auch anderen Kindern nicht fremd ist.

Durch den »öffentlichen« Austausch können die anderen Familien Resonanz auf Louises und Sarahs gefühlsbetonte Geschichte zeigen und animiert werden, über eigene, ähnlich schwierige Situationen zu berichten. So erfährt Sarah, dass sie nicht die Einzige im Raum ist, die akute Angst erlebt hat. Louise erlebt, dass Sarah es schafft, über schwierige Erlebnisse zu sprechen und nicht in Panik gerät oder daran zerbricht. Obendrein zeigen die anderen Kinder und Eltern allein durch ihr Zuhören Mutter und Tochter Respekt.

Später in der Woche berichtet Louise in der Elterngruppe, sie habe häufig nicht gewusst, wie sie Sarah helfen kann, und wollte lieber nichts sagen, um es für Sarah »nicht noch schlimmer zu machen«. Dann erzählt sie, sie sei wegen der Verfolgung mit dem Auto sehr erregt und wütend auf Sarahs Vater gewesen. Sie habe zu dem Zeitpunkt gar nicht mehr klar denken können. Ihr sei bewusst gewesen, dass es ihre Aufgabe war, Sarah zu helfen, statt ihre eigenen Gefühle derart intensiv zu durchleben. Andere Eltern sprechen davon, man solle als Eltern vorsorgen und müsse »schneller als sein Kind sein«. Ein Vater sagt zu Louise, er habe gute Erfahrungen damit, seinen eigenen Sohn auf schwierige Situationen vorzubereiten, und dies könne Sarah vielleicht auch weiterhelfen. Eine der Mütter wirft ein, Sarah brauche vielleicht mehr Nähe zu Louise. Louise antwortet, sie glaube, dass Sarah es jetzt ertragen könne, wenn sie über die schweren Hintergründe und Ereignisse in der Familie offen spricht. Ein Vater erklärt, Sarah wisse wahrscheinlich bereits, was vor sich gegangen sei, da sie ja alles selbst miterlebt hat. Er schlägt Louise vor zu versuchen, früher als Sarah zu reagieren, wenn sie sieht, dass etwas schiefgehen kann, und fügt hinzu: »Du bist immer so anständig, Louise – da ist es ja klar, dass Sarah für euch beide reagieren muss.« Zuerst fühlt sich Louise sehr kritisiert und seufzt. Wir fragen den Vater, was er mit seiner Aussage beabsichtige, und er antwortet, er habe das nicht gesagt, um Louise zurechtzuweisen, sondern um ihr zu helfen. Louise akzeptiert diese Erklärung.

Einige Monate später nehmen Louise und Sarah zusammen mit sieben anderen Familien an einer Aktivität teil, bei der Stoffbeutel zugeworfen werden. Wirft man schräg oder kann den Stoffbeutel nicht fangen, erhält man einen Buchstaben des Ausdrucks »k. o.«. Wenn man beide Buchstaben bekommen hat, ist man »tot« und scheidet aus dem Spiel aus. Gleich zu Beginn der Aktivität wird Sarah am Kopf getroffen, und der Beutel fällt auf den Boden. Louise wird sofort unruhig, tut aber nichts. Sarah ist so wütend, dass sie den Beutel aufhebt und ihn mit voller Wucht auf das Mädchen wirft, das sie getroffen hat. Der Beutel fällt erneut auf den Boden, und ein Elternteil sagt zu Sarah: »Jetzt hast du sowohl ein k als auch ein o bekommen und bist somit tot.« Sarah rennt aus dem Zimmer, und Louise will ihr gerade hinterherlaufen. Doch der Familienberater bittet Louise einen Moment zu warten und dann, mithilfe zweier anderer Eltern, hinauszugehen. Die Begleiter sollen Louise dabei unterstützen herauszufinden, was sie am besten für Sarah tun kann. Die Situation spitzt sich draußen zu – Sarah wirft etliche kleine Steine auf ihre Mutter und die anderen Eltern. Dann läuft sie weg und versucht sich zu verstecken. Louise sagt, sie wünschte sich, dass sie bei der Aktivität, als Sarah den Stoffbeutel ins Gesicht bekam, schneller reagiert hätte. Eine Mutter, die mit Louise hinausgegangen ist, meint nun, Louise ärgert sich darüber, nicht gut genug auf Sarah aufgepasst zu haben, als es begann, schwierig zu werden. Louise sagt ergänzend, sie habe es Sarah angesehen, als es anfing schiefzulaufen, aber genau in dem Augenblick begann sie an sich selbst zu zweifeln.

Auf die Frage, was Louise tun will, wenn es Sarah das nächste Mal schlecht geht, antwortet Louise: »Ich weiß, dass es hilft, wenn ich sage, dass ich sehen kann, dass Sarah wütend ist – also wenn ich ihr mitteile, dass ich verstehe, dass es ungerecht ist.« Ein wenig rhetorisch fragt einer der Familienberater Louise, ob sie wisse, was ein solcher Satz bei Sarah bewirken könne. Louise antwortete, sie habe mehrmals gesehen, wie Sarah bei den Gesprächen ruhig wurde, wenn sie sich ernst genommen fühlte und die Erwachsenen ihr zuhörten, obwohl über schwierige Dinge gesprochen wurde. Louise sagt, sie wolle »üben, vor Sarah da zu sein«. Wir fragen Louise, ob sie dabei Hilfe von den anderen Eltern braucht. Louise entgegnet, sie hätte gern Unterstützung in genau dem Moment, wenn Sarah beginnt zu reagieren. Louise beschreibt, dass sie in dem Moment, wenn Sarahs Gefühle so gewaltig hochkommen, am liebsten verschwinden will, und spürt, wie sie vollkommen ins Stocken gerät. Für zukünftige ähnliche Situationen wählt Louise nun sich eine andere Mutter aus, die sich »beim nächsten Mal einmischen darf«, wenn es für Sarah wieder schwierig wird.

4.6.4 Gefühlsarbeit

Zu den gemeinsamen Wesenszügen vieler Familien, welche die Familienschule besuchen, gehören mangelndes Bewusstsein bezüglich der eigenen Gefühle und die geringe Wahrnehmung der Gefühle anderer Menschen. Hier folgt ein Beispiel dafür, wie im Mehrfamiliensetting daran gearbeitet werden kann, die Gefühlsregister der Eltern und Kindern zu stärken. Gleichzeitig fokussieren wir darauf, Geborgenheit und Sicherheit für Kinder und Erwachsene zu schaffen.

Fallbeispiel

Eines Vormittags sitzen wir in der Familienstube im Kreis auf dem Boden und wollen gerade singen. Plötzlich reagiert ein 4-jähriger Junge erbittert darauf, dass er nicht das erste Lied wählen darf. Dies darf eines der anderen Kinder tun, und deshalb wirft der Junge blindwütig sein Liederbuch weg, steht auf, schreit herum und fordert, nun zu beginnen. Seine Mutter versucht zunächst ruhig mit ihm zu sprechen, jedoch ohne Erfolg, denn der Junge schreit nur noch lauter. Nach einer Weile fragt sie in die Runde, ob beide Kinder vielleicht tauschen können. Daraufhin erinnert einer der Familienberater daran, die Mutter selbst habe am Morgen gesagt, sie wolle mit ihrem Kind üben zuzuhören.

In solch einer Situation kann der Familienberater mit der Mutter klären, ob es in Ordnung ist, sofort über das Geschehene zu sprechen, und danach die anderen Eltern nach deren Erfahrungen und Anregungen zu fragen. Er kann die Mutter auch fragen, ob sie den Konflikt ohne Hilfe selbst beenden möchte oder ob sie ihr Kind nach draußen nehmen will, damit die Gruppe nicht so sehr gestört wird. Diese Arbeit bewegt sich auf einer sehr konkreten Ebene, bei der es am allermeisten darum geht, brauchbare Strategien zu finden, die das Elternteil beim nächsten Mal anwenden kann, wenn Herausforderungen in Bezug auf das Kind entstehen. Es geht also darum, Ideen zu entwerfen, die dem Elternteil dabei helfen können, sich auf das Ziel zu konzentrieren und sich nicht in alte Konfliktmuster hineinziehen zu lassen.

Zu einem späteren Zeitpunkt kann man die Eltern versammeln, während die Kinder auf dem Fußboden spielen. Nun lässt sich vertiefen, was sich während der Aktivität auf der emotionalen Ebene ereignete. Falls eine Videoaufnahme von der Morgenrunde existiert, kann man sie mit den Eltern ansehen und darüber sprechen, welche Gefühle wann im Spiel sind. Die Eltern können ihre eigenen Gefühle leichter benennen und mit ihnen in Kontakt kommen, wenn der Konflikt »auf Abstand« ist und die Gemüter sich beruhigt haben.

Die oben beschriebene Situation setzt bei Eltern und Kindern viele Gefühle frei. Die Mutter des wütenden Jungen erzählt, es sei ihr sehr peinlich, dass andere sehen, dass sie ihren Jungen »nicht im Griff hat«. Der Vater des Mädchens, das sich das erste Lied aussuchen durfte, reagierte zornig, als die Mutter vorschlug, dass die Kinder tauschen, da er dies seiner Tochter gegenüber als ungerecht empfand. Ein anderer Vater erzählt, ihm habe die Mutter des wütenden Jungen leidgetan. Auch er habe mit dem gleichen Thema zu kämpfen, dass sein Kind nicht zuhört. Der Vorfall helfe ihm also, sich selbst von außen zu betrachten. Das vermittele ihm ein genaueres Bild davon, wie schnell Spiel in Ernst übergehen kann. Ihm mache dies Hoffnung und erinnere ihn gleichzeitig daran, wie wichtig es sei, dass er an den Veränderungen festhält, die so langsam eintreten.

In der Gruppe über ein so sensibles Thema zu sprechen ist ein wichtiger Schritt dahin, sich selbst besser kennenzulernen. Es braucht Mut und Ausdauer, die Ruhe zu bewahren, wenn das Kind verhaltensauffällig wird. Aber dies ist notwendig, um sich besser in die Kinder – und in deren mentale Zustände – hineinversetzen zu können. Mut zu fassen, etwas Neues auszuprobieren erfordert manchmal die Unterstützung anderer. Hier ist die Gruppe äußerst effektiv. Wir beobachten, dass Eltern, die sich in der Gruppe öffnen, dank des aufgebauten Vertrauens tendenziell auch schnell anderen beistehen und sich gegenseitig unterstützen, wenn Konflikte entstehen.

4.6.5 Ausblick

In diesem Kapitel haben wir aufzuzeigen versucht, wie MFT sich mit »Einzelarbeit« kombinieren lässt. Die Einzelarbeit kann aus »Sitzungen«, »Stehungen« oder »Laufungen« (Asen u. Scholz 2015) mit nur einem Elternteil oder einem Kind bestehen; es kann aber auch spezifische Elternpaararbeit stattfinden oder Einzelfamilienarbeit. Thematiken, die sich in diesen Varianten der Einzelarbeit ergeben, lassen sich nach Absprache mit den betroffenen Eltern und Kindern in den Gruppenkontext einbringen. Umgekehrt lassen sich in der MFT aufgekommene Thematiken in der Einzelarbeit aufgreifen. Diese unentwegte Bildung multipler therapeutischer Kontexte und die Rückkopplungsschleife zwischen Einzel- und Multifamilienarbeit halten den therapeutischen Prozess in Bewegung.

Ein Ziel unserer Arbeit besteht darin, das Mentalisieren bei allen Familienmitgliedern zu stärken. Steht ein verängstigtes Kind neben seiner Mutter und fühlt sich alleingelassen, dann hat es bitter nötig, dass seine Mutter es sieht und seine Bedürfnisse versteht; dass sie seinen Gefühlsausdruck »liest« und weiß, was sie tun kann, um ihm weiterzuhelfen; und dass die Mutter ihrem Kind zu vermitteln vermag, dass sie für ihn da ist und ihn unterstützt. Erst wenn das Kind ein sicheres Gefühl hat, verstanden zu werden und geborgen zu sein, wird es in der Lage sein, an die guten Absichten der Mutter fest zu glauben und eine bessere Beziehung und Bindung entwickeln.

Der Familienschulkontext eignet sich gut für diese Arbeit, da es ein nicht stigmatisierender Arbeitsraum ist, in dem Kinder wie Eltern Beziehungen neu lernen und so »epistemisches Vertrauen« (Fonagy a. Allison 2014) aufbauen können. Die Familienberater haben eine wichtige Rolle bei diesem Prozess: Sie gewährleisten, dass es den Eltern und Kindern während und nach den Gruppentreffen »gut genug« geht und dass der MFT-Kontext epistemisches Vertrauen begünstigt.

4.7 Familienklassenzimmer – auch in der Schweiz![18]

Jens Frost & Peter Vogt

4.7.1 Schulischer Kontext

Auch die Schulen in der Schweiz müssen sich mannigfachen Herausforderungen stellen. Psychische Störungen scheinen weltweit und seit Jahren zuzunehmen. Kinder und Jugendliche sind von diesem Phänomen besonders betroffen. Die Zunahme von Schülern mit Diagnosen wie AD(H)S, atypischem Autismus, Anpassungsstörungen, Ängsten und Zwängen und verschiedenen Verhaltensstörungen fordern und überfordern Lehrpersonen, Eltern und Schüler in den Klassenzimmern. Fordernde Eltern, aber auch Eltern, die sich scheinbar wenig um ihre Kinder kümmern, bringen Schulleitung, Lehrpersonen und Behörden an ihre Grenzen. Gegenseitige Schuldzuweisungen der Eltern bzw. der Schule bei massiven Schwierigkeiten von Schülern belasten alle Beteiligten. Die Leidtragenden sind vor allem die betroffenen Schüler, wenn es nicht gelingt, alle Beteiligten ins Boot zu holen.

Schweizer Schulen sind kommunal organisiert und werden von kommunalen, politisch gewählten Laienbehörden beaufsichtigt. In ihrer Kompetenz liegt es, Lösungen für die jeweiligen Gemeinden in Übereinstimmung mit kantonalen Bestimmungen zu finden und Geld für schulische Maßnahmen zu bewilligen. Konkret heißt das: Die Finanzierung von Angeboten für Schüler mit erhöhtem Unterstützungsbedarf ist kantonal sehr unterschiedlich. In der Stadt Zürich z. B. werden schulisch angeordnete Psychotherapien bezahlt, in anderen Kantonen nicht. Obwohl der Druck zu sparen auf die Schulen bei beschränkten personellen und finanziellen Ressourcen zugenommen hat, gibt es weiterhin – mit regionalen Unterschieden – eine Vielzahl von Unterstützungsangeboten. Die Mehrzahl dieser Maßnahmen ist schülerbezogen und entsprechend kostenintensiv.

In Brennpunktschulen mit hohem Anteil fremdsprachiger Kinder in den größeren Schweizer Städten und den benachbarten Ballungsräumen sind Bedarf und Verfügbarkeit von Schulpsychologen, Schulsozialarbeitern, Heilpädagogen, Assistenzlehrern und anderen schulischen Fachkräften höher als in Schulen ländlicher Regionen. Auch in der Schweiz gewinnt die Integration von Kindern und Jugendlichen mit besonderem Bildungsbedarf in Regelklassen anstelle einer Weiterbeschulung in Sondereinrichtungen in den letzten Jahren an Bedeutung. Wurden früher Schüler mit massiven Schulschwierigkeiten oft in Sonderschulen und -klassen beschult, so wird jetzt im Rahmen der »Inklusion« versucht, sie in der

18 Wir bedanken uns beim KGS-Team Wallisellen, bei allen teilnehmenden FKZ-Familien, bei Frau Silvia Frost für ihre Unterstützung bei der Konzeptualisierung und Initiierung einiger FKZ-Projekte, bei allen FKZ-Mitarbeiterinnen und -Mitarbeitern, die an der Umfrage teilgenommen haben, und bei den Schulbehörden und Schulleitern, die FKZ-Projekte unterstützen.

Regelklasse zu behalten. Allerdings existieren weiterhin ausgrenzende Angebote wie Sonderklassen und -schulen sowie schulische Time-out-Angebote. Seitens der Schulbehörden besteht die Erwartung, diese möglichst zu vermeiden und die Aufenthaltsdauer in solchen Institutionen massiv zu verringern. Damit dies gelingt, ist eine gute Zusammenarbeit aller Beteiligten erforderlich: der Eltern, Lehrpersonen und Behörden. Vorübergehender Ausschluss »schwieriger« Schüler aus der Regelschule führt kurzfristig sicherlich zur Beruhigung aller Beteiligten. Fraglich ist jedoch, ob sich die Situation für die betroffenen Kinder und Jugendlichen ohne aktiven Einbezug der verantwortlichen Eltern ändert. MFT im schulischen Kontext setzt dort an, wo von den Eltern die Verantwortungsübernahme bei Schulschwierigkeiten und die Unterstützung für ihr Kind gemeinsam mit der Schule eingefordert werden.

4.7.2 MFT im schulischen Kontext – ein neues Angebot für Schulen?

Seit 2013 findet in der Schweiz jährlich über einen Zeitraum von etwa 10 Monaten ein insgesamt 12-tägiger MFT-Ausbildungsgang statt. Im schulischen Kontext hat sich der Begriff *Mehrfamilienarbeit* (MFA) durchgesetzt, da das Wort Therapie oft als unpassend oder gar anmaßend empfunden wird. Wie in Deutschland ist der Name Familienklassenzimmer (FKZ) für MFT-Arbeit in Schulen gebräuchlich. Somit wurde bewusst die Idee des Arbeitens ins Zentrum gestellt und der therapeutische Fokus abgeschwächt. MFA als Begriff ist einerseits für betroffene Familien weniger stigmatisierend und anderseits für in MFT/MFA ausgebildeten Pädagogen, die oft als Coachs bezeichnet werden, unproblematisch.

Seit 2013 haben über fünfzig Teilnehmende aus dem Kontext Schule – Schulleiter, Lehrpersonen, Heilpädagogen, Sozialpädagogen, Schulsozialarbeiter und psychologische Psychotherapeuten – diese MFA-Grundausbildung absolviert. Ein wesentlicher Bestandteil der Ausbildung ist die Entwicklung eines eigenen Projekts. Die Teilnehmenden werden ermutigt und befähigt, ein MFA-Angebot aufzubauen und durchzuführen. Während der Ausbildungszeit werden sie dabei begleitet und supervidiert.

Ablauf und Struktur der dabei initiierten FKZ-Projekte ähneln stark den in diesem Handbuch vorgestellten FKZ-Projekten in Deutschland (Kapitel 4.2–4.5). Obwohl Dauer, Häufigkeit, Unterrichtssequenzen, Zeiten und die Zusammensetzung der FKZ-Teams in der Schweiz variieren, kommen folgende Elemente vor: informeller Austausch über Vorgefallenes seit der letzten Durchführung; »Eisbrecherspiele«; Anfangsrunden, in denen die Befindlichkeit thematisiert wird und Themen erarbeitet werden; Auswertung der Verhaltens- und Lernziele; Unterrichtssequenzen; Gruppenaktivitäten und -spiele. Die therapeutischen Kontexte und Methoden variieren je nach Thema, z. B. Plenum im Kreis, Minikontexte, Kinder- und Elternrunden, Adoptivverfahren und eine Vielzahl von Übungen.

Wie eine aktuelle Umfrage ergeben hat, werden seit dem Start der Grundausbildungen in verschiedenen Kantonen Projekte im schulischen Kontext durchgeführt oder stehen kurz vor der erstmaligen Durchführung (Pilotprojekte). Ohne Anspruch auf Vollständigkeit haben Familienklassenzimmer-Projekte in der Schweiz in den Kantonen Zürich (Wallisellen, Glattal, Hardau), Luzern (Kriens), Solothurn (Solothurn, Grenchen), Graubünden (Chur) die Pilotprojektphase erfolgreich überstanden. Exemplarisch stellen wir drei Projekte vor, die nach einer Pilotphase inzwischen zum integrierten Angebot der Schulen gehören:

- in einer Sonderschule (Kleingruppenschule Wallisellen/Agglomeration Zürich [KGS], Abschn. 4.7.3),
- im situativen Unterricht (Schulhaus Apfelbaum im Schulkreis Glattal, Abschn. 4.7.4) und
- in der Regelklasse (Volksschule Kriens, Abschn. 4.7.5).

4.7.3 Implementierung des FKZ in einer Sonderschule

Die Kleingruppenschule Wallisellen/Agglomeration Zürich (KGS) ist eine kommunale Sonderschule auch für die angrenzende Stadt Zürich und die umliegenden Gemeinden in Nähe des Flughafens Zürich. Die meisten Schüler (1.–6. Klasse) haben eine längere Leidensgeschichte hinter sich – z. B. stationäre bzw. teilstationäre Aufenthalte in der Kinder- und Jugendpsychiatrie, in Sonderklassen und/oder Ausschluss aus der Regelschule. Sie haben oft Diagnosen wie Störungen des Sozialverhaltens, ADHS, Autismusspektrumstörung, Schulverweigerung und Lernschwierigkeiten. In den Familien finden sich oft alleinerziehende Elternteile, sie sind häufig durch Migrationshintergrund, schlechte Deutschkenntnisse und nicht selten Zuschreibungen wie »Multiproblemfamilie« gekennzeichnet.

Nach ihrer MFT-Ausbildung 2010 in Deutschland initiierten Jens und Silvia Frost die ersten Familienklassenzimmer in der KGS Wallisellen. Der Schulleiter und sein Team aus Heilpädagogen und Sozialpädagoginnen gewannen im Schuljahr 2010/11 zusammen mit dem FKZ-Team einige Eltern und Kinder für zwei erste Pilotprojekte. Aufgrund der sehr positiven Rückmeldungen war die Entscheidung für die Weiterführung und spätere Implementierung schnell gefallen.

Als Erstes stellte sich die Frage, wie verbindlich und verpflichtend die Teilnahme am FKZ sein sollte, Schulleitung und Team waren sich einig: Die Teilnahme der Eltern sollte verpflichtend sein (und nicht mehr freiwillig wie noch bei den Pilotprojekten). Bei Eintrittsgesprächen wird seitdem von den Eltern die Zusage für das Engagement verlangt. Nach 2 erfolgreichen Jahren stellte sich die Frage nach der Finanzierung erneut. Die Schulleitung entschied, das Schulgeld moderat um 5 % zu erhöhen und damit die Finanzierungsfrage für das FKZ auf längere Dauer zu sichern. Damit wurde Multifamilienarbeit zum festen Bestandteil des sonderschulischen Angebots der KGS Wallisellen. Inzwischen im 6. Jahr angekommen, hat sich die

Zusammensetzung des Teams verändert, und diverse Formen des FKZ sind in diesen Jahren umgesetzt worden.

Aus Sicht der Schulleitung hat sich der Anfangsaufwand sehr gelohnt. Messbar ist der Erfolg an einer einfachen Tatsache: Die Mitarbeiter an der Basis können ihre Arbeit mit sehr viel Rückhalt der Eltern besser machen. Die Schulleitung ihrerseits muss nur noch in seltenen Ausnahmefällen intervenieren. Die Erfolgsbilanz bei der Reintegration kann sich auch sehen lassen: Von 70 Schülern mit teilweise schwerwiegenden Diagnosen fanden bisher 40 (also über die Hälfte!) den Weg zurück in die Regelschule, teilweise sogar ohne zusätzliche Unterstützung. Gleichzeitig hat sich die durchschnittliche Aufenthaltsdauer in dieser Tagessonderschule von 2–4 Jahren inzwischen auf 1–3 Jahre verkürzt – und dies trotz zunehmender Aufnahme von Kindern mit Mehrfachdiagnosen und hohen Komorbiditäten.

Der gute Erfolg an der Sonderschule hat Mut gemacht, und örtliche Regelschulen haben Interesse am FKZ-Modell geäußert. Es besteht die Hoffnung, dass Familienklassenzimmer potenziell ein festes Angebot für alle Eltern und Kinder der Schulgemeinde werden wird.

4.7.4 Multifamiliengruppenarbeit als situative Unterstützung

Der Schulkreis Glattal in Zürich-Nord ist der größte Schulkreis der Stadt Zürich. Das Einzugsgebiet hat sich in den letzten Jahren rasant verändert. Der ehemalige Maschinenindustriestandort wandelt sich zum attraktiven Dienstleistungs- und Wohnstandort. Neue Wohnquartiere, Bürohochhäuser, Parkanlagen, Schulhäuser sind entstanden und werden weiterhin gebaut. Die Zusammensetzung der Bevölkerung hat sich in kurzer Zeit stark gewandelt, der Ausländeranteil ist hoch (ca. 38 %). Die verschiedensten Kulturen leben hier zusammen und prägen das Gesicht des Schulkreises.

Mehr als 700 Lehrpersonen unterrichten in 18 Schulhäusern und 42 Kindergartenlokalen rund 6500 Kinder und Jugendliche. Seit 2011 haben sich die Schulbehörde, Schulleitungen und Lehrpersonen intensiv mit multisystemischer Kooperation auseinandergesetzt. Sie haben sich zum Ziel gesetzt, die Zusammenarbeit mit den Eltern nach dem Konzept der »neuen Autorität« (Omer u. von Schlippe 2010) und nach multifamilientherapeutischen Konzepten (Asen u. Scholz 2015) auszurichten.

Das Schulhaus Apfelbaum im Schulkreis Glattal mit 400 Schülern bietet für Kinder in schwierigen Situationen als schulkreisspezifische Lösung eine temporäre Beschulung in Kleinklassen an, die »situative Unterstützung«. Ziel ist, eine Sonderbeschulung oder Fremdplatzierung zu vermeiden und möglichst die Reintegration in die Regelklasse. Im Jahr 2014 führten die Lehrpersonen der schulischen Unterstützung, alle ausgebildet in MFA/MFT, zusammen mit Mitarbeitern des schulpsychologischen Dienstes ein erstes Pilotprojekt im schulischen Kontext durch, mit der Bezeichnung *Multifamiliengruppe* (MFG). Dieses wurde evaluiert und aufgrund mehrheitlich positiver Rückmeldungen der Familien weitergeführt.

Die MFG ist eine geschlossene Gruppe mit maximal zehn Familien. Die Coachs sind Lehrpersonen des situativen Unterrichts. Insgesamt zwölf MFG-Treffen finden jeweils wöchentlich an einem Vormittag statt. Bisher standen vor allem Verhaltens-, Bindungs- sowie Erziehungsthemen im Vordergrund, und bis jetzt wurden keine Unterrichtssequenzen durchgeführt. Zielvereinbarungen werden mit allen Beteiligten sowohl für die Schule wie für zu Hause getroffen. Deren Erreichung wird wöchentlich ausgewertet, mit entsprechenden Belohnungen und Konsequenzen im Elternhaus.

Aus Sicht der Eltern hat sich vor allem die Beziehung zum Kind positiv verändert. Im Weiteren haben die regelmäßigen Zielbesprechungen dazu beigetragen, die elterliche Präsenz in der Schule und zu Hause zu stärken.

Aktuell sind in anderen Schulhäusern in Zürich-Nord weitere Pilotprojekte gestartet worden. In MFA weitergebildete Schulpsychologen bieten zudem eine eigene halboffene, 2-stündige MFG für Schüler aus verschiedenen Schulhäusern von Zürich-Nord an, die teilweise vom Schulausschluss bedroht sind. Aktuell sind alle Projekte in der Bewährungsphase. Diverse Fragen, etwa nach dem Bedarf an Familienklassenzimmern oder Multifamiliengruppen, welche Berufsgruppen diese durchführen können, inwieweit sich Sonderschulmaßnahmen tatsächlich verhindern lassen, müssen noch geklärt werden.

4.7.5 Familienklassenzimmer in der Regelschule

Kriens ist eine Kleinstadt mit knapp 27.000 Einwohnern im Kanton Luzern. Die Volksschule Kriens gehört zu einer der ersten Volksschulen in der Schweiz, die das Familienklassenzimmer für Regelklassen eingeführt hat. Das FKZ versteht sich als Angebot im Rahmen einer gesamten Schulentwicklung, das den Austausch unterschiedlicher involvierter Fachkräfte fördern soll und die Herausforderungen eines Kindes bzw. einer Familie nicht isoliert angeht.

Initiiert und unterstützt vom Rektor der Volksschule Kriens, wird seit September 2013 an einem Vormittag pro Woche an zwei Schulhäusern FKZ durchgeführt. Das Angebot ist freiwillig und präventiv. Ein Elternteil nimmt während mindestens 3 Monaten für einen halben Tag am FKZ teil, das jeweils von einer Lehrperson und einem mit systemischer Arbeit und dem MFA-Ansatz vertrauten Coach durchgeführt wird. Schüler, Eltern und Lehrpersonen werden zur Lösung herausfordernder Verhaltens- und Lernprobleme zusammengeführt mit dem Ziel, die Kinder in der Regelschule zu belassen.

Nach der ersten Pilotphase wurden die weiteren FKZ wissenschaftlich begleitet, und ein Evaluationsbericht der Fachhochschule Bern (Erzinger u. Disler 2015) kam zu einem vorwiegend positiven Schluss. Eine der Empfehlungen bezog sich auf die Wichtigkeit der Klärung der unterschiedlichen Erwartungen, Anliegen,

Ziele und Rollen aller Beteiligten zu Beginn, während und bei Abschluss der Teilnahme am FKZ. Ein anderes Thema des Evaluationsberichts ist die sehr heterogene Zusammensetzung der FKZ-Gruppen und die sich daraus ergebenden oft komplizierten Prozesse für die einzelnen Gruppenmitglieder.

Aufgrund der guten Erfahrungen von Schülern der Unter- und Mittelstufe mit dem FKZ als einem wirkungsvollen Angebot, das die Kooperation aller Beteiligten stärkt, wird jetzt ein weiteres FKZ für die Oberstufe durchgeführt.

Das Krienser Familienklassenzimmer ist ein Erfolgsmodell: Im Jahr 2015 erhielt die Volksschule Kriens für die Einführung der FKZ den 1. Anerkennungspreis für »Schulen mit Zukunft« der Volksschulbildung des Kantons Luzern!

4.7.6 Fazit und Ausblick

Die ersten Erfahrungen mit dem FKZ in verschiedenen Kantonen der Schweiz, in sowohl städtischen wie ländlichen Regionen und in unterschiedlichen schulischen Kontexten, sind Erfolg versprechend: Multifamilienarbeit ist wirksam und hilft, die soziale Isolation von Eltern mit Kindern mit Schulschwierigkeiten zu überwinden und eine Zusammenarbeit zwischen Schule und Elternhaus vermehrt »auf Augenhöhe« zu fördern. Das FKZ versucht im schulischen Kontext einen Raum für Veränderung zu schaffen, in dem die Familien zu mehr Offenheit und Selbstreflexion angeregt werden. Durch die Unterstützung der Familiengruppen werden Eltern zunehmend sicherer in ihrer Erziehungs- und Beziehungsfähigkeit. Die Kinder und Jugendlichen erleben, dass ihre Eltern mit der Institution an einem Strang ziehen und genießen meist das Zusammensein mit ihren Eltern und den anderen Familien.

Die Durchführung von Familienklassenzimmern ist eine kokreative Teamarbeit und verlangt Offenheit und Bereitschaft zur Selbstreflexion der FKZ-Verantwortlichen. Es ist nicht nur für die beteiligten Familien eine Herausforderung, sondern auch für die Coachs. Erwartet werden vor allem hohe Aufmerksamkeit und Fokussierung, Präsenz, Flexibilität und gute Ideen für Familienaktivitäten. Ausdauer und Gelassenheit bei »Durchhängern« gehören dazu und regen zur Reflexion und Aktivität an, neugierig, spielerisch und kreativ zu bleiben.

Auch im FKZ zeichnet sich erfolgreiche Arbeit der Coachs dadurch aus, dass sie sich mit der Zeit »auf den Rücksitz begeben« können. Es liegt in ihrer Verantwortung, den Kontext für Veränderung zu gestalten und gleichzeitig die Verantwortung für das Kind ausschließlich dessen Eltern zu übertragen. Die Eltern bleiben die Experten für ihr Kind – nicht die Lehrer und Therapeuten! Das ist oft eine Herausforderung und erfordert einen – wenigstens temporären – Paradigmenwechsel (Kapitel 1.2).

Damit kein »Wildwuchs« entsteht und die Qualität der Angebote hoch bleibt, haben sich einige aktive Multifamilienarbeiter bzw. MFT-Therapeuten im Jahr 2015 entschieden, einen Schweizerischen MFA-Dachverband zu gründen (www.

multifamilienarbeit.ch). Die Weiterführung und -entwicklung von MFT, MFA und FKZ in der Schweiz wird gelingen, wenn sich vor allem auch jüngere systemisch ausgebildeten Kollegen aus Schule, Jugendhilfe und Psychiatrie von den Ideen der Pioniere begeistern lassen und wagen, in ihrem Arbeitskontext neue Projekte zu starten.

5 Forschung

Einführende Bemerkung

Forschung ist ein wichtiger Aspekt der MFT-Arbeit mit dem Ziel, deren Wirksamkeit und Nachhaltigkeit zu validieren, sodass MFT künftig als wissenschaftliches psychotherapeutisches Verfahren mit einer Evidenzbasis anerkannt, eingesetzt und finanziert wird. Wir haben bewusst zwei verschiedene Beiträge ausgewählt, um zu zeigen, wo die internationale MFT-Forschung steht (Kapitel 5.1) und was in Deutschland bisher auf diesem Gebiet erreicht wurde und dringend intensiviert werden sollte (Kapitel 5.2).

5.1 Evidenzbasis

Zoé Gelin, Solange Cook-Darzens & Stéphan Hendrick[19]

Im Laufe der letzten 20 Jahre ist MFT als Behandlungsmodalität immer populärer geworden. Mittlerweile gibt es eine ständig wachsende Evidenzbasis für die Wirksamkeit dieser Intervention. Mehrere MFT-Modelle haben sich bei verschiedenen Problemen und Störungen als effektiv erwiesen, sowohl im Bereich der psychotherapeutischen Behandlung von Erwachsenen, Kindern und Jugendlichen als auch im Bereich sozialer und schulischer Probleme.

5.1.1 Schizophrenie und Psychose

Eine beträchtliche Zahl *randomisierter kontrollierter Studien* (»randomized controlled trials«, RCT) beschäftigt sich mit den Auswirkungen von MFT auf Menschen, die an Schizophrenie leiden, sowie mit chronisch psychotischen Patienten und ihren Familien. Die Arbeit von William McFarlane und seinen Kollegen in den USA hat erheblich zur Entwicklung der MFT und zur Sicherung ihrer empirischen Bestätigung beigetragen (McFarlane 1983, 2002a). Die stark psychoedukativ orientierten MFT-Gruppen dieser Forscher hatten ursprünglich zum Ziel, die hohen *Expressed-Emotion*-(EE-)Werte[20] zu senken, um Rückfälle zu verhindern. Tatsächlich gelang es McFarlane et al. (1995a) nachzuweisen, dass die Rückfallquote von ehemals an Schizophrenie erkrankten Patienten 2 Jahre nach einer MFT-Behandlung signifikant niedriger war als bei den Teilnehmern einer Einzelfamilientherapie. Dabei ist zu erwähnen, dass beide Behandlungsformen bessere Resultate erzielen als Einzelbehandlungen der Patienten. Eine andere Studie (McFarlane et al. 1995b) verglich die Rückfallhäufigkeit der Mitglieder dreier Gruppen, in denen insgesamt 41 schizophrene Patienten unterschiedlich behandelt wurden:

- mit psychoedukativ orientierter MFT,
- mit systemisch orientierter MFT oder
- mit psychoedukativ orientierter Einzelfamilientherapie.

4 Jahre nach Abschluss der Therapien war die Rückfallquote bei den Teilnehmern der psychoedukativ orientierten MFT auf 50 % reduziert, die Quoten in der systemischen MFT-Gruppe bei 57 % und in der Einzelfamilientherapie bei 78 % lagen. Langzeitbeobachtungen, die über die Follow-up-Untersuchung nach 4 Jahren hinausgingen, ließen konvergierende Resultate für beide MFT-Gruppen erken-

19 Aus dem Englischen von Theo Kierdorf.

20 *Expressed Emotion* (EE) ist ein dyadisches Maß, das spezifische emotionale Beziehungsaspekte zwischen einem unter einer Störung leidenden Kind und seinen Eltern beschreibt: EE berücksichtigt kritische oder feindselige Kommentare und Einstellungen und/oder eine übermäßig starke emotionale Bezugnahme der Eltern auf den Patienten (das Kind). Dieser Parameter beeinflusst nachgewiesenermaßen Verlauf und Resultat verschiedener psychischer Störungen.

nen. Dies deutet darauf hin, dass der Aspekt des »therapeutischen sozialen Netzwerks« der Multifamiliengruppe deren Wirksamkeit eher erklärt als der Aspekt der Psychoedukation.

An einer weiteren Studie des gleichen Teams (McFarlane et al. 2002; McFarlane a. Deakins 2002) nahmen Patienten mit Schizophrenie und affektiven Störungen teil. Sie ergab, dass eine von einem Spezialisten für berufliche Integration durchgeführte MFT auch positive Auswirkungen auf die berufliche Integration haben kann: 84 % der Patienten in der MFT-Gruppe fanden Arbeit gegenüber 7 % der konventionell behandelten Patienten.

Wie Dyck et al. (2000) demonstrierten, war in einem Zeitraum von 12 Monaten eine psychoedukative MFT-Intervention im Vergleich zu einer herkömmlichen Psychotherapie wirksamer hinsichtlich des Umgangs mit negativen Symptomen (die mit einem Rückfall verbunden waren), schlechter sozialer und beruflicher Funktionsfähigkeit, Beeinträchtigungen der kognitiven Fähigkeiten und einer geringeren subjektiven Lebensqualität. Studien von Hazel et al. (2004) sowie von McDonell et al. (2006) kamen zu ähnlichen Resultaten, zeigten aber darüber hinaus, welche positiven Auswirkungen MFT auf die psychische Verfassung der Familie haben kann: So konnten Familien besser mit der Krankheit eines Mitglieds umgehen, und die Belastung der Betreuenden war deutlich geringer. Angesichts der wahrscheinlichen Wirkung einer solchen Belastung betreuender Familienmitglieder auf Verlauf und spätere Manifestation schwerer psychischer Störungen des erkrankten Familienmitglieds über einen erhöhten Expressed-Emotion-Wert (King et al. 2003; Scazufca a. Kuipers 1996) sind diese Erkenntnisse sehr wichtig.

Wie McFarlane et al. (2002) auch aufgezeigt haben, war bei MFT-Teilnahme eine geringere Zahl *stationärer* psychiatrischer Behandlungen notwendig als im Falle einer Standardbetreuung, ohne dass die Zahl *ambulanter* Behandlungen deswegen signifikant anstieg.

Eine Kombination der MFT mit einer medikamentösen Behandlung ist weniger zeitaufwendig und kostspielig als der alleinige Einsatz von Medikamenten (Asen a. Scholz 2010). Aus einer Kosten-Nutzen-Analyse des MFT-Einsatzes bei ersten psychotischen Episoden geht hervor, dass Psychoedukation in Multifamiliengruppen in solchen Fällen nicht nur kostengünstig, sondern oft auch dauerhaft kostensparend ist (Breitborde, Woods a. Srihari 2009).

5.1.1.1 Wirkung von MFT auf Familien aus anderen Kulturen

Ein wichtiger Mangel der zuvor erwähnten Untersuchungen besteht darin, dass die Stichproben hauptsächlich aus Männern und aus Europäern und Nordamerikanern zusammengestellt wurden. Es gibt allerdings auch Studien, bei denen die Wirkung von MFT auf Familien aus anderen Kulturen untersucht wurde:

- Wie Kopelowicz et al. (2012) zeigten, verbesserte MFT, die auf eine Optimierung der regelmäßigen Medikamenteneinnahme abzielte, indem sie sich mit den

Überzeugungen und Einstellungen der Zielpopulation beschäftigte, bei mexikostämmigen US-amerikanischen Erwachsenen mit Störungen aus dem schizophrenen Spektrum das Behandlungsresultat.

- In China wiesen Chien und Wong (2007) 42 Patienten mit Schizophrenie und deren Familienmitglieder entweder einer psychoedukativ orientierten Multifamiliengruppe oder einer konventionell behandelten Gruppe zu. Die Teilnehmer der MFT-Gruppe berichteten über signifikant stärkere Verbesserungen des innerfamiliären Austauschs, deutliche Verringerungen der familiären Pflegebelastung und der Zahl der stationären Behandlungen der zur Gruppe gehörenden Patienten – und zwar sowohl 1 Woche als auch 1 Jahr nach der Behandlung. Bei den Teilnehmern der MFT-Gruppe wurden im Gegensatz zu den nach der Standardmethode Behandelten auch deutliche Verbesserungen der allgemeinen Funktionsfähigkeit und eine starke Verringerung der Zeitspannen stationärer Behandlungen 1 Jahr nach der Gruppenarbeit beobachtet.
- Wie Cabral und Chaves (2010) feststellten, befürworteten 95 % der Teilnehmer einer Multifamiliengruppen-Intervention für brasilianische Patienten mit einer ersten psychotischen Episode das Multifamilienformat und waren von den positiven Auswirkungen der Gruppensitzungen überzeugt. Trotzdem hatte ein Drittel der (insgesamt 40) Teilnehmer kein besseres Verständnis der Krankheit entwickelt, und sie bezeichneten unspezifische Aspekte der Intervention als für sie am nützlichsten.

Generell demonstrieren die genannten Studien die positive Wirkung kulturspezifisch adaptierter MFT-Programme und legen damit den Gedanken nahe, dass die Einbeziehung kultureller und familiärer Bedürfnisse zur Verbesserung der erzielbaren Resultate erheblich beitragen könnte. Weitere Untersuchungen sind notwendig, um MFT auf spezifische ethnische Gruppen abzustimmen, und bei Beibehaltung der zentralen Elemente des Behandlungsansatzes jedoch einige therapeutische Faktoren kulturgerecht zu adaptieren.

5.1.1.2 Präventive Wirkung von MFT

Auch die präventive Wirkung von MFT wurde bereits untersucht. O'Brien et al. (2007) beschäftigten sich mit der Durchführbarkeit und Akzeptanz einer 9-monatigen psychoedukativen Multifamiliengruppe (PMFG) für Jugendliche, bei denen die Gefahr der Entstehung einer Psychose extrem hoch war. Die Teilnehmer beurteilten die psychoedukativen Vorträge als sehr nützlich, nahmen regelmäßig an den PMFG-Sitzungen teil und berichteten, sie fühlten sich während der Treffen wohl und profitierten davon. Bei den Jugendlichen wurden symptomatische und funktionelle Verbesserungen beobachtet.

Ähnlich untersuchten Bechdolf et al. (2012) die Wirkung einer integrierten psychologischen Intervention (IPI) an 128 hilfesuchenden jungen Menschen in einem frühen psychotischen Prodromalstadium. Die IPI umfasste eine individuelle kognitiv-verhaltenstherapeutische Therapie, ein Skills-Training in der Gruppe, kognitive Remediation und multifamiliale Psychoedukation hinsichtlich der Psychoseprävention. Wie die Forscher feststellten, war die IPI zum Zeitpunkt der Follow-up-Untersuchungen nach 12 und 24 Monaten einer unterstützenden Beratung, die ein Fortschreiten der Psychose verhindern sollte, überlegen.

McFarlane et al. (2015) testeten die Effektivität des Programms *Early Detection, Intervention and Prevention of Psychosis* an 337 psychosegefährdeten Jugendlichen. Sie wiesen die Überlegenheit des *Family-aided Assertive Community Treatment* (FACT), bestehend aus MFT, Assertive Community Training, psychoedukativer Unterstützung und einer medikamentösen Behandlung, gegenüber einer gemeindepsychiatrischen Betreuung von klinischen Hochrisikopatienten oder Patienten in den Frühstadien einer Psychose nach.

5.1.1.3 Fazit

Generell deuten die Ergebnisse der genannten Studien über den Einsatz von MFT bei Patienten mit Schizophrenie und chronischen Psychosen darauf hin, dass Multifamilienansätze der Arbeit mit einzelnen Familien zumindest bei einer Untergruppe überlegen sind: Hier handelt es sich um Patienten, die eine erste psychotische Episode erleben, mit positiven Symptomen, hohen Rückfallquoten, hohen EE-Werten und familiärer Stressbelastung (McFarlane 2002). Aufgrund der Vielzahl klinischer Belege für die Wirksamkeit von MFT im Sinne des Modells von McFarlane empfiehlt die *American Psychological Association* (APA/CAPP Task Force 2004) dieses Modell der MFT als beste Möglichkeit der Behandlung schwerer psychischer Erkrankungen. Auch wissenschaftliche Belege der potenziell schützenden Wirkung integrierter MFT-Modelle bei Risikogruppen oder für die bei der Behandlung prodromaler Psychoseformen häufen sich. Doch ist noch nicht völlig klar, welche Mechanismen MFT so wirksam machen, einmal abgesehen von der gut dokumentierten Wirkung einer EE-Reduzierung.

5.1.2 Affektive Störungen

Ähnliche psychoedukative Formen von MFT wurden bei affektiven Störungen angewandt. Einiges deutet darauf hin, dass sie bei Problemen dieser Art nützlich sind und sich bei Depressiven und Patienten mit bipolaren Störungen langfristig als wirksam erweisen und die Remissionsraten deutlich steigern. Anderson et al. (1986) verglichen zwei Arten von MFT (im Rahmen eines fortlaufenden Programms für die stationäre Behandlung affektiver Störungen) bei der Behandlung von 40 stationär betreuten erwachsenen Psychiatriepatienten, bei denen eine affektive Störung diagnostiziert worden war, samt ihren Familien:

- einen psychoedukativ orientierten MFT-Ansatz, bei dem Informationen über die Krankheit und Methoden des effektiven Umgangs mit ihr im Vordergrund standen,
- einen prozessorientierten MFT-Ansatz, der Unterstützung, Entstigmatisierung, die Entwicklung von Beziehungsfähigkeiten und die Fähigkeit, Probleme zu lösen, in den Fokus rückte.

Insgesamt ließ die Studie positive Resultate in beiden Gruppen erkennen, wobei zwischen ihnen kaum Unterschiede beobachtet wurden, abgesehen von der höheren Zufriedenheit der Familien in der psychoedukativ orientierten Gruppe und einem stärkeren Gefühl, die Krankheit gemeistert zu haben, bei den Familien in der prozessorientierten Gruppe. Hinsichtlich der Wirkung der Gruppenarbeit auf die Partnerschaft verbesserte sich die Einschätzung der Partnerschaftsqualität seitens der Indexpatienten zwar, bei deren Partnern war allerdings das Umgekehrte der Fall.

Eine RCT von Lemmens et al. (2009a) untersuchte den Wert der Nutzung einer zusätzlichen Einzelfamilien- oder Multifamilientherapie bei stationär behandelten erwachsenen Depressiven und unterzog 83 Patienten entweder 1) einer Standardbehandlung (»treatment as usual«, TAU) oder 2) einer Standardbehandlung in Kombination mit einer Einzelfamilientherapie oder 3) einer Standardbehandlung in Kombination mit einer Multifamilientherapie zu. Im Zuge der MFT-Gruppenbehandlung und der Einzelfamilientherapie kam es zu einer signifikanten Verringerung depressiver Symptome, und eine größere Zahl von Patienten nahm zum Zeitpunkt einer Follow-up-Untersuchung nach 15 Monaten keine Antidepressiva mehr ein. Außerdem bewirkten MFT und Einzelfamilientherapie, dass die Partner der Patienten Verbesserungen der emotionalen Gesundheit bei Letzteren schneller zu erkennen vermochten. Die Unterschiede zwischen beiden familientherapeutischen Interventionen waren relativ gering.

Im Rahmen einer anderen Studie randomisierten Miller et al. (2004) 92 Patienten, die die Kriterien für eine bipolare Typ-1-Episode erfüllten, entweder in 1) eine Einzelfamilientherapie in Verbindung mit medikamentöser Behandlung, 2) eine psychoedukative Multifamilientherapie in Verbindung mit medikamentöser Behandlung oder 3) eine ausschließlich medikamentöse Therapie. Sie fanden keine signifikanten Unterschiede zwischen den Outcomes der drei Behandlungsgruppen.

Wie einige Studien mit erwachsenen Patienten demonstrierten, wirkte sich MFT in Familien von Patienten mit affektiven Störungen günstig auf die Reduzierung der Expressed-Emotion-Werte und vor allem die Anzahl kritischer Äußerungen (Leff a. Vaughn 1985) und die Belastung der Betreuer (Harter, Kick a. Rave-Schwank 2002; Keitner et al. 2002; Keller a. Schuler 2002) aus. Weitere positive Behandlungseffekte waren eine Verringerung der Stigmatisierung und der sozialen Isolation (Harter, Kick a. Rave-Schwank 2002) sowie eine Verbesserung der Zusammenarbeit mit Psychotherapeuten und Psychiatern (Keitner et al. 2002).

Im Rahmen einer Studie, welche die Effektivität einer kurzen Multifamilien-Psychoedukation auf 32 Verwandte von Patienten mit einer schweren Depression untersuchte, stellten Katsuki et al. (2011) fest, dass sich emotionaler Stress, die Belastung der Betreuer und die Expressed-Emotion-Werte in der Familie im Laufe der Multifamilienintervention deutlich besserten. In einer RCT demonstrierten Madigan et al. (2012), dass die Betreuer sowohl in einer psychoedukativ orientierten Multifamiliengruppe als auch in einer lösungsfokussierten Gruppe ein umfassenderes Wissen und eine geringere Belastung erreichten als im Rahmen einer Standardbehandlung.

Frühe Resultate einer Pilotstudie mit einer psychoedukativ orientierten Multifamiliengruppe für Familien, in denen ein Elternteil unter einer psychischen Erkrankung, darunter auch Depression, litt (Riebschleger et al. 2009), ließen den Berichten der Kinder in der Adoleszenz zufolge einen signifikanten Zuwachs an Wissen, aber keine signifikante generelle Veränderung des Copings erkennen.

Und schließlich zeigte das *Family Strengths Program* (Valdez et al. 2013), eine Multifamilienintervention, speziell entwickelt für Latinofamilien, in denen die Mutter unter einer Depression litt, Verbesserungen der psychischen Funktionsfähigkeit und des Copings der Kinder, einen Rückgang der Ehekonflikte und eine Verbesserung des familiären Zusammenhalts.

Sherman et al. (2015) adaptierten MFT für die Behandlung von 101 Veteranen mit affektiven Störungen und deren Familien. Sowohl bei den Veteranen als auch bei den Mitgliedern ihrer Familien wurden 1) Verbesserungen hinsichtlich des Wissens über affektive Störungen beobachtet und 2) ein besseres Verständnis der positiven Strategien für den Umgang mit bei affektiven Störungen häufig vorkommenden Situationen sowie familiärer Bewältigungsstrategien. Die Veteranen bestätigten darüber hinaus Verbesserungen hinsichtlich der familiären Kommunikation, des Problemlösungsverhaltens, des Empowerments, der wahrgenommenen sozialen Unterstützung, der psychiatrischen Symptome und der allgemeinen Lebensqualität.

Zwei Studien (Miller, Rathus a. Linehan 2007; Rathus a. Miller 2002) adaptierten die dialektisch-behaviorale Therapie (DBT) für eine Gruppe suizidaler Jugendlicher mit Anzeichen für eine Borderline-Persönlichkeitsstörung und kombinierten diesen Ansatz mit einer multifamilialen Skills-Training-Gruppe. Diese Behandlung verglichen sie mit der üblichen Standardbehandlungsmethode (TAU) aus zwei wöchentlichen Sitzungen einer psychodynamischen Einzeltherapie sowie einer wöchentlichen Familientherapiesitzung. Dabei gelang der Nachweis, dass die Kombination von DBT und MFT in verschiedener Hinsicht deutlich wirksamer war als die TAU-Behandlung, und zwar bezüglich der Verringerung stationärer Aufenthalte in der Psychiatrie während der Behandlung, der Gewährleistung des regulären Behandlungsabschlusses, der Verringerung der Suizidgedanken, allgemeiner psychiatrischer Symptome sowie der Symptome einer Borderline-Persönlichkeitsstörung.

Eine dritte Studie (Poole et al. 2016) evaluiert zurzeit die Wirksamkeit eines manualisierten, acht Sitzungen umfassenden MFT-Workshops (»BEST MOOD«), an dessen erster Hälfte nur die Eltern teilnehmen, bei den letzten vier Sitzungen hingegen die ganze Familie. Dieser Workshop wurde speziell für die Arbeit mit Jugendlichen entwickelt, die unter einer behandlungsresistenten Depression leiden. Er beinhaltet einen systemisch-familientherapeutischen Ansatz mit psychoedukativen und bindungsbezogenen Elementen. Eine RCT zur Prüfung der Wirksamkeit dieses therapeutischen Protokolls wurde soeben abgeschlossen und soll demnächst veröffentlicht werden.

Fristad und Kollegen führten mehrere Studien mit Familien von Kindern durch, die unter einer affektiven Störung leiden und bei denen die Wirksamkeit psychoedukativer multifamilialer Psychotherapie (*Multi-Family Psychoeducational Psychotherapy* – MF-PEP) untersucht wurde. MF-PEP ist eine manualisierte Gruppenbehandlung für Kinder im Alter von 8–12 Jahren mit depressiven und bipolaren Störungen. Sie basiert auf einem biopsychosozialen Rahmen und nutzt kognitiv-behaviorale und familiensystemische Interventionen. Therapie erfolgt in einer Gruppe, die achtmal zu Sitzungen von jeweils 90 Minuten Dauer zusammenkommt. Dabei sind Kinder und Eltern zu Beginn und am Ende der Sitzungen zusammen, werden aber während des größten Teils der Zeit getrennt. 35 Patienten wurden randomisiert in MF-PEP-plus-TAU-Intervention oder eine Wartelisten-Kontrollgruppe mit TAU-Betreuung (Fristad, Goldberg-Arnold a. Gavazzi 2002). Anlässlich einer Follow-up-Untersuchung nach 4 Monaten berichteten die Familien über Zuwächse an Wissen, Fertigkeiten, Unterstützung und positiver Einstellung im Behandlungsverlauf. Eine andere Studie der gleichen Autoren (Fristad, Goldberg-Arnold a. Gavazzi 2003) mit der gleichen Stichprobe untersuchte die Wirkung der MF-PEP und wies einen Zuwachs an elterlichem Wissen über die affektiven Symptome der Kinder, an (von den Eltern berichteten) positiven familiären Interaktionen, an (von den Kindern berichteter) elterlicher Unterstützung und an der Inanspruchnahme geeigneter Hilfsdienstleistungen durch die Familien nach. Eine neuere RCT von Fristad et al. (2009) wies 165 Familien mit Kindern, die unter starken affektiven Störungen litten, entweder einer Gruppe zu, die mit MF-PEP plus TAU behandelt wurde, oder einer mit TAU behandelten Warteliste. Bei den Teilnehmern der MF-PEP-Behandlungsgruppe wurde anders als bei der Kontrollgruppe ein Rückgang der Schwere affektiver Symptome nachgewiesen. In einer weiteren Studie mit der gleichen Stichprobe berichteten Mendenhall, Fristad und Early (2009), dass die Teilnahme an der MF-PEP-Gruppe die Qualität der von den Familien genutzten Therapieangebote erheblich verbessert hatte. Die Forscher führten das auf die positive Einstellung der Eltern zur MFT zurück und fanden weiter, dass der Schweregrad der affektiven Symptome der Kinder durch die Qualität der therapeutischen Angebote reduziert wurde. Wie Boylan, MacPherson und Fristad (2013) zeigten, führte MF-PEP bei den gleichen affektiv gestörten Kindern zu einem Rückgang der Symptomatiken von ADHS, von oppositionellem Trotzverhalten und allgemein störenden Verhaltenssymptomen, aber nicht von spezifischen Symptomen einer Störung des Sozialverhaltens. Allerdings hatte der

Schweregrad des gestörten Sozialverhaltens keinen Einfluss darauf, wie die MF-PEP-Behandlung auf die affektiven Symptome wirkte. Und schließlich beschäftigten sich Cummings und Fristad (2012) mit Angst als einem potenziellen Moderator oder Mediator der MF-PEP. Wie sie feststellten, reduzierte MF-PEP die Angstsymptome zwar nicht signifikant, eine vorhandene komorbide Angst stand der Verringerung depressiver und manischer Symptome nach einer MF-PEP-Intervention aber nicht im Wege. McPherson et al. (2016) wandten MF-PEP auf gemeindepsychiatrischer Grundlage an und bestätigten ihre Wirksamkeit.

Fazit: Weitere Studien sind notwendig, um mehr Evidenz für die Effektivität der MFT im Vergleich zur Einzelfamilientherapie zu sammeln oder im Vergleich zu anderen Formen der Betreuung, insbesondere bezogen auf die in der Literatur relativ wenig berücksichtigten Adoleszenten. Dennoch wird die Evidenzbasis für die MFT bei affektiven Störungen allmählich stärker und lässt den potenziellen Wert dieser Behandlungsmodalität für unter affektiven Störungen leidenden Erwachsenen, Jugendlichen und Kindern sowie ihre Familien erkennen.

5.1.3 Essstörungen

Mittlerweile häufen sich die Hinweise auf die Wirksamkeit verschiedener MFT-Modelle für die Behandlung von *Anorexia nervosa* (AN) bei Jugendlichen. Mehrere deskriptive und unkontrollierte Longitudinalstudien (prospektive wie retrospektive) sowie einige Akzeptanzstudien (Dare a. Eisler 2000; Hollesen, Clausen a. Rokkedal 2013; Girz et al. 2013; Cook-Darzens 2007; Mehl et al. 2013; Salaminiou 2005; Scholz a. Asen 2001; Scholz et al. 2005; Voriadaki et al. 2015) berichten über Verbesserungen der Symptomatik von Essstörungen (»eating disorders«, ED), der Lebensqualität, des Selbstwertgefühls und der Stimmungslage (sowohl bei den jugendlichen Patienten als auch bei ihren Eltern), der Selbstwirksamkeit der Eltern und der Betreuerbelastung. Auch wurden ein hohes Zufriedenheitsniveau und eine sehr geringe Zahl von Behandlungsabbrüchen beobachtet. Die Untersuchungen dokumentierten zudem eine Verbesserung der Kommunikation in der Familie, weniger Dispute wegen des Essens und eine positivere Atmosphäre zu Hause. Darüber hinaus wurden eine Verringerung der Frequenz stationärer Behandlungen, von Wiederholungen solcher Behandlungen sowie eine Reduzierung ihrer Dauer beobachtet (Scholz a. Asen 2001). Eine kürzlich in Belgien abgeschlossene Outcome-Studie mit 82 Jugendlichen ergab einen deutlichen prozentualen Anstieg der Teilnehmer, die am Ende der Behandlung ein ideales Körpergewicht erreicht hatten, einen signifikanten Rückgang der Essstörungssymptome und der psychischen Belastung sowie eine deutliche Verbesserung der Lebensqualität der Probanden (Gelin et al. 2015). Eine kürzlich entwickelte Adaptation des vom Maudsley Hospital in London entwickelten MFT-Programms für Jugendliche mit *Bulimia nervosa* (BN) führte zu einer Reduzierung der ED- und Depressions-Symptome und beeinflusste die Coping-Fähigkeiten positiv (Stewart et al. 2015).

Das Maudsley-MFT-Modell (Gelin et al. 2015, 2016) wurde in drei neueren Vergleichsstudien jeweils an jugendlichen *Anorexia-nervosa*-Populationen (AN) evaluiert. Eine retrospektive Studie (Gabel et al. 2014) verglich MFT in Verbindung mit einer Standardbehandlung (TAU) mit einer entsprechenden Kontrollgruppe, die nur TAU erhielt. Sowohl bei der Experimentalgruppe als auch bei der Kontrollgruppe ergab sich eine deutliche Gewichtszunahme, doch die Einbeziehung der MFT führte schneller und häufiger zur Wiederherstellung des Normalgewichts. Eine andere retrospektive Studie im Rahmen eines intensiven Therapieprogramms in San Diego (Knatz et al. 2015; Marzola et al. 2015) gelangte zu einem ähnlichen Ergebnis hinsichtlich des Wiedererreichens des Normalgewichts und des Rückgangs behavioraler Symptome zum Zeitpunkt einer Follow-up-Untersuchung nach 30 Monaten. Grundlage war der Vergleich zwischen einer Einzelfamilien- und einer Multifamilientherapie, was den potenziellen Wert der MFT als einer kostengünstigeren Behandlung unterstrich. Und schließlich führten Eisler et al. (2016b) eine Multicenter-RCT mit 167 Familien durch, in denen ein Jugendlicher unter AN litt. Die Familien erhielten entweder eine Einzelfamilientherapie oder eine Kombination aus Einzel- und Multifamilientherapie. Die Patienten aus der MFT-Gruppe nahmen signifikant stärker an Gewicht zu, und eine größere Zahl von ihnen hatte am Behandlungsende nach Maßgabe der Morgan-Russell-Skalen ein gutes oder mittelgutes Ergebnis erreicht (Kapitel 2.8).

MFT-Behandlungen mit psychoedukativer Orientierung wurden bisher nur in einer einzigen Vergleichsstudie untersucht: In einer kleinen RCT mit stationär behandelten jugendlichen AN-Patienten verglichen Geist et al. (2000) zwei Behandlungsschemata: eine Behandlung aus acht Einzelfamilientherapie-Sitzungen (FT) mit einer ebenfalls acht Sitzungen umfassenden Familiengruppen-Psychoedukation (FGP). Die Studie erstreckte sich über 4 Monate und ergab, dass beide Behandlungsmodalitäten zur Wiederherstellung des Normalgewichts führten, wobei auch in diesem Fall die FGP letztlich wegen ihres besseren Kosten-Nutzen-Verhältnisses positiver bewertet wurde. Vorläufige Erkenntnisse, die aufgrund von Tantillos relational-motivationalem Modell gewonnen wurden (Tantillo et al. 2015), könnten in den kommenden Jahren gründlichere Untersuchungen inspirieren.

Im Bereich der systemisch orientierten MFT-Modelle wurde das sog. IS-MFT-Behandlungsmodell im Rahmen einer kontrollierten, nicht randomisierten Studie evaluiert (Cook-Darzens et al. 2005; Doyen, Cook-Darzens a. Mouren 2012): Über einen Zeitraum von 12 Monaten wurde bei Jugendlichen mit AN, die gerade erst aus einer stationären Behandlung entlassen worden waren, MFT plus TAU verglichen mit TAU ohne MFT. Obwohl es die MFT-Gruppe eine größere Zahl schwerer Fälle umfasste als die TAU-Gruppe und bei den Behandelten der MFT-Gruppe ein hohes Rückfall- und/oder Chronifizierungsrisiko bestand, war der MFT-Ansatz effizienter als TAU, angezeigt durch einen deutlicheren Symptomrückgang und eine bessere Stabilisierung des BMI nach 12 Monaten. Dieses Resultat und die Tatsache, dass es unter den Teilnehmern der MFT-Gruppe im ersten Jahr nach ihrer Entlassung aus der stationären Behandlung nicht zu einem Rückfall kam, rechtfertigen die Vermutung, dass das IS-MFT-Modell für die Arbeit mit behandlungsresistenten Jugendlichen besonders nützlich ist.

Am *Cognitive Interpersonal Maintenance Model* (New Maudsley Model) orientierte MFT-Programme wurden in zwei Studien in Toronto und London untersucht, die sich beide mit AN bei Erwachsenen beschäftigen:

- In einer kontrollierten, nicht randomisierten Studie wurde im Rahmen eines intensiven Programms zur Behandlung der Essstörungen von Erwachsenen, die unter starker AN litten, MFT mit Einzelfamilientherapie (SFT) kombiniert. Dimitropoulos et al. (2015) stellten in beiden Gruppen signifikante physische und psychische Verbesserungen fest, aber keine signifikanten Unterschiede zwischen MFT und SFT am Ende der Behandlung und 3 Monate später im Rahmen einer Follow-up-Untersuchung.
- Eine RCT, an der Patienten mit schlechter Prognose teilnahmen (Whitney et al. 2012), verglich bei jeweils zwei teilnehmenden Familien die Wirkung von MFT mit Einzelfamilienarbeit und stellte in beiden Behandlungsmodalitäten ähnliche Besserungen hinsichtlich des BMI der Patienten und der Verringerung der Stressbelastung der Betreuungsperson fest.

Weil sich keine der beiden Behandlungsformen als überlegen erwies, gelangten die Forschungsteams in Toronto und London übereinstimmend zu dem Schluss, MFT könne bei behandlungsresistenten Erwachsenen ein besseres Kosten-Nutzen-Verhältnis haben als Einzelfamilienarbeit.

Fazit: Die hier vorgestellten neueren Vergleichsstudien haben zwar vielversprechende Resultate geliefert, lassen aber noch keine belastbaren Schlussfolgerungen zu. Ihre Plausibilität muss stark relativiert werden, weil sie unter erheblichen Schwächen leiden, etwa Selektionsfehlern, zu kleinen Stichproben und mangelnde Randomisierung sowie in einigen Fällen Nutzung eines retrospektiven Ansatzes. Im Übrigen ist es schwierig, aus diesen Studien allgemeingültige Schlüsse zu ziehen, weil sie auf unterschiedlichen MFT-Modellen basieren. Trotzdem deutet einiges darauf hin, dass

- jugendliche AN-Patienten eher von einer MFT profitieren als erwachsene,
- MFT bei behandlungsresistenten Patienten möglicherweise wirksamer oder kostengünstiger ist und
- Kliniker und Familien MFT als wertvolle Alternative zu einer SFT sehen könnten, wobei die Entscheidung für eine MFT oder SFT letztlich von den Eigenarten der betreffenden Familie abhängig gemacht werden sollte.

Neue MFT-Ansätze für die Behandlung von AN bei Erwachsenen (Criquillion 2016; Tantillo et al. 2015) befinden sich in der Entwicklung, doch liegen noch keine Daten zu ihrer Effektivität bei dieser Altersgruppe vor.

5.1.4 Substanzmissbrauch, Alkoholabhängigkeit und Süchte

Mehrere Studien deuten darauf hin, dass Multifamilientherapie auch bei der Behandlung von *Alkoholabhängigkeit* nützlich sein könnte, wenn sie in Form einer Multipaartherapie nur mit erwachsenen Patienten und ihren Partnern (also ohne Kinder), stattfindet. Diese MFT-Formen setzen in der Regel auf verhaltenstherapeutische Techniken.

- Bowers und Al-Rheda (1990) verglichen eine Standardeinzeltherapie mit einer Gruppentherapie für Paare und stellten nach Abschluss der therapeutischen Arbeit keine signifikanten Unterschiede zwischen beiden Behandlungsformen fest; allerdings war bei den im Gruppensetting behandelten Alkoholikern der Alkoholkonsum zum Zeitpunkt der Follow-up-Untersuchung nach 6 Monaten deutlich niedriger als bei den im Rahmen einer Einzeltherapie behandelten Untersuchungsteilnehmern. Dieser Unterschied bestand auch nach einem Jahr noch. Außerdem schnitt die Paargruppe auf der Marital Adjustment Scale besser ab.
- Monti und Kollegen (1990) evaluierten drei Ansätze zur Förderung sozialen Lernens bezüglich der Behandlung von Alkoholismus in einer Studie mit 69 stationär standardisiert behandelten männlichen Alkoholikern. Bei den drei Ansätzen handelte es sich um 1) ein Kommunikationstraining (CST), 2) eine gleichartige Gruppe mit familiärer Beteiligung (CSTF) und 3) eine kognitiv-verhaltenstherapeutische Trainingsgruppe, die auf Stimmungsmanagement (CBMMT) fokussierte. Die Patienten in der CST- und der CSTF-Gruppe konsumierten zum Zeitpunkt der Follow-up-Untersuchung nach 6 Monaten deutlich weniger Alkohol als die Teilnehmer der CBMMT, wohingegen es hinsichtlich der Abstinenzrate und der Rückfalllatenz zwischen den drei Gruppen keine signifikanten Unterschiede gab und auch sonst keine Unterschiede zwischen den drei Gruppen beobachtet wurden.
- O'Farrell und Kollegen (O'Farrell et al. 1993; O'Farrell, Choquette a. Cutter 1998) evaluierten die Wirksamkeit eines Programms zur Rückfallprävention (RP) für Paare im Jahr nach einer kurzen behavioral orientierten Paartherapie für erwachsene Alkoholiker. Sie stellten fest, dass Patienten, die an RP teilgenommen hatten, 6 Monate nach Behandlungsende an viel mehr Tagen abstinent blieben und nur an wenigen Tagen Alkohol konsumierten; außerdem bestanden zum Zeitpunkt einer Follow-up-Untersuchung nach 30 Monaten die verbesserten ehelichen Beziehungen dieser Patienten weiterhin.

Bei der Behandlung von *Substanzmissbrauch* wird MFT mit einer besseren Compliance der Klienten und einer regelmäßigeren Teilnahme an den Sitzungen in Verbindung gebracht. Conner et al. (1998) halten MFT für eine hochwirksame Methode, die hilft, die Familien von Patienten in die Behandlung einzubeziehen, und so die Patienten anspornt, ihre Behandlung zum Abschluss zu bringen. Die Forscher bezogen MFT in die Behandlung von Patienten mit einer Substanzabhängigkeit ein und untersuchten den Zusammenhang zwischen der Teilnahme der Familie an MFT und der Durchhaltefähigkeit von 164 alkohol- und/oder kokainabhängigen ambulant behandelten Patienten. Wie sich herausstellte, sagte das Ausmaß der familiären Teilnahme an MFT zuverlässig den gelungenen Abschluss einer kurz- oder längerfristigen ambulanten Behandlung voraus.

Anton et al. (1981) untersuchten die Wirkung einer Kombination von MFT und einem High-Intervention-Programm auf opiatabhängige Patienten, die mit Naltrexon und einem Standardprogramm aus verbaler Beratung und unterstützender Psychotherapie behandelt wurden: Die Gruppe derer, die MFT erhielten, nahmen Naltrexon über längere Zeit kontinuierlich ein und blieben länger im Behandlungsprogramm als Patienten, die keine MFT erhielten.

Bisher wurde nur eine MFT-Intervention nach strengen Maßstäben als eigenständige Behandlung für jugendliche Substanzmittelsüchtige evaluiert (Liddle et al. 2001). 182 Marihuana und Alkohol konsumierende Jugendliche wurden in eine der drei folgenden Behandlungsgruppen randomisiert: multidimensionale Familientherapie (MDFT), Gruppentherapie für Jugendliche (AGT) und Multifamilienintervention mit psychoedukativer Orientierung (MFI). Nach 12 Monaten war bei mit MFI behandelten Jugendlichen ein klinisch signifikanter Rückgang des Drogenkonsums eingetreten. MFI schnitt jedoch hinsichtlich aller Messungen (auch solcher der familiären Funktionsfähigkeit) in den drei Gruppen am schlechtesten ab. Zu Therapieabbrüchen kam es bei MFI seltener als bei der AGT. Die Autoren dieser Studie kamen zu der Überzeugung, dass MFI den Familien möglicherweise nicht genügend individuelle Aufmerksamkeit widme, um Veränderungen herbeizuführen. Sie mahnten an, MFI in Kombination mit anderen Behandlungsmodalitäten zu nutzen. Smith und Hall (2010) weisen darauf hin, dass über die (potenziell positiven) Auswirkungen der Hinzunahme der MFT zu multimodalen Interventionen immer noch wenig bekannt ist, obwohl diese Ergänzung bei der Behandlung von Jugendlichen mit Substanzmissbrauchsproblemen zur Norm zu werden scheint.

In zwei Studien wurden die positiven Auswirkungen der MFT auf die Interaktion zwischen Eltern und zu *Substanzmissbrauch und Internetsucht* neigenden Jugendlichen herausgearbeitet:

- Liu et al. (2015) untersuchten die Wirkung der MFT und die ihr zugrunde liegenden Mechanismen auf die Reduzierung der Internetsucht von 46 Jugendlichen und auf ihre Eltern, verglichen mit einer Wartelisten-Kontrollgruppe: Die Internetsucht therapierter Jugendlicher war bei der Follow-up-Untersuchung nach 3 Monaten in der MFT-Gruppe deutlich niedriger als in der Kontrollgruppe. Diese Resultate wurden teilweise auf die Zufriedenheit der Jugendlichen mit der Erfüllung ihrer psychischen Bedürfnisse, auf die verbesserte Kommunikation mit den eigenen Eltern und auf die Nähe zu diesen zurückgeführt.
- Dickerson und Crase (2005) untersuchten wahrgenommene Veränderungen hinsichtlich Kommunikation und Nähe nach 4-wöchiger Teilnahme an einer

stationären Behandlung unter Einschluss einer MFT-Gruppe. An den Resultaten waren Veränderungen im positiven Sinne zu erkennen, insbesondere wenn auch die Eltern an der MFT-Gruppe teilnahmen.

Fazit: Grundsätzlich ist die Evidenz hinsichtlich der Wirksamkeit einer MFT-Behandlung von Substanzmissbrauch und Abhängigkeit sowie anderer Arten von Suchtproblemen ermutigend. Es sind jedoch weitere Untersuchungen erforderlich, um die Nachhaltigkeit der Wirkung einer MFT auf diese heterogene klinische Population zu demonstrieren.

5.1.5 Sozialer und schulischer Ausschluss

Families and Schools Together (FAST) ist eine Multifamilien-Unterstützungsgruppe, die Eltern stärker in die schulischen Aktivitäten einbeziehen und sie dazu animieren soll, sich intensiver für das Wohl ihrer Kinder zu engagieren. Das Verfahren wurde systematisch sowohl in über 600 Gemeinwesen in städtischen wie auch ländlichen Regionen der USA repliziert und evaluiert (McDonald et al. 2006). FAST hat die Einbeziehung von Tausenden von Eltern mit niedrigem Einkommen in die schulische Erziehung ihrer Kinder gefördert, darunter 51 % europäisch-stämmige, 23 % lateinamerikanische, 20 % afroamerikanische und 1 % asiatisch-amerikanische sowie amerikanische Ureinwohner. 80 % der Eltern, die an der ersten Sitzung dieses Programms teilnahmen, setzten ihre Teilnahme fort und schlossen das FAST-Programm regulär ab (McDonald a. Frey 1999). Eine RCT über FAST wurde mit auf dem Land lebenden amerikanischen Indianerfamilien durchgeführt. Dabei waren die bei den Kindern mit FAST erzielten Verhaltensänderungen den Resultaten einer Kontrollgruppe eindeutig überlegen (Kratochwill et al. 2004). Eine weitere RCT evaluierte FAST (McDonald et al. 2006) anhand einer Stichprobe von 180 Latinofamilien mit Kindern im Grundschulalter, deren Resultate mit denjenigen einer Gruppe verglichen wurden, die lediglich eine Broschüre mit Verhaltensempfehlungen für Eltern erhielten, verbunden mit einem anschließenden Follow-up: 90 % der Familien nahmen einmal an einer FAST-Sitzung teil, und 85 % verfolgten die Arbeit in der Gruppe bis zum Ende. In einer Follow-up-Evaluation sprachen sich die beteiligten Lehrer eindeutig für FAST aus, weil sich die Arbeit positiv auf die schulischen Leistungen und das Verhalten im Klassenraum ausgewirkt hatte, sowohl hinsichtlich der Aggressivität als auch der sozialen Fertigkeiten. Kratochwill et al. (2009) evaluierten FAST in Grundschulen mit Vorschulkindern bis zur dritten Klasse (die Hälfte der an der Studie teilnehmenden Probanden) und mit Kindern, die gefährdet waren, in sonderpädagogische Einrichtungen überstellt zu werden (die andere Hälfte der Studienteilnehmer). Wie die Berichte der Eltern unmittelbar nach Abschluss der Arbeit in der FAST-Gruppe und 1 Jahr später zum Zeitpunkt der Follow-up-Untersuchung zeigten, war es bei den Kindern in der FAST-Gruppe anders als in der Kontrollgruppe zu einer geringeren Verschlechterung der Familienadaptabilität und zu einem deutlichen Rückgang der externalisierenden (aggressiven) Verhaltensweisen gekommen. Aus der FAST-Gruppe wurde weniger Kindern eine sonderpädagogische Betreuung empfohlen als aus der Kontrollgruppe. Diese Ergebnisse deuten darauf hin, dass schulbegleitende Multifamiliengruppen das Engagement der Eltern für ihre Kinder verbessern und zur Behebung des Leistungsdefizits beitragen können, das in Familien häufig zu finden ist, die sozial und schulisch benachteiligt bzw. ausgeschlossen zu werden drohen.

Ein weiteres interessantes MFT-Programm wurde in Großbritannien für Schüler entwickelt, bei denen wegen Verhaltensproblemen, Lernschwächen oder Mobbing die Gefahr des Schulausschlusses bestand (Kapitel 3.1; Dawson a. McHugh 2006). Der Hauptzweck dieses Programms, das zunächst am *Marlborough Family Education Centre* (MFEC) beheimatet war, ist die Überbrückung der Kluft zwischen Schulen und Familien. Später wurde das Programm direkt in die Schulen der betroffenen Kinder transferiert. Dort finden nun MFT-Gruppen mit Unterstützung »graduierter« Eltern statt, die selbst Erfahrungen mit dieser Arbeit mit ihren eigenen Kindern gesammelt haben. Eine Evaluation des Programms ließ Anzeichen für statistisch und klinisch signifikante Verbesserungen erkennen, die zum Zeitpunkt einer Follow-up-Untersuchung nach 12 Monaten fortbestanden, wohingegen bei den Teilnehmern einer Kontrollgruppe keine Veränderungen eingetreten waren (Dawson a. McHugh 2012; Morris et al. 2014). Das Modell wird vom britischen Gesundheitsministerium momentan als bewährtes Verfahren eingestuft. Es ist auch in mehreren anderen europäischen Ländern und in verschiedenen Kulturen bekannt und angewandt worden.

Und schließlich wurde in den USA ein MFT-Programm mit einer starken Anlehnung an die narrative Therapie für Familien entwickelt, die unter sehr schwierigen sozialen Bedingungen leben, beispielsweise für Familien, die (teilweise aufgrund von häuslicher Gewalt) obdachlos geworden sind, sowie für vertriebene und arme Einwandererfamilien (Fraenkel 2007). Dieses Programm namens *Fresh Start for Families* ist insofern einzigartig, als es zusammen mit den Familien, für die es gedacht ist, erarbeitet und evaluiert wurde und laufend weiterentwickelt wird. 55 Familien aus dem Projekt für obdachlose Familien wurden vor und nach ihrer Teilnahme am MFT-Programm auf individueller, familiärer und Kontextebene evaluiert. Dabei wurden ein Rückgang der Demoralisierung und eine Verringerung psychischer und behavioraler Symptome festgestellt. Verglichen mit nicht an diesem Programm teilnehmenden Familien wurde auch ein Anstieg der Bemühungen um Arbeit festgestellt.

5.1.6 Chronische organische Krankheiten

Steinglass und sein Team, das im *Center for Family Research* der medizinischen Fakultät der George Washington University (Washington, D. C.) arbeitet, entwickelten als Erste Multifamilienworkshops für Familien, in denen ein Mitglied unter stark beeinträchtigenden chronischen Krankheiten leidet (Gonzalez, Steinglass a. Reiss 1989), etwa Diabetes, Krebs, kardiovaskuläre Erkrankungen usw. Zu den Interventionen zählten eine starke, auf Stressbewältigung fokussierende psychoedukative Komponente und eine systemisch orientierte Unterstützungskomponente, die Wechselwirkungen zwischen der Familiensituation und der Krankheit in den Blick nahm. Aufgrund der besonderen Schwierigkeit, sinnvolle Ergebnisvariablen (wie eine Verbesserung der Funktionsfähigkeit des Patienten/der Familie und Kostensenkungen) zu definieren und zu operationalisieren, gibt es weniger kontrollierte Studien über die Wirksamkeit von MFT mit medizinischer Zielsetzung verglichen mit psychiatrischer Zielsetzung (Steinglass a. Gonzalez 2007). Dennoch legen mehrere Studien die Vermutung nahe, dass eine auf dem genannten Modell basierende MFT die Copingstrategien verstärkt, die Entwicklung sekundärer psychiatrischer Symptome verhindert und die allgemeine Belastung der Familie verringert. Familien berichteten über große Zufriedenheit mit dieser Art Intervention (Steinglass, Ostroff a. Steinglass 2011; Wambolt a. Levin 1995).

Kazak et al. (2005) evaluierten die Wirkung eines Multifamilienworkshops verglichen mit einer TAU auf Angst und posttraumatische Belastungssymptome in Familien mit einem Kind oder Jugendlichen, bei dem kürzlich Krebs diagnostiziert worden war. Der MFT-Workshop erwies sich in den ersten Monaten nach der Diagnose als nützlich, und er führte zu einer Verringerung des belastenden Gefühls in der Familie sowie zu einem Rückgang des Vermeidungsverhaltens bezogen auf medizinische Behandlungsverfahren, Auswirkungen, die deutlich stärker waren als in der TAU-Gruppe.

Mendes et al. (2015) untersuchten die Wirkung einer Multifamilien-Diskussionsgruppe für Jugendliche und Erwachsene mit hohem Risiko, an Dickdarmkrebs zu erkranken, und ihren Familien im Rahmen einer nichtexperimentellen explorativen Studie. Eine Fokusgruppe, die nach MFT mit vier Familien stattfand, zeigte, dass die Teilnehmer mit dem Programm zufrieden waren. Sie berichteten, es habe sie besser in die Lage versetzt, mit ihrer erhöhten genetischen Disposition fertig zu werden. Der Wert von MFT-Gruppen wurde auch durch eine Pilotstudie über die Bedürfnisse von Jugendlichen, die mit der Erkrankung ihrer Mütter an Brustkrebs fertig werden mussten, gestützt (Davey et al. 2005).

Eine Vergleichsstudie (Satin et al. 1989) untersuchte die Auswirkungen einer 6-wöchigen familienorientierten Gruppenintervention auf Jugendliche mit insulinabhängigem *Diabetes mellitus* (IDDM). 32 Familien wurden nach dem Zufallsprinzip einer Multifamiliengruppe (MF), einer Multifamiliengruppe plus Diabetesschulung (mittels Diabetessimulationsprogramm) für die Eltern (MF+S) oder einer Kontrollgruppe (C) zugewiesen. Beide Multifamiliengruppen erzielten hinsichtlich des Akzeptierens der Krankheit, des Selbstwertgefühls, der Selbstfürsorge und der Funktionsfähigkeit innerhalb der Familie deutlich bessere Resultate als die Kontrollgruppe. In der MF+S-Gruppe wurden außerdem bessere Resultate hinsichtlich der Stoffwechselkontrolle festgestellt.

Kürzlich haben Carpenter et al. (2014) ein vier Sitzungen umfassendes MFT-Programm für Kinder und Jugendliche mit IDDM und ihre Betreuer entwickelt, das auf den Problemlösungs- und Kommunikationskomponenten der *Behavioral Family Systems Therapy* für Diabetes basiert. Sie untersuchten die Wirkungen des Programms an 67 diabeteskranken Kindern und Jugendlichen mit schlechter glykämischer Kontrolle und/oder Complianceproblemen. Ihnen gelang der Nachweis, dass der Wert des glykosylierten Hämoglobins (HbA1c-Wert) der Jugendlichen *vor* der Behandlung und der Grad der Regelmäßigkeit ihrer Sitzungsteilnahme Voraussagen über ihren HbA1c-Wert *nach* der Behandlung und über die Wahrscheinlichkeit einer Verbesserung desselben zulässt. Außerdem deuteten die gewonnenen Erkenntnisse auf eine gute Akzeptanz der Behandlung für die Familien hin sowie darauf, dass Eltern wie Jugendliche mit der Intervention zufrieden waren.

La Roche, Koinis-Mitchel und Gualdron (2006) untersuchten die Wirkung einer Multifamilien-Gruppenbehandlung bei Asthma (MFAGT), die den Umgang mit Asthma vereinfachen und die Zahl der Notfallambulanzbesuche afroamerikanischer und hispanischer Familien reduzieren sollte. 24 Familien wurden nach dem Zufallsprinzip einer MFAGT oder einer psychoedukativen Asthma-Standardintervention zugewiesen. Anlässlich der Follow-up-Untersuchung nach 1 Jahr erwies sich, dass die Familien der MFAGT-Gruppe mit Asthma deutlich besser umgingen und erheblich seltener Notfallzentren aufsuchten als vorher.

Pomeroy, Rubin und Walker (1996) evaluierten die Wirkung einer psychoedukativ orientierten Multifamiliengruppen-Intervention für Familien mit einem an Aids erkrankten Mitglied. 33 Familien, die an dieser Intervention teilnahmen, wurden mit 13 Kontrollpersonen auf einer Warteliste verglichen. Wie sich herausstellte, trug die Multifamilienintervention dazu bei, Depression, Angst und Stigmatisierung zu verringern, ein soziales Netzwerk aufzubauen und die Familienbeziehungen wiederherzustellen, die unter dem Ausbruch der Aidskrankheit gelitten hatten, welche oft als beschämend empfunden wurde.

In einer Pilotstudie untersuchten Lemmens et al. (2005) die positiven Wirkungen einer Multifamilien-Diskussionsgruppe auf Patienten mit chronischen Schmerzen und ihre Familienangehörigen. Wie die meisten Patienten und Mitglieder ihrer Familien berichteten, hatte die Gruppe ihnen geholfen, ihre Kommunikation, ihre Beziehungen zueinander sowie ihre gegenseitige Unterstützung und ihre Copingstrategien zu verbessern. Weitere berichtete positive Faktoren waren das Gemeinschaftserleben, die Möglichkeit des Austauschs mit anderen, das Erlangen von Einsichten und das Kennenlernen von Leidensgenossen und ihren Familien. Am Ende der Behandlung zeigten sich die Patienten außerdem weniger belastet, sie waren weniger depressiv und besser in der Lage, ihr Leben nach ihren Vorstellungen zu gestalten, und sie widmeten sich verstärkt sozialen Aktivitäten.

Im Bereich kognitiver Beeinträchtigungen prüften Schmitter-Edgecombe und Dyck (2014) die Wirksamkeit einer Kombination aus kognitiver Rehabilitation und Multifamilien-Gruppenbehandlung (CR-MFG), die zur Anwendung neu erlernter kognitiver Strategien im Alltagsleben anspornen sollte. An der Studie nahmen 23 Personen mit leichten kognitiven Beeinträchtigungen (MCI) sowie ihre Betreuer teil. Die Resultate dieser Stichprobe wurden mit denjenigen einer Standardbetreuung (SC) verglichen. Leistungsbasierte Messungen der Alltagsfunktionsfähigkeit und neuropsychologische Gedächtnistests mit MCI-Teilnehmern zeigten bei der CR-MFG-Intervention signifikante Verbesserungen. Auch die an CR-MFG teilnehmenden Betreuungspersonen berichteten über positive Veränderungen hinsichtlich der Alltagsfunktionsfähigkeit der MCI-Teilnehmer sowie über Verbesserungen ihres Copingverhaltens.

Trotz des Pilotstudiencharakters vieler hier erwähnter Untersuchungen im Bereich chronischer somatischer Erkrankungen gibt es Anhaltspunkte dafür, dass MFT die Beziehungen innerhalb einer Familie, die Adaptationsfähigkeit, die Nutzung von Copingstrategien und die Lebensqualität verbessern kann und sich in manchen Fällen auf den Umgang mit der Krankheit und auf deren Verlauf positiv auswirkt.

5.1.7 Weitere Krankheiten und Störungen

Es gibt einige Hinweise darauf, dass MFT auch bei anderen psychischen Störungen sowie in entsprechenden Kontexten von Nutzen sein kann, beispielsweise im Falle einer *Zwangsstörung* (»obsessive-compulsive disorder«, OCD), einer posttraumatischen Belastungsstörung (PTBS), bei Autismus, Störungen des Sozialverhaltens, Kindesmisshandlung/-missbrauch und Kindesvernachlässigung sowie bei Aufmerksamkeitsdefizit-/Hyperaktivitätsstörungen (ADHS).

Bezogen auf *Zwangsstörungen* (OCD) verglichen Van Noppen et al. (1997) die Wirkung zweier Formen verhaltenstherapeutisch orientierter Gruppenbehandlungen an einer Stichprobe von 36 Patienten: eine »reine« verhaltenstherapeutische Gruppenbehandlung (GBT) und eine multifamiliale verhaltenstherapeutische Gruppenbehandlung (MFBT). Zwar erzeugten beide Behandlungen starke positive Wirkungen, doch waren bei den Teilnehmern der MFBT-Gruppe häufiger signifikante klinische Verbesserungen zu erkennen als bei den Teilnehmern der GBT-Gruppe.

Hinsichtlich der Behandlung von *PTSD* (»posttraumatic stress disorder«) untersuchten Fischer et al. (2013) die Wirkung der Adaptation eines Psychoedukationsprogramms für Multifamiliengruppen bei 100 Veteranen mit PTSD und 96 Mitgliedern ihrer Familien. Diese Längsschnittstudie dokumentierte den Nutzen der MFT, durch die es zu einem Zuwachs an Wissen über PTSD und an Fertigkeiten im Umgang damit kam, zu einer Verbesserung der Funktionsfähigkeit der Familie und des Symptomstatus sowohl bei den Veteranen als auch bei ihren Angehörigen.

Eine weitere Studie von Kiser et al. (2010) berichtete vorläufige Erkenntnisse über den Wert der sog. SFCR-Intervention (Strengthening Family Coping Resources), einer traumafokussierten, multifamilialen, der Vermittlung von Fertigkeiten dienenden Methode, die speziell für *Familien in traumatischen Kontexten* entwickelt wurde. Wie aus den Resultaten dieser Studie hervorgeht, ist SFCR eine praktikable Intervention, die sich positiv auf die Symptome von Kindern mit traumatischen Belastungen auswirkt.

Smith, Greenberg und Mailick (2012) untersuchten die Wirkung einer psychoedukativen Intervention für Multifamiliengruppen namens *Transitioning Together* an 11 Familien, in denen ein Jugendlicher unter *Autismus* litt. Die Eltern waren mit der Intervention sehr zufrieden und entwickelten ein deutlich besseres Verständnis der Probleme ihres Kindes, der Arbeit des Unterstützungssystems, in dem ihr Kind betreut wurde, und der Eltern-Kind-Beziehungen. Auch zeigten sie infolge der Arbeit in der Gruppe ihrem Kind gegenüber mehr Wärme. Zwar traten keine signifikanten Veränderungen hinsichtlich der Autismussymptome oder der von den Eltern berichteten Belastungszustände ein, aber die Eltern erklärten nach der Multifamilien-Gruppenintervention häufiger, sie seien über ihre Kinder glücklich oder stolz auf sie.

MFT-Studien mit *jugendlichen Ersttätern, Kindern mit Verhaltensproblemen und zu sexuellem Missbrauch neigenden Jugendlichen* haben vielversprechende Resultate erzielt:

- Wie McKay et al. (2002) berichteten, wirkte MFT sich auf die Regelmäßigkeit der Teilnahme solcher Familien an den Gruppensitzungen sehr stabilisierend aus.
- Quinn und Van Dyke (2004) verglichen die Wirkung einer MFT- und einer Kontrollgruppe hinsichtlich der Rückfallquote jugendlicher Ersttäter: Die Jugendlichen in der MFT-Gruppe wurden achtmal seltener rückfällig als die in der Kontrollgruppe.
- Caldwell et al. (2007) belegten, dass MFT erheblich zur Stressverringerung der Eltern zum Zeitpunkt der Follow-up-Untersuchung nach 3 Monaten beitrug und dass die Kommunikation zwischen den jugendlichen Ersttätern und ihren Eltern nach Abschluss der Intervention und zum Zeitpunkt der Follow-up-Untersuchung deutlich offener geworden war.

Zwar thematisieren mehrere MFT-Programme *Kindesmisshandlung* in der Familie, doch wurde deren Effektivität bisher kaum untersucht. Meezan und O'Keefe (1998) verglichen die Wirkung von MFT mit der einer traditionellen Einzelfamilientherapie bei der Behandlung von 81 zu Misshandlungen und Vernachlässigung neigenden Familien. Bei Behandlungsende war das Potenzial von Kindesmisshandlungen in den Familien, die MFT erhalten hatten, deutlich geringer geworden, und die soziale Unterstützung hatte sich gegenüber der Situation der Familien in der Vergleichsgruppe deutlich verbessert. Auch die Funktionsfähigkeit der Familien besserte sich in der MFT-Gruppe deutlich stärker als in der Gruppe, die eine traditionelle Einzelfamilientherapie erhalten hatte.

Und schließlich wurde in einer kürzlich abgeschlossenen Studie der Nutzen eines Multifamilienansatzes für die Behandlung von *ADHS* untersucht. Ma, Lai und Wan (2016) erforschten den wahrgenommenen Nutzen eines 6-monatigen

MFT-Programms. Dieses umfasste Psychoedukation und Aktivitäten, die auf die Verbesserung elterlicher Fähigkeiten, der Eltern-Kind-Beziehungen und der Konzentrations- und Selbstregulationsfähigkeit des Kindes zielten. Es handelte sich um chinesische Familien mit Kindern im Alter von 5–12 Jahren mit der Diagnose ADHS. Während die Eltern die Wirkung des Programms als positiv beurteilten, war die Einschätzung der Kinder weniger positiv. Da es sich jedoch um einen klientengeleiteten Ansatz handelte, führten die Einschätzungen der Kinder zur Weiterentwicklung und Verfeinerung des MFT-Programms.

5.1.8 Prozessforschung

Nur sehr wenige Forschungsprojekte haben sich bisher mit den in Multifamiliengruppen vorherrschenden Interaktionsmustern und mit ihrer Entwicklung über die Zeit beschäftigt. Auch ist wenig darüber bekannt, welche Art von Interaktionen therapeutische Veränderungen am besten unterstützen. In einer Studie mit einer kleinen Gruppe von drei Familien, in denen Probleme hinsichtlich der Eltern-Kind-Beziehung bestanden, identifizierte Cassano (1989) fünf *Ebenen von Interaktionen:*

- Interaktionen zwischen dem Therapeuten und einzelnen Gruppen- oder Familienmitgliedern sowie einzelnen Familien;
- Interaktionen innerhalb von Familien;
- Interaktionen zwischen Familien;
- Interaktionen innerhalb der Gesamtgruppe (Intragruppen-Interaktionen);
- Interaktionen zwischen der Gesamtgruppe und dem umfassenderen Kontext (Extragruppen-Interaktionen).

Außerdem zeigte Cassano auf, dass Interaktionen, an denen der Therapeut beteiligt war, zwar in den Anfangsphasen der MFT dominierten, die Gruppe sich aber im Laufe der Zeit in Richtung intra- und interfamiliärer Prozesse (sowohl intra- als auch intergenerationaler Art) entwickelte, ein Verlauf, der als für therapeutische Veränderungen optimal angesehen wird (McFarlane 1983).

Eine andere Studie (Reiss a. Costell 1977) mit einer 13 Familien umfassenden MFT-Gruppe zeigte eine stabile intergenerationelle Differenzierung. Diese drückte sich in der klaren räumlichen Trennung von Eltern und jugendlichen Kindern (in Form der Sitzordnung) sowie darin aus, dass die Jugendlichen und Eltern einer Familie nur selten miteinander kommunizierten. Hingegen waren die Charakteristika der Teilnahme am kommunikativen Austausch (»ruhig« oder »geräuschvoll«) bei den Eltern und Jugendlichen ein und derselben Familie verblüffend ähnlich. Dies deutete auf die Existenz eines Mechanismus aktiver familiärer Regulation der Teilnahme an der Kommunikation innerhalb einer Familie hin.

Einige Studien beschäftigten sich mit den *für MFT charakteristischen Veränderungsprozessen:*

- Lemmens et al. (2003, 2009b) untersuchten therapeutische Faktoren, die für Veränderungen bei Patienten psychiatrischer Tageskliniken, solchen mit chronischen Schmerzen oder mit einer schweren Depression verantwortlich sein können. Die Ergebnisse gaben Aufschluss über die Bedeutung des Zusammenhalts und der Unterstützung innerhalb einer solchen Gruppe sowie über den Prozess des Lernens durch Beobachtung und Identifikation. Der Therapeut wurde als Wegweiser und Informationsvermittler wahrgenommen. Über das Erleben von Gemeinschaftsgeist, Einsicht, Hoffnung und Unterstützung durch die Gruppe als therapeutische Faktoren wurde ebenfalls berichtet.
- Hellemans et al. (2011) führten mit 24 Teilnehmern an einer MFT für Patienten mit schweren depressiven Erkrankungen eine interpretierende phänomenologische Analyse durch. Die Patienten und ihre Partner identifizierten acht wiederkehrende *therapeutische Faktoren:*
  - die Gegenwart anderer,
  - Kohäsion und Verstehen,
  - Selbstoffenbarung,
  - Offenheit,
  - Diskussion,
  - Einsichten,
  - Beobachtungserlebnisse und
  - Anleitung vonseiten des Therapeuten.

  Nach Auffassung der Autoren dieser Studie ist für die spezifische Wirkung des MFT-Formats die Tatsache entscheidend, dass die Behandlung mehrere Ebenen gleichzeitig anspricht. Die MFT kann eine besonders sichere Umgebung schaffen, was für die Arbeit an familiären Problemen besonders wichtig ist, wobei diese Methode nicht im gleichen Maße Druck auf die Familie ausübt und ihre Aufmerksamkeit erzwingt wie eine Einzelfamilientherapie.

Im Bereich der *Essstörungen* untersuchten Voriadaki et al. (2015) das alltägliche Erleben von Jugendlichen und deren Eltern im Rahmen einer intensiven Multifamilientherapie für Jugendliche mit *Anorexia nervosa* (AN). Sie berichteten über eine rasche Verbesserung der Einsichten der Teilnehmer in die Krankheit, über Verbesserungen der Genesungsmotivation bei den Jugendlichen sowie über eine Verbesserung des Selbstwirksamkeitserlebens der Eltern. Eigene Erlebnisse den Mitgliedern anderer Familien in einer ähnlichen Situation mitzuteilen, Rollenspiele, die Verbesserung der Fähigkeit, Emotionen auszudrücken und wahrgenommenes wechselseitiges Lernen samt entsprechender Unterstützung zu ermöglichen, wurden als potenzielle Vermittler von Veränderungen identifiziert.

Ähnlich untersuchte Salaminiou (2005) die Erlebnisse von 18 Familien mit jugendlichen Kindern, die unter AN litten, in Reaktion auf den MFT-Prozess. Die meisten Eltern und Patienten empfanden die Behandlung als nützlich, und zu den in ihren Augen wichtigsten Aspekten der Arbeit zählten gegenseitige Unterstützung,

Feedback und Identifikation der Familien miteinander sowie Veränderungen, die als durch die MFT verursacht wahrgenommen wurden. Interessant ist, dass die meisten dieser Veränderungen in der elterlichen Dyade auftraten, nicht bei den Patienten, und dass sie sich auf relationale und emotionale Komponenten der Elternrolle bezogen sowie auf ihre Wirksamkeit und Stärke als Betreuer ihrer Kinder.

Eine qualitative Studie von Gelin et al. (in Vorb.) befasst sich mit der Sicht von Klinikern bezüglich der Veränderungen, die im Rahmen eines MFT-Programms für Jugendliche mit AN und ihren Familien erreicht werden. Mehrere therapeutisch wirkende Faktoren wurden identifiziert. Die meisten von ihnen betreffen den Einfluss jener allen Therapien gemeinsamen Aspekte, die in der integrativen Therapieforschung als allgemeingültig anerkannt werden. Die Autoren gelangten jedoch zu dem Schluss, dass die dialektischen Dynamiken zwischen Zugehörigkeit zur Gruppe und Differenzierung in der Gruppe, die für die Familien als Spiegel fungieren, einen spezifischen Veränderungsmechanismus bilden, der in der MFT eine wichtige Rolle spielt.

Und schließlich sei eine qualitative Inhaltsanalyse einer Fokusgruppe aus zehn Familien mit erwachsenen AN-Patienten erwähnt, die an einem relational-motivationalen MFT-Programm teilnahmen (Tantillo et al. 2015). Wie die Studie zeigte, stellte die MFT intra- und interfamiliäre Verbindungen (wieder) her, förderte die Identifikation mit Emotionen sowie deren Ausdruck, und diese Vorgänge wirkten sich indirekt positiv auf die AN-Symptome aus.

Couchman et al. (2014) untersuchten *qualitativ das Erleben in MFT* aus der Perspektive von Menschen mit erworbenen Hirnverletzungen und ihren Familien. Das überspannende Thema, das aus den Fokusgruppen mit 29 Hirnverletzten und 30 Betreuern hervorging, bestand darin, »den eigenen Platz zu finden«; als Subthemen wurden dabei Verbundenheit, Identität und Verstehen identifiziert. Die MFT unterstützte die Bemühungen der Teilnehmer, nach ihrer Verletzung ihren Platz in der Welt zu finden. Dies gelang, indem sie zu anderen Gruppenmitgliedern in Verbindung traten, sich über ihre Erlebnisse austauschten, ein Gefühl eigener und familiärer Identität entwickelten und Wissen und Verstehen erlangten.

Straits-Troster et al. (2013) evaluierten eine MF-Gruppenbehandlung für hirnverletzte Veteranen und ihre Familien oder Betreuer in Post-Behandlungs-Fokusgruppen. Dabei wurden fünf Themen herausgearbeitet:

- Erforschen häufig vorkommender Streitigkeiten und Verringerung der Isolation,
- Entwickeln von Fertigkeiten für den adäquaten Umgang mit Hirnverletzungen und damit verwandten Problemen,
- Wiederherstellung von Beziehungen mittels Kommunikation und Verstehen,
- Verstärken und Verstehen der wechselseitigen Verbindung zwischen Hirnverletzung und posttraumatischer Belastungsstörung und
- Verbesserung des Erlebens in der Multifamiliengruppe und des Engagements der Veteranen und ihrer Familienangehörigen im Rahmen der Behandlung.

5.1.9 Fazit und Ausblick

Die hier vorgelegte Literaturübersicht veranschaulicht eindrücklich, dass MFT empirische Unterstützung für ihre Anwendbarkeit und Effektivität in vielen verschiedenen Bereichen erfahren hat. Das gilt für verschiedene psychische, somatische und Beziehungsstörungen sowie für eine Reihe von Erziehungs- und sozialen Problemen und Kontexten sowohl bei Kindern und Jugendlichen als auch bei Erwachsenen. Wie Laqueur (1979) schon vor vielen Jahren erklärte, gibt es möglicherweise nur sehr wenige Kontraindikationen der MFT-Anwendung, und die publizierte Literatur bestätigt diese Hypothese.

Schizophrenie, chronische Psychosen und affektive Störungen wurden bisher am sorgfältigsten untersucht (unter anderem in zahlreichen RCTs und Metaanalysen); das hat die Entwicklung spezifischer therapeutischer Indikationen ermöglicht. Und in der Tat scheint MFT für Patienten, die unter Schizophrenie und psychotischen Störungen leiden, die Behandlung der Wahl zu sein, insbesondere wenn es sich um bestimmte Untergruppen von Patienten und Familien und/oder bestimmte Phasen der Krankheit handelt. Außerdem wurden vielversprechende Resultate beim Einsatz von MFT als Präventivmaßnahme bei Menschen mit einem Risiko, die genannten Störungen zu entwickeln, beobachtet. Es hat sich gezeigt, dass die Betreuerbelastung und die Expressed-Emotion-Werte (Abschn. 5.1.1) nicht nur bei Schizophrenie bzw. psychotischen Störungen, sondern auch bei affektiven Störungen signifikante Ergebnisprädiktionsfaktoren zu sein scheinen. So sollten sich zukünftige Forschungsprojekte systematischer auf diese Variablen konzentrieren, indem sie beispielsweise die Wirkung von MFT mit der von Einzelfamilientherapie vergleichen oder die Wirkung verschiedener MFT-Modelle untersuchen. Hier kann es sich etwa um psychoedukativ oder systemisch orientierte Formen handeln. Oder der Fokus könnte auf die Unterschiede verschiedener integrierter MFT-Behandlungen gerichtet werden, etwa bei Familien mit hohen bzw. niedrigen EE-Werten und entsprechend unterschiedlicher Betreuerbelastung.

Immer mehr Beweise liegen auch für die Wirksamkeit von MFT bei Essstörungen, Substanzmissbrauch und Süchten sowie bei somatischen Erkrankungen vor. Doch auch bezüglich dieser klinischen Populationen sind weitere kontrollierte Studien erforderlich. Die Wirksamkeit der MFT bei anderen Störungen und Problemen wurde bisher in eher vorläufiger oder anekdotischer Form untersucht, oft in speziellen kulturellen Kontexten, was weitere Replikations- und Disseminationsstudien erforderlich macht, die auf strengeren methodischen Voraussetzungen basieren.

Nur sehr wenige Studien verglichen bisher verschiedene MFT-Modelle direkt miteinander (Anderson et al. 1986; McFarlane et al. 1995b; Satin et al. 1989), meist waren dies psychoedukativ orientierte und systemische bzw. prozessorientierte Modelle. Dabei wurden allerdings keine signifikanten Unterschiede hinsichtlich der Wirksamkeit festgestellt. Diese Thematik verdient weitere Beachtung. Denn es ist wichtig herauszufinden, ob die Wirkung von MFT-Ansätzen hauptsächlich deren einzigartigen Formen und Prozessen oder spezifischen Merkmalen bestimmter MFT-Modelle (theoretischen Prinzipien, Werkzeugen, Inhalten, dem Arbeitstempo, der Dauer usw.) zuzuschreiben ist, da sie alle für bestimmte klinische Populationen jeweils in einem bestimmten Kontext entwickelt wurden. Weitere Untersuchungen, die spezielle MFT-Modelle für bestimmte klinische Populationen prüfen, würden helfen, diesen Aspekt zu klären. Sie würden

- die Rolle des Therapeuten und den Fokus der Interventionen besser definieren,
- fundamentale MFT-Ausbildungsprinzipien und -prozesse herausarbeiten und
- MFT-Anwendungsmöglichkeiten hinsichtlich der Art behandelbarer Pathologien, Phasen der Krankheitsentwicklung und der Kontexte definieren.

Die Prozessforschung hat dazu beigetragen, der MFT eine einzigartige Identität zu verschaffen. Dies gelang, indem sie ermöglichte, die spezifischen Prozesse herauszuarbeiten, die in allen MFT-Modellen eine Rolle spielen könnten, und indem sie die Überzeugungen der Kliniker bezüglich dessen bestätigt hat, was bei der Neuorganisation von Familien um ein gemeinsames Problem oder um den Krankheitszustand eines ihrer Mitglieder von Nutzen ist. Weitere Prozessuntersuchungen sind notwendig,

- um die wichtigsten Interaktionsmuster in Multifamiliengruppen (und ihre Entwicklung über die Zeit) zu erforschen und die der Veränderung besonders förderlichen zu identifizieren;
- um nützliche Inhalte und Veränderungsprozesse herauszuarbeiten, so wie sie von Therapeuten und Familien wahrgenommen werden.

5.2 MFT-Forschung in Deutschland

Michael Scholz

Bisher sind in Deutschland keine kontrollierten, randomisierten Untersuchungen (RCT) vorgelegt worden. Dennoch liegen wichtige Ergebnisse vor, die zur Evaluation der MFT beitragen. Außerdem gibt es systemische Untersuchungen zu Beziehungs- und Kommunikationsmustern im Vergleich zwischen Familien mit psychisch kranken Kindern und Kontrollfamilien, die für die therapeutischen Zieldefinitionen hilfreich sein können.

5.2.1 Die Studien von Scholz (1984) und Selisko (1994)

So wurden Anfang der 1980er Jahre 50 emotional und sozial gestörte Patienten der Kinder- und Jugendpsychiatrischen Klinik der Universität Leipzig mit 71 sozial gleichgestellten Leipziger Kontrollfamilien einschließlich eines Geschwisterkindes systemisch auf ihre subjektiv erlebten interpersonellen Beziehungen untersucht (Scholz 1984). Im Rahmen dieser Studie wurde das *Familienpolaritätsprofil* (FPP) entwickelt, der Vorläufer des *subjektiven Familienbildes* (SFB; Mattejat u. Scholz 1994). Beides sind systemische Verfahren zur quantitativen Erfassung der subjektiven Sichtweisen jedes einzelnen Familienmitglieds aller interpersonellen Beziehungen seiner Familie. Gemessen werden die Einschätzungen der gerichteten Beziehungen jedes einzelnen zu jedem anderen Familienmitglied (Selbstbild) sowie sein Empfinden, wie der andere sich zu ihm verhält (Fremdbild). Erfasst werden die beiden wichtigsten Dimensionen sozialer Beziehungen: die emotionale Verbundenheit (Valenz) und die Sicherheit/Autonomie (Potenz). Theoretisch basieren FPP und SFB auf dem semantischen Differenzial von Osgood, Suci und Tannenbaum (1957) sowie von Ertel (1965). Das subjektive Familienbild entspricht den drei Gütekriterien psychologischer Tests (Brickenkamp 1997):

- Objektivität (weitgehende Unabhängigkeit vom Versuchsleiter),
- Reliabilität (gute bis hinreichende Zuverlässigkeit) und
- Validität (umfassend überprüft und gut belegt).

Die wichtigsten signifikanten Unterschiede zwischen den oben genannten Leipziger Patienten- und den Kontrollfamilien werden hier dargestellt:

Wie sich zeigte, hatten *Kontrollfamilien* eine klare familiäre Struktur mit deutlichen Generationsgrenzen zwischen Eltern und Kindern. Bei den Eltern war der Vater überlegen. Die subjektive Wahrnehmung des Einzelnen und die Einschätzung durch die anderen waren annähernd deckungsgleich. Die Sichtweisen aller Familienmitglieder stimmten in hohem Maße überein.

In den *Patientenfamilien* war die Hierarchie dagegen abgeflacht, und die Generationsgrenzen waren aufgehoben. Kinder erlebten die Eltern als unsicher, Eltern erlebten im Vergleich zur Kontrollgruppe die Kinder als stark. Das sozial gestörte Kind war sogar seiner Mutter gegenüber leicht überlegen. Die Sichtweisen des Einzelnen wichen erheblich voneinander ab. Während in Kontrollfamilien ein hoher Konsens bezüglich der Wahrnehmungen bestand, waren die Patientenfamilien durch einen hohen Dissens gekennzeichnet.

Waren Mütter der Kontrollgruppe berufstätig, fühlten sie sich in den Beziehungen zu anderen Familienmitgliedern sicherer als Mütter, die nicht arbeiteten. In Patientenfamilien dagegen, in denen die Mütter ohnehin schwächer erlebt wurden, fühlten sie sich noch unsicherer, wenn sie berufstätig waren. Es schien, als ob Patientenmütter durch eine Arbeit neben der Betreuung der Familie überfordert waren. Kontrollfamilien waren signifikant besser miteinander verbunden waren als die Patientenfamilien. Auch hier stimmten die gegenseitigen Wahrnehmungen in den Kontrollfamilien deutlicher überein.

10 Jahre später untersuchte Selisko (1994) kurz nach der Wende Kontrollfamilien ebenfalls aus Leipzig, diesmal mit dem subjektiven Familienbild (SFB, Mattejat u. Scholz 1994). Sie kam bei den Kontrollgruppen zu den gleichen Ergebnissen

bezüglich der Generationsgrenzen, der hohen emotionalen Verbundenheit und den übereinstimmenden Sichtweisen. In einem Ergebnis unterschieden sich jedoch die Untersuchungen: Innerhalb von 10 Jahren erreichten die Mütter der Kontrollgruppe die gleiche Sicherheit und die gleiche Autonomie wie die Väter. Das nahmen sowohl die Kinder als auch die Väter so wahr. Da die subjektiven Einschätzungen der interpersonellen familiären Beziehungen im SFB durch gesellschaftliche und soziale Veränderungen offensichtlich beeinflusst werden, sind aktualisierte Kontrollgruppenuntersuchungen zum Vergleich mit Familien mit psychosozialen Problematiken künftig erforderlich.

5.2.2 Die Studie von Süß-Falkenberg (2005, 2006)

Süß-Falkenberg (2005, 2006) untersuchte in einer naturalistischen Studie mit Prä-post-Follow-up-Design die Veränderungen in Familien mit psychisch auffälligen Kindern. Diese waren 8 Wochen in der Familientagesklinik der Klinik für Kinder- und Jugendpsychiatrie und -Psychotherapie der TU Dresden behandelt worden. Kinder und Eltern wurden gemeinsam aufgenommen, und mit ihnen wurde täglich multifamilientherapeutisch gearbeitet. Die Kinder wurden in der Klinikschule unterrichtet, zum Teil unter Einbeziehung der Eltern. Alle anderen Therapien, wie Ergotherapie, therapeutisches Reiten und therapeutische Gespräche mit den Eltern, waren vom multifamilientherapeutischen Ansatz stark beeinflusst. Jede Familie wurde von einer Bezugsschwester betreut. Diese übte mit ihrer Familie Ideen und Aufgaben praktisch, welche sich aus der MFT ergaben. Die Bezugsschwestern besuchten ihre Familien einmal wöchentlich zu Hause, um ihnen bei der Umsetzung von Veränderungen in die Alltagssituation zu helfen.

Die psychischen Auffälligkeiten der Kinder veränderten sich im Vergleich zur Aufnahme (Zeitpunkt T1) bei der Entlassung (T2) deutlich; beim Follow-up nach 18 Monaten (T3) wurden weitere signifikante Veränderungen in wesentlichen Bereichen festgestellt (Abb. 24).

50 % der Mütter waren bei der Aufnahme psychisch belastet, was sich bei Entlassung nur unwesentlich veränderte. Offenbar war die familientagesklinische Behandlung an 5 Wochentagen über einen Zeitraum von 8 Wochen eine belastende Herausforderung; Mütter waren dabei durchgehend verantwortlich für ihr Kind und wurden intensiv in die Behandlung ihres Kindes einbezogen. Deshalb konnten ihre eigenen psychischen Probleme nicht im Vordergrund stehen. Beim Follow-up war dennoch in wesentlichen Bereichen eine signifikante Verbesserung eingetreten. Die Mütter unterschieden sich nicht mehr in den Referenzwerten des SCL-90. Dies war jedoch nur in den Familien nachweisbar, die nach der Entlassung weiter systemisch einzeltherapeutisch betreut wurden. Bei verhaltenstherapeutischer oder tiefenpsychologischer Therapie war dieser Effekt nicht nachweisbar.

Im Einzelnen hatten sich vor allem die Merkmale Aggressivität/Feindseligkeit (Abb. 25) und Zwanghaftigkeit (Abb. 26) deutlich verändert. Die höchste Ver-

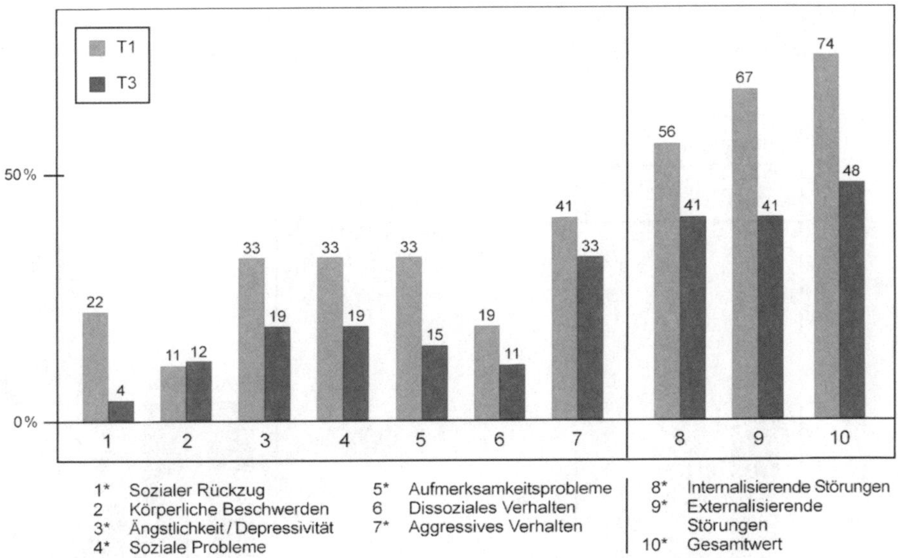

*Abb. 24: Psychische Störungen der Kinder. Vergleich T1–T3 mittels CBCL (child behavior checklist) (N = 27; * = signifikant)*

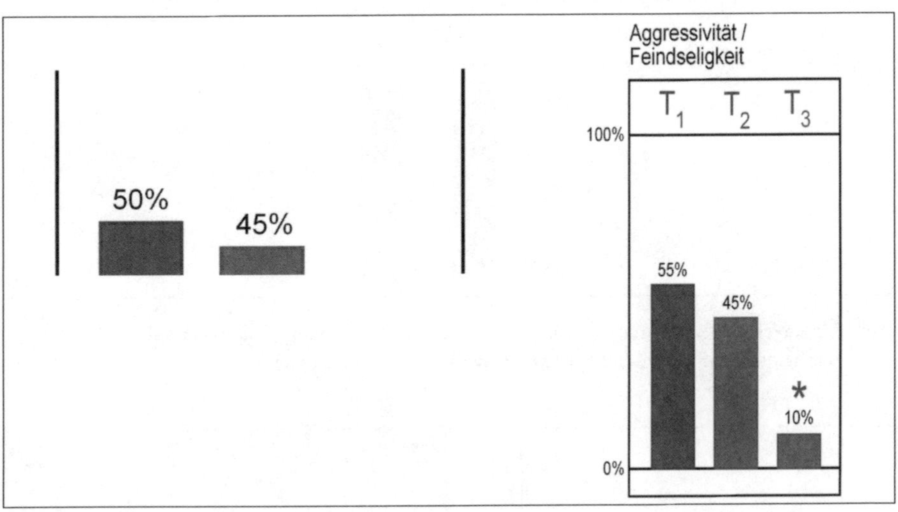

*Abb. 25: Psychische Belastung der Mütter im SCL-90-R: Gesamtscore (links) und Aggressivität/ Feindseligkeit (rechts); * = signifikant*

besserung konnte in der ›Unsicherheit im Sozialkontakt‹ registriert werden. Alle erlebten sich zu diesem Zeitpunkt sozial sicher.

Dieser Befund deckt sich mit den Ergebnissen des SFB. Auch hier erlebten Mütter sich subjektiv im Umgang mit ihren Kindern deutlich sicherer (Abb. 27).

Interessanterweise fühlten die sozial gestörten Kinder sich nach der Teilnahme an der MFT mit diesen Müttern signifikant emotional verbundener (Abb. 28).

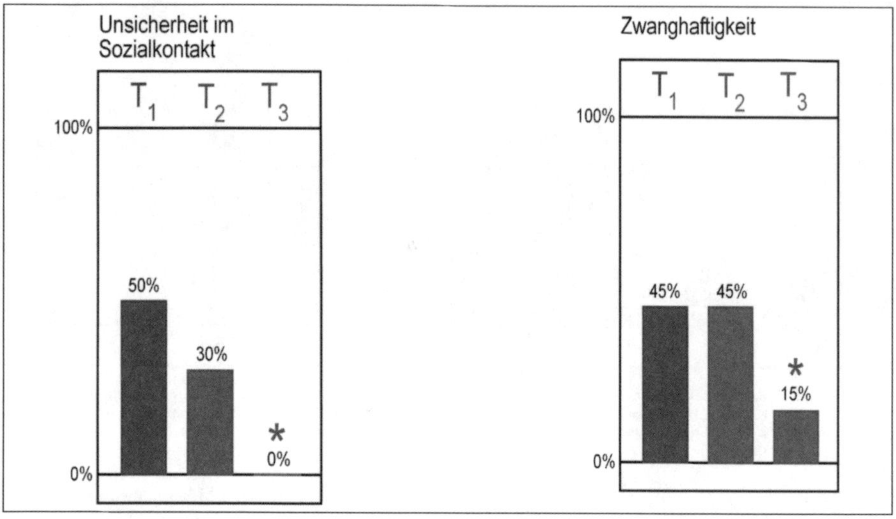

*Abb. 26: Psychische Belastung der Mütter im SCL-90-R: soziale Unsicherheit (links) und Zwanghaftigkeit (rechts); * = signifikant*

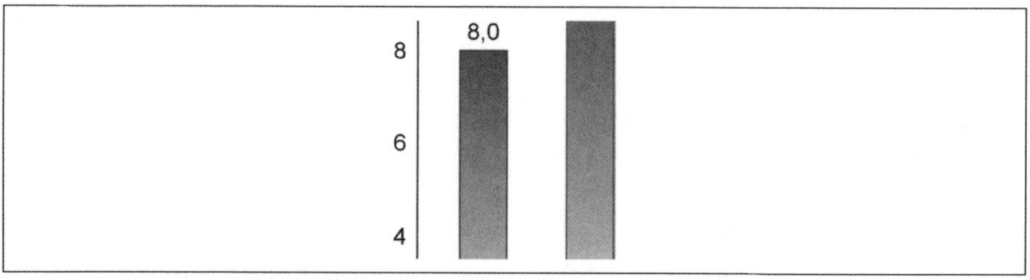

Abb. 27: Subjektiv von der Mutter erlebte größere Sicherheit im Umgang mit ihrem Kind (SFB-Selbsteinschätzung der Mutter) (Autonomie: T1 zu T3 signifikant)

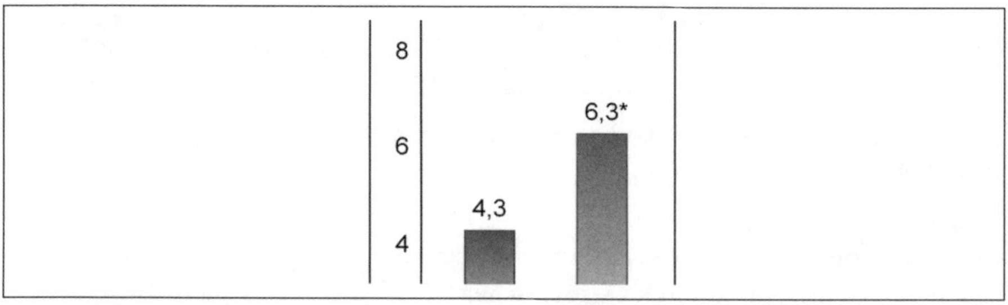

Abb. 28: Subjektiv vom Kind erlebte größere Nähe der Mutter zu ihm (SFB-Fremdeinschätzung des Kindes bezüglich der emotionalen Verbundenheit: T1 zu T3 signifikant)

5.2.3 Die Studie von Rix (2006)

Auch in einer Untersuchung von Rix (2006) waren Familien mit sozial gestörten Kindern im Vergleich zu anderen Patientenfamilien und Familien der Kontrollgruppe (Kontrollgruppe aus: Selisko 1994) miteinander wenig verbunden und verhielten sich zueinander unsicher. Das verhaltensgestörte Kind neigte sogar dazu, die anderen Familienmitglieder zu dominieren. Wie es scheint, wird eine Mutter, die ihrem schwierigen Kind sicher begegnet und ihm somit auch mehr Struktur bietet, von ihm warmherziger erlebt, obwohl sie subjektiv nicht mehr Nähe zu ihm empfindet. Offenbar fühlen sich Kinder, die in ihren Familien emotional wenig Beachtung finden, von sicheren und selbstbewussten Müttern mehr angenommen. Es könnte allerdings auch sein, dass diese Mütter eine intensivere Beschäftigung mit ihren Kindern selbst nicht als Zuwendung verstehen.

5.2.4 Die Studie von Klein und Fink (2016)

Klein und Fink (2016) haben in einer naturalistischen Studie die interpersonellen Veränderungen in Familien untersucht, die im Albert-Schweitzer-Kinderdorf Wetzlar, einem freien Träger der Jugendhilfe, von 2010–2015 mindestens 1 Jahr an halboffenen MFT- Gruppen teilgenommen hatten. Von insgesamt 50 Familien konnten von 21 Familien mit dem SFB (Mattejat u. Scholz 1994) die subjektiven interpersonellen Beziehungen und mit der GARF-Skala (Global Assessment of Relational Functioning Scale; nach Cierpka u. Stasch 2003) die Veränderungen aus der Sicht der beteiligten MFT-Fachkräfte bewertet werden. Die Familien wurden bei ihrer Aufnahme und zur Entlassung befragt sowie 5 Familien zusätzlich 18 Monate nach ihrer Entlassung.

Diese Arbeit ist die erste, die emotionale Veränderungen in den Familien in der Jugendhilfe untersucht hat. Bei den 9- bis 13-Jährigen führten folgende Auffälligkeiten zur Aufnahme in die Wochen- oder Tagesgruppe: Störungen im Sozialverhalten, Gewalt und Aggressionen zwischen Kindern und Eltern, schulische Probleme bis hin zur Schulverweigerung, häufige Konflikte zwischen Familienmitgliedern, Erziehungsschwierigkeiten und/oder fehlende Erziehungskompetenz der Eltern, ADHS und Autismus. Außer MFT erhielten die Familien regelmäßig aufsuchende Familienarbeit. Die Kinder und Jugendlichen wurden in der Wochen- und Tagesgruppe professionell durch Sozialpädagogen betreut. Seit Einführung der MFT konnte die durchschnittliche Verweildauer von 24–36 Monaten auf 14–15 Monate verkürzt werden.

Von den 22 Kindern und Jugendlichen waren 18 männlich und 4 weiblich. An der Studie nahmen außerdem teil: 16 Mütter, 11 Väter, 1 Stiefvater und 5 Lebensgefährten. Am Follow-up nach 18 Monaten (T3) beteiligten sich lediglich 5 Familien, sodass Signifikanzberechnungen nicht möglich waren. Zu Beginn der MFT (T1) wurden 22 Familien untersucht, am Ende der Maßnahmen (T2) waren es 21, weil ein Jugendlicher die Teilnahme an der Untersuchung ablehnte. Tendenzielle Verbesserungen wurden auf der Ebene der emotionalen Verbundenheit und der gegenseitigen Autonomie (Selbstständigkeit) bei den Jugendlichen und zwischen Vater und Mutter festgestellt. Signifikant verbesserte sich die Sicherheit der Väter in der Familie aus Sicht der Väter und der Mütter. Signifikante Veränderungen wurden allerdings nur in Familien gefunden, deren Kinder und Jugendliche in der Wochengruppe betreut wurden. In den Tagesgruppen kam es nur tendenziell zu Verbesserungen. Die Autoren der Studie erklären den Unterschied damit, dass Kinder in der Wochengruppe nur aufgenommen werden, wenn sie in schwer gestörten Familien mit dysfunktionalen Beziehungen aufwachsen. Da die Eltern durch die Wochengruppe deutlich entlastet sind, erleben sie die MFT als großen Gewinn. Da sie die Kinder aber nur am Wochenende zu betreuen haben, fehlen ihnen Übungsmöglichkeiten, um ihre Erfahrungen aus der MFT in den familiären Alltag zu transferieren.

Von 21 Kinder und Jugendlichen konnten 19 in ihre Familien zurückgeführt werden. Bei den 12 Familien, deren Kinder in der Tagesgruppe betreut wurden, waren bei 7 Familien keine weiterführenden Maßnahmen mehr nötig. Von den 10 Familien, deren Kinder an der Wochengruppe teilnahmen, brauchten nur 3 nicht weiter betreut werden. Dies führten die Autoren einerseits auf die höhere Dysfunktionalität dieser Familien zurück, andererseits auf die durch die Ganztagsbetreuung geringeren Möglichkeiten der Kinder und Jugendlichen, die im Schonraum der MFT gemachten Erfahrungen in ihren Alltag zu übernehmen.

Interessant wäre zu wissen, wie häufig Rückführungen und weiterführende Maßnahmen *vor* Einführung der MFT trotz erheblich längerer Aufenthalte indiziert waren. Die allgemeine Zufriedenheit war zwischen T1 und T2 deutlich größer, da die Spanne zwischen den momentanen Einschätzungen und den Wünschen geringer war (geringe Differenz zwischen Real- und Idealbild im SFB). Allerdings nahm diese nach der Entlassung bis zum Follow-up wieder ab, obwohl die Familien zufriedener waren als zu Beginn der Maßnahme.

Leibliche Eltern hatten den größten Gewinn. Sie fühlten sich am Ende der Maßnahme (T1) einander näher (emotionale Verbundenheit) und waren im Familienverbund selbstbewusster, sicherer, entschiedener und selbstständiger (Autonomie). Ein Drittel der Kinder und Jugendlichen hatte kein leibliches Elternpaar, sondern Stiefeltern oder Lebensgefährten des leiblichen Elternteils: Für solche Familien wurde diese positive Entwicklung nicht gefunden.

Mithilfe der GARF-Skala schätzten die betreuenden MFT-Fachkräfte jeweils bei der Aufnahme und der Entlassung der Familien das Funktionsniveau der familiären Beziehungen ein. Die Bewertungen der Fachkräfte stimmten in hohem Maße darin überein, dass sich das familiäre Funktionsniveau signifikant verbessert hat. Bei den schwer gestörten Familien sahen die Autoren in den nachgewiesenen Veränderungen einen deutlichen Gewinn durch die MFT. Diese hat auch die Grundeinstellungen des Betreuungspersonals günstig beeinflusst.

Den Autoren zufolge ließen die kleinen Fallzahlen in den Untergruppen verschiedentlich keine aussagefähigen Resultate zu. Neben größeren Fallzahlen empfehlen sie für spätere Untersuchungen die Verwendung von Diagnosen oder zumindest den Einsatz störungsspezifischer Fragebögen für die Jugendlichen (und für die Eltern! [Anm. d. Verfassers]). Da die elterlichen Beziehungen sich nicht verbessert hatten, aber eine wesentliche Voraussetzung für die Familienatmosphäre und die Beziehung zum Kind sind, empfehlen die Autoren des Weiteren, Paarbeziehungen in der MFT stärker zu berücksichtigen, auch wenn MFT keine Paartherapie ersetzen kann.

5.2.5 Die Studie von Hackenbruch (2010)

Mütter wurden in einer Nutzeranalyse in allerdings kleiner Fallzahl nach ihrer Meinung zur MFT befragt (Hackenbruch 2010). Sie fanden das Zusammengehörigkeitsgefühl und eine gute Atmosphäre hilfreich bei der Lösung von Alltagsproblemen. Die Gruppe bestand aus vier Familien. Mütter, die nur diese kleine Gruppe kannten, fanden sie angenehm und fühlten sich in ihr wohl. Mütter, die vorher eine größere Gruppe erlebt hatten, fanden diese effektiver, weil dann mehr Austausch von Meinungen, Erfahrungen und Hilfen untereinander möglich waren. Die verpflichtende Teilnahme erlebten alle anfangs als Zwang. Am Ende der Therapie fanden sie jedoch die verpflichtende Teilnahme sinnvoll, weil – wie sie sagten – sonst häufiger Familien nicht teilnehmen würden und eine kontinuierliche Arbeit immer wieder unterbrochen würde. Auch wären mit allen Familien vielseitige und gegenseitige Hilfen eher möglich.

5.2.6 Magdeburger Untersuchungen[21]

Seit 2010 wurden in der Tagesklinik der Magdeburger Universitätsklinik für Psychiatrie, Psychotherapie und Psychosomatische Medizin des Kindes- und Jugendalters (KKJP) der Verlauf und die langfristigen Auswirkungen der familientherapeutisch orientierten Behandlung evaluiert. Die Patienten und ihre Eltern wurden bei Aufnahme, nach 3-monatiger Behandlungszeit und nach 9 Monaten in einem Prä-post-Design zu ihrem Belastungserleben und ihrer subjektiven Familienbeziehungen befragt. Um die Sichtweisen der Familien auf die subjektiv bedeutsamen Wirkfaktoren der MFT zu erheben, wurde die Evaluation durch qualitative Methoden ergänzt. Der Schwerpunkt der qualitativen Interviews (nach Witzel u. Reiter 2012) lag darauf, wie Familien den Einfluss der MFT auf familiäre Interaktionen und Beziehungen und deren Veränderungen im Therapieverlauf erleben. Insgesamt wurden 30 Interviews mit Eltern und Jugendlichen geführt; drei Mütter wurden in

21 Frau Dr. Jeanette Schadow, Klinik für Kinder-und Jugendpsychiatrie und -psychotherapie der Medizinischen Fakultät der Otto-von-Guericke-Universität, Magdeburg, hat wesentlich zu diesem Abschnitt beigetragen.

einer Pilotstudie mehrfach nach den MFT-Sitzungen befragt, um den Prozessverlauf besser zu erfassen.

Die Ergebnisse einer quantitativen Studie (Schadow, in Vorb.) zeigen einen signifikanten Rückgang des Belastungserlebens aus Sicht der Kinder und Eltern (Abb. 29, Abb. 30), aber auch Verbesserungen innerhalb der familiären Beziehungen,

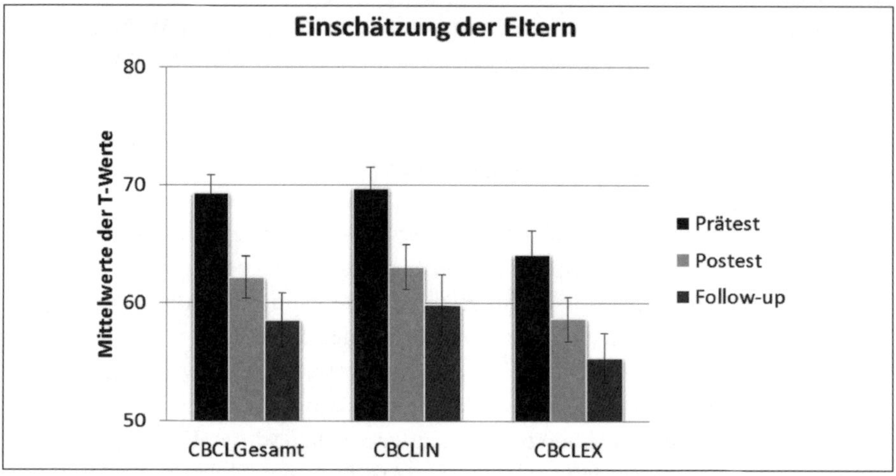

Abb. 29: Einschätzung des Belastungserlebens der Kinder durch die Eltern (Child Behavior Checklist [CBCL] 4–18): signifikante Symptomreduktion über die drei Messzeitpunkte hinsichtlich des Gesamtwertes (CBCL-Gesamt), der internalisierenden (CBCL-IN) und externalisierenden Symptome (CBCL-EX)

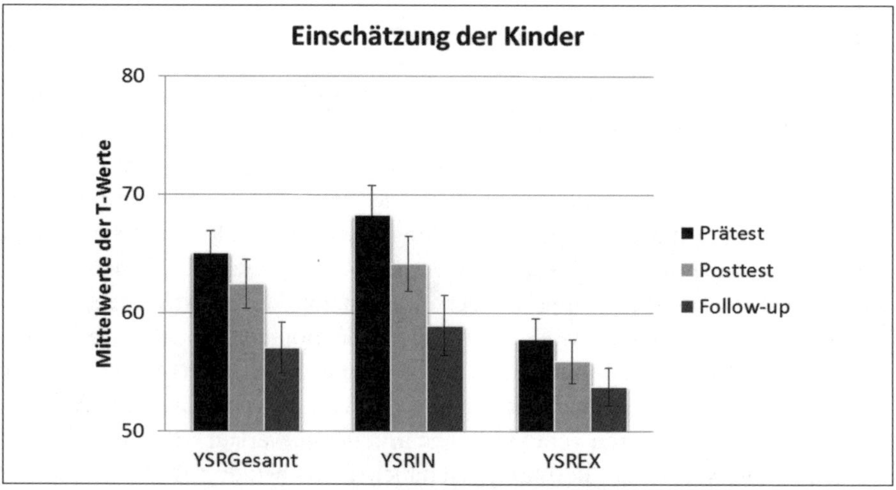

Abb. 30: Selbsteinschätzung des Belastungserlebens der Kinder (Youth Self Report [YSR] 11–18): signifikante Symptomreduktion über die drei Messzeitpunkte hinsichtlich des Gesamtwertes (CBCL-Gesamt), der internalisierenden (CBCL-IN) und externalisierenden Symptome (CBCL-EX)

besonders im Hinblick auf die Beziehungen zwischen Vätern und Kindern (Abb. 31). Als wichtige subjektive Wirkfaktoren der MFT wurden der Austausch mit anderen Familien und eine Verbesserung der Beziehungsqualität innerhalb der eigenen Familie angegeben. Interessant war besonders die Erkenntnis der interviewten Mütter, dass die Symptome des Kindes nur ein Teil des Problems sind und die Übernahme der Verantwortung durch die Eltern für die bestehenden Schwierigkeiten für den Therapieerfolg des Kindes maßgeblich ist. Dies könnte dafür sprechen, dass das gegenseitige Verständnis von Eltern und Kindern und somit die Fähigkeiten, sich in den anderen hineinzuversetzen, gewachsen sind.

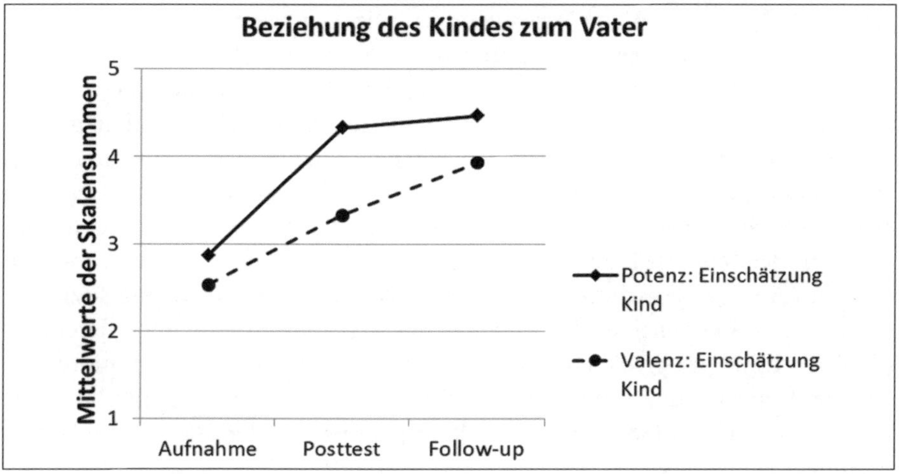

Abb. 31: Einschätzung der Beziehung des Kindes zum Vater durch das Kind (subjektives Familienbild, SFB): signifikante Zunahme der individuellen Autonomie (»Potenz«) über die drei Messzeitpunkte; die Kinder fühlen sich ihren Vätern tendenziell verbundener (»Valenz«)

5.2.7 Die Studie von Born (2012)

In einer Untersuchung befragte Born 21 von 25 damals in Deutschland aktiven Multifamilientherapeuten zu den Wirkungsfaktoren der MFT (Born 2012). Dabei wurden die quantitativen Daten mittels deskriptiver Statistik analysiert und Verbaldaten mit der qualitativen Inhaltsanalyse kategorial zusammengefasst. Die Therapeuten favorisierten aus ihren Erfahrungen sechs Wirkfaktoren:

- Erleben der Gruppe,
- Ressourcenaktivierung,
- Perspektivenwechsel,
- Modelllernen,
- Selbstwirksamkeit,
- therapeutische Beziehung.

5.2.8 Fazit und Ausblick

Die Untersuchungen zu den intrafamiliären Beziehungen haben zwischen Patienten- und Kontrollfamilien signifikante Unterschiede aufgezeigt, die für die MFT zur Zielbestimmung und Erfolgsbeurteilung hilfreich sein können. Da auch die gesellschaftlichen Bedingungen die subjektiven Familieneinschätzungen mit dem SFB beeinflussen, sollten diese Ergebnisse künftig aktualisiert und auch die veränderten Formen des familiären Zusammenlebens stärker berücksichtigt werden.

Viele Studien zur Evaluation und zu den Wirkfaktoren der MFT kommen zu ähnlichen oder sogar übereinstimmenden Ergebnissen und gewinnen damit trotz geringer Fallzahlen an Wert. Wegen geringer Fallzahlen waren in wichtigen Untergruppen Signifikanzberechnungen oft nicht möglich.

Dank der inzwischen weiten Verbreitung der MFT in der Kinder- und Jugendpsychiatrie und -medizin, in der Jugendhilfe und zunehmend auch in Bildungsinstitutionen wie Kindergärten und Schulen sind die grundlegenden Voraussetzungen zur zukünftigen Organisation einer breiteren und anspruchsvollen Forschung erfüllt. Angesichts der aktuellen Bündelung der beiden die MFT vertretenden Institutionen, der BAG MFT und der MFT-Fachgruppe der DGSF, sollte es möglich sein, die künftigen Forschungsaktivitäten zu koordinieren und auch finanziell zu unterstützen. So können die Institutionen übergreifende Projekte mit differenzierten Fragestellungen, größeren Fallzahlen sowie bewährten und international bekannten Untersuchungsinstrumenten initiieren und erfolgreich durchführen: Die Zeit ist reif, auch in Deutschland mit kontrollierten, randomisierten Studien zu beginnen.

6 Vernetzung und Finanzierung

Einführende Bemerkung

Die zunehmende sinnvolle Vernetzung zwischen medizinischen Institutionen, Schulen und Jugendhilfeeinrichtungen wird in einem kurzen interdisziplinären Beitrag beschrieben (Kapitel 6.1). Die beiden abschließenden Kapitel befassen sich mit möglichen Finanzierungsmodellen in der kinder- und jugendpsychiatrischen Versorgung (Kapitel 6.2) sowie in der Jugendhilfe (Kapitel 6.3).

6.1 Vernetzung und Weiterentwicklung der MFT in Deutschland

Heidjer Schwegmann, Christian Scharfe & Michael Scholz

Die Ausbreitung der MFT hat in den letzten 10 Jahren eine deutliche Dynamik erfahren. Die Einführung und Umsetzung der MFT erreicht damit inzwischen nicht nur eine deutlich größere Zielgruppe, sondern verbindet zugleich unterschiedlichste Träger- und Organisationsstrukturen. Damit einhergegangen ist die Erkenntnis der Notwendigkeit einer strukturellen und fachlichen Selbstorganisation von Akteuren. Diese begann seit dem Jahr 2009 zunächst in Gestalt der MFT-Jahrestagungen, die jetzt durchschnittlich etwa 300 Fachleuten aus ganz Europa ein intensives und vielfältiges Forum des fachlichen Austauschs bieten.

Über die jährlichen MFT-Tagungen hinaus entstand das Bedürfnis einer weitergehende Vernetzung der Akteure. Ein entscheidender Schritt wurde während der 5. Jahrestagung des Arbeitskreises Multifamilientherapie im Jahr 2013 gegangen: Erste Träger der Jugendhilfe organisierten sich dort in einer Interessensgruppe für Multifamilientherapie. Aus dieser hat sich im März 2014 die *Bundesarbeitsgemeinschaft Multifamilientherapie e. V.* (BAG MFT) gebildet, die zurzeit aus über 35 Mitgliedseinrichtungen und Einzelmitgliedern besteht. Deutschlandweit entstanden viele Kontakte und Kooperationen der Jugendhilfeträger untereinander, um MFT-Projekte gemeinsam aufzubauen. Bereits auf der MFT-Jahrestagung 2015 wurde die Öffnung der BAG MFT für klinische Einrichtungen diskutiert, die im Jahr 2016 auf Anregung und mit Unterstützung des Vorstands der Deutschen Gesellschaft für Systemische Therapie, Beratung und Familientherapie e. V. (DGSF) zur Einladung von Vertretern der Kinder -und Jugendpsychiatrie und therapeutischer Praxen führte, im Sinne eines die Fachgrenzen überwindenden gemeinsamen Austauschs über Erfahrungen mit und in der MFT.

In der DGSF wurde im Jahr 2012 die *Fachgruppe Multifamilientherapie* ins Leben gerufen. Diese unterstützt als Kooperationspartner die jeweils ausrichtenden Einrichtungen der Jahrestagung. Die MFT-Fachgruppe hat Weiterbildungsrichtlinien erarbeitet, die zu einer von der DGSF zertifizierten MFT-Weiterbildung führen. Der nächste Schritt besteht in der Überwindung der Parallelstrukturen, die derzeit noch in der MFT-Fachgruppe der DGSF und der BAG MFT bestehen. Momentan werden die Voraussetzungen dafür geschaffen, eine strukturelle Einheit beider Organisationsformen herzustellen, um größtmögliche Synergien zu erreichen. Um die Qualität der MFT zu sichern und weiterzuentwickeln, ist es unter anderem notwendig, dass sich die Träger auf gemeinsame Weiterbildungsstandards einigen. Mit Unterstützung des Vorstands der DGSF hat die MFT-Fachgruppe bereits vor 3 Jahren Weiterbildungsrichtlinien erarbeitet, die inzwischen zum Standard geworden sind. Sie sind zudem eine Voraussetzung, um von der DGSF das Zertifikat »Multifamilientherapeut« zu erhalten.

Der bevorstehende Abbau der Doppelstrukturen könnte auch die gelegentlich schwierige Kooperation von Kinder- und Jugendpsychiatrie (KJP) und Jugendhilfe (JH) – mit der MFT als dem »gemeinsamen Nenner« – erleichtern, und zwar umso eher, je mehr kinderpsychiatrische und Jugendhilfe-Institutionen die MFT künftig in ihre bewährten Therapien und Hilfen integrieren. Mit einer stärkeren Vernetzung von KJP und JH sowie zunehmend auch der Schulen mit ihren wachsenden Angeboten an Familienklassen und Familienschulen sind regionale gemeinsame Supervisionen möglich, die dem gegenseitigen Austausch und der Zusammenarbeit sehr dienlich wären.

Die Komplexität der unterschiedlichen Förder-, Unterstützungs- und Hilfesysteme führte in der Vergangenheit häufig zu Irritationen hinsichtlich der Erwartungen und Verantwortungszuschreibungen seitens betroffener Familien, aber auch unter den jeweiligen Fachkräften. Neben der Verunsicherung der Familien ist oft eine unnötige Verschwendung von Ressourcen die Folge. Auch deshalb ist eine verbesserte Kooperation erforderlich.

Angedacht sind weiterhin bereits gemeinsame Forschungsprojekte auf wissenschaftlich hohem Niveau mit größeren Fallzahlen sowie Kontroll- und Vergleichsgruppen, wobei die verschiedenen Besonderheiten der jeweiligen Institution selbstverständlich berücksichtigt werden müssen.

Mit der Überwindung der Doppelstrukturen werden sich die BAG MFT und die MFT-Fachgruppe der DGSF zunehmend als gemeinsames bundesweites Netzwerk für Projekte und Institutionen verstehen, die im Bereich der MFT tätig sind. Ziel ist auch, den Austausch von Kolleginnen und Kollegen über Fachgrenzen hinaus zu betreiben, die in unterschiedlichsten Kontexten (Schule, Medizin, Erziehungshilfe etc.) mit MFT befasst sind und die Kompetenz eines kreativen Netzwerks für den Aufbau neuer Projekte nutzen wollen. Allen Anbietern gemeinsam sollte das Bedürfnis sein, den Austausch über Fachgrenzen hinaus zu fördern. Das verbindende gemeinsame Ziel ist, die bisherigen Grenzen der unterschiedlichen Versorgungssysteme wie Jugendhilfe, Psychiatrie und Schule, die innerhalb der öffentlich-rechtlichen Zuständigkeitsbeschreibungen bestehen, zu überbrücken.

Zusammenfassend seien hier noch einige Perspektiven für gemeinsame kontextübergreifende Kooperationen genannt:

- Erfahrungsaustausch zur praktischen Umsetzung der MFT in unterschiedlichen Kontexten und unter unterschiedlichen Rahmenbedingungen;
- Implementierung neuer MFT-Projekte, sowohl präventiv in frühkindlichen und schulischen Bildungseinrichtungen als auch in intensiveren und intensivsten Hilfesettings in Jugendhilfe und Medizin;
- Verbesserung der Zusammenarbeit an den Schnittstellen zwischen Bildungs-, Jugendhilfe- und Gesundheitssystem;
- Entwicklung einer allen Systemen »gemeinsamen Sprache« für mehr Transparenz und Beteiligung von Familien;

- Klärung von Finanzierungsfragen und Ressourcenmanagement sowie Entwicklung von sozialräumlich kooperativem Projektmanagement (z. B. zwischen tagesklinischen und Jugendhilfeangeboten);
- Sicherung fachlicher Qualitätsstandards sowohl bei Aus- und Weiterbildung und Supervision als auch bei der praktischen Umsetzung;
- wissenschaftliche Evaluation von MFT-Projekten in den unterschiedlichen Anwendungsfeldern;
- Verbreitung der MFT-Methode und Erschließung neuer Anwendungsbereiche;
- rechtliche Standardisierung der MFT im Bereich Jugendhilfe und Bildung,
- angemessene finanzielle Vergütung der MFT in der Medizin durch die Krankenkassen.

6.2 Finanzierung in der Kinder- und Jugendpsychiatrie

Cornelia Stefan

Neben der Rekrutierung von Familien aus den verschiedenen kinder- und jugendpsychiatrischen Behandlungssettings mit dem Vorteil abgeschlossener notwendiger – auch leitlinienangepasster – körperlicher, neurologischer und psychologischer Untersuchungen gibt es auch Zuweisungen von niedergelassenen Kollegen, Beratungsstellen, Jugendämtern, Bildungsagenturen usw. Bei externen Einweisern sollte eine abgeschlossene (z. B. ambulant durchgeführte) Standarddiagnostik des Indexpatienten Voraussetzung für die Aufnahme in eine Familientagesklinik sein, um personalintensive Untersuchungen zu ersparen und über Basisinformationen zum Indexpatienten zu verfügen.

Im Rahmen der Eingruppierung/Kategorie der Patienten mit Begleitperson einer teilstationären Behandlung steht laut Psychiatrie-Personalverordnung[22] die

Behandlungsbereiche	Kranke	Behandlungsziele	Behandlungsmittel
6 Eltern-Kind-Behandlungen	Kinder mit psychischen, psychosomatischen und neuropsychiatrischen Erkrankungen, Kommunikations- und Interaktionsstörungen, selbstverletzendem Verhalten	Stärkung der elterlichen Erziehungs- und Betreuungskompetenz auf der Basis der Entwicklungsdiagnostik Einleitung ambulanter Behandlung	Diagnostik und med. Grundversorgung; Frühtherapie; Elternberatung; Familientherapie; spezielle Therapieprogramme für Kind und Eltern (Erzieher) als kurzfristige Intensivmaßnahme

Tab. 17: Inhalte im Rahmen der KJ6-Eingruppierung

22 Bundesministerium der Justiz und für Verbraucherschutz in Zusammenarbeit mit der juris GmbH (Hrsg.), Psychiatrie-Personalverordnung Psych-PV vom 18.12.1990, zuletzt geändert durch Art. 16c d. Gesetzes v. 21.07.2014 (BGBI. I, S. 1133): Verordnung über Maßstäbe und Grundsätze für den Personalbedarf in der stationären Psychiatrie (Psychiatrie-Personalverordnung, Psych-PV). Verfügbar unter: https://www.gesetze-im-internet.de/bundesrecht/psych-pv/gesamt.pdf [09.05.2017].

KJ6 zur Verfügung. Tabelle 17 nennt die für die KJ6-Eingruppierung geforderten Inhalte einer Eltern-Kind-Behandlung.

In den Verhandlungen mit den Krankenkassen empfiehlt sich, neben dem (feststehenden) Pflegesatz für den Indexpatienten die Begleitpersonenpauschale auf zwei Drittel des Patientenpflegesatzes zu verhandeln, um bei 4–6 Indexpatienten mit jeweils einer Begleitperson kostendeckend arbeiten zu können. Beispiel:

6 Indexpatienten	≙ 6 Patientenpflegesätze
6 × ²/₃ des Pflegesatzes für Begleitperson	≙ 4 Patientenpflegesätze
Summe	**10 Tagespflegesätze**

Rechnerisch (und damit erlöstechnisch) heißt das: Befinden sich 6 Indexpatienten im Eltern-Kind-Setting, kommen zu den 6 Patientenpflegesätzen bei jeweils einer Begleitperson, die mit zwei Dritteln berechnet wird, noch 4 Tagessätze dazu, sodass insgesamt 10 Tagespflegesätze für die Finanzierung zur Verfügung stehen.

Seitens der geforderten Dokumentation nach dem in Einführung befindlichen pauschalisierten Entgeltsystem (PEPP)[23] gelten für KJP-Patienten im Eltern-Kind-Setting aktuell die Operationen- und Prozedurenschlüssel OPS 9–68 und OPS 9–983.5. (Deren Inhalte lassen sich im OPS 2017 unter »9. Ergänzende Maßnahmen« nachlesen.[24]

Aus den erbrachten und dokumentierten Leistungen in Zusammenhang mit der gestellten medizinischen Hauptdiagnose ergibt sich ein individueller Fallwert. In der Abrechnung erfolgt dann ein Add-on des Begleitpersonen-Tagessatzes. Für die Kalkulation bei der Planung einer Familientagesklinik lassen sich die Erlöse und Kosten am Beispiel einer »normalen« Tagesklinik unter Beachtung der zusätzlichen Zwei-Drittel-Einnahmen durch die Begleitpersonen errechnen. Bisher existiert in Deutschland kein einheitlicher Basisfallwert, sodass es regionale Unterschiede in der Wertigkeit geben wird.

6.2.1 MFT in der psychiatrischen Institutsambulanz

Hier erfolgt die Zuweisung der Patienten meist aus den stationären/teilstationären Behandlungen bzw. aus der psychiatrischen Institutsambulanz selbst oder durch ambulante Kollegen, Jugendämter, Beratungsstellen usw. Bei Patienten aus der eigenen Klinik hat sich die Teilnahme an der ambulanten MFT-Gruppe schon während

23 PEPP Entgeltsystem 2016 (28.08.2015) Entwurfsfassung des G-DRG-Fallpauschalen-Katalogs für 2016). Institut für das Entgeltsystem im Krankenhaus.

24 OPS 2017. Systematisches Verzeichnis Operationen- und Prozedurenschlüssel; Internationale Klassifikation der Prozeduren in der Medizin; Version 2017. Hrsg.: Deutsches Institut für Medizinische Dokumentation und Information (DIMDI) im Auftrag des Bundesministeriums für Gesundheit (BMG) unter Beteiligung der Arbeitsgruppe OPS des Kuratoriums für Fragen der Klassifikation im Gesundheitswesen (KKG). Bearb. v. J. Stausberg, B. Graupner; Deutscher Ärzteverlag. Verfügbar unter: https://www.micado-online.de/Portals/0/Dateien/Downloads/Dokumente/PUBLIK/OPS_2017.pdf [09.05.2017].

der letzten 1–2 stationären/teilstationären Behandlungswochen als vorteilhaft für die Motivation erwiesen. Dabei kann z. B. ein festgeschriebener Besuchstag genutzt werden, an dem die Eltern meist verfügbar sind. Vor oder nach der MFT-Sitzung bleibt noch Zeit für individuelle Unternehmungen der Familien im Rahmen der Besuchszeit.

Die ambulante MFT-Gruppe sollte aus 6–8 Familien bestehen (angelehnt an die möglichen Gebührenziffern der »Vereinbarung über die Vergütung der ärztlichen und nichtärztlichen Versorgung in psychiatrischen Institutsambulanzen gemäß § 118, § 120 Abs. 2 Satz 2 SGB V«).

In der Krankenhausgesellschaft Sachsen ist aktuell für die nach dem bayerischen Modell abrechnenden psychiatrischen Institutsambulanzen die Aufnahme von Gebührennummern beantragt, die einer Teilnahme von Eltern/Bezugspersonen an einer Gruppentherapie (MFT) gerecht werden. Dieser Schritt wurde durch Vertreter der Krankenkassen vorgeschlagen, da insbesondere im Bereich KJP die Rolle der Bezugssysteme für die Symptomreduzierung erkannt wurde. Somit könnten bei Aufnahme dieser speziellen Leistungsziffern die real vorhandene Gruppenstärke sowie das Vorhandensein eines Therapeuten *und* eines Kotherapeuten berufsgruppenspezifisch abgerechnet werden. Das bereits signalisierte Interesse der Krankenhausgesellschaft Sachsen stimmt optimistisch.

In Tabelle 18 sind mögliche zur Abrechnung kommende Gebührennummern, derzeit nur für Indexpatienten anwendbar, aufgeführt. Entsprechend der Zusammensetzung des Therapeutenteams und der Zeiteinheiten können die Ziffern individuell angepasst werden.

Berufsgruppe	Gebührennummer	Minuten	Leistungsbeschreibung
Arzt	135	120	Zeitdauer bis 120 Minuten spezifische Behandlung in der Großgruppe (mind. 4, max. 8 Patienten)
Psychologe	235	120	
Sozialpädagoge	535	120	
Pflege	335	120	

Tab. 18: Beispiel für aktuelle Abrechnungsnummern nach Katalog[25] für 2 Stunden MFT

Zur Abrechnung von Begleitpersonen müsste in Zukunft entweder eine eigene Nummer kreiert werden, die Patient plus Begleitperson beinhaltet und damit die Großgruppengröße automatisch erweitert (mindestens 4–8, maximal 8–16), oder es müssten Extranummern für Begleitpersonen gegebenenfalls mit Multiplikator für die Anzahl (z. B. Multiplikator 2 bei Teilnahme beider Elternteile) gebildet werden. Auch hier ist eine Vergütung der Begleitpersonen mit mindestens zwei Dritteln des Satzes der Indexpatienten anzustreben.

25 Vereinbarung über die Vergütung der ärztlichen und nichtärztlichen Versorgung in psychiatrischen Institutsambulanzen gemäß § 118, § 120 Abs. 2 Satz 2 SGB V.

6.2.2 MFT in einer KV-Praxis

Im Rahmen einer nach Richtlinienverfahren (VT, TP) genehmigungspflichtigen Gruppentherapie können auch Bezugspersonenstunden im Verhältnis 4 : 1 beantragt werden. (Eine Kurzzeitgruppentherapie à 25 Stunden hat dann 6 Bezugspersonenstunden.) Tabelle 19 und Tabelle 20 zeigen Beispiele für Abrechnungsnummern für Gruppenpsychotherapie nach EBM[26] für die Verhaltenstherapie (VT) und die tiefenpsychologisch fundierte Psychotherapie (TP) und deren obligate Leistungsinhalte für das jeweilige Richtlinienverfahren. Bei Teilnahme einer Bezugsperson muss hinter der Gebührennummer ein »B« gesetzt werden. Bei einer Dauer von mehr als 50 Minuten VT und mehr als 100 Minuten TP kann ein Multiplikator verwendet werden.

Verhaltenstherapie (Kurzzeittherapie, große Gruppe)
Geb.-Nr. 35224 B
Obligater Leistungsinhalt:
• Verhaltenstherapie
• Kurzzeittherapie
• Gruppenbehandlung
• Höchstens 25 Sitzungen
• Mindestens 5, höchstens 9 Teilnehmer
• Je Teilnehmer, je vollendete 50 Minuten

Tab. 19: Abrechnungsnummer für die Verhaltenstherapie

Tiefenpsychologisch fundierte Psychotherapie (Langzeittherapie, Gruppenbehandlung)
Geb.-Nr. 35203 B
Obligater Leistungsinhalt:
• Tiefenpsychologisch fundierte Psychotherapie
• Langzeittherapie, Gruppenbehandlung
• Dauer mindestens 100 Minuten
• Höchstens 2 Sitzungen am Behandlungstag
• Mindestens 6, höchstens 9 Teilnehmer

Tab. 20: Abrechnungsnummer für die tiefenpsychologisch fundierte Psychotherapie

Führen 2 Therapeuten in einer Gemeinschaftspraxis gemeinsam eine (MFT-)Gruppentherapie mit Bezugsperson durch, können beide die jeweils zugeordneten Patienten abrechnen. Damit halten sie sich formell an die Leistungsbeschreibungen, und es steht ein Therapeutenteam zur Verfügung.

26 Deutscher Ärzte-Verlag (Hrsg.) (2013): Einheitlicher Bewertungsmaßstab (EBM), Ausgabe mit Euro-Beträgen auf der Grundlage des bundeseinheitlichen Orientierungspunktwertes. Köln, S. 697, 700.

6.2.3 Bilanz

MFT wird nach Erfahrungen der letzten Jahre immer mehr als effektives und von den Familien geschätztes Therapieinstrument anerkannt. Inzwischen beginnen sich auch die Kostenträger zu öffnen. Dies haben wir insbesondere in unserer Klinik in Zwickau erfahren, seit sie am sog. Modellvorhaben nach § 64b SGB V teilnimmt, da Konzepte im Rahmen der mindestens 2-mal jährlich stattfindenden Zusammenkünfte den Kassenvertretern direkt vorgestellt und von diesen im kollegialen Austausch verstanden und bewertet werden können.

6.3 Finanzierungsmodelle in der Jugendhilfe

Karin Bracht & Heidjer Schwegmann

So unterschiedlich wie die freien Träger in der Jugendhilfe aufgestellt sind, so unterschiedlich sind auch die Finanzierungsmodelle der MFT.

6.3.1 Regelfinanzierung

Grundsätzlich kann die MFT als »Regelfinanzierung« auf der Grundlage und im Rahmen von Leistungen erbracht werden, auf die Eltern oder Familien einen gesetzlichen Rechtsanspruch haben. Voraussetzung dieser Art der Leistung ist, dass die gewährte Hilfe »geeignet und notwendig« ist (§ 27 Abs. 1 SGB VIII):[27]

> »Ein Personensorgeberechtigter hat bei der Erziehung eines Kindes oder eines Jugendlichen Anspruch auf Hilfe (Hilfe zur Erziehung), wenn eine dem Wohl des Kindes oder des Jugendlichen entsprechende Erziehung nicht gewährleistet ist und die Hilfe für seine Entwicklung geeignet und notwendig ist.«

Gemäß dem Prinzip der »Subsidiarität« ist der öffentliche Leistungsgewährer (in der Regel die Jugendämter) angehalten, diese Hilfe möglichst durch freie Träger der Jugendhilfe durchführen zu lassen. Zu den Leistungen zählen die in §§ 28–35 SGB VIII genannten Hilfeformen. Für eine konzeptionelle Ergänzung durch die Methode der MFT eignen sich insbesondere teilstationäre oder ambulante Gruppensettings, wie z. B. die Tagesgruppe (§ 32) oder die soziale Gruppenarbeit (§ 29), über die Kontakte zu den Eltern bzw. Sorgeberechtigten aufgebaut werden können. Auch Familienklassen sind als soziale Gruppen nach § 29 SGB VIII regelfinanzierbar.

Die ambulanten MFT-Projekte werden häufig im Rahmen der sozialpädagogischen Familienhilfe angeboten nach § 31 SGB VIII. Viele Träger bieten MFT als Modul in flexiblen Hilfen an im Rahmen von §§ 30/31. Als reine MFT-Gruppe kann

27 Verfügbar unter: https://www.gesetze-im-internet.de/sgb_8/__27.html [24.01.2017].

die Finanzierung nach § 27 Abs. 3 SGB VIII gestaltet werden. In teilstationären Angeboten im Rahmen von Tagesgruppen nach § 32 SGB VIII und in vollstationären Angeboten in Form von Wohngruppen nach § 34 SGB VIII werden MFT-Angebote als Begleitverfahren in die laufenden Hilfen eingefügt.

Die Erziehungshilfen der zuvor genannten Rechtsformen sind prinzipiell zunächst kindorientiert ausgerichtet, d. h., die Hilfe wird in der Zielsetzung an die gewünschte Veränderung des Verhaltens des Kindes geknüpft. Dabei sind Eltern oder Sorgeberechtigte verpflichtet, zur Erreichung der Ziele adäquat mitzuarbeiten. MFT kommt in der Fachliteratur zu den methodischen Umsetzungen der oben genannten Hilfen zur Erziehung praktisch nicht vor (Bavendiek, Flock u. Geske 2015; Helming et al. 1999).

6.3.2 Projektfinanzierungen

Für eine Anschub- oder Vollfinanzierung von Projekten außerhalb der Regelfinanzierung müssen Anbieter der Jugendhilfe sehr kreativ sein. Die Finanzierungsmöglichkeiten können hier sehr unterschiedlich sein. Öffentliche Mittel des Europäischen Sozialfonds (ESF), des Bundes (BMFSFJ) oder der Länder (Landesjugendämter, Sozial- oder Kultusministerien) werden insbesondere an bestimmte Bedarfsgruppen oder zur allgemeinen Prävention, im Bereich der Bildung oder der frühkindlichen Entwicklung vergeben. Hieran ist in der Regel ein komplizierteres Antragsverfahren geknüpft, und es erfolgt eine Auswahl aus einer Anzahl von Antragstellern. Oft erfordern diese Projekte Kofinanzierungen durch die öffentliche Hand. Auch Stiftungen können Finanzierer oder Kofinanzierer sein. In jedem Fall müssen Entscheidungsträger von der besonderen Wirkweise und Nachhaltigkeit der MFT überzeugt werden, bevor Mittel freigegeben werden.

Für die Projekte bestehen in der Regel Laufzeitbeschränkungen, und selbst bei erfolgreicher Auswertung ist eine Verstetigung nach Ablauf der Laufzeit nicht immer gesichert oder überhaupt vorgesehen. Bevor ein MFT-Projekt startet, ist es also sinnvoll, die Frage einer möglichen Verstetigung anzusprechen und möglichst ein positives Votum für eine Weiterführung zu erreichen.

6.3.3 Sozialraumbudget

Einige wenige Träger haben die Möglichkeit, im Rahmen der sozialräumlichen Budgetierung fallunspezifische oder frei verfügbare Mittel für MFT-Projekte einzusetzen. Dieses Verfahren schafft für die freien Träger ein hohes Maß an Flexibilität und Anpassungsoptionen an bestehende, insbesondere niedrigschwellige Bildungs- und Unterstützungsangebote. So können in Psychiatrie oder Jugendhilfe Angebote für Familien unter diesen Bedingungen viel früher und ohne das bekannte »Labeling-Problem« entwickelt werden. Dabei bieten sich beispielsweise Zugangskontexte wie Kindertageseinrichtungen, Krippen, Schulen, Familienzentren etc. besonders an. Gerade hier bestehen sozialräumliche »Anschlussmöglichkeiten« an bestehende Unterstützungsnetzwerke im Gemeinwesen, wie z. B. Selbsthilfegruppen oder Elterncafés, mit der gewünschten Nachhaltigkeit. Die Haltung der sozialraumorientierten Jugendhilfe deckt sich bekanntermaßen weitgehend mit der der MFT und bietet eine sehr gute praktische und theoretische Basis für positive Rahmungen und »weiche« Übergänge in der Förderung der Eigenverantwortlichkeit von Eltern und Familien (Hinte u. Treeß 2011).

6.3.4 Schulbezogene MFT-Finanzierung

Bei der Finanzierung der Jugendhilfe gilt vielerorts noch die Logik der klaren formalen Trennung zwischen den erzieherischen Hilfen und den schulischen Förderstrukturen, auch wenn diese Trennung im Sinne der gemeinsamen inklusiven Bemühungen in Deutschland überwunden werden soll. So sind es immer noch eher Ausnahmen, wenn von Kooperationsprojekten berichtet wird, bei denen Leistungen der Jugendhilfe im Raum der Schule erbracht werden. Gerade hier lassen sich enorme Synergien generieren, wenn z. B. in Familienklassen oder Familienschulen MFT-Methoden umgesetzt werden. Es ist nicht nur das Ziel, anteilig personelle Ressourcen bereitzustellen. Auch entwickeln Lehrkräfte und pädagogische Mitarbeiter eine gemeinsame Grundhaltung für mehr Akzeptanz des Nutzens und der Expertise der Eltern. Dabei geht es immer auch um ein besseres wechselseitiges Verständnis bei prinzipiell gemeinsamer Zielsetzung. Diese Vorteile müssen im Bemühen um ein MFT-Projekt sehr differenziert mit den potenziellen Kostenträgern kommuniziert werden, wenn das Projekt Zustimmung finden soll. Dabei macht es viel Sinn, Schulleitungen und interessierte Lehrkräfte frühzeitig »mit ins Boot zu holen«. Schulen haben oft Fördervereine und verfügen über gute persönliche Netzwerke zu Verwaltung und Politik.

Ressourcen im Rahmen der Ganztagsbeschulung und/oder der Ausweitung der schulischen Betreuung in den Nachmittag lassen sich gegebenenfalls in Kooperation mit der Jugendhilfe auf- oder ausbauen und nutzen (Deinet u. Icking 2006; Wocken 2013).

6.3.5 Kooperation mit den Kostenträgern

In vielen Fällen ist es gut möglich, die Kostenträger durch die theoretische Darlegung der Wirkweisen und insbesondere der Nachhaltigkeit der MFT zu überzeugen. Bei der Entwicklung neuer Projekte ist es dabei von großer Bedeutung, die öffentlichen oder privaten Kostenträger transparent über die einzelnen Schritte zu informieren und sie gegebenenfalls an der Projektentwicklung zu beteiligen. Beispielsweise müssen Weiterbildungszeiten geplant werden, die Auswirkungen auf bestehende Regelangebote haben können. Ebenso gilt es, verfügbare zeitliche Ressourcen, die mit festen kindorientierten Angeboten in den Leistungsvereinbarungen definiert sind, »zu verflüssigen«, um Ressourcen in Richtung der MFT-Angebote nutzbar zu machen, ohne dass es zu einer deutlichen Kostensteigerung des bestehenden Angebots kommt. Hier hat sich ein offener Umgang erfahrungsgemäß als sehr fruchtbar und zielführend erwiesen.

Oft ist der Verweis auf erfolgreiche Referenzmodelle der Finanzierung durch Mittel des Landes (Inklusion), der Landkreise bzw. des Quartiersmanagements (Erziehungshilfe/Prävention) oder der Kommunen (Prävention) hilfreich. Über die Bundesarbeitsgemeinschaft für Multifamilientherapie (BAG MFT) oder die Deutsche Gesellschaft für Systemische Therapie, Beratung und Familientherapie e. V. (DGSF) (Kapitel 6.1) besteht die Möglichkeit der Kontaktaufnahme mit bestehenden Projekten, die bereits in einem vergleichbaren Kontext angeboten werden.

Ein weiterer hilfreicher Schritt besteht darin, durch die gemeinsame Betrachtung von Referenzprojekten viele Praxisfragen bereits im Vorfeld zu klären, beispielsweise in Form von Start-up-Veranstaltungen mit erfahrenen MFT-Referenten. Dabei können sich Möglichkeiten der Visualisierung durch Videos und Bilder oder sogar der Beteiligung von Kollegen bei Hospitationen oder Elternbefragungen als sehr gute »Türöffner« erweisen.

6.3.6 Kosten

Die Kosten oder Mehrkosten der Umsetzung eines MFT-Projekts sollten differenziert geprüft und klar mit dem oder den relevanten Kostenträgern kommuniziert werden. Zunächst fallen hier die Weiterbildungskosten der zuständigen Mitarbeiter an. Zu Beginn eines Projekts sind besonders der größere Raumbedarf (Miete) und die Bedeutung der Logistik für die Zusammenkunft der Familien wichtig. Anders als in städtischen Ballungsgebieten bestehen im ländlichen Raum kaum Anreisemöglichkeiten mit dem öffentlichen Nahverkehr. Soll das Projekt einen niedrigschwelligen Zugang für Familien eröffnen, fallen dann zunächst größere Aufwendungen für Fahrten an. Zwar entwickeln sich oft im Laufe der Projektphase Fahrgemeinschaften und eine interfamiliäre Unterstützungspraxis. Bis dahin sollte der MFT-Anbieter allerdings mit einem deutlichen Mehraufwand rechnen. Zu berücksichtigende Kostenarten sind z. B.:

- *Personalkosten:*
  - direkte Personalkosten
  - Overhead-Kosten (Verwaltung, Leitung etc.)
  - Weiter-/Fortbildungs- und Supervisionskosten
- *Sachkosten:*
  - Anschaffungskosten (Videoausstattung, Spiel- u. Sportgeräte)
  - Kosten für Verbrauchsmaterial
  - Kosten für besondere Fahrten (z. B. MFT-Wochenenden o. Ä.)
  - Fahrt- und Reparaturkosten

- *Raumnutzungskosten:*
  - Miete und Mietnebenkosten
  - Kosten für notwendiges Inventar (Tische, Bestuhlung etc.)
  - Kosten für Instandhaltung

Sobald die öffentlichen Träger zur Kostenübernahme für das MFT-Angebot bereit sind, werden entsprechende Leistungsangebote entweder angepasst oder neu erstellt. Darin werden neben der differenzierten Beschreibung der konkreten Leistung auch die Entgelte für die einzelne Fachleistungsstunde oder den Belegplatz festgelegt.

In der Leistungsverhandlung empfiehlt es sich, zunächst die pädagogisch-therapeutische Leistung genau zu formulieren und anschließend die darin enthaltenen Kostenanteile differenziert aufzuschlüsseln. Gerade bei Neuprojekten ist eine gewisse »Varianz« der erwarteten zu den tatsächlichen Kosten möglich. Es empfiehlt sich also, mit dem Kostenträger gegebenenfalls eine regelmäßige, anfangs kurzfristigere Überprüfung der Ansätze zu vereinbaren, um das Risiko einer Fehlfinanzierung zu minimieren.

Insgesamt ist trotz zunächst höherer Anlaufkosten festzustellen, dass durch die Wirksamkeit und Nachhaltigkeit der MFT in der Regel wesentlich geringere Kosten pro Familie gegenüber rein kindzentrierten Angeboten der Jugendhilfe entstehen – auch deshalb, weil das gesamte Familiensystem in den Blick genommen wird.

Anhang

Literatur

Adolf, C., E. Asen, F. Früchtel u. K. Stratmann (2016): Multifamilientherapie – um mit anderen Familien zusammen Erziehungsfragen zu beantworten. In: F. Früchtel, M. Strassner u. C. Schwarzloos (Hrsg.): Relationale Sozialarbeit. Weinheim/Basel (Beltz Juventa), S. 222–237.

Agras, W. S., J. Lock, H. Brandt, S. W. Bryson, E. Dodge, K. A. Halmi, J. Booil, C. Johnson, W. Kaye, D. Wilfley a. B. Woodside (2014): Comparison of 2 family therapies for adolescent anorexia nervosa: a randomised parallel trial. *JAMA Psychiatry* 71: 1279–1286.

Andersen, T. (1987): The reflecting team. *Family Process* 26: 415–428.

Anderson, C. M., S. Griffin, A. Rossi, I. Pagonis, D. Holder a. R. Treiber (1986): A comparative study of the impact of education vs. process group for families of patients with affective disorders. *Family Process* 25: 185–205.

Anderson, H. u. H. Goolishian (1992): Der Klient ist Experte: ein therapeutischer Ansatz des Nicht-Wissens. *Zeitschrift für Systemische Therapie und Beratung* 10: 176–189.

Anton, R. F., I. Hogan, J. Behnaz, C. Riordan a. H. D. Kleber (1981): Multiple family therapy and naltrexone in the treatment of opiate dependence. *Drug and Alcohol Dependence* 8: 157–168.

APA/CAPP Task Force on Serious Mental Illness and Severe Emotional Disturbance (2004): Training grid outlining best practices for recovery and improved outcomes for people with serious mental illness. Verfügbar unter: http://www.nebhands.nebraska.edu/files/Best%20Practices%20Training%20Grid%20for%20SMI.pdf [12.05.2017]

Ariel, S., C. A. Carel a. S. Tyano (1985): Uses of the children's make-believe play in family therapy: theory and clinical examples. *Journal of Marital and Family Therapy* 11: 47–60.

Asen, E. (1992): Tagesklinik für ganze Familien. *TW Neurologie Psychiatrie* 6: 492–499.

Asen, E. (1997): From Milan to Milan: True tales about the structural Milan approach. *Human Systems* 8: 39–42.

Asen, E. (2000): Familienbegutachtung und -therapie bei schwerer körperlicher und seelischer Kindesmisshandlung. *Kindesmisshandlung und -vernachlässigung* 3: 95–105.

Asen, E. (2006): Kinder und Erwachsene in der Multifamilientherapie. *Psychotherapie im Dialog* 7: 49–52.

Asen, E. (2007): »Therapeutic assessments«: assessing the ability to change. In: C. Thorpe a. J. Trowell (eds.): Re-rooted lives: interdisciplinary work with the family justice system. Bristol (Jordan).

Asen, E. (2011): Systemische Arbeit mit »Gewaltfamilien«: wenn Familien sich gegenseitig helfen. In: U. Borst u. A. Lanfranchi (Hrsg.): Liebe und Gewalt in nahen Beziehungen. Heidelberg (Carl-Auer).

Asen, E. u. P. Fonagy (2014): Mentalisierungsbasierte therapeutische Interventionen für Familien. *Familiendynamik* 39: 234–249.

Asen, E. u. P. Fonagy (2015): Mentalisierungsbasierte Familientherapie. In: A. W. Bateman u. P. Fonagy (Hrsg.): Handbuch Mentalisieren. Gießen (Psychosozial-Verlag), S. 135–158. Bateman u. P. Fonagy (Hrsg.): Handbuch Mentalisieren

Asen, E. a. P. Fonagy (2017a): Mentalizing family violence, Part 1: conceptual framework. *Family Process* 56: 6–21. doi:10.1111/famp.12261

Asen, E. a. P. Fonagy (2017b): Mentalizing family violence, Part 2: techniques and interventions. *Family Process* 56: 22–44. doi:10.1111/famp.12276

Asen, E. a. M. Scholz (2010): Multi-family therapy: concepts and techniques. London (Routledge).

Asen, E. u. M. Scholz (2015): Praxis der Multifamilientherapie. Heidelberg (Carl-Auer), 3. Aufl. (2. Aufl. 2012).

Asen, E., et al. (1982): A day unit for families. *British Journal of Family Therapy* 4: 345–358.

Asen, E., E. George, R. Piper a. A. Stevens (1989): A systems approach to child abuse: management and treatment issues. *Child Abuse and Neglect 13:* 45–57.

Asen, E., N. Dawson a. B. McHugh (2001): Multiple family therapy. The Marlborough model and its wider applications. London/New York (Karnac).

Asen, E., S. Bianchi a. S. Glienke (2011): MFT-V – working with abusive and violent high risk families. DVD e-manual and training package.

Asperger, H. (1944): Die autistischen Psychopathien im Kindesalter. *Archiv für Psychiatrie* 117: 76–136.

Baams, L., T. Beek, H. Hille, F. C. Zevenbergen a. H. M. Bos (2013): Gender nonconformity, perceived stigmatization, and psychological well-being in Dutch sexual minority youth and young adults: a mediation analysis. *Arch Sex Behav* 42: 765–773.

Bakermans-Kranenburg, M. J., M. H. Van Izjendorn a. F. Juffer (2003): Less is more: meta-analysis of sensitivity and childhood. *Psychological Bulletin* 129: 195- 215.

Baldinger, L., C. Kraus u. A. Murth (2016): Evaluierung des FiSch-Projekts. Verfügbar unter: http://www.fisch-online.info/downloads/evaluierung-fisch-wien-2015-16.pdf [02 .05.2017].

Barlow, J., C. Bennett, N. Midgley (2013): Parent infant psychotherapy for improving parental and infant mental health. *Cochrane Database of Systematic Reviews* 5. CD010534. DOI: 10.1002/14651858. Verfügbar unter: http://onlinelibrary.wiley.com/doi/10.1002/14651858.CD010534/pdf [10.05.2017].

Baron-Cohen, S., S. Wheelwright, J. Hill, Y. Raste a. I. Plumb (2001): The »Reading the Mind in the Eyes Test" revised version: A study with normal adults, and adults with Asperger syndrome or high-functioning autism. *Journal of Child Psychology and Psychiatry 42:* 241–251.

Basaglia, F. (1973): Die negierte Institution oder Die Gemeinschaft der Ausgeschlossenen. Ein Experiment der psychiatrischen Klinik in Görz. Frankfurt (edition Suhrkamp).

Bateman, A. W. u. P. Fonagy (2008): Psychotherapie der Borderline-Persönlichkeitsstörung. Ein mentalisierungsgestütztes Behandlungskonzept. Gießen (Psychosozial-Verlag).

Bateman, A. W. u. P. Fonagy (2015): Handbuch Mentalisieren. Gießen (Psychosozial-Verlag).

Bavendiek, U., B. Flock u. G. Geske (2015): Handreichung Tagesgruppe. Theorie und Praxis zukunftsorientierter Tagesgruppenarbeit. Frankfurt am Main (Eigenverlag der Internationalen Gesellschaft für erzieherische Hilfen).

Bechdolf, A., M. Wagner, S. Ruhrmann, S. Harrigan, V. Putzfeld, R. Pukrop et al. (2012): Preventing progression to first-episode psychosis in early initial prodromal states. *British Journal of Psychiatry 200*: 22–29.

Behme-Matthiessen, U. u. T. Pletsch (2012): Handbuch Familienklasse. Aachen (Shaker).

Behme-Matthiessen, U. u. T. Pletsch (2016): Praxis Familiengruppe – Materialien zur Multifamilientherapie. Aachen (Shaker).

Bischof-Weiß, J. (2012): Evaluation: Veränderungen durch FiSch: Erste empirische Erkenntnisse aus Tagesklinik und Grundschule. In: U. Behme-Matthiessen u. T. Pletsch (Hrsg.): Handbuch Familienklasse. Aachen (Shaker).

Bohus, M., K. Schehr, F. Berger-Sallawitz, U. Novelli-Fischer, R. Stieglitz u. M. Berger (1998): Kinder psychisch kranker Eltern. Eine Untersuchung zum Problembewußtsein im klinischen Alltag. *Psychiatrische Praxis* 25: 134–138.

Born, A. (2012): Multifamilientherapie in Deutschland. *Praxis der Kinderpsychologie und Kinderpsychiatrie* 61 (3): 167–182.

Bowers, T. G. a. M. R. al-Redha (1990): A comparison of outcome with group/marital and standard/individual therapies with alcoholics. *Journal of Studies on Alcohol* 51: 301–309.

Boylan, K., H. A. MacPherson a. M. A. Fristad (2013): Examination of disruptive behavior outcomes and moderation in a randomized psychotherapy trial for mood disorders. *Journal of the American Academy of Child and Adolescent Psychiatry* 52: 699–708.

Breitborde, N. J., S. W. Woods a. V. H. Srihari (2009): Multifamily psychoeducation for first-episode psychosis: a cost-effectiveness analysis. *Psychiatric Services* 60: 1477–83.

Brickenkamp, R. (1997): Handbuch psychologischer und pädagogischer Tests. Göttingen (Hogrefe).

Bulik, C. M., N. D. Berkman, K. A. Brownley et al. (2007): Anorexia nervosa treatment: A systematic review of randomized controlled trials. *International Journal of Eating Disorders* 40: 310–320.

Byng-Hall, J. (1991): The application of attachment theory to understanding and treatment in family therapy. In: C. M. Parkes, J. Stevenson-Hinde a. P. Marris (eds.): Attachment across the life cycle. New York (Routledge), pp. 199 –215.

Cabral, R. R. F. a. A. C. Chaves (2010): Multi-family group intervention in a programme for patients with first-episode psychosis: a Brazilian experience. *International Journal of Social Psychiatry* 56: 527–532.

Caldwell, C., A. M. Horne, B. Davidson a. W. H. Quinn (2007): Effectiveness of a multiple family group intervention for juvenile first offenders in reducing parent stress. *Journal of Child and Family Studies* 16: 443–459.

Carpenter, J. L., J. E. W. Price, M. J. Cohen, K. M. Shoe a. J. S. Pendley (2014): Multifamily group problem-solving intervention for adherence challenges in pediatric insulin-dependent diabetes. *Clinical Practice in Pediatric Psychology* 2: 101–115.

Cassano, D. R. (1989): The multi-family therapy group: research on patterns of interaction – part II. *Social Work with Groups* 12: 15–39.

Catherall, D. R. (2004): Handbook of stress, trauma, and the family. London (Routledge).

Cecchin, G. (1987): Zum gegenwärtigen Stand von Hypothetisieren, Zirkularität und Neutralität: eine Einladung zur Neugier. *Familiendynamik* 13: 190–203.

Chien, W. T. a. K. Wong (2007): A family psychoeducation group program for Chinese people with schizophrenia in Hongkong. *Psychiatric Services* 58: 1003–1006.

Cierpka, M. (1996): Handbuch der Familiendiagnostik. Heidelberg (Springer).

Cierpka, M. u. M. Stasch (2003): Die GARF-Skala. Ein Beobachtungsinstrument zur Einschätzung der Funktionalität von Beziehungssystemen. *Familiendynamik* 28 (2): 176–200.

Cierpka, M. a. E. Windaus (2007): Psychoanalytische Säuglings-Kleinkind-Eltern-Psychotherapie. Konzepte – Leitlinien – Manual. Frankfurt (Brandes & Apsel).

Cohen-Kettenis, P. T., H. A. Delemarre-van de Waal a. L. J. Gooren (2008): The treatment of adolescent transsexuals: changing insights. *Journal of Sexual Medicine* 8: 1892–1897.

Colahan, M. a. P. H. Robinson (2002): Multi-family groups in the treatment of young adults with eating disorders. *Journal of Family Therapy* 24: 17–30.

Coleman, E., W. Bockting, M. Botzer, P. Cohen-Kettenis, G. DeCuypere, J. Feldman et al. (2012): Standards of care for the health of transsexual, transgender, and gender-non-conforming people, Version 7. *Int J Transgenderism* 13: 165–232.

Conner, K. R., R. R. Shea, M. P. McDermott, R. Grolling, R. V. Tocco a. G. Baciewicz (1998): The role of multifamily therapy in promoting retention in treatment of alcohol and cocaine dependence. *American Journal of Addiction* 7: 61–73.

Cook-Darzens, S. (2007): Thérapies multifamiliales. Des groupes comme agents thérapeutiques. Toulouse (Erès).

Cook-Darzens, S., C. Doyen, F. Brunaux, F. Rupert, M.-J. Bouquet, F. Bergametti a. M.-C. Mouren (2005): Thérapie multifamiliale de l'adolescent anorexique. *Thérapie Familiale* 26: 223–245.

Cooklin, A. (2015): The Kidstime Workshops. Vortrag im Rahmen der 7. Jahrestagung Multifamilientherapie, Juni 2015, Aurich.

Cooklin, A., P. Bishop, D. Francis, L. Fagin a. E. Asen (2012): The kidstime workshops. A multi-family intervention for the effects of parental mental illness. London (CMHS).

Coolidge, F. L., L. L. Thede a. S. E. Young (2002): The heritability of gender identity disorder in a child and adolescent twin sample. *Behav Genet* 32: 251–257.

Cooper, D. (1971): Psychiatrie und Anti-psychiatrie. Frankfurt (Suhrkamp).

Couchman, G., G. McMahon, A. Kelly, A. a. J. Ponsford (2014): A new kind of normal: qualitative accounts of multifamily group therapy for acquired brain injury. *Neuropsychology Rehabilitation* 24: 809–832.

Criquillion, S. (2016): L'approche multifamiliale chez les patients adultes avec un trouble du comportement alimentaire: Une avancée dans le traitement ? In: S. Criquillion a. C. Doyen (eds.): Anorexie, boulimie : nouveaux concepts, nouvelles approches. Paris (Lavoisier Médecine).

Cummings, C. M. a. M. A. Fristad (2012): Anxiety in children with mood disorders: A treatment help or hindrance? *Journal of Abnormal Child Psychology* 40: 339–351.

Dare, C. a. I. Eisler (1997): Family therapy for anorexia nervosa. In: D. M. Garner a. P. E. Garfinkel (eds.): Handbook of Psychotherapy for Anorexia Nervosa and Bulimia, 2nd ed. New York (Guilford Press).

Dare, C. a. I. Eisler (2000): A multi-family group day treatment programme for adolescent eating disorder. *European Eating Disorders Review* 8: 4–18.

Davey, M., L. Gulish, J. Askew, K. Godette a. N. Childs (2005): Adolescents coping with mom's breast cancer: developing family intervention programs. *Journal of Marital and Family Therapy* 31: 247–258.

Dawson, N. a. B. McHugh (1994): Parents and children: participants in change. In: E. Dowling a. E. Osborne (eds.): The family and the school: a joint systems approach to problems with children. London (Routledge).

Dawson, N. a. B. McHugh (2000): Family relationships, learning and teachers – keeping the connections. In: R. Best a. C. Watkins (eds.): Tomorrow's schools. London (Routledge).

Dawson, N. a. B. McHugh (2005): Multi-family groups in schools: the Marlborough model. *Context* 79: 10–12.

Dawson, N. a. B. McHugh (2006): A systemic response to school-based violence from a UK perspective. *Journal of Family Therapy* 28: 267–271.

Dawson, N. a. B. McHugh (2012): The history and development of Marlborough multi-family groups in education. *Context* 123: 8–12.

de Shazer, S. (1989): Wege der erfolgreichen Kurztherapie. Stuttgart (Klett-Cotta).

Deinet, U. u. M. Icking (2006): Jugendhilfe und Schule. Analysen und Konzepte für die kommunale Kooperation. Opladen (Barbara Budrich).

Di Ceglie, D. (2006): An experience of group work with parents of children and adolescents with gender identity disorder. *Clin Child Psychol Psychiatry* 11: 387–96.

Di Ceglie, D., D. Freedman, S. McPherson a. P. Richardson (2002): Children and adolescents referred to a specialist gender identity development service: clinical features and demographic characteristics. *Int J Transgenderism* 6 (1). Verfügbar unter: http://web.archive.org/web/20070525044205/http://www.symposion.com/ijt/ijtvo06no01_01.htm.

Dickerson, A. D. a. S. J. Crase (2005): Parent-adolescent relationships: the influence of multi-family therapy group on communication and closeness. *The American Journal of Family Therapy* 33: 45–59.

Dimitropoulos, G., J. C. Farquhar, V. Freeman, P. A. Colton a. M. P. Olmsted (2015): Pilot study comparing multi-family therapy to single family therapy for adults with anorexia nervosa in an intensive eating disorder program. *European Eating Disorders Review* 23: 294–303.

Dodge, E., M. Hodes, I. Eisler a. C. Dare (1995): Family therapy for bulimia nervosa in adolescents: an exploratory study. *Journal of Family Therapy* 17: 59–78.

Dornes, M. (1993): Der kompetente Säugling. Die präverbale Entwicklung des Menschen. Frankfurt am Main (Fischer).

Downs, K. a. A. Blow (2013): A substantive and methodological review of family-based treatment for eating disorders: the last 25 years of research. *Journal of Family Therapy* 35: 3–28.

Doyen, C., S. Cook-Darzens a. M.-C. Mouren (2012): Multiple family group therapy for young adolescents with anorexia nervosa: A descriptive study. In: C. Shapiro (ed.): Eating disorders: causes, diagnosis and treatments. New York (Nova), pp. 127–140.

Drümmer, D. u. L. Mohr (2012): Multifamilienarbeit in Schulen am Beispiel der Familienklasse in Bremen. In: U. Behme-Matthiessen, T. Pletsch, K. Bock u. A. Nykamp (Hrsg.): Handbuch Familienklasse: Multifamiliencoaching im Unterricht. Aachen (Shaker), S. 129–148.

Dyck, D. G., R. A. Short, M. S. Hendryx, D. Norell, M. Myers, T. Patterson et al. (2000): Management of negative symptoms among patients with schizophrenia attending multiple-family groups. *Psychiatric Services* 51: 513–519.

Egger, H. L. a. A. Angold (2006): Common emotional and behavioral disorders in preschool children: Presentation, nosology, and epidemiology. *Journal of Child Psychology and Psychiatry* 47: 313–337.

Eisler, I., C. Dare, G. F. M. Russell, G. I. Szmukler, E. Dodge a. D. Le Grange (1997): Family and individual therapy for anorexia nervosa: a 5-year follow-up. *Archives of General Psychiatry* 54: 1025–1030.

Eisler, I., C. Dare, M. Hodes, G. F. M. Russell, E. Dodge a. D. Le Grange (2000): Family therapy for adolescent anorexia nervosa: The results of a controlled comparison of two family interventions. *Journal of Child Psychology and Psychiatry* 41: 727–736.

Eisler, I., M. Simic, G. F. M. Russell a. C. Dare (2007): Family therapy for adolescent anorexia nervosa: a five year follow-up study of a controlled comparison of two family interventions. *Journal of Child Psychology and Psychiatry* 48: 552–560.

Eisler, I., D. Le Grange a. J. Lock (2015): Family therapy for adolescent eating disorders. In: T. Sexton a. J. Lebow (eds.): Handbook of family therapy, 4th ed. London (Routledge).

Eisler, I., A. Wallis a. E. Dodge (2015): What's new is old and what's old is new: the origins and evolution of family therapy for eating disorders. In: K. Loeb, D. Le Grange a. J. Lock (eds.): Family therapy for adolescent eating and weight disorders. New York (Guilford Press).

Eisler, I., M. Simic, E. Blessitt, L. Dodge and team (2016a): Maudsley service manual for child and adolescent eating disorders. Child and Adolescent Eating Disorders Service, South London, and Maudsley NHS Foundation Trust (revised July 2016). Verfügbar unter: http://www.national.slam.nhs.uk/wp-content/uploads/2011/11/Maudsley-Service-Manual-for-Child-and-Adolescent-Eating-Disorders-July-2016.pdf [06.05.2017].

Eisler, I., M. Simic, J. Hodsoll, E. Asen, M. Berelowitz, F. Connan et al. (2016b): A pragmatic randomised multi-centre trial of multifamily and single family therapy for adolescent anorexia nervosa. *BMC Psychiatry* DOI 10.1186/s12888-016-1129-6.

Erhart, M., A. Weimann, M. Bullinger, M. Schulte-Markwor u. U. Ravens-Sieberer (2011): Psychische Komorbidität bei chronisch somatischen Erkrankungen im Kindes- und Jugendalter. *Bundesgesundheitsblatt* (2011/1).

Ertei, S. (1965): Neue soziometrische Perspektiven. *Psychologische Forschung* 28: 329–362.

Erzinger, B. u. S. Disler (2015): Familienklassenzimmer (FKZ) der Volksschule Kriens – Evaluationsbericht. Fachhochschule Bern. Verfügbar unter: https://www.volksschule-kriens.ch/public/upload/assets/1668/Evaluationsbericht_Familienklassenzimmer_Kriens_2015.pdf [05.05.2017].

Eydam, A. (2010): Systemische Multi-Familientherapie im stationären Setting – eine Wirksamkeitsstudie. Bachelor-Arbeit. TU Carolo-Wilhelmina zu Braunschweig.

Fegert, J., M. Kölch u. U. Ziegenhain (2014): Rahmenbedingungen für eine bessere Versorgung von Kindern psychisch kranker Eltern – ein Plädoyer zur Überwindung der Versäulung. In: M. Kölch, U. Ziegenhain u. J. Fegert (Hrsg.): Kinder psychisch kranker Eltern. Weinheim/Basel (Beltz), S. 108–122.

Fischer, E. P., L. D. Sherman, X. Han a. R. R. Owen (2013): Outcomes of participation in the REACH multifamily group program for veterans with PTSD and their families. *Professional Psychology: Research and Practice* 44: 127–134.

Fleminger, S. (2005): A model for the treatment of eating disorders of adolescents in a specialized centre in The Netherlands. *Journal of Family Therapy* 27: 147–157.

Fleminger, S. a. S. J. Vermeulen (2014): MGDB: Meer Gezins Dag Behandeling voor jongeren met een eetstoornis. Hrsg.: Centrum voor Eetstoornissen Ursula, Leiden, Niederlande.

Fonagy, P. a. E. Allison (2014): The role of mentalizing and epistemic trust in the therapeutic relationship. *Psychotherapy* 51: 372–380.

Fonagy, P., A. Bateman u. P. Luyten (2015): Einführung und Übersicht. In: A. W. Bateman, a. P. Fonagy (Hrsg.): Handbuch Mentalisieren. Gießen (Psychosozial-Verlag) S. 23–66.

Fonagy, P., G. Gergley a. M. Target (2007): The parent infant dyad and the construction of the subjective self. *Journal of Child Psychology and Psychiatry* 48: 288–328.

Fonagy, P., G. Gergely, E. L. Jurist u. M. Target (2015): Affektregulierung, Mentalisierung und die Entwicklung des Selbst. Stuttgart (Klett-Cotta).

Fonagy, P., G. S. Steele, G. Moran, M. Steele a. A. Higgit (1991): The capacity for understanding mental states: the reflective self in parent and child and its significance for security of attachment. *Infant Mental Health* 13: 200–217.

Fonagy, P., P. Luyten a. E. Allison (2015): Epistemic petrification and the restoration of epistemic trust: a new conceptualization of borderline personality disorder and its psychosocial treatment. *Journal of Personality Disorders* 29: 575–609.

Foulkes, S. H. (1964): Therapeutic group analysis. London (Karnac). (Neuaufl. 1984).

Fraenkel, P. (2007): Multiple family discussion groups for families that are homeless. In: S. Cook-Darzens (ed.): Thérapies multifamiliales: Des groupes comme agents thérapeutiques. Toulouse (Érès), pp. 333–361.

Fristad, M. A., J. S. Goldberg-Arnold a. S. M. Gavazzi (2002): Multi-family psychoeducation groups (MFPG) for families of children with bipolar disorder. *Bipolar Disorders* 4: 254–262.

Fristad, M. A., J. S. Goldberg-Arnold a. S. M. Gavazzi (2003): Multi-family psychoeducation groups in the treatment of children with mood disorders. *Journal of Marital and Family Therapy* 29: 491–504.

Fristad, M. A., J. S. Verducci, K. Walters a. M. E. Young (2009): The impact of multi-family psychoeducational psychotherapy in treating children aged 8–12 with mood disorders. *Archives of General Psychiatry* 66: 1013–1021.

Fukkink, R. G. (2008): Video feedback in the widescreen: a meta- analysis of family programs. *Clinical Psychology Review* 28: 904–916.

Fürstenau, P. (2001): Psychoanalytisch verstehen. Systemisch denken. Suggestiv intervenieren. Stuttgart (Klett-Cotta).

Gabel, K., L. Pinhas, I. Eisler, D. Katzman a. M. Heinmaa (2014): The effect of multiple family therapy on weight gain in adolescents with anorexia nervosa: Pilot data. *Journal of the Canadian Academy of Child and Adolescent Psychiatry* 23: 196–199.

Gammer, C. (2007): Die Stimme des Kindes in der Familientherapie. Heidelberg (Carl-Auer).

Geist, R., M. Heinmaan, D. Stephens, R. Davis a. D. K. Katzman (2000): Comparison of family therapy and family group psychoeducation in adolescents with anorexia nervosa. *Canadian Journal of Psychiatry* 45: 173–178.

Gelin, Z., S. Fuso, S. Hendrick, S. Cook-Darzens a. Y. Simon (2015): The effects of a multiple family therapy on adolescents with eating disorders: An outcome study. *Family Process* 54: 160–172.

Gelin, Z., S. Cook-Darzens, Y. Simon a. S. Hendrick (2016): Two models of multiple family therapy in the treatment of adolescent anorexia nervosa: A systematic review. *Eating and Weight Disorders* 21: 19–30.

Gelin, Z., J. De Mol, Y. Simon a. S. Hendrick (in prep.). How do clinicians make sense of change? An interpretative phenomenological analysis of multiple family therapy for anorexia nervosa.

Geller, J., C. Johnston a. K. Madsen (1997): The role of shape and weight in self-concept: The Shape and Weight Based Self Esteem Inventory. *Cognitive Therapy and Research* 21: 5–24.

Girsberger, T. (2015): Die vielen Farben des Autismus: Spektrum, Ursachen, Diagnose, Therapie und Beratung, 2. Aufl. Stuttgart (Kohlhammer).

Girz, L., A. L. Robinson, M. Foroughe, K. Jasper a. A. Boachie (2013): Adapting family-based therapy to a day hospital programme for adolescents with eating disorders: Preliminary outcomes and trajectories of change. *Journal of Family Therapy* 35: 102–120.

Glaserfeld, E. von (1998): Die Wurzeln des »Radikalen« am Konstruktivismus. In: H. R. Fischer (Hrsg.): Die Wirklichkeit des Konstruktivismus. Zur Auseinandersetzung mit einem neuen Paradigma. Heidelberg (Carl-Auer).

Glasheen, C., G. Richardson, K. Kim, C. Larkby, H. Swartz a. N. Day (2013): Exposure to pre and postnatal depression and anxiety symptoms: risk for major depression, anxiety disorders and conduct disorder in adolescent offspring. *Development and Psychopathology* 25: 1045- 1063.

Glistrup, K. (2016): Sag mir die Wahrheit. Weinheim (Beltz).

Goffman, E. (1993): Asyle. Über die soziale Situation psychiatrischer Patienten und anderer Insassen. Frankfurt (Suhrkamp).

Goll-Kopka, A. (2009): Multi-Familientherapie (MFT) mit Familien von entwicklungsbeeinträchtigten, chronisch kranken und behinderten Kindern: Das Frankfurter MFT-Modell. *Praxis der Kinderpsychologie und Kinderpsychiatrie* 58: 716–732.

Gonzalez, S., P. Steinglass a. D. Reiss (1989): Putting the illness in its place: Discussion groups for families with chronic medical illnesses. *Family Process* 28: 69–87.

Grawe, K. (1994): Psychotherapie ohne Grenzen. Von den Therapieschulen zur Allgemeinen Psychotherapie. *Verhaltenstherapie und psychosoziale Praxis* 26: 357–370.

Grawe, K. (1998): Psychologische Therapie. Göttingen (Hogrefe).

Hackenbruch, J. (2010): Multifamilientherapie in der Kinder und Jugendhilfe – eine empirische Untersuchung zum Nutzen aus der Sicht der Familien. Diplomarbeit, Johann Wolfgang Goethe Universität Frankfurt, Fachbereich Erziehungswissenschaften.

Harter, C., J. Kick a. M. Rave-Schwank (2002): Psychoeducational group for patients with depression and their families. *Psychiatrische Praxis* 29: 160–163.

Hazel, N. A., M. G. McDonell, R. A. Short, C. M. Berry, W. D. Voss, M. L. Rodgers et al. (2004): Impact of multiple family groups for outpatients with schizophrenia on caregivers' distress and resources. *Psychiatric Services* 55: 35–41.

Hellemans, S., J. De Mol, A. Buysse, I. Eisler, K. Demyttenaere a. G. M. D. Lemmens (2011): Therapeutic processes in multi-family groups for major depression: Results of an interpretative phenomenological study. *Journal of Affective Disorders* 134: 226–234.

Helms-Daub, A. (2014): Wirksamkeit von Peer-Feedbacks in Elterngruppen. Master-Thesis. Europa Universität Flensburg. Verfügbar unter: http://www.fisch-online.info/downloads/helms-daub_masterthesis.pdf [02.05.2017].

Hembree, W. C., P. Cohen-Kettenis, H. A. Delemarre-van de Waal, L. J. Gooren, W. J. Meyer, N. P. Spack et al. (2009): Endocrine treatment of transsexual persons: an Endocrine Society clinical practice guideline. *J Clin Endocrinol Metab* 94: 3132–54.

Herpertz-Dahlmann, B. (2015): Neue Aspekte bei der Behandlung der adoleszenten Anorexia nervosa. *Psychotherapie Psychosomatik Medizinische Psychologie* 1: 17–19.

Hinte, W. u. H. Treeß (2011): Sozialraumorientierung in der Jugendhilfe. Theoretische Grundlagen, Handlungsprinzipien u. Praxisbeispiele einer kooperativ-integrativen Pädagogik. Weinheim/München (Juventa).

Hollesen, A., L. Clausen a. K. Rokkedal (2013): Multiple family therapy for adolescents with anorexia nervosa: a pilot study of eating disorder symptoms and interpersonal functioning. *Journal of Family Therapy* 35: 53–67.

Hölling, H., R. Schlack, P. Kamtsiuris, H. Butschalowsky, M. Schlaud u. B. M. Kurth (2012): Die KIGGS-Studie – Bundesweit repräsentative Längs- und Querschnittstudie zur Gesundheit von Kindern und Jugendlichen im Rahmen des Gesundheitsmonitorings am Robert Koch-Institut. *Bundesgesundheitsblatt* 55: 836–842.

Holmes, J. (2012): Sichere Bindung und Psychodynamische Therapie. Stuttgart (Klett-Cotta).

Honneth, A. (1993): Posttradionelle Gemeinschaften. Ein konzeptueller Vorschlag. In: F. Hillebrandt, G. Kneer u. K. Kraemer (Hrsg.): Gemeinschaft und Gerechtigkeit. Frankfurt (Fischer), S. 260–270.

House, J., U. Schmidt, M. Craig, S. Landau, M. Simic, D. Nicholls, P. Hugo, M. Berelowitz a. I. Eisler (2012): Comparison of specialist and nonspecialist care pathways for adolescents with anorexia nervosa and related eating disorders. *International Journal of Eating Disorders* 45: 949–956.

Jewell, T., E. Blessitt, C. Stewart, M. Simic a. I. Eisler (2016): Family therapy for child and adolescent eating disorders: a critical review. *Family Process* 55: 577–594.

Johnson, S. M. (2009): Emotionally focused couple therapy with trauma survivors. New York (Guilford Press).

Jones, M. (1976): Prinzipien der therapeutischen Gemeinschaft. Stuttgart (Huber).

Jürgensen, B. (2013): Familie in Schule: Ein Konzept zur Reintegration von Schülerinnen und Schülern mit Schulproblemen. Masterarbeit. Universität Flensburg. Verfügbar unter: http://www.fisch-online.info/downloads/juergensen_masterarbeit.pdf [02.05.2017].

Kaap-Deeder, J., M. Vansteenkiste, B. Soenens, J. Verstuyf, L. Boone a. J. Smeets (2014): Fostering self-endorsed motivation to change in patients with an eating disorder: The role of perceived autonomy support and psychological need satisfaction. *Intern Journal of Eating Disorders* 47: 585–600.

Kasten, H. (2003): Geschwister. Vorbilder, Rivalen, Vertraute, 5. Aufl. München (Ernst Reinhardt).

Katsuki, F., H. Takeuchi, M. Konishi, M. Sasaki, Y. Murase, A. Naito et al. (2011): Pre-post changes in psychosocial functioning among relatives of patients with depressive disorders after brief multifamily psychoeducation: A pilot study. *BMC Psychiatry* 11: 11–56.

Kazak, A. E., S. Simms, M. A. Alderfer, M. T. Rourke, T. Crump, K. McClure, P. Jones, A. Rodriguez, A. Boeving, W. T. Hwang a. A. Reilly (2005): Feasibility and preliminary outcomes from a pilot study of a brief psychological intervention for families of children newly diagnosed with cancer. *Journal of Pediatric Psychology* 30: 644–655.

Keitner, G., L. Drury, C. Ryan, I. Miller, W. Norman a. D. Solomon (2002): Multifamily group treatment for major depressive disorder. In: W. R. McFarlane (ed.): Multifamily groups in the treatment of severe psychiatric disorders. New York (Guilford Press), pp. 244–267.

Keller, F. a. B. Schuler (2002): Psychoeducational groups for families of in-patients with affective disorders – experiences with a person-oriented approach. *Psychiatrische Praxis* 29: 130–139.

Kelly, A. C. a. J. C. Carter (2014): Eating disorder subtypes differ in their rates of psychological improvement over treatment. *Journal of Eating Disorders*. DOI: 10.1186/2050-2974-2-2.

KICK (2006): Der Schutzauftrag bei Kindeswohlgefährdung. Arbeitshilfen zur Kooperation zwischen Jugendamt und Trägern der freien Kinder- und Jugendhilfe. Münster (Institut für Soziale Arbeit).

King, S., N. Ricard, V. Rochon, H. Steiger a. S. Nelis (2003): Determinants of expressed emotion in mothers of schizophrenia patients. *Psychiatry Research* 117: 211–222.

Kirsch, H., J. Brockmann u. S. Taubner (2016): Praxis des Mentalisierens. Stuttgart (Klett-Cotta).

Kiser, L. J., A. Donohue, S. Hodgkinson, D. Medoff, a. M. M. Black (2010): Strengthening family coping resources: the feasibility of a multifamily group intervention for families exposed to trauma. *Journal of Traumatic Stress* 23: 802–806.

Klein, A. u. J. Fink (2016): Multifamilienarbeit in der Jugendhilfe. Eine quantitative Untersuchung zur Veränderung des innerfamiliären Beziehungserlebens von mehrfach belasteten Familien am Albert-Schweitzer-Kinderdorf Hessen e. V. in Wetzlar. Masterarbeit an der Katholischen Hochschule Freiburg.

Knatz, S., W. Kaye, E. Marzola a. K. Boutelle (2015): A brief, intensive application of family-based treatment for eating disorders. In: K. Loeb, D. Le Grange a. J. Lock (eds.): Family therapy for adolescent eating and weight disorder: New applications. New York (Routledge), pp. 72–91.

Köhler, L. (2004): Frühe Störungen aus der Sicht zunehmender Mentalisierung. *Forum der Psychoanalyse* 2: 158–174.

Kopelowicz, A., R. Zarate, C. J. Wallace, R. P. Liberman, S. R. Lopez a. J. Mintz (2012): The ability of multifamily groups to improve treatment adherence in Mexican Americans with schizophrenia. *Archives of General Psychiatry* 69: 256–73.

Korte, A., D. Goecker, H. Krude, U. Lehmkuhl, A. Grüters-Kieslich a. K. M. Beier (2008): Gender identity disorders in childhood and adolescence. *Dtsch Arztebl Int* 105: 834–41.

Kratochwill, T. R., L. McDonald, J. R. Levin, H. Young Bear-Tibbetts a. M. K. Demaray (2004): Families and schools together: An experimental analysis of a parent-mediated multi-family group program for American Indian children. *Journal of School Psychology* 42: 359–383.

Kratochwill, T. R., L. McDonald, J. R. Levin, P. A. Scalia a. G. Goover (2009): Families and schools together: An experimental study of multi-family support groups for children at risk. *Journal of School Psychology* 47: 245–265.

Kurz, R. (2001): Anspruch der Ganzheitlichkeit in der Pädiatrie. In: R. Frank u. B. Mangold (Hrsg.): Psychosomatische Grundversorgung bei Kindern und Jugendlichen: Kooperationsmodelle zwischen Pädiatrie und Kinder- und Jugendpsychiatrie. Stuttgart (Kohlhammer), S. 11–18.

La Roche, M. J., D. Koinis-Mitchel a. L. Gualdron (2006): A culturally competent asthma management intervention: a randomized controlled pilot study. *Annals of Allergy, Asthma and Immunology* 96: 80–85.

Laing, R. D. (1994): Das geteilte Selbst. Eine existentielle Studie über geistige Gesundheit und Wahnsinn. Köln (Kiepenheuer & Witsch).

Laing, R. D. a. A. Esterson (1965): Sanity, madness and the family. New York (Basic Books).

Laqueur, H. P. (1979): La thérapie multifamiliale, questions et réponses. In: D. A. Bloch (ed.): Techniques de base en thérapie familiale. Paris (Delarge), pp. 135–152.

Lawick, M. J. van u. M. M. Visser (2017): Kinder aus der Klemme. Interventionen für Familien in hochkonflikthaften Trennungen. Heidelberg (Carl-Auer).]

Le Grange, D., I. Eisler, C. Dare a. G. F. M. Russell (1992): Evaluation of family treatments in adolescent anorexia nervosa: a pilot study. *International Journal of Eating Disorders* 12: 347–357.

Le Grange, D., R. D. Crosby, P. J. Rathouz a. B. L. Leventhal (2007): A randomized controlled comparison of family-based treatment and supportive psychotherapy for adolescent bulimia nervosa. *Archives of General Psychiatry* 64: 1049–1056.

Le Grange, D., E. K. Hughes, A. Court, M. Yeo, R. D. Crosby a. S. M. Sawyer (2016): Randomized clinical trial of parent-focused treatment and family-based treatment for adolescent anorexia nervosa. *Journal of the American Academy of Child & Adolescent Psychiatry* 55: 683–692.

Leff, J. a. C. Vaughn (1985): Expressed emotion in families : its significance for mental illness. New York (Guilford Press).

Lemmens, G., I. Eisler, M. Hereman, B. Van Houdenhove a. B. Sabbe (2005): Family discussion groups for patients with chronic pain: a pilot study. *Australian and New Zealand Journal of Family Therapy* 26: 21–32.

Lemmens, G., S. Wauters, M. Heireman, I. Eisler, G. Lietaere a. B. Sabbef (2003): Beneficial factors in family discussion groups of a psychiatric day clinic: perceptions by the therapeutic team and the families of the therapeutic process. *Journal of Family Therapy* 25: 41–63.

Lemmens, G., I. Eisler, A. Buysse, E. Heene a. K. Demyttenaere (2009a): The effects on mood of adjunctive single-family and multi-family group therapy in the treatment of hospitalized patients with major depression. A 15-month follow-up study. *Psychotherapy and Psychosomatics* 78: 98–105.

Lemmens, G., I. Eisler, P. Dierick, G. Lietaer a. K. Demyttenaere (2009b): Therapeutic factors in a systemic multi-family group treatment for major depression: patients' and partners' perspectives. *Journal of Family therapy* 31: 250–269.

Liddle, H. A., G. A. Dakof, K. Parker, G. S. Diamond, K. Barrett a. M. Tejeda (2001): Multidimensional family therapy for adolescent drug abuse: results of a randomized clinical trial. *American Journal of Drug and Alcohol Abuse* 27: 651–688.

Liechti, J. (2006): Anorexia nervosa – Epidemiologie und Klinik, Erklärungs- und Therapiemodelle. *Familiendynamik* 31: 409–427.

Liechti, J. u. M. Liechti-Darbellay (2013): Systemische Aspekte bei der Therapie der Anorexie nervosa. *Psychotherapie im Dialog* 4: 22–26.

Lippe, H. von der, J. Radloff, J. Schadow, U. Rottger u. H. H. Flechtner (2016): The therapy process of accompanying mothers in multiple family therapy groups: evidence from a German child psychiatric setting. *Praxis der Kinderpsychologie und Kinderpsychiatrie* 65: 609–624.

Liu, Q.-X., X.-Y. Fang, N. Yan, Z.-K. Zhou, X. J. Yuan, J. Lan a. C.-Y. Liu (2015): Multi-family group therapy for adolescent internet addiction: Exploring the underlying mechanisms. *Addictive Behaviors* 42: 1–8.

Lock, J. a. D. Le Grange (2013): Treatment manual for anorexia nervosa: a family-based approach. 2nd ed. New York (Guilford Press).

Lock, J., W. S. Agras, S. Bryson a. S. Kraemer (2005): A comparison of short- and long-term family therapy for adolescent anorexia nervosa. *Journal of the American Academy of Child and Adolescent Psychiatry* 44: 632–639.

Lock, J., J. Couturier a. W. S. Agras (2006): Comparison of long-term outcomes in adolescents with anorexia nervosa treated with family therapy. *Journal of the American Academy of Child Adolescent Psychiatry* 45: 666–672.

Lock, J., D. Le Grange, W. S. Agras, A. Moye, S. W. Bryson a. B. Jo (2010): Randomised clinical trial comparing family-based treatment with adolescent-focused individual therapy for adolescents with anorexia nervosa. *Archives of General Psychiatry* 67: 1025–1032.

Ma, J. L. C., K. Y. C. Lai a. E. S. F. Wan (2016): Multifamily group intervention for Chinese parents and their children with attention deficit hyperactivity disorder in a Chinese context. *Social Work with Groups*. doi: 10.1080/01609513.2015.1132028

Madigan, K., P. Egan, D. Brennan, S. Hill, B. Maguire, F. Horgan et al. (2012): A randomised controlled trial of carer-focussed multi-family group psychoeducation in bipolar disorder. *European Psychiatry 27*: 281–4.

Magill, N., C. Rhind, R. Hibbs, E. Goddard, P. Macdonald, J. Arcelus, J. Morgan, J. Beecham, U. Schmidt, S. Landau a. J. Treasure (2015): Two-year follow-up of a pragmatic randomised controlled trial examining the effect of adding a career's skill training intervention in patients with anorexia nervosa. *Eur Eat Disord Rev*, Dec 23. doi: 10.1002/erv.2422.

Main, T. F. (1981): Das Konzept der therapeutischen Gemeinschaft: Wandlungen und Wechselfälle. In: H. Hilpert, R. Schwarz u. F. Beese (Hrsg.): Psychotherapie in der Klinik. Berlin (Springer), S. 46–66.

Malpas, J. (2011): Between Pink and Blue: A multi-dimensional family approach to gender nonconforming children and their families. *Family Process* 50: 453–70.

Martin, A., J. Hoffman, S. Nolas, L. Kamenopolou a. M. Wolpert (2011): Evaluation report for the kidstime workshops. Anna-Freud-Center. Verfügbar unter: https://www.ucl.ac.uk/evidence-based-practice-unit/docs/publication_files/kidstime_report.

Marty, P. (1991): Mentalisation et psychomatique. Paris (Laboratoire Delagrange).

Marzola, E., S. Knatz, S. B. Murray, R. Rockwell, K. Boutelle, I. Eisler a. W. H. Kaye (2015): Short-term intensive family therapy for adolescent eating disorders: 30-month outcome. *European Eating Disorders Review* 23: 210–218.

Mattejat, F. (1993): Subjektive Familienstrukturen. Göttingen (Hogrefe).

Mattejat, F. u. H. Remschmidt (2008): Kinder psychisch kranker Eltern. *Deutsches Ärzteblatt* 105: 413–418.

Mattejat, F. u. M. Scholz (1994): Das subjektive Familienbild (SFB). Göttingen (Hogrefe).

McDonald, L. a. H. E. Frey (1999): Families and schools together: building relationships [OJJDP Bulletin]. Washington, DC (U. S. Department of Justice, Office of Justice Programs, Office of Juvenile Justice and Delinquency Prevention).

McDonald, L. D., P. Moberg, R. Brown, I. Rodriguez-Espiricueta, N. I. Flores, M. P. Burke a. G. Coover (2006): After-school multifamily groups: a randomized controlled trial involving low-income, urban, Latino children. *Children & Schools* 28: 25–34.

McDonell, M. G., R. A. Short, C. M. Berry, a. D. G. Dyck (2006): Multiple-family group treatment of outpatients with schizophrenia: impact on service utilization. *Family Process* 45: 359–373.

McFarlane, W. R. (1983): Multiple family therapy in schizophrenia. In: W. R. McFarlane (ed.): Family therapy in schizophrenia. New York (Guilford Press).

McFarlane, W. R. (2002): Empirical studies of outcome in multifamily groups. In: W. R. McFarlane (ed.): Multifamily groups in the treatment of severe psychiatric disorders. New York (Guilford Press), pp. 49–70.

McFarlane, W. R. a. S. M. Deakins (2002): Family-aided assertive community treatment. In: W. R. McFarlane (ed.): Multifamily groups in the treatment of severe psychiatric disorders. New York (Guilford Press), pp. 175–197.

McFarlane, W. R., B. Link, R. Dushay, J. Marchall a. J. Crilly (1995a): Psychoeducational multiple family groups: Four year relapse outcome in schizophrenia. *Family Process* 34: 127–144.

McFarlane, W. R., E. Lukens, B. Link, R. Dushay, S. A. Deakins, M. Newmark et al. (1995b): Multiple-family groups and psychoeducation in the treatment of schizophrenia. *Archives of General Psychiatry* 52: 679–687.

McFarlane, W. R., B. Levin, L. Travis, F. L. Lucas, S. Lynch, M. Verdi et al. (2015): Clinical and functional outcomes after 2 years in the early detection and intervention for the prevention of psychosis multisite effectiveness trial. *Schizophrenia Bulletin* 41: 30–43.

McHugh, B. u. N. Dawson (2012): Multifamiliengruppen in Schulen nach dem Marlborough Modell. In: U. Behme-Matthiesen u. T. Pletsch (Hrsg.): Handbuch Familienklasse. Aachen (Shaker), S. 149–160.

McKay, M. M., M. E. Harrison, J. Gonzales, L. Kim a. E. Quintana (2002): Multiple-family groups for urban children with conduct difficulties and their families. *Psychiatric Services* 53: 1467–1468.

McPherson, H. A., B. Mackinaw-Koons, J. M. Leffler a. M. A. Fristad (2016): Pilot effectiveness evaluation of community-based multi-family psychoeducational psychotherapy for childhood mood disorders. *Couple and Family Psychology: Research and Practice* 5: 43–59.

Meezan, W. a. M. O'Keefe (1998): Evaluating the effectiveness of multifamily group therapy in child abuse and neglect. *Social Work Practice* 8: 330–353.

Mehl, A., J. Tomanova, A. Kubena a. H. Papezova (2013): Adapting multi-family therapy to families who care for a loved one with an eating disorder in the Czech Republic combined with a follow-up pilot study of efficacy. *Journal of Family Therapy* 35: 82–101.

Mendenhall, A. N., M. A. Fristad a. T. Early (2009): Factors influencing service utilization and mood symptom severity in children with mood disorders: effects of multifamily psychoeducation groups (MFPG). *Journal of Consulting and Clinical Psychology* 77: 463–473.

Mendes, A., R. Chiquelho, T. A. Santos a. L. Sousa (2015): Supporting families in genetic counselling services: a psychoeducational multifamily discussion group for at-risk colorectal cancer families. *Journal of Family Therapy* 37: 343–360.

Meyenburg, B., A. Korte, B. Möller u. G. Romer (2013): AWMF-Leitlinien Störungen der Geschlechtsidentität im Kindes- und Jugendalter (F64) – Deutsche Gesellschaft für Kinder- und Jugendpsychiatrie, Psychosomatik und Psychotherapie. Verfügbar unter: http://www.awmf.org/uploads/tx_szleitlinien/028-014l_S1_Störungen_Geschlechtsidentität_2013-08_01.pdf [12.05.2017].

Meyenburg, B., A. Kröger a. R. Neugebauer (2015): Gender dysphoria in children and adolescents – treatment guidelines and follow-up study. *Z Kinder Jugendpsychiatr Psychother* 43: 47–55.

Miller, I. W., D. A. Solomon, C. E. Ryan a. G. I. Keitner (2004): Does adjunctive family therapy enhance recovery from bipolar mood episodes? *Journal of Affective Disorders* 82: 431–436.

Miller, A., J. Rathus a. M. Linehan (2007): Dialectical behaviour therapy with suicidal adolescents. New-York (Guilford Press).

Minuchin, S., B. G. Montalvo, B. G. Guerney, B. L. Rosman a. F. Schumer (1967): Families of the slums. New York (Basic Books).

Minuchin, S., J. Colapinto a. P. Minuchin (2000): Verstrickt im sozialen Netz. Heidelberg (Carl-Auer).

Möller, B. u. G. Romer (2014): Geschlechtsdysphorie im Kindes- und Jugendalter. *Prax Kinderpsychol Kinderpsychiat* 63: 431–436.

Möller, B., T. O. Nieder, W. F. Preuss, I. Becker, S. Fahremkrug, A. Wüsthof, P. Briken, G. Romer u. H. Richter-Appelt (2014): Versorgung von Kindern und Jugendlichen mit Geschlechtsdysphorie im Rahmen einer interdisziplinären Spezialsprechstunde. *Prax Kinderpsychol Kinderpsychiat* 6: 465–485.

Monti, P. M., D. B. Abrams, J. A. Binkoff, W. R. Zwick, Liepman, T. D. Nirenber a. D. J. Rohsenow (1990): Communication skills training, communication skills training with family and cognitive behavioral mood management training for alcoholics. *Journal of Studies on Alcohol* 51: 263–70.

Moreno, J. L. (1923, 1947): The theatre of spontaneity. Oxford (Beacon House).

Morris, E., C. Le Huray, N. Skagerberg, R. Gomes a. A. Ninteman (2014): Families changing families: the protective function of multi-family therapy in education. *Clinical Child Psychology and Psychiatry* 19: 617- 632.

Nashef, A. (2015): Multifamilientherapie für Asperger-Betroffene und deren Familien. *Zeitschrift für systemische Therapie und Beratung* 15: 77–84.

Nashef, A. u. L. Mohr (2015): Eine »gruppige« Erfahrung – Multifamilientherapie mit Asperger Betroffenen und deren Familien. *Autismus-Zeitschrift* 80: 34–42.

National Institute for Health and Clinical Excellence (NICE) (2004): Eating disorders: core interventions in the treatment and management of anorexia nervosa, bulimia nervosa and related eating disorders. CG9. London (NICE).

Noeker, M. (2002): Biopsychosoziale Leitprinzipien für die psychologische Arbeit bei chronisch-pädiatrischen Erkrankungen. *Psychotherapie im Dialog* 3(1): 26–32.

Noeker, M. u. F. Petermann (2008): Resilienz: Funktionale Adaptation an widrige Umgebungsbedingungen. *Zeitschrift für Psychiatrie, Psychologie und Psychotherapie* 56: 255–263.

O'Brien, M. P., J. L. Zinberg, C. E. Bearden, M. Daley, T. A. Niendam, A. Kopelowicz a. T. D. Cannon (2007): Psychoeducational multi-family group treatment with adolescents at high risk for developing psychosis. *Early Intervention in Psychiatry* 1: 325–332.

O'Farrell, T. J., K. A. Choquette, H. S. G. Cutter a. W. F. McCourt (1993): Behavioral marital therapy with and without additional relapse prevention sessions for alcoholics and their wives. *Journal of Studies on Alcohol* 54: 652–666.

O'Farrell, T. J., K. A. Choquette a. H. S. G. Cutter (1998): Couples relapse prevention sessions after behavioral marital therapy for male alcoholics: outcomes during the three years after starting treatment. *Journal of Studies on Alcohol* 59: 346–370.

Omer, H. u. A. Schlippe (2010): Stärke statt Macht: Neue Autorität in Familie, Schule und Gemeinde. Göttingen (Vandenhoeck & Ruprecht).

Orsmond, G. I. u. M. M. Seltzer (2007): Siblings of individuals with autism or Down syndrome: effects on adult lives. *Journal of Intellectual Disability Research* 51: 682–696.

Osgood, C. E., F. J. Suci a. P. H. Tannenbaum.(1957): The measurement of meaning. Illinois (University of Urbana Press).

Papousek, M., M. Schieche u. H. Wurmser (2004): Regulationsstörungen der frühen Kindheit. Frühe Risiken und Hilfen im Entwicklungskontext der Eltern-Kind-Beziehungen. Bern (Hans Huber).

Paulson, J. F. a. S. D. Bazemore (2010): Prenatal and Post-Partum depression in fathers and its association with maternal depression: a meta-analysis. *Journal of The American Medical Association* 303: 1961–1969.

Pomeroy, E. C., A. Rubin a. R. J. Walker (1996): A psychoeducational group intervention for family members of persons with HIV/AIDS. *Family Process* 35: 299–312.

Poole, L. A., A. J. Lewis, J. W. Toumbourou, T. Knight, M. D. Bertino a. R. Pryor (2016): A multi-family group intervention for adolescent depression: The BEST MOOD Program. *Family Process*, doi: 10.1111/famp.12218.

Puckering, C. (2004): Mellow parenting, an intensive intervention to change relationships. *Signal Bulletin of the World Association for Infant Mental Health* 12: 1–5.

Quinn, W. H. a. D. J. Van Dyke (2004): A multiple family group intervention for first-time juvenile offenders: comparisons with probation and dropouts on recidivism. *Journal of Community Psychology* 32: 177–200.

Ramchandani, P. G., T. G. O'Connor, J. Evans, J. Heron, L. Murray a. A. Stein (2008): The effects of pre- and postnatal depression in fathers: a natural experiment comparing the effects of exposure to depression on offspring. *Journal Child Psychology and Psychiatry* 49: 1069–78.

Rathus, J. a. A. Miller (2002): Dialectical behaviour therapy adapted from suicidal adolescents. *Suicide and Life Threatening Behaviours* 32: 146–157.

Ravens-Sieberer, U., N. Wille, S. Bettge u. M. Erhart (2007): Psychische Gesundheit von Kindern und Jugendlichen in Deutschland. Ergebnisse aus der BELLA-Studie im Kinder- und Jugendgesundheitssurvey (KiGGS). *Bundesgesundheitsblatt – Gesundheitsforschung – Gesundheitsschutz* 50, Kap. 5: 871–878.

Reinhardt, D. u. F. Petermann (2010): Pädiatrie und Kinder- und Jugendpsychiatrie – Wo sind die Schnittstellen? *Monatsschrift Kinderheilkunde* (2010/1).

Reiss, D. a. R. Costell (1977): The multiple family group as a small society; family regulation of interaction with non-members. *American Journal of Psychiatry* 134: 21–24.

Reiss, N., J. Farrell u. I. Shaw (2015): Schematherapie in der Anwendung. Paderborn (Junfermann).

Retzlaff, R. (2008): Spiel-Räume. Stuttgart (Klett-Cotta).

Retzlaff, R. (2016): Familien-Stärken: Behinderung, Resilienz und systemische Therapie, 2. Aufl. Stuttgart (Klett-Cotta).

Retzlaff, R., S. Brazil u. A. Goll-Kopka (2008): Multifamilientherapie bei Kindern mit Teilleistungsfertigkeiten. *Praxis der Kinderpsychologie und Kinderpsychiatrie* 57: 346–361.

Richter, N. (2013): Die Mehrfamilientherapie bei psychischen Störungen im Kindes- und Jugendalter. Eine qualitative Untersuchung. Unveröffentl. Masterarbeit, Universität Erfurt.

Riebschleger, J., B. Tableman, D. Rudder, E. Onaga a. P. Whalen (2009): Early outcomes of a pilot psychoeducation group intervention for children of a parent with a psychiatric illness. *Psychiatry Rehabilitation Journal* 33: 133–41.

Rix, M. (2002): Familiäre Beziehungsmuster bei psychischen Erkrankungen im Jugendalter. Inauguraldissertation zur Erlangung der Doktorwürde der medizinischen Fakultät Carl Gustav Carus der Technischen Universität Dresden.

Robertson, E., N. Celasun a. D. Stewart (2003): Maternal mental health and child health and development: Literature review on risk factors and interventions on postpartum depression. Geneva (World Health Organisation).

Robin, A. L., P. T. Siegel, A. W. Moye, M. Gilroy, A. B. Dennis a. A. Sikand (1999): A controlled comparison of family versus individual therapy for adolescents with anorexia nervosa. *Journal of the American Academy of Child and Adolescent Psychiatry* 38: 1482–1489.

Robin, A. L. a. D. Le Grange D (2010): Treating adolescents with anorexia nervosa using behavioural family systems therapy. In: J. R. Weisz a. A. E. Kazdin (eds.): Evidence-based psychotherapies for children and adolescents. New York (Guilford Press).

Rotthaus, W. (1990): Stationäre systemische Kinder- und Jugendpsychiatrie. Dortmund (Modernes Lernen).

Russell, G. F. M., G. I. Szmukler, C. Dare a. I. Eisler (1987): An evaluation of family therapy in anorexia nervosa. *Archives of General Psychiatry* 44: 1047–1056.

Salaminiou, E. (2005): Families in multiple family therapy for adolescent anorexia nervosa: Response to treatment, treatment experience and family and individual change. Unpublished PhD thesis, Kings College, University of London.

Salaminiou, E., M. Campbell, M. Simic, E. Kuipers a. I. Eisler (2015): Intensive Multi Family Therapy for adolescent anorexia nervosa: an open study of 30 families. *Journal of Family Therapy* doi: 10.1111/1467-6427.12075.

Satin, W., A. M. La Greca, M. A. Zigo, a. J. S. Skyler (1989): Diabetes in adolescence: effects of multifamily group intervention and parent simulation of diabetes. *Journal of Pediatric Psychology* 14: 259–275.

Scazufca, M. a. E. Kuipers (1996): Links between expressed emotion and burden of care in relatives of patients with schizophrenia. *British Journal of Psychiatry* 168: 580–587.

Schadow, J. (in Vorb.): Quantitative Studie über das Belastungserleben. Forschungsprojekt an der Universität Magdeburg.

Schemmel, H., D. Selig u. R. Janschek-Schlesinger (2008): Kunst als Ressource in der Therapie. Tübingen (dgvt).

Schlack, H. G. (2004): Neue Morbidität im Kindesalter – Aufgaben für die Sozialpädiatrie. *Kinderärztliche Praxis* 75 (5): 292–299.

Schmidt, G. (1992): Lösungsorientierte Arbeit mit Eltern als Co-Therapeuten [Audiocassette]. Heidelberg (Carl-Auer).

Schmidt, G. (2017): Liebesaffären zwischen Problem und Lösung. Hypnosystemisches Arbeiten in schwierigen Kontexten, 7. Aufl. Heidelberg (Carl-Auer).

Schmidt, U. a. J. Treasure (2006): Anorexia nervosa: valued and visible. A cognitive interpersonal maintenance model and its implications for research and practice. *British Journal of Clinical Psychology* 45: 343–66.

Schmidt, U., S. Lee, J. Beecham, S. Perkins, J. Treasure, I. Yi, S. Winn, P. Robinson, R. Murphy, S. Keville, E. Johnson-Sabine, M. Jenkins, S. Frost, E. Dodge, M. Berelowitz a. I. Eisler (2007): A Randomized Controlled Trial of Family Therapy and Cognitive-Behavioral Guided Self-Care for Adolescents with Bulimia Nervosa or Related Disorders. *American Journal of Psychiatry* 164: 591–598.

Schmidt, U., N. Magill, B. Renwick et al. (2015): The Maudsley Outpatient Study of Treatments for Anorexia Nervosa and Related Conditions (MOSAIC): Comparison of the Maudsley Model of Anorexia Nervosa Treatment for Adults (MANTRA) with specialist supportive clinical management (SSCM) in outpatients with broadly defined anorexia nervosa: A randomized controlled trial. *Journal of Consulting and Clinical Psychology* 83: 796–807.

Schmitter-Edgecombe, M. a. D. G. Dyck (2014): Cognitive rehabilitation multi-family group intervention for individuals with mild cognitive impairment and their care-partners. *Journal of the International Neuropsychological Society* 20: 897–908.

Scholz, M. (1984): Untersuchungen von Beziehungs-und Kommunikationsstrukturen in Familien mit psychosozial gestörten Kindern und Jugendlichen. Dissertation zur Promotion B. (Habilitation) Medizinische Fakultät der Karl-Marx-Universität Leipzig.

Scholz, M. a. E. Asen (2001): Multiple family therapy with eating disordered adolescents: concepts and preliminary results. *European Eating Disorders Review* 9: 33–42.

Scholz, M., K. Scholz, K. Gantchev a. V. Thömke (2005): Multiple family therapy for anorexia nervosa: concepts, experiences and results. *Journal of Family Therapy* 27: 132–141.

Schultz-Venrath, U. (2013): Lehrbuch Mentalisieren. Psychotherapie wirksam gestalten. Stuttgart (Klett-Cotta).

Schweitzer, J. (1997): Systemische Beratung bei Dissozialität, Delinquenz und Behandlung. *Praxis der Kinderpsychologie und Kinderpsychiatrie* 46: 215–227.

Schweitzer, J. u. E. Nicolai (2010): SYMPAthische Psychiatrie: Handbuch systemisch-familienorientierter Arbeit. Göttingen (Vandenhoeck & Ruprecht).

Schweitzer, J. u. A. von Schlippe (2006): Lehrbuch der systemischen Therapie und Beratung II. Göttingen (Vandenhoeck & Ruprecht).

Schwing, R. u. A. Fryszer (2009): Systemisches Handwerk. Werkzeug für die Praxis. Göttingen (Vandenhoeck & Ruprecht).

Selig, D., B. Schell, M. Scholz u. E. Asen (2002): Systemische Ressourcenarbeit mit Familien im ergotherapeutischen Kontext der Kinder- und Jugendpsychiatrie. *Ergotherapie & Rehabilitation* 41: 7–13.

Selisko, A. (1994): Subjektive Beziehungsmuster in Familien mit Adoleszenten. Inauguraldissertation zur Erlangung der Doktorwürde der Medizinischen Fakultät Carl Gustav Carus der Technischen Universität Dresden.

Selvini Palazzoli, M., L. Boscolo, G. Cecchin u. G. Prata (1983): Das Problem des Zuweisenden. *Zeitschrift für systemische Therapie* 1: 11-20.

Sherman, M. D., E. P. Fischer, R. R. Owen, L. Lu a. X. Han (2015): Multi-family group treatment for veterans with mood disorders: a pilot study. *Couple Family Psychology* 4: 136–149.

Shore, A. N. (1997): Rethinking the brain: new insights into early development. New York (Families and Work Institute).

Simic, M. a. I. Eisler (2015): Multi-family therapy. In: K. L. Loeb, D. Le Grange a. D. Lock (eds.): Family therapy for adolescent and weight disorders: New applications. New York (Routledge), pp. 110–138.

Slagerman, M. a. J. Yager (1989): Multiple family group treatments for eating disorders: a short-term program. *Psychiatric Medicine* 7: 269–283.

Smith, D. C. a. J. A. Hall (2010): Implementing evidence-based multiple-family groups with adolescent substance abusers. *Social Work with Groups* 33: 122–138.

Smith, L. E., J. S. Greenberg a. M. R. Mailick (2012): Adults with autism: outcomes, family effects, and the multi-family group psychoeducation model. *Current Psychiatry Report* 14: 732–738.

Speck, R. V. a. C. Attneave (1972): Family networks. New York (Pantheon).

Sperber, D., F. Clement, C. Heintz, O. Mascar, H. Mercier, C. Origgi a. D. Wilson (2010): Epistemic vigilance. *Mind & Language* 25: 359–393.

Spierling, H. u. L. Mohr (2014): Multifamilientherapie in der stationären Diabetesbehandlung. *Diabetologie und Stoffwechsel* 9: 391–395.

Steiner, T. u. I. K. Berg (2006): Handbuch lösungsorientiertes Arbeiten mit Kindern. Heidelberg (Carl-Auer).

Steinglass, P. a. S. Gonzalez (2007): The role of multiple family groups in the treatment of chronic medical illness. In: S. Cook-Darzens (ed.): Thérapies multifamiliales : Des groupes comme agents thérapeutiques. Toulouse (Érès Relations), pp. 247–276.

Steinglass, P., J. Ostroff a. P. Steinglass (2011): Multiple family groups for adult cancer survivors and their families: A one-day workshop model. *Family Process* 50: 393–409.

Stern, D. N. (1995): The motherhood constellation: A unified view of parent infant psychotherapy. New York (Basic Books).

Stewart, C., S. Voulgari, I. Eisler, K. Hunt a. M. Simic (2015): Multi-family therapy for bulimia nervosa in adolescence. *Eating Disorders Journal of Treatment and Prevention*. doi:10.1080/10640266.2015.1044348.

Straits-Troster, K., J. M. Gierisch, J. L. Strauss, D. G. Dyck, L. B. Dixon, D. Norell a. D. A. Perlick (2013): Multifamily group treatment for veterans with traumatic brain injury: What is the value to participants? *Psychiatric Services* 64: 541–546.

Stuart, B. a. D. Schlosser (2009): Multifamily group treatment for schizophrenia. *International Journal of Group Psychotherapy* 59: 435–440.

Süß-Falkenberg U. (2005) Familientagesklinische Behandlung bei sozial und emotional gestörten Kindern. Eine 1¼-Jahres-Katamnese. Inauguraldissertation der Medizinischen Fakultät Carl Gustav Carus der Technischen Universität Dresden.

Süß-Falckenberg, U. (2006): Kinderpsychiatrie mit Familie. Multifamilientherapie in der Familientagesklinik des Universitätsklinikums Dresden der Carl Carus Universität. *Verhaltenstherapie und Psychosoziale Praxis* 1/2006.

Szasz, T. (1974): The myth of mental illness: foundations of a theory of personal conduct. New York (Harper & Row).

Szasz, T. (2013): Geisteskrankheit – ein moderner Mythos: Grundlagen einer Theorie des persönlichen Verhaltens. Heidelberg (Carl-Auer).

Tantillo, M., J. Sanftner McGraw, E. Hauenstein a. S. W. Groth (2015): Partnering with patients and families to develop an innovative multifamily therapy group treatment for adults with anorexia nervosa. *Advance in Eating Disorders Theory Research Practice*. doi:10.1080/ 21662630.2015.1048478.

Thun-Hohenstein, L. (2001): Kinder- und Jugend(neuro)psychiatrie an Kinder- und Jugendabteilungen. In: R. Frank u. B. Mangold (Hrsg.): Psychosomatische Grundversorgung bei Kindern und Jugendlichen: Kooperationsmodelle zwischen Pädiatrie und Kinder- und Jugendpsychiatrie. Stuttgart (Kohlhammer), S. 19–26.

Treasure, J. a. U. Schmidt (2003): Treatment overview. In: J. Treasure, U. Schmidt a. E. van Furth (eds.): Handbook of eating disorders, 2nd ed. Chichester (Wiley), pp. 207–217.

Treasure, J. a. U. Schmidt (2013): The cognitive-interpersonal maintenance model of anorexia nervosa revisited: a summary of the evidence for cognitive, socio-emotional and interpersonal predisposing and perpetuating factors. *Journal of Eating Disorders* DOI: 10.1186/2050-2974-1-13.

Treasure, J., G. Smith a. A. Crane (2007): Skills-based learning for caring for a loved one with an eating disorder: The New Maudsley Method. London (Routledge).

Tsirigotis, C. (2014): Behinderung aus systemischer Perspektive. In: T. Levold u. M. Wirsching (Hrsg.): Systemische Therapie und Beratung – das große Lehrbuch. Heidelberg (Carl-Auer), S. 386–392.

Valdez, C. R., B. Padilla, S. M. Moore a. S. Magana (2013): Feasibility, acceptability, and preliminary outcomes of the Fortalezas Familiares intervention for Latino families facing maternal depression. *Family Process* 52: 394–410.

Van Noppen, B., G. Steketee, B. H. McCorkle a. M. Pato (1997): Group and multifamily behavioral treatment for obsessive compulsive disorder: A pilot study. *Journal of Anxiety Disorders* 11: 431–446.

Voriadaki, T., M. Simic, J. Espie a. I. Eisler (2015): Intensive multi- family therapy for adolescent anorexia nervosa: adolescents' and parents' day to day experiences. *Journal of Family Therapy* 37: 5–23.

Wagenblass, U. (2009): Risiko- und Schutzfaktoren bei Kindern psychisch kranker Eltern. Vortrag im Rahmen der Fachtagung vom Runden Tisch in Braunschweig Frühe Kindheit – Frühe Hilfen.

Wälte, D. u. F. Schneider (2012): Essstörungen. In: F. Schneider (Hrsg.): Facharztwissen Psychiatrie und Psychotherapie. Berlin (Springer), S. 371–380.

Wamboldt, M. Z. a. L. Levin (1995): Utility of multifamily pychoeducation groups for medically ill children and adolescents. *Family Systems Medicine* 13: 151–161.

Warnke, A. u. G. Lehmkuhl (2011): Entwicklung zum eigenständigen Fachgebiet. In: Deutsche Gesellschaft für Kinder- und Jugendpsychiatrie, Psychosomatik und Psychotherapie e. V., Berufsverband der Ärzte für Kinder- und Jugendpsychiatrie, Psychosomatik und Psychotherapie in Deutschland e. V., Bundesarbeitsgemeinschaft der leitenden Klinikärzte für Kinder- und Jugendpsychiatrie, Psychosomatik und Psychotherapie e. V. (Hrsg.): Kinder- und Jugendpsychiatrie und Psychotherapie in Deutschland: Die Versorgung von psychisch kranken Kindern, Jugendlichen und ihren Familien. Stuttgart (Schattauer), S. 5–10.

Watson, H. J. a. C. M. Bulik (2013): Update on the treatment of anorexia nervosa: review of clinical trials, practice guidelines and emerging interventions. *Psychological Medicine* 43: 2477–2500.

White, M. u. D. Epstein (2013): Die Zähmung der Monster. Der narrative Ansatz in der Familientherapie, 7. Aufl. Heidelberg (Carl-Auer).

Whitney, J., T. Murphy, S. Landau, K. Gavan, G. Todd, W. Whitaker a. J. Treasure (2012): A practical comparison of two types of family intervention: An exploratory RCT of family day workshops and individual family work as a supplement to inpatient care for adults with anorexia nervosa. *European Eating Disorders Review* 20: 142–150.

Wiegand-Grefe, S., J. Jeske, M. Bullinger, A. Plass u. F. Petermann (2010): Lebensqualität von Kindern psychisch kranker Eltern. Zusammenhänge zwischen Merkmalen elterlicher Erkrankung und gesundheitsbezogener Lebensqualität der Kinder aus Elternsicht. *Zeitschrift für Psychiatrie, Psychologie und Psychotherapie* 58: 315–322.

Wiegand-Grefe, S., S. Halverscheid u. A. Plass (2011): Kinder und ihre psychisch kranken Eltern. Göttingen (Hogrefe).

Wiegand-Grefe, S., B. Cronemeyer, A. Plass, M. Schulte-Markwort u. F. Petermann (2013): Psychische Auffälligkeiten von Kindern psychisch kranker Eltern im Perspektivenvergleich. *Kindheit und Entwicklung* 22: 31–40.

Winnicott, D. (1971): Playing and reality. London (Tavistock).

Wittke, V. u. C. Solf (2007): Elternbeteiligung in Tagesgruppen. Frankfurt am Main (Eigenverlag der Internationalen Gesellschaft für erzieherische Hilfen).

Witzel, A. u. H. Reiter (2012): The problem-centred interview: principles and practice. London (Sage).

Wocken, H. (2013): Das Haus der inklusiven Schule. Baustellen – Baupläne – Bausteine. Hamburg (Feldhaus).

Wooley, S. a. K. Lewis (1987): Multiple-family therapy within an intensive treatment program for bulimia. In: J. Harkaway (ed.): Eating disorders: the family therapy collections. Aspen (Rockville).

Wustmann, C. (2004): Resilienz. Weinheim (Beltz).

Yablonsky, L. (1981): Psychodrama: resolving emotional problems through role-playing. New York (Gardner).

Yalom, I. (2010): Theorie und Praxis der Gruppenpsychotherapie. Stuttgart (Klett-Cotta).

Zulliger, H. (1952): Heilende Kräfte im kindlichen Spiel. Stuttgart (Ernst Klett).

Register

Über die Autoren

Cornelia Adolf, Diplom-Sozialpädagogin, Geschäftsführerin FAN-FamilienANlauf e.V.
Kontakt: adolf@familienanlauf.de

Ulrike Behme-Matthiessen, Diplom-Psychologin, Psychologische Psychotherapeutin, Systemische Familientherapeutin; Vorstand Arbeitskreis systemische Kinder- und Jugendpsychiatrie, Leiterin der Tagesklinik Baumhaus in Schleswig.
Kontakt: Ulrike.Behme-Matthiessen@helios-kliniken.de

Sylvia Beuth, Diplom-Sozialpädagogin, Leiterin der Familienschule.
Kontakt: beuth@familienanlauf.de

Karin Bracht, Diplom-Erziehungswissenschaftlerin, Systemische Familientherapeutin und Supervisorin, Multifamilientherapeutin; Fachleitung für MFT bei familie e.V. in Berlin.
Kontakt: karin.bracht@familie-ev.de

Solange Cook-Darzens, Dr., Klinische Psychologin und Familientherapeutin; Child and Adolescent Psychiatry Department, Robert Debré Hospital, Paris.
Kontakt: solange.cook@free.fr

Neil Dawson, Lehrer und systemischer Therapeut; The London Family School, Anna Freud National Centre for Children and Families, London.
Kontakt: neil.dawson@annafreud.org

Ivan Eisler, Prof. Dr., Klinischer Psychologe und Familientherapeut; Maudsley Hospital und Institute of Psychiatry, London.
Kontakt: ivan.eisler@kcl.ac.uk

Sonja Fleminger, Psychotherapeutin; Supervisorin im GGZ Rivierduinen Eetstoornissen Ursula in Leiden, Niederlande.
Kontakt: s.fleminger@accare.nl

Markus Föhl, Diplom-Psychologe, Systemischer Familientherapeut (SG), Multifamilientherapeut (DGSF), zertifizierte Kinderschutzfachkraft. Fachgebietsleiter für Erziehungsberatung des Landkreises Cuxhaven.
Kontakt: markus.foehl@googlemail.com

Peter Fonagy, Prof. Dr., Psychologe und Psychoanalytiker; Anna Freud National Centre for Children and Families und University College London.
Kontakt: P.Fonagy@ucl.ac.uk

Jens Frost, lic. phil., Fachpsychologe für Psychotherapie, Kinder- und Jugendpsychologie, MFT-Therapeut, Systemischer Supervisor und Mediator.
Kontakt: j.frost@psychologie.ch

Zoé Gelin, Klinische Psychologin und Familientherapeutin; Adolescent Psychiatry and Eating Disorders Department, La Ramée Hospital, Epsylon, Bruxelles, und Systemic and Psychodynamic Clinical Psychology Department, Université de Mons, Belgien.
Kontakt: zoe.gelin@umons.ac.be

Eva Glück Cadan, Familienberaterin und Pädagogin.
Kontakt: familieskolen@gladsaxe.dk

Fritz Handerer, Dr., Psychotherapeut, Krankenhaushygieniker; Chefarzt der Klinik für Kinder- und Jugendpsychiatrie, Psychotherapie und Psychosomatik am Ökumenischen Hainich Klinikum gGmbH Mühlhausen.
Kontakt: F.Handerer@oehk.de

Joerg Hauel, Multifamilientherapeut, Systemischer Einzel-, Paar- und Familientherapeut; langjähriger pädagogischer Mitarbeiter im Albert-Schweitzer-Kinderdorf Wetzlar Hessen e.V.
Kontakt: joerghauel@freenet.de

Stéphan Hendrick, Dr., Klinische Psychologe und Familientherapeut, Systemic and Psychodynamic Clinical Psychology Department, Université de Mons, Belgien.
Kontakt: stephan.hendrick@umons.ac.be

Erie Hilliger, Paartherapeutin, systemische Therapeutin; Psychotrauma-Zentrum der südlichen Niederlande (s'Hertogenbosch).
Kontakt: e.hilliger@kpnmail.nl

Tommy Hjordt, Familienberater und Lehrer.
Kontakt: familieskolen@gladsaxe.dk

Petra Kiehl, Sozialpädagogin, systemische Beraterin, Multifamilientherapeutin; Albert-Schweitzer-Kinderdorf Hanau.
Kontakt: petra.kiehl@ask-hanau.de

Claudia Kollewe, Diplom-Pädagogin, Multifamilientherapeutin, Albert-Schweitzer-Kinderdorf Hanau.
Kontakt: ClaudiaKollewe@web.de

Justine van Lawick, Klinische Psychologin, Systemische Therapeutin, Lorentzhuis, Haarlem, Niederlande.
Kontakt: j.vanlawick@lorentzhuis.nl

Heike Lukas, Diplom-Sozialarbeiterin, Diplom-Sozialpädagogin; Fachbereichsleiterin im Leinerstift e.V., Kinder-, Jugend- und Familienhilfezentrum in Großefehn.
Kontakt: h.lukas@leinerstift.de

Brenda McHugh, Lehrerin, systemische Therapeutin; The London Family School, Anna Freud National Centre for Children and Families.
Kontakt: brenda.mchugh@annafreud.org

Lisa Mohr, Sonderpädagogin, Kinder-und Jugendlichenpsychotherapeutin; ReBUZ Süd in Bremen; leitet Familienklassen an Grundschulen.
Kontakt: mohlis@web.de

Emma Morris, Dr., Klinische Psychologin, Multifamilientherapeutin; Anna Freud National Centre for Children and Families, London.
Kontakt: emma.morris@annafreud.org

Anas Nashef, Dr. phil., Diplom-Psychologe; Leiter der Autismus-Therapiezentren in Bremerhaven und Debstedt.
Kontakt: anas.nashef@atz-bremerhaven.de

Thomas Pletsch, Arbeitspädagoge, Transaktionsanalytiker, Psych. (HPG); Leiter einer therapeutischen Abteilung an der Kinder- und Jugendpsychiatrie in Schleswig.
Kontakt: Thomas.pletsch@helios-kliniken.de

Inga Plewe, Systemische Therapeutin; Leiterin der Familientagesklinik Koralle, Martin Gropius Krankenhaus, Eberswalde.
Kontakt: plewe.kiju@mgkh.de

Torben Rasmussen, Familienberater und Pädagoge.
Kontakt: familieskolen@gladsaxe.dk

Maud Rix, Dr. rer. medic., Diplom-Psychologin, Systemische Therapeutin und Beraterin; Mitbegründerin des MFT-Instituts Dresden; freiberuflich u. a. als Multifamilientherapeutin in einem Familienklassenzimmer tätig.
Kontakt: Info@multifamilientherapie.de

Ulrike Röttger, Dr. med., Fachärztin für Kinder- und Jugendpsychiatrie und -psychotherapie; Leitende Oberärztin, Klinik für Psychiatrie, Psychosomatik und Psychotherapie des Kindes- und Jugendalters der Medizinischen Fakultät der Otto-von-Guericke-Universität, Magdeburg.
Kontakt: ulrike.roettger@Klinikum-Magdeburg.de

Christian Scharfe, Diplom-Sozialpädagoge, analytischer Familientherapeut, systemischer Berater; Einrichtungsleiter im familienorientierten Bereich des Albert-Schweitzer- Kinderdorfes Wetzlar.
Kontakt: C.scharfe@ask-wetzlar.de

Katja Scholz, Diplom-Sozialpädagogin, Familientherapeutin und Mediatorin; Multifamilientherapeutin an der Familientagesklinik für Essgestörte des Uniklinikums Dresden.
Kontakt: katja.scholz@aol.de

Stephanie Schöne, Diplom-Pädagogin, Systemische Therapeutin; Bereichsleiterin Bildungshilfen bei der PLAN L GmbH Leipzig, Deutschland.
Kontakt: stephanie.schoene@planl-leipzig.de

Heidjer Schwegmann, Diplom-Sozialarbeiter, Diplom-Theologe, Systemischer Familientherapeut und Multifamilientherapeut; Regionalleiter im Leinerstift e.V., Evangelische Kinder-, Jugend- und Familienhilfe.
Kontakt: h.schwegmann@leinerstift-akademie.de

Klaus Henner Spierling, Diplom-Psychologe, Systemischer Therapeut (SG) und Multifamilientherapeut; Klinik für Kinder und Jugendliche und Sozialpädiatrisches Zentrum Rotenburg (Wümme).
Kontakt: h.spierling@diako-online.de

Cornelia Stefan, Diplom-Medizinerin, Chefärztin der Klinik für Psychiatrie, Psychotherapie und Psychosomatik des Kindes- und Jugendalters am Kinderzentrum, HBK gGmbh, Standort Zwickau
Kontakt: cornelia.stefan@hbk-zwickau.de

Anders Strand, Familienberater und Lehrer.
Kontakt: familieskolen@gladsaxe.dk

Esther Strittmatter, Dr. med., Fachärztin für Kinder- und Jugendpsychiatrie; Oberärztin, Klinik für Kinder- und Jugendpsychiatrie, -psychosomatik und -psychotherapie, Universitätsklinikum Münster.
Kontakt: esther.strittmatter@ukmuenster.de

Olaf Tietjen, Diplom-Sozialpädagoge, Systemischer Coach, Organisationsentwickler und Multifamilientrainer; Paritätischer Wohlfahrtsverband Niedersachsen in Rotenburg-Bremervörde und Stade.
Kontakt: olaf@to-consult.com

Saskia Vermeulen, Drs., klinische Psychologin; kognitive Verhaltenstherapeutin; GGZ Rivierduinen Eetstoornissen Ursula in Leiden, Niederlande.
Kontakt: info.eetstoornissen@rivierduinen.nl

Pernille Vinther Christensen, Familienberaterin und Lehrerin.
Kontakt: familieskolen@gladsaxe.dk

Peter Vogt, Schulleiter KGS Wallisellen.
Kontakt: peter.vogt@schule.wallisellen.ch

Henriette Wilson, Familienberaterin und Pädagogin.
Kontakt: familieskolen@gladsaxe.dk

Klaus-Eckart Zillessen, Dr. med., Facharzt für Kinder- und Jugendpsychiatrie/Psychotherapie; Oberarzt, Klinik für Kinder- und Jugendmedizin, Klinikum Weimar und Praxis für Kinder- und Jugendpsychiatrie/Psychotherapie in Apolda am Gesundheitszentrum Weimar.
Kontakt: mette-zillessen@t-online.de

Über die Herausgeber

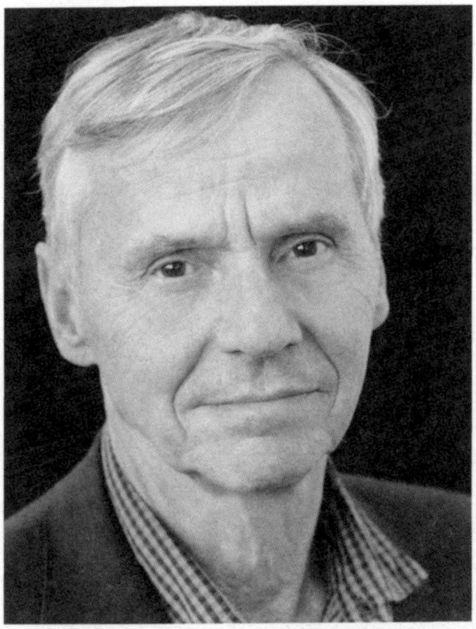

Eia Asen, Prof. Dr. med., Facharzt für Kinder-, Jugend- und Erwachsenenpsychiatrie und -psychotherapie; Anna Freud National Centre for Children and Families, London; Gastprofessur am University College London. Veröffentlichung u. a.: *Praxis der Multifamilientherapie* (zus. mit Michael Scholz, 3. Aufl. 2015).

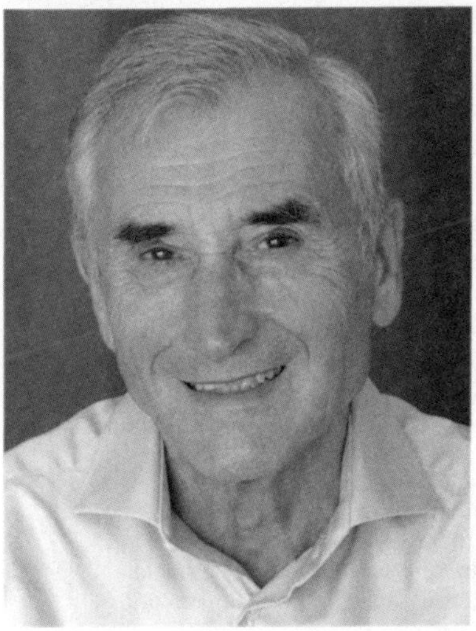

Michael Scholz, Prof. Dr. med. habil., Facharzt für Psychiatrie, Psychotherapie und Kinder- u. Jugendpsychiatrie u. -psychotherapie; Mitbegründer des MFT-Instituts Dresden; Lehrender für systemische Therapie und Beratung (DGSF), ehemaliger Direktor der Klinik für Kinder- und Jugendpsychiatrie u. -psychotherapie des Uniklinikums der TU Dresden.